U0711615

全国中医药行业高等教育"十四五"规划教材
全国高等中医药院校规划教材（第十一版）

人体解剖学

（新世纪第五版）

（供中医学、针灸推拿学、中西医临床医学、护理学、
康复治疗学等专业用）

主 编 邵水金

中国中医药出版社
·北 京·

图书在版编目（CIP）数据

人体解剖学 / 邵水金主编 . —5 版 . —北京：
中国中医药出版社，2021.6（2025.3 重印）
全国中医药行业高等教育"十四五"规划教材
ISBN 978-7-5132-6902-5

Ⅰ . ①人…　Ⅱ . ①邵…　Ⅲ . ①人体解剖学—
中医学院—教材　Ⅳ . ① R322

中国版本图书馆 CIP 数据核字（2021）第 054886 号

融合出版数字化资源服务说明

全国中医药行业高等教育"十四五"规划教材为融合教材，各教材相关数字化资源（电子教材、PPT 课件、
视频、复习思考题等）在全国中医药行业教育云平台"医开讲"发布。

资源访问说明

扫描右方二维码下载"医开讲 APP"或到"医开讲网站"（网址：www.e-lesson.cn）注
册登录，输入封底"序列号"进行账号绑定后即可访问相关数字化资源（注意：序列号
只可绑定一个账号，为避免不必要的损失，请您刮开序列号立即进行账号绑定激活）。

资源下载说明

本书有配套 PPT 课件，供教师下载使用，请到"医开讲网站"（网址：www.e-lesson.cn）认证教师身份后，
搜索书名进入具体图书页面实现下载。

中国中医药出版社出版

北京经济技术开发区科创十三街 31 号院二区 8 号楼
邮政编码　100176
传真　010-64405721
河北品睿印刷有限公司印刷
各地新华书店经销

开本 889×1194　1/16　印张 17.75　字数 460 千字
2021 年 6 月第 5 版　2025 年 3 月第 6 次印刷
书号　ISBN 978-7-5132-6902-5

定价　80.00 元
网址　www.cptcm.com

服 务 热 线　010-64405510　　微信服务号　zgzyycbs
购 书 热 线　010-89535836　　微商城网址　https://kdt.im/LIdUGr
维 权 打 假　010-64405753　　天猫旗舰店网址　https://zgzyycbs.tmall.com

如有印装质量问题请与本社出版部联系（010-64405510）

全国中医药行业高等教育"十四五"规划教材
全国高等中医药院校规划教材（第十一版）

《人体解剖学》
编 委 会

主 编

邵水金（上海中医药大学）

副主编

孙红梅（北京中医药大学）　　　　　李新华（湖南中医药大学）

游言文（河南中医药大学）　　　　　罗亚非（贵州中医药大学）

关建军（陕西中医药大学）　　　　　刘海兴（辽宁中医药大学）

陈彦文（甘肃中医药大学）

编 委（以姓氏笔画为序）

王怀福（河北中医学院）　　　　　　王野成（长春中医药大学）

刘　洋（黑龙江中医药大学）　　　　关晓伟（南京中医药大学）

江爱娟（安徽中医药大学）　　　　　牟芳芳（上海中医药大学）

杨代耘（成都中医药大学）　　　　　杨李旺（山西中医药大学）

杨恩彬（云南中医药大学）　　　　　欧阳厚淦（江西中医药大学）

段妍君（湖北中医药大学）　　　　　徐国昌（南阳理工学院）

高　杰（山东中医药大学）　　　　　郭文平（广州中医药大学）

陶水良（浙江中医药大学）　　　　　章明星（天津中医药大学）

蒋　葵（广西中医药大学）　　　　　谢永财（福建中医药大学）

全国中医药行业高等教育"十四五"规划教材
全国高等中医药院校规划教材（第十一版）

专家指导委员会

名誉主任委员

余艳红（国家卫生健康委员会党组成员，国家中医药管理局党组书记、局长）

王永炎（中国中医科学院名誉院长、中国工程院院士）

陈可冀（中国中医科学院研究员、中国科学院院士、国医大师）

主任委员

张伯礼（天津中医药大学教授、中国工程院院士、国医大师）

秦怀金（国家中医药管理局副局长、党组成员）

副主任委员

王　琦（北京中医药大学教授、中国工程院院士、国医大师）

黄璐琦（中国中医科学院院长、中国工程院院士）

严世芸（上海中医药大学教授、国医大师）

高　斌（教育部高等教育司副司长）

陆建伟（国家中医药管理局人事教育司司长）

委　员（以姓氏笔画为序）

丁中涛（云南中医药大学校长）

王　伟（广州中医药大学校长）

王东生（中南大学中西医结合研究所所长）

王维民（北京大学医学部副主任、教育部临床医学专业认证工作委员会主任委员）

王耀献（河南中医药大学校长）

牛　阳（宁夏医科大学党委副书记）

方祝元（江苏省中医院党委书记）

石学敏（天津中医药大学教授、中国工程院院士）

田金洲（北京中医药大学教授、中国工程院院士）

仝小林（中国中医科学院研究员、中国科学院院士）

宁　光（上海交通大学医学院附属瑞金医院院长、中国工程院院士）

匡海学（黑龙江中医药大学教授、教育部高等学校中药学类专业教学指导委员会主任委员）

吕志平（南方医科大学教授、全国名中医）

吕晓东（辽宁中医药大学党委书记）

朱卫丰（江西中医药大学校长）

朱兆云（云南中医药大学教授、中国工程院院士）

刘　良（广州中医药大学教授、中国工程院院士）

刘松林（湖北中医药大学校长）

刘叔文（南方医科大学副校长）

刘清泉（首都医科大学附属北京中医医院院长）

李可建（山东中医药大学校长）

李灿东（福建中医药大学校长）

杨　柱（贵州中医药大学党委书记）

杨晓航（陕西中医药大学校长）

肖　伟（南京中医药大学教授、中国工程院院士）

吴以岭（河北中医药大学名誉校长、中国工程院院士）

余曙光（成都中医药大学校长）

谷晓红（北京中医药大学教授、教育部高等学校中医学类专业教学指导委员会主任委员）

冷向阳（长春中医药大学校长）

张忠德（广东省中医院院长）

陆付耳（华中科技大学同济医学院教授）

阿吉艾克拜尔·艾萨（新疆医科大学校长）

陈　忠（浙江中医药大学校长）

陈凯先（中国科学院上海药物研究所研究员、中国科学院院士）

陈香美（解放军总医院教授、中国工程院院士）

易刚强（湖南中医药大学校长）

季　光（上海中医药大学校长）

周建军（重庆中医药学院院长）

赵继荣（甘肃中医药大学校长）

郝慧琴（山西中医药大学党委书记）

胡　刚（江苏省政协副主席、南京中医药大学教授）

侯卫伟（中国中医药出版社有限公司董事长）

姚　春（广西中医药大学校长）

徐安龙（北京中医药大学校长、教育部高等学校中西医结合类专业教学指导委员会主任委员）

高秀梅（天津中医药大学校长）

高维娟（河北中医药大学校长）

郭宏伟（黑龙江中医药大学校长）

唐志书（中国中医科学院副院长、研究生院院长）

彭代银（安徽中医药大学校长）

董竞成（复旦大学中西医结合研究院院长）

韩晶岩（北京大学医学部基础医学院中西医结合教研室主任）

程海波（南京中医药大学校长）

鲁海文（内蒙古医科大学副校长）

翟理祥（广东药科大学校长）

秘书长（兼）

陆建伟（国家中医药管理局人事教育司司长）

侯卫伟（中国中医药出版社有限公司董事长）

办公室主任

周景玉（国家中医药管理局人事教育司副司长）

李秀明（中国中医药出版社有限公司总编辑）

办公室成员

陈令轩（国家中医药管理局人事教育司综合协调处处长）

李占永（中国中医药出版社有限公司副总编辑）

张峘宇（中国中医药出版社有限公司副总经理）

芮立新（中国中医药出版社有限公司副总编辑）

沈承玲（中国中医药出版社有限公司教材中心主任）

前　言

为全面贯彻《中共中央 国务院关于促进中医药传承创新发展的意见》和全国中医药大会精神，落实《国务院办公厅关于加快医学教育创新发展的指导意见》《教育部 国家卫生健康委 国家中医药管理局关于深化医教协同进一步推动中医药教育改革与高质量发展的实施意见》，紧密对接新医科建设对中医药教育改革的新要求和中医药传承创新发展对人才培养的新需求，国家中医药管理局教材办公室（以下简称"教材办"）、中国中医药出版社在国家中医药管理局领导下，在教育部高等学校中医学类、中药学类、中西医结合类专业教学指导委员会及全国中医药行业高等教育规划教材专家指导委员会指导下，对全国中医药行业高等教育"十三五"规划教材进行综合评价，研究制定《全国中医药行业高等教育"十四五"规划教材建设方案》，并全面组织实施。鉴于全国中医药行业主管部门主持编写的全国高等中医药院校规划教材目前已出版十版，为体现其系统性和传承性，本套教材称为第十一版。

本套教材建设，坚持问题导向、目标导向、需求导向，结合"十三五"规划教材综合评价中发现的问题和收集的意见建议，对教材建设知识体系、结构安排等进行系统整体优化，进一步加强顶层设计和组织管理，坚持立德树人根本任务，力求构建适应中医药教育教学改革需求的教材体系，更好地服务院校人才培养和学科专业建设，促进中医药教育创新发展。

本套教材建设过程中，教材办聘请中医学、中药学、针灸推拿学三个专业的权威专家组成编审专家组，参与主编确定，提出指导意见，审查编写质量。特别是对核心示范教材建设加强了组织管理，成立了专门评价专家组，全程指导教材建设，确保教材质量。

本套教材具有以下特点：

1.坚持立德树人，融入课程思政内容

将党的二十大精神进教材，把立德树人贯穿教材建设全过程、各方面，体现课程思政建设新要求，发挥中医药文化育人优势，促进中医药人文教育与专业教育有机融合，指导学生树立正确世界观、人生观、价值观，帮助学生立大志、明大德、成大才、担大任，坚定信念信心，努力成为堪当民族复兴重任的时代新人。

2.优化知识结构，强化中医思维培养

在"十三五"规划教材知识架构基础上，进一步整合优化学科知识结构体系，减少不同学科教材间相同知识内容交叉重复，增强教材知识结构的系统性、完整性。强化中医思维培养，突出中医思维在教材编写中的主导作用，注重中医经典内容编写，在《内经》《伤寒论》等经典课程中更加突出重点，同时更加强化经典与临床的融合，增强中医经典的临床运用，帮助学生筑牢中医经典基础，逐步形成中医思维。

3.突出"三基五性"，注重内容严谨准确

坚持"以本为本"，更加突出教材的"三基五性"，即基本知识、基本理论、基本技能，思想性、科学性、先进性、启发性、适用性。注重名词术语统一，概念准确，表述科学严谨，知识点结合完备，内容精炼完整。教材编写综合考虑学科的分化、交叉，既充分体现不同学科自身特点，又注意各学科之间的有机衔接；注重理论与临床实践结合，与医师规范化培训、医师资格考试接轨。

4.强化精品意识，建设行业示范教材

遴选行业权威专家，吸纳一线优秀教师，组建经验丰富、专业精湛、治学严谨、作风扎实的高水平编写团队，将精品意识和质量意识贯穿教材建设始终，严格编审把关，确保教材编写质量。特别是对32门核心示范教材建设，更加强调知识体系架构建设，紧密结合国家精品课程、一流学科、一流专业建设，提高编写标准和要求，着力推出一批高质量的核心示范教材。

5.加强数字化建设，丰富拓展教材内容

为适应新型出版业态，充分借助现代信息技术，在纸质教材基础上，强化数字化教材开发建设，对全国中医药行业教育云平台"医开讲"进行了升级改造，融入了更多更实用的数字化教学素材，如精品视频、复习思考题、AR/VR等，对纸质教材内容进行拓展和延伸，更好地服务教师线上教学和学生线下自主学习，满足中医药教育教学需要。

本套教材的建设，凝聚了全国中医药行业高等教育工作者的集体智慧，体现了中医药行业齐心协力、求真务实、精益求精的工作作风，谨此向有关单位和个人致以衷心的感谢！

尽管所有组织者与编写者竭尽心智，精益求精，本套教材仍有进一步提升空间，敬请广大师生提出宝贵意见和建议，以便不断修订完善。

国家中医药管理局教材办公室
中国中医药出版社有限公司
2023年6月

编写说明

人体解剖学是一门研究正常人体形态结构的科学，属于生物学中的形态学范畴。该课程是学习中医和西医的必修课和先修课，要求学生理解和掌握人体形态结构的基本知识，为学习其他基础医学和临床医学打下必要的基础。本教材以中国中医药出版社出版的全国中医药行业高等教育"十三五"规划教材《人体解剖学》为基础，以全国高等中医药院校教学大纲为依据，遵照"三基""五性""三特定"的教材编写原则编写而成，新版教材的编写以学生为中心理念，以满足中医药高等教育事业发展和人才培养为目标。在编写思路上，本教材保持了本学科知识的系统性与完整性，体现了基础教材的科学性和先进性，可供中医学、针灸推拿学、中西医临床医学、护理学、康复治疗学等专业本科生和研究生使用。在教材写作上，做到语言文字精炼、名词术语规范，注重体现中医药院校的特色，为学生知识、能力、素质协调发展创造条件。例如：教材第一章第五节"体表标志"中阐明了全身各部的骨性、肌性和皮肤标志，能更好地为中医骨伤、针灸定穴、临床推拿等提供参考。

结合本课程特点，教材中融入了课程思政内容，体现教材服务教育"立德树人"的根本任务。教材中的重要名词配有英文，并用粗体显示，以便学生掌握和记忆。书中采用了大量的套色插图，做到图文并茂，由于全彩印刷，插图更加精美。本教材最大特点是在纸质教材的基础上，开展融合出版数字化资源编创工作，可以通过登录"医开讲"获取数字化资源，内容包括电子版教材、课程介绍、教学大纲、PPT课件、复习思考题、标本图片、实验视频、微课视频、AR素材等，极大地方便了教与学。

本教材绪论和运动系统由邵水金、李新华、王怀福、欧阳厚淦和王野成编写，消化系统由游言文、高杰和章明星编写，呼吸系统、泌尿系统和生殖系统由关建军、陈彦文、关晓伟、江爱娟、段妍君和刘洋编写，循环系统由罗亚非、杨代耘、杨恩彬和陶水良编写，内分泌系统和感觉器由刘海兴、郭文平和杨李旺编写，神经系统由孙红梅、蒋葵、谢永财、牟芳芳和徐国昌编写，最后由主编负责审稿、统稿和定稿而成。

在本教材编写、审定等过程中，得到了中国中医药出版社领导和编辑的大力支持，得到了全国各兄弟院校同道的热情帮助，在此一并表示诚挚的谢意！教材中不足之处在所难免，希望广大师生提出宝贵意见，以便及时修订提高，使本教材更臻完善。

《人体解剖学》编委会

2021 年 3 月

目　录

绪　论

一、人体解剖学的定义

人体解剖学 human anatomy 是一门研究正常人体形态结构的科学，属于生物学中的形态学范畴。学习人体解剖学的目的，在于理解和掌握人体形态结构的基本知识，为学习其他基础医学和临床医学打下必要的基础。清代王清任说："著书不明脏腑，岂非痴人说梦；治病不明脏腑，何异盲子夜行。"可见中医学已经把人体解剖学提高到很重要的地位。据统计，医学中 1/3 以上的名词均来源于解剖学。故人体解剖学是一门重要的医学基础科学，是学习中医和西医的必修课。

二、人体的组成

人体是不可分割的有机整体，其结构和功能的基本单位是**细胞**。细胞之间存在一些不具细胞形态的物质，称为**细胞外基质**。许多形态和功能相似的细胞与细胞外基质共同构成**组织**。人体组织分为上皮组织、结缔组织、肌组织和神经组织四大类，它们是构成人体各器官和系统的基础，故称为基本组织。由几种组织互相结合，成为具有一定形态和功能的结构，称为**器官**，如心、肝、脾、肺、肾、胃、大肠、小肠等。在结构和功能上密切相关的一系列器官联合起来，共同执行某种生理活动，便构成一个**系统**。人体可分为运动、消化、呼吸、泌尿、生殖、循环、内分泌、感觉器及神经九个系统。各系统在神经系统的支配和调节下，既分工又合作，实现各种复杂的生命活动，使人体成为一个完整统一的有机体。

三、解剖学的分科

人体解剖学包括大体解剖学、组织学和胚胎学三部分。**大体解剖学**所叙述的主要是用刀剖割和肉眼观察来研究人体形态结构的内容；**组织学**所叙述的是借助显微镜等来观察和研究人体细微结构的内容；**胚胎学**所叙述的是人体胚胎发育中的形态变化过程。大体解剖学又可分为系统解剖学和局部解剖学等。**系统解剖学**主要按照人体各系统来叙述各器官的形态结构；**局部解剖学**则是按照人体自然分区（如头、颈、胸、腹、上肢、下肢等）叙述各器官结构的层次排列、毗邻关系、血液供应、神经支配、体表标志和体表投影。本书属于系统解剖学，故对人体各系统、各器官的形态结构做了全面重点介绍，从而为学习中、西医学基础与临床课程提供必要的形态学基础。此外，研究不同年龄人体形态结构的解剖学，称为**年龄解剖学**；结合体育运动研究人体形态结构的解剖学，称为**运动解剖学**；应用各种断面解剖方法来研究经穴断面形态结构的解剖学，称为**经穴断面解剖学**；应用层次解剖方法来研究经穴进针层次形态结构的解剖学，称为**经穴层次解**

剖学。

四、解剖学的学习方法

学习人体解剖学，必须具有进化与发展的观点、局部与整体统一的观点、形态与功能统一的观点以及理论联系实际的观点，才能正确认识和理解人体的形态结构及其发生发展的规律。人体解剖学是一门形态科学，直观性很强，名词多、描写多是其特点，死啃书本，硬记名词，必将感到枯燥无味，故在学习方法上必须分析、归纳、理解其形态特征，充分利用人体标本及教学模型，认真仔细观察和学习；在阅读教材时，必须对书中的插图进行充分观察和描画，并反复练习思考题，以加深对形态知识的理解和记忆；同时，还要联系活体，联系功能和临床应用，把形态知识学活。只有这样，才能正确地、全面地认识和掌握人体的形态结构，才能把人体解剖学这门基础医学课程学好。

五、解剖学的发展简史

（一）国外解剖学发展史

西方医学对解剖学的记载是从古希腊时代开始的。古希腊医学家 Hippocrate（前 460—前 377 年）认为心脏有 2 个心房和 2 个心室。古希腊哲学家和自然科学家 Aristotles（前 384—前 322 年）进行了动物解剖，提出心是血液循环的中心，并把神经和肌腱区别开来；但他将动物解剖所得的结论移用于人体，故错误较多。古希腊医学家 Herophilus（公元前 335– 前 280 年）在解剖学方面很有成就，由他命名的器官有"十二指肠""前列腺""睫状体""视网膜""乳糜管"和"淋巴"等。

Galen（131—200 年）是古罗马医学家和解剖学家，他编写了《医经》，这部著作当时被视为权威医著。书中有许多解剖学知识，如认为血管内运行的是血液而不是空气，神经是按区分布的，但这些知识主要是来自动物解剖，与人相差较大。

随着西欧文艺复兴时代各门科学蓬勃的发展，解剖学也有了相应的进步。A.Vesalius（1514—1564 年）是现代人体解剖学的创始人，他冒着受宗教迫害的危险，亲自解剖过许多人体，于1543 年出版了《人体构造》一书，为医学的新发展开辟了道路，奠定了人体解剖学的科学基础。自此以后，W.Harvey（1578—1657 年）发现了血液循环原理，并证实心血管是一个密闭的管道系统，为生理学从解剖学中划分出去开辟了道路。M.Malpighi（1628—1694 年）研究了动、植物的微细结构，为组织学从解剖学中派生出来并形成一门新学科奠定了基础。

19 世纪德国人 Schwann 和 Schleiden 提出了细胞学说。19 世纪末，结合临床医学的发展，人体解剖学的研究达到了极盛时代。

进入 20 世纪以后，科学的发展又促进了解剖学研究的深入。随着计算机断层扫描（CT）、正电子断层扫描（PET）等先进科学技术的应用，促进了影像解剖学、数字解剖学和虚拟解剖学等新学科的产生；随着免疫学的发展和显微外科的进步，推动了显微外科解剖学、器官移植解剖学和组织工程学等学科的发展。

（二）我国解剖学发展史

解剖学在我国的发展，经历过一个漫长的历史时期，有关人体解剖学知识的记载，最早出现在 2000 多年前的春秋战国时代，我国第一部医学经典著作《黄帝内经》中已有关于人体解剖学知识的广泛记载。《黄帝内经》中提到："若夫八尺之士，皮肉在此，外可度量循切而得之，其死可解剖而视之，其藏之坚脆，府之大小，谷之多少，脉之长短……皆有大数。"当时已明确提出"解剖"一词，并载有内脏器官的形态、位置、大小、容积和重量等调查数据。书中心、肝、脾、肺、肾、胃、大肠、小肠等脏器名称，为我国现代解剖学和医学所沿用。这些资料说明，我们的祖先是从事过实地解剖、测量和研究的，根据目前所知的资料看，这是世界上最早的人体解剖学知识。

东汉末年著名医学家华佗（145—200 年）使用麻沸散作麻醉剂，为患者进行腹部手术。《三国志》中记载："华佗……若病结积在内，针药所不能及，当须刳割者，便饮其麻沸散，须臾便如醉死，无所知，因破取。病若在肠中，便断肠清洗，缝腹膏摩，四五日瘥，不痛，人亦不自寤，一月，即平复矣。"

宋代王惟一（987—1067 年）铸造的针灸铜人，为最早的人体解剖模型和针灸直观教具，在医学史上具有重要意义。宋慈（1185—1249 年）所著的《洗冤录》对人体的骨骼做了比较正确的绘图和描述，该书是我国现存的第一部法医学专著，也是世界上较早的法医学专著，曾被译成日、韩、英、德、法、荷等多国文字，流传甚广。

清代名医王清任（1768—1831 年）曾亲自解剖观察 30 余具尸体，结合临床心得，编著并绘有脏腑图谱的《医林改错》一书。该书描述了各系统器官的形态结构，纠正了古代医书上对人体解剖记载的某些错误，特别对脑的看法与西医学的论述很相近，如"灵机记性不在于心在于脑""听之声归于脑""所见之物归于脑"，等。

自 19 世纪西医学由西欧传入我国之后，我国的现代解剖学才逐步发展起来。中华人民共和国成立之前，我国解剖学工作者仅百余人。现在，我们的医学事业取得了飞跃式的发展，解剖学工作者的队伍日益壮大，而且各医学院校已有了教学实验室及相关设备、标本、模型、图谱和数字解剖人等，编写了自己的解剖学教材及专著，取得了丰硕的教研成果。

我国中医院校解剖学科研、教学工作者在经穴断面解剖、经穴层次解剖、经穴影像解剖、穴位显微结构、穴位立体构筑、穴位三维重建、穴位数字化虚拟人等方面开展了大量的研究、教学工作，出版了腧穴解剖学、局部解剖学、神经解剖学等具有中医特色的创新系列解剖学教材，开设了正常人体解剖学、腧穴解剖学、局部解剖学、神经解剖学、解剖生理学、正常人体学等课程的教学，为中医走向世界和传播中医做出了贡献。

思政元素

遗体捐献相关知识

人体解剖学是医学生必须学习的一门专业基础课，其最重要的教学媒介就是被我们称之为"大体老师"的遗体标本，而这些遗体标本都是来源于逝者及其家属的无偿捐献。

遗体捐献是指自然人生前自愿表示在死亡后，由其执行人将遗体的全部或者部分捐献给医学科学事业的行为，以及生前未表示是否捐献意愿的自然人死亡后，由其近亲属将遗体的全部或者部分捐献给医学科学事业的行为。

作为医学生和未来的医务工作者，在学习专业知识的同时，有必要了解和掌握遗体捐献的相关知识，体验、感悟和传递其中蕴含的人文精神，树立"感恩、敬畏、责任"的价值观，承担起向社会宣传遗体捐献的理念、知识和意义的责任和义务。首先，从思想上要有敬畏感，感谢他们为人类医学事业做出的无私奉献。认识到我们将不仅从遗体捐献者身上学到医学知识，还将受到崇高品德和生命观的感召，学会感恩，学会尊重生命、大舍大爱、济世仁心，并将此当作接受精神洗礼、心灵净化和完善自我人格的过程。其次，在言语上，要礼貌地称遗体捐献者为"大体老师"，以表尊重。最后，在行为上，要做到自觉遵守实验室规章制度，解剖操作时严肃认真，动作轻柔、规范，实验误前和课后要默哀致敬，积极参加遗体捐献者的追思会和祭奠仪式等活动。

六、解剖学姿势和常用术语

为了便于叙述人体各器官结构的位置关系，人体解剖学规定了标准的解剖学姿势和常用术语。

（一）解剖学姿势

在观察和说明人体各部的位置及其相互关系时，都应按照下列标准的解剖学姿势：身体直立，两眼向前平视，双下肢靠拢，足尖朝前，双上肢自然下垂于躯干两侧，手掌朝前。

（二）常用方位术语

以人体解剖学姿势为准，规定了一些表示方位的名词术语。

1. 上 superior、下 inferior 是描述器官或结构距颅顶或足底相对远近关系的术语。近颅者为上，近足者为下。

2. 前 anterior、后 posterior 是描述器官或结构距身体前、后面相对远近关系的术语。近胸腹者为前，也称腹侧；近背腰者为后，也称背侧。

3. 内侧 medial、外侧 lateral 是描述器官或结构距身体正中矢状面相对远近关系的术语。近正中矢状面者为内侧，远离正中矢状面者为外侧。前臂的内侧又称**尺侧 ulnar**，外侧又称**桡侧 radial**。小腿的内侧又称胫侧，外侧又称腓侧。

4. 内 internal、外 external 是描述空腔器官相互位置关系的术语。近内腔者为内，远离内腔者为外。

5. 浅 superficial、深 profundal 是描述与皮肤表面相对距离关系的术语。近皮肤者为浅，远离皮肤者为深。

6. 近侧 proximal、远侧 distal 在描述四肢各结构的方位时，距肢体根部较近者为近侧，距肢体根部较远者为远侧。

（三）人体的轴和面

轴和面是描述人体器官的形态，特别是描述关节运动时常用的术语。人体可设计互相垂直的 3 个轴，即垂直轴、矢状轴和冠状轴；依据 3 个轴，人体还可设计互相垂直的 3 个面，即矢状面、冠状面和水平面（图 0-1）。

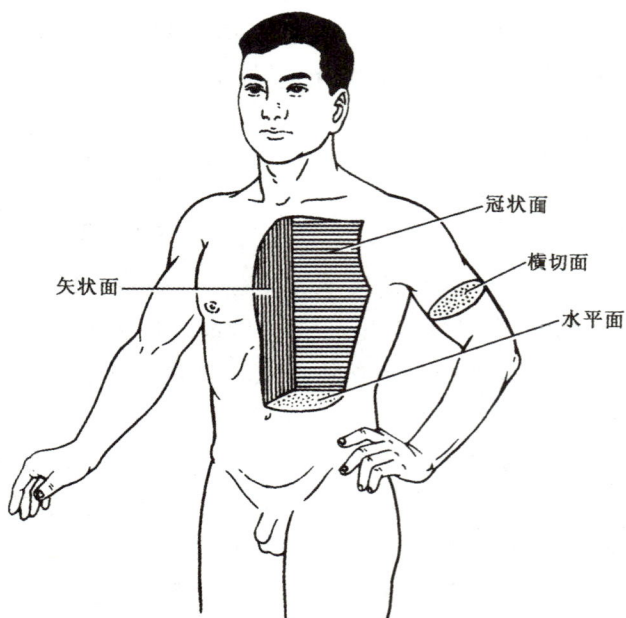

图 0-1 人体切面术语

1. 轴

（1）垂直轴 vertical axis　呈上下方向，是与身体长轴平行，与地面相垂直的轴。

（2）矢状轴 sagittal axis　呈前后方向，是与身体长轴和冠状轴相垂直的轴。

（3）冠状轴 coronal axis　又称**额状轴**，呈左右方向，是与身体长轴和矢状轴相垂直的轴。

2. 面

（1）矢状面 sagittal plane　即从前后方向，将人体纵切为左、右两部分的切面。若经过身体前、后正中线，将人体纵切为左、右对称两半的切面，则称为**正中矢状切面 median sagittal plane**。

（2）冠状面 coronal plane　又称**额状面**，即从左右方向，将人体纵切为前、后两部分的切面。

（3）水平面 horizontal plane　即从水平方向，将人体横切分为上、下两部分的切面。

在描述器官的切面时，则以其自身的长轴为准，与其长轴平行的切面称为**纵切面**，与其长轴相垂直的切面称为**横切面**。

复习思考题

1. 何谓人体解剖学姿势？
2. 举例说明常用的解剖学方位术语。

第一节　概　述

一、运动系统的组成

运动系统 locomotor system 由骨、骨连结和骨骼肌组成，占成人体重的 60% ～ 70%，构成人体的基本轮廓。

二、运动系统的主要功能

运动系统对人体起着运动、支持和保护作用。骨与骨之间的连接装置，称为骨连结。全身各骨通过骨连结构成骨骼，成为人体的支架。附于骨骼上的肌称为骨骼肌。骨骼肌收缩时，牵引骨移动位置，产生运动。骨骼与骨骼肌共同赋予人体的基本外形，并构成体腔（如颅腔、胸腔、腹腔和盆腔）的壁，以保护脑、心、肺、肝、脾、膀胱等器官。在运动中，骨起杠杆作用，关节是运动的枢纽，骨骼肌是动力器官，也就是说，骨骼肌是运动的主动部分，骨和骨连结是运动的被动部分。

第二节　骨　学

一、总论

骨 bone 在成人为 206 块，按部位不同，可分为躯干骨、颅骨、上肢骨和下肢骨四部分（图 1-1），其中躯干骨 51 块，颅骨 29 块（包括听小骨 6 块），上肢骨 64 块，下肢骨 62 块。骨的重量，约占成人体重的 1/5，约占新生儿体重的 1/7。

每块骨是以骨组织（包括骨细胞和骨质）为主体构成的器官，具有一定的形态结构，含有丰富的血管、淋巴管和神经，能不断进行新陈代谢，有其生长发育过程，并具有修复、再生和改建的能力。经常进行锻炼可促进骨的良好发育和结实粗壮，如长期废用则出现骨质疏松。骨质中的钙和磷，参与体内钙、磷代谢而处于不断变化状态。所以，骨还是体内钙和磷的贮备仓库。

（一）骨的形态

形态和功能是密切相关的，由于功能的不同，骨有不同的形态，基本可分为长骨、短骨、扁骨和不规则骨四类（图 1-2）。

1. 长骨 long bone 呈长管状，分为一体两端，分布于四肢，在运动中起杠杆作用。体又名**骨干**，骨质致密，骨干内部管状的空腔称为**骨髓腔**，内含骨髓；在骨干表面有 1～2 个血管出入的滋养孔。两端膨大称为**骺**，有光滑的关节面，且有关节软骨覆盖。青少年时期，长骨的骨干与骺之间有一层软骨，称为**骺软骨**。骺软骨能不断增生，又不断骨化，使骨的长度增加。成年后骺软骨骨化，原骺软骨处形成一线状痕迹，称为**骺线**。

2. 短骨 short bone 一般呈立方形，多成群分布于连结牢固且较灵活的部位，如腕骨和跗骨。

3. 扁骨 flat bone 呈板状，主要参与构成体腔的壁，对体腔内器官有保护作用，如颅盖骨参与构成颅腔并保护脑，胸骨和肋骨参与构成胸腔并保护心、肺等。

4. 不规则骨 irregular bone 形态不规则，如椎骨。有些不规则骨内有含气的空腔，称为**含气骨**，如位于鼻腔周围的上颌骨和筛骨等，发音时能起共鸣作用，并能减轻骨的重量。

（二）骨的构造

每块骨都由骨质、骨髓和骨膜等构成，并有神经和血管分布（图 1-3）。

1. 骨质 bone substance 是骨的主要组成部分，

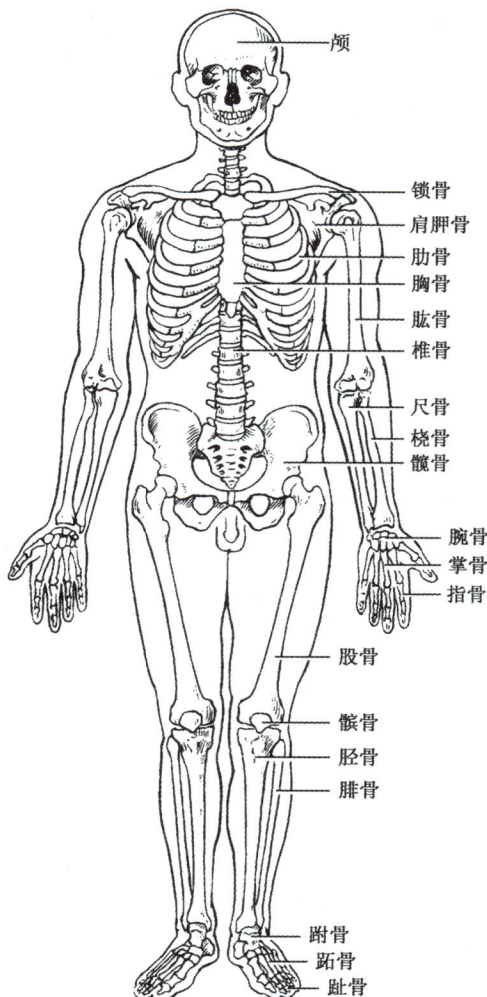

图 1-1 人体骨骼

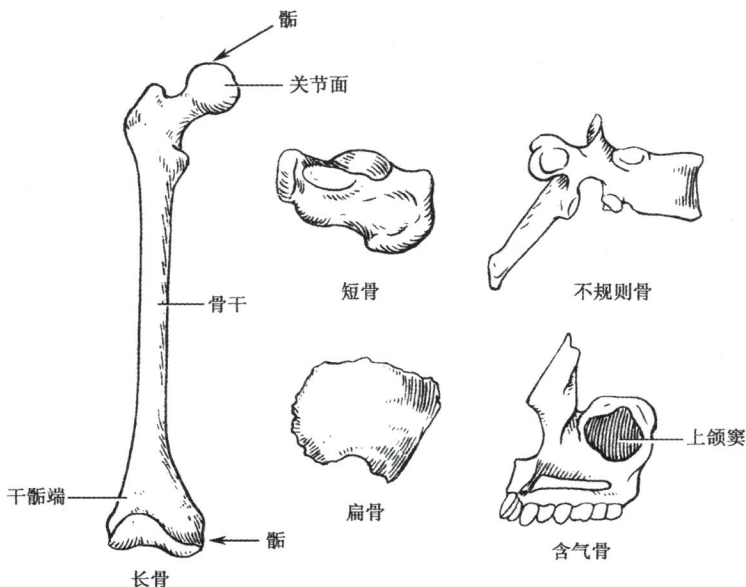

颅
锁骨
肩胛骨
肋骨
胸骨
肱骨
椎骨
尺骨
桡骨
髋骨
腕骨
掌骨
指骨
股骨
髌骨
胫骨
腓骨
跗骨
距骨
趾骨

骺
关节面
骨干
干骺端
骺
长骨

短骨

不规则骨

扁骨

上颌窦
含气骨

图 1-2 骨的形态

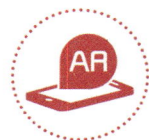

分为骨密质和骨松质两种。**骨密质**致密坚硬，构成长骨骨干以及其他类型骨和长骨骺的外层。**骨松质**由许多片状和杆状的骨小梁交织而成，呈海绵状。骨小梁排列方式与承受的压力和张力方向一致。骨松质分布于长骨骺及其他类型骨的内部。在颅盖骨，骨密质构成**外板**和**内板**。颅盖骨的骨松质在内、外板之间，称为**板障**。

2. 骨膜 periosteum　是由致密结缔组织构成的膜，被覆于除关节面以外的骨面。骨膜内含有丰富的神经和血管，对骨的营养、再生和感觉有重要作用。骨膜内层的**成骨细胞**和**破骨细胞**，分别具有产生新骨质和破坏旧骨质的功能，在骨的发生、再生、改建和修复时，它们的功能最为活跃。当骨膜剥离后，骨不易修复，甚至可能坏死，故手术时要尽量保留骨膜。

3. 骨髓 bone marrow　充填于长骨骨髓腔及骨松质间隙内，分为红骨髓和黄骨髓。**红骨髓**内含大量不同发育阶段的红细胞和某些白细胞，呈红色，有造血功能；**黄骨髓**含大量脂肪组织，呈黄色，无造血功能。胎儿和幼儿的骨内全是红骨髓。5 岁以后，长骨骨髓腔内的红骨髓逐渐被脂肪组织取代，转化为黄骨髓，红骨髓仍保留于各类型骨的松质内。当慢性失血过多或重度贫血时，黄骨髓又能转化为红骨髓，恢复造血功能。临床上需要做骨髓象检查时，常选髂骨髂前上棘或髂后上棘等处进行骨髓穿刺。

在骨的关节面上，覆盖有由透明软骨构成的关节软骨，可减少摩擦、增加关节运动的灵活性。

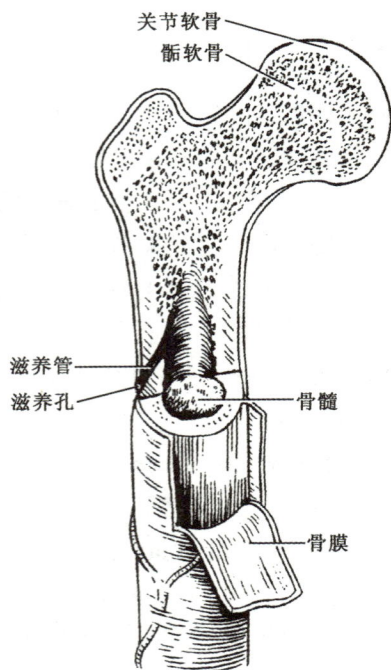

图 1–3　长骨的构造

思政元素

造血干细胞捐献

造血干细胞来源于骨髓，是有较强分化发育和再生能力、可以产生各种类型血细胞的一类细胞。慢性粒细胞白血病、淋巴瘤等疾病都是由于造血干细胞异常引起的造血系统恶性肿瘤，目前造血干细胞移植是治愈这些疾病的唯一治疗手段，造血干细胞捐献是造血干细胞移植的前提。

造血干细胞捐献，以往主要是从捐献者髂骨中抽取骨髓血，提取干细胞，因此也被称为骨髓捐献。所谓骨髓捐献是用科学的方法将骨髓血中的造血干细胞大量动员到外周血中，然后从捐献者静脉采集全血，经血细胞分离机提取造血干细胞。同时，将其他血液成分回输到捐献者体内，因此不会影响捐献者的造血功能。

我国血液肿瘤的发病率较高，仅白血病每年约有 3.6 万人发病，其中 15 岁以下的人群占比 50% 以上，给社会和家庭带来很大的负担和不幸。造血干细胞移植技术是治疗白血病、淋巴瘤和骨髓瘤等血液肿瘤较为有效和理想的方法，但要寻找与患者组织相容性抗原基因相匹配的造血干细胞却不容易。在有血缘关系的人群中，相匹配的概率是万分之一。由此可见，造血干细胞捐献具有非常重要的意义。在我国，凡年龄在 18 ～ 45 周岁，身体健康，经血液检查合格者，都可以成为造血干细胞捐献者。希望更多的人特别是青年人积极加入志愿捐献队伍中，让更多的患者重燃生命的希望。

（三）骨的理化特性

骨由有机质（主要是骨胶原纤维）和无机质（主要是碱性磷酸钙）组成。有机质赋予骨韧性和弹性，无机质使骨具有硬度。有机质和无机质的结合，使骨既有弹性又很坚硬。两种物质的比例决定着骨的物理性质，而其比例关系随年龄的增长不断变化。幼年时期，有机质与无机质的比例约为 1：1，因而骨的弹性大而柔软，易发生变形，在外力作用下不易骨折或折而不断，其骨折称为青枝骨折。成年人骨有机质约占 1/3，无机质约占 2/3，因此骨具有较大的硬度和一定的弹性。老年人的骨含有机质较少，无机质相对较多，而且因为与钙、磷的吸收和沉积相关的激素水平下降，骨组织总量减少，表现为骨质疏松，此时骨的脆性较大，易发生骨折。

二、各论

（一）躯干骨

躯干骨包括椎骨、肋和胸骨。成人躯干骨由 26 块椎骨、12 对肋、1 块胸骨组成，共 51 块。

1. 椎骨 vertebrae　幼儿时期，椎骨总数一般为 33 块，根据其所在部位，由上而下依次分为颈椎 7 块、胸椎 12 块、腰椎 5 块、骶椎 5 块和尾椎 4 块。至成年，5 块骶椎融合成 1 块骶骨，4 块尾椎融合成 1 块尾骨。因此，成人的椎骨总数一般为 26 块。

（1）椎骨的一般形态　每个椎骨一般由椎体和椎弓构成（图 1-4）。

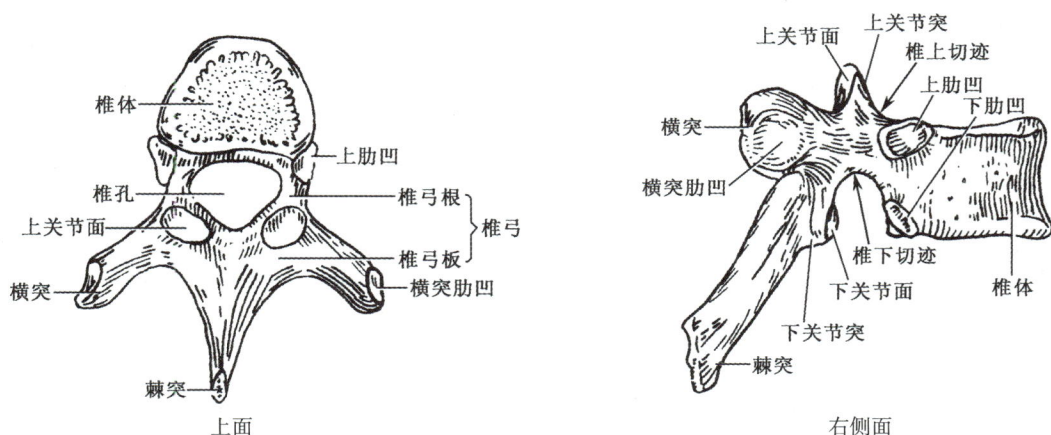

图 1-4　胸椎

1）椎体 vertebral body　为椎骨前方呈圆柱状的部分，是椎骨负重的主要部分。随着重力传递的逐渐增加，愈向下位的椎体，其面积和体积逐渐增大。从骶椎开始，由于重力传递转移到下肢，其面积和体积又逐渐变小。椎体表面为一层较薄的骨密质，内部为骨松质，在垂直暴力作用下，易发生压缩性骨折。

2）椎弓 vertebral arch　为连于椎体后方的弓形骨板。与椎体连结的部分较细，称为**椎弓根**。其上、下缘各有一切迹，分别称为**椎上切迹**和**椎下切迹**。椎骨叠连时，上位椎骨的椎下切迹和下位椎骨的椎上切迹围成一孔，称为**椎间孔**，有脊神经及血管通过。两侧椎弓根向后内扩展为较宽阔的骨板，称为**椎弓板**。椎弓与椎体围成一孔，称为**椎孔**。全部椎骨的椎孔叠连在一起，形成纵行管道，称为**椎管**，管内容纳脊髓和脊神经根等。由椎弓伸出 7 个凸起：向两侧伸出 1 对横突，向上伸出 1 对上关节突，向下伸出 1 对下关节突，向后伸出 1 个棘突。

（2）各部椎骨的主要特征

1）颈椎 cervical vertebrae（图 1-5）　共有 7 个。其主要特征是横突上有一圆孔，称为**横突孔**，内有椎动、静脉通过（第 7 颈椎横突孔无椎动脉通过）。椎体小，椎孔较大，呈三角形。颈椎上、下关节突的关节面基本上呈水平位。第 2 ～ 6 颈椎的棘突较短，末端分叉。

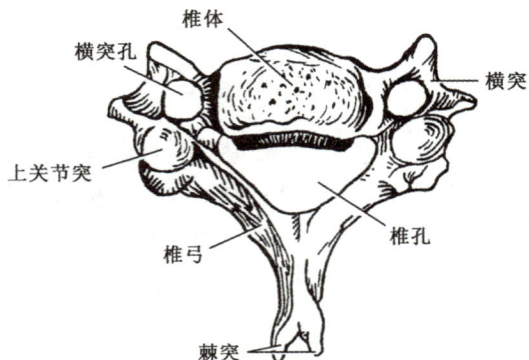

图 1-5　颈椎（上面）

第 1 颈椎又称**寰椎 atlas**（图 1-6），没有椎体、棘突和关节突，呈环形，由前弓、后弓及两个侧块构成。前弓的后面有齿突凹，与第 2 颈椎的齿突相关节。侧块的上面有 1 对上关节凹，与枕髁相关节。下面有 1 对下关节面，与第 2 颈椎的上关节面相关节。

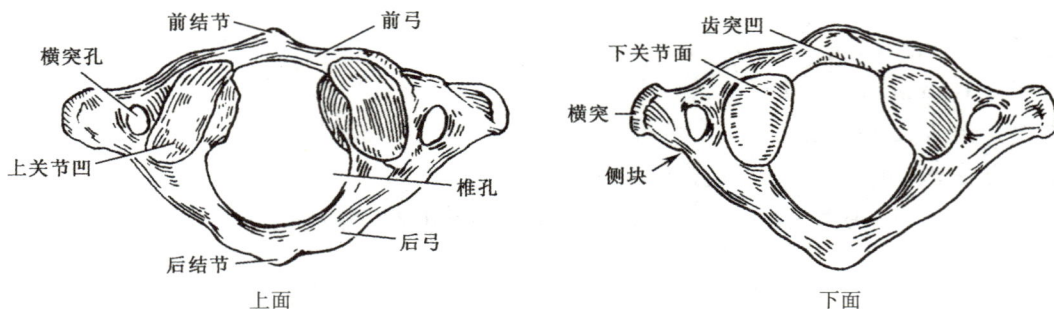

图 1-6　寰椎

第 2 颈椎又称**枢椎 axis**（图 1-7），其特征为椎体向上伸出一齿状突起，称为**齿突**，与寰椎前弓后面的齿突凹相关节。

第 7 颈椎又称**隆椎 prominent vertebra**（图 1-8），棘突最长，且末端不分叉，当头前屈时，该突起特别隆起，皮下易于触及。第 7 颈椎棘突是临床计数椎骨序数和针灸取穴的标志，其下方凹陷处即"大椎穴"。

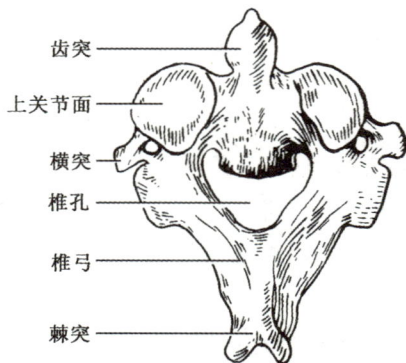

图 1-7　枢椎（上面）

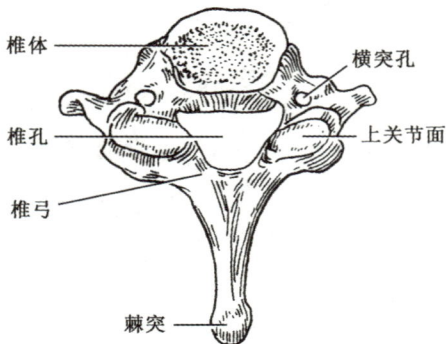

图 1-8　隆椎（上面）

2）胸椎 thoracic vertebrae（图 1-4）　共 12 个。在椎体侧面和横突末端前面，都有与肋骨相关节的**肋凹**，分别称为**椎体肋凹**和**横突肋凹**。胸椎棘突较长，伸向后下方，互相掩盖，呈叠瓦状。胸椎上、下关节突的关节面基本上呈冠状位。

3）腰椎 lumbar vertebrae（图 1-9）　共 5 个。由于承受体重压力较大，故椎体大而肥厚。棘突呈板状、水平后伸，棘突间空隙较大，临床上常在此做腰椎穿刺。腰椎上、下关节突的关节面基本上呈矢状位。在第 2 腰椎棘突下为"命门穴"。

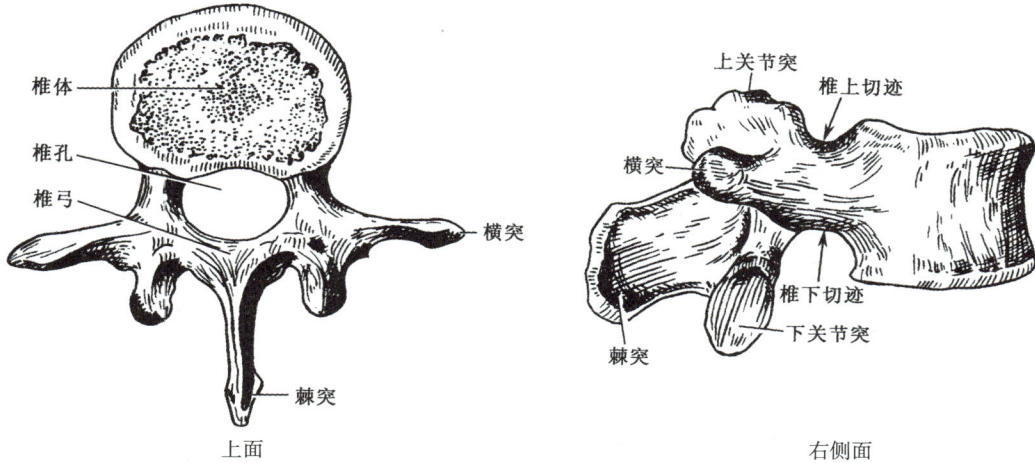

图 1-9　腰椎

4）骶骨 sacrum（图 1-10）　由 5 个骶椎融合而成，略呈三角形。其底向上，与第 5 腰椎体相连接；尖向下，与尾骨相连接。骶骨底的前缘向前突出，称为**岬**，为女性骨盆测量的重要标志。

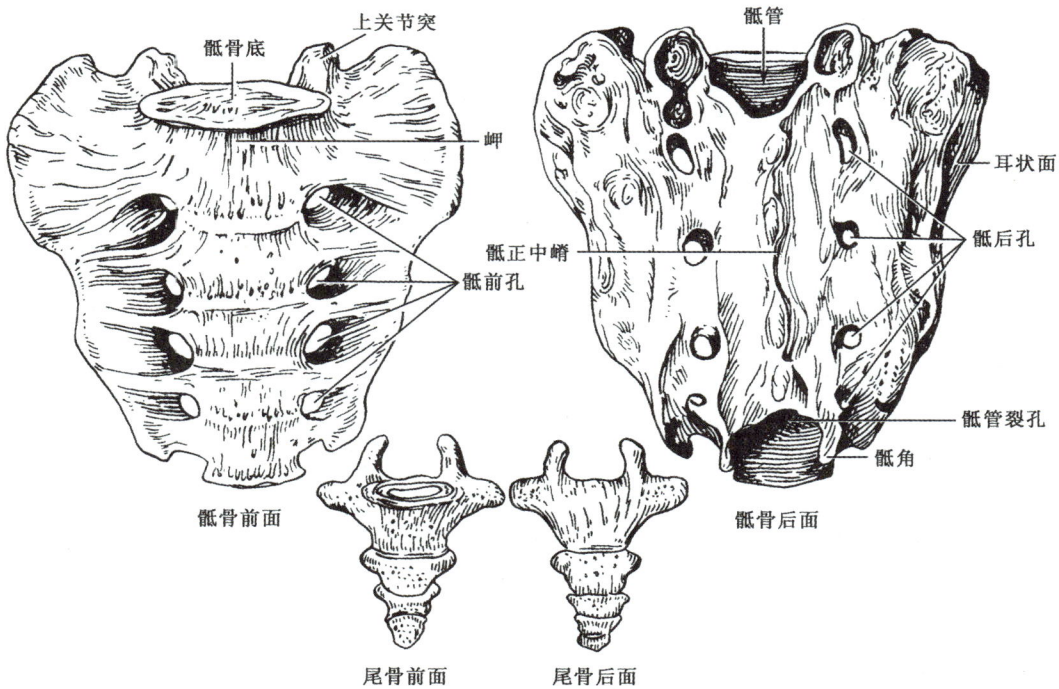

图 1-10　骶骨和尾骨

骶骨的两侧有**耳状面**，与髂骨相关节。骶骨中央有一纵贯全长的管道，称为**骶管**，向上与椎管连续，向下开口形成**骶管裂孔**。此孔是骶管麻醉穿刺的部位，相当于"腰俞穴"的部位。骶管裂孔两侧有向下突出的**骶角**。临床上常以骶角为标志,来确定骶管裂孔的位置。

骶骨前面凹陷而平滑,两侧有 4 对**骶前孔**与骶管相通,内有骶神经前支和血管通过。后面凸隆粗糙,正中线上有由棘突愈合形成的**骶正中嵴**,还有 4 对**骶后孔**与骶管相通,内有骶神经后支和血管通过。4 对骶后孔相当于"八髎穴"的位置。

5)尾骨 coccyx(图 1-10) 一般由 4 块退化的尾椎融合而成,略呈三角形。其底朝上,借软骨和韧带与骶骨相连;尖向下,下端游离。跌倒或撞击时易导致尾骨骨折。

2. 胸骨 sternum(图 1-11) 位于胸前部正中,由上而下分为胸骨柄、胸骨体和剑突三部分。**胸骨柄**上部较宽,其上缘正中的切迹称为**颈静脉切迹**,是"天突穴"定位的骨性标志,两侧有锁切迹,与锁骨相连结。**胸骨体**近似长方形,其侧缘连结第 2~7 肋软骨。胸骨体与胸骨柄相接处形成突向前方的横行隆起,称为**胸骨角**,可在体表触知,向两侧平对第 2 肋,为计数肋的重要标志。胸骨的下端为一形状不定的薄骨片,称为**剑突**。

3. 肋 ribs(图 1-12) 共 12 对,由肋骨和肋软骨组成。肋骨为细长弓状的扁骨,富有弹性。**肋骨**可分为中部的体及前、后两端。肋骨前端接肋软骨;后端膨大,称为**肋头**,与胸椎的椎体肋凹相关节。肋头的外侧稍细部分为**肋颈**。肋颈外侧稍隆起部分称为**肋结节**,与胸椎的横突肋凹相关节。肋体分内外两面及上下两缘。内面近下缘处有**肋沟**,肋间血管和神经沿此沟走行。肋结节外侧有一弯曲较明显的地方,称为**肋角**。**肋软骨**位于肋骨的前端,由透明软骨构成。

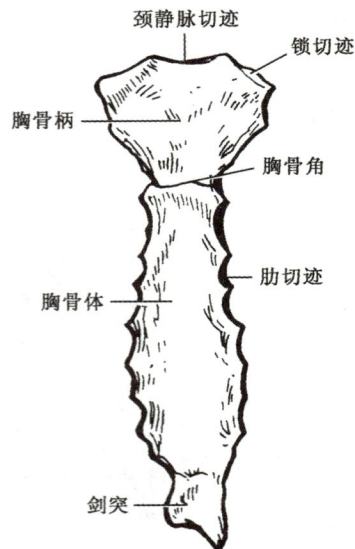

图 1-11 胸骨(前面)

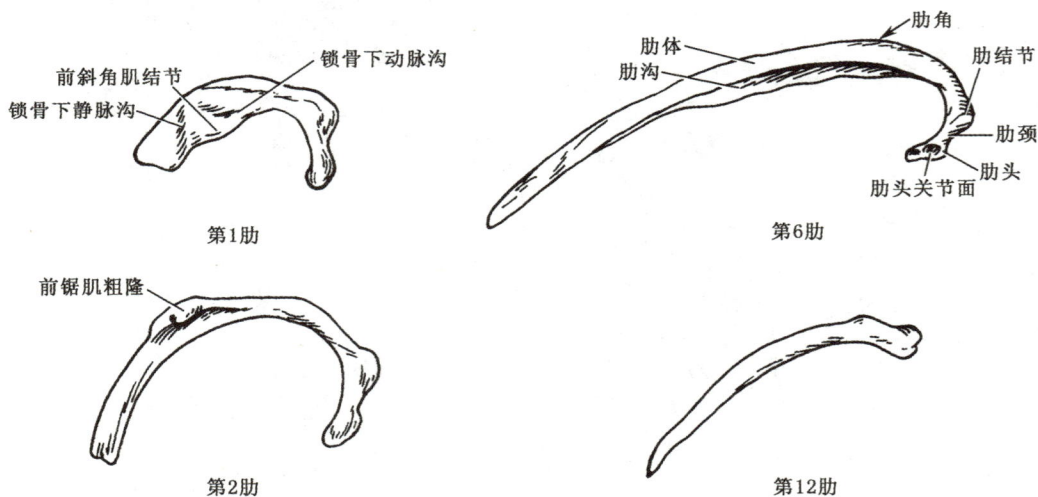

图 1-12 肋骨

(二)上肢骨

上肢骨包括上肢带骨和自由上肢骨,两侧共计 64 块。自由上肢骨借上肢带骨连于躯干骨。

1. 上肢带骨 包括锁骨和肩胛骨。

(1)锁骨 clavicle(图 1-13) 呈"~"形弯曲,位于胸廓前上部两侧。全长于皮下均可摸

到，是重要的骨性标志。锁骨内侧
2/3 凸向前，外侧 1/3 凸向后。上面
平滑；下面粗糙，有肌和韧带附着。
内侧端粗大，为**胸骨端**，与胸骨柄的
锁切迹相关节；外侧端扁平，为**肩峰
端**，与肩胛骨的肩峰相关节。锁骨支
撑肩胛骨，使肩胛骨远离胸壁，有利
于上肢的运动。锁骨骨折多发生在
中、外 1/3 交界处。

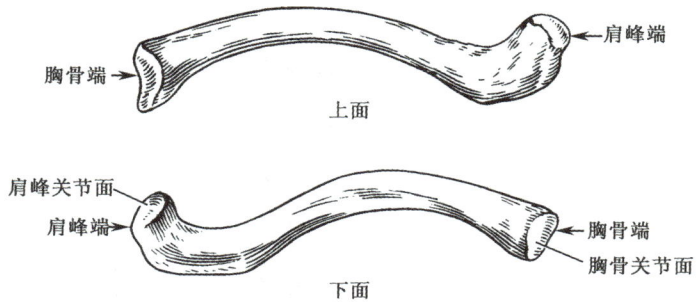

图 1-13 锁骨

（2）肩胛骨 scapula（图 1-14） 为三角形的扁骨，位于胸廓后面外上方，介于第 2 ～ 7 肋骨
之间，有三缘、三角和两面。

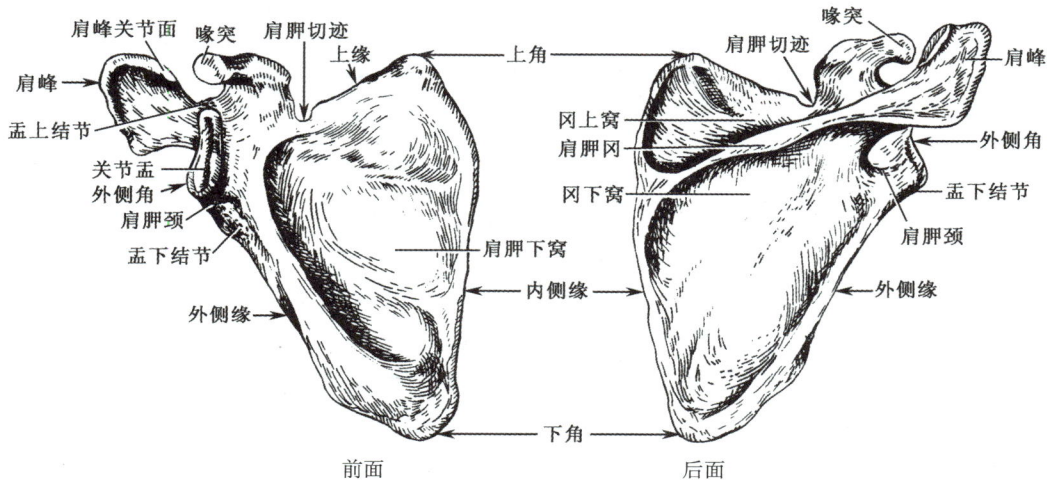

图 1-14 肩胛骨

　　肩胛骨**上缘**短而薄，其外侧部有一弯曲的指状突起，称为**喙突**，可在锁骨外侧 1/3 的下方摸
到它的尖端。**内侧缘**薄而长，靠近脊柱，又称**脊柱缘**。**外侧缘**稍肥厚，邻近腋窝，又称**腋缘**。**上
角**和**下角**分别为内侧缘的上端和下端，分别平对第 2 肋和第 7 肋（或第 7 肋间隙），可作体表标
志。**外侧角**最肥厚，有梨形凹陷关节面，称为**关节盂**，与肱骨头相关节。肩胛骨前面为一大的浅
窝，朝向肋骨，称为**肩胛下窝**。后面被一横列的**肩胛冈**分成上方的**冈上窝**和下方的**冈下窝**。肩胛
冈的外侧端向前外伸展，高耸在关节盂上方，称为**肩峰**，与锁骨相关节。

　　2. 自由上肢骨 包括肱骨、桡骨、尺骨和手骨。除手骨的腕骨外，其他都属长骨。

　　（1）肱骨 humerus（图 1-15） 位于臂部，分为一体和两端。上端有半球形的**肱骨头**，与肩
胛骨的关节盂相关节。肱骨头前下方的突起称为**小结节**，小结节外侧的隆起称为**大结节**，两结节
向下延伸的骨嵴分别称为**小结节嵴**和**大结节嵴**。大、小结节之间的纵向浅沟称为**结节间沟**，有肱
二头肌长头腱通过。大、小结节和肱骨头之间的环状浅沟，称为**解剖颈**，为肩关节囊附着处。肱
骨上端与体交界处稍细，称为**外科颈**，是骨折的易发部位。

　　肱骨体的中部外侧面有一粗糙呈 "V" 形的**三角肌粗隆**，是三角肌的附着处。体的后面有由
内上斜向外下呈螺旋状的浅沟，称为**桡神经沟**，有桡神经和肱深血管通过。肱骨中部骨折易损伤
桡神经。

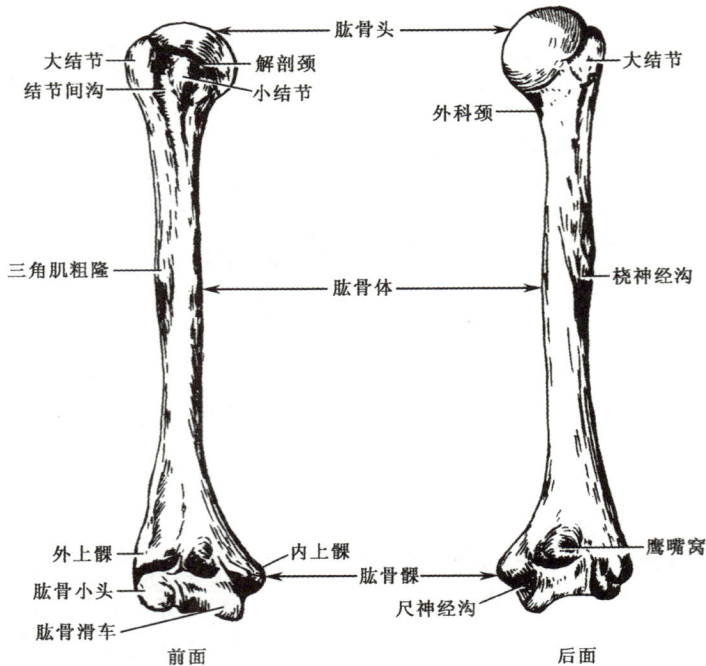

图 1-15　肱骨

　　肱骨下端前后扁平且向前卷曲，外侧有半球形的**肱骨小头**，与桡骨相关节；内侧有形如滑车的**肱骨滑车**，与尺骨相关节。在滑车的前上方有一浅窝，称为**冠突窝**；在滑车的后上方有一深窝，称为**鹰嘴窝**，伸肘时可容纳尺骨鹰嘴。肱骨下端内、外侧的突出部，分别称为**内上髁**和**外上髁**，为重要的骨性标志。内上髁的后下方有一浅沟，称为**尺神经沟**，有尺神经通过。肱骨内上髁骨折时，有可能伤及尺神经。

　　（2）桡骨 radius（图 1-16）　位于前臂外侧部，分为一体和两端。上端细小，下端粗大。上端有稍微膨大的**桡骨头**。头的上面有**关节凹**与肱骨小头相关节，头的周缘有**环状关节面**与尺骨的桡切迹相关节。头下方略细的部分称为**桡骨颈**，颈的内下方有一粗糙隆起，称为**桡骨粗隆**。桡骨体呈三棱柱形。桡骨下端的内侧面有关节面，称为**尺切迹**，与尺骨头相关节；下端的外侧向下突出，称为**桡骨茎突**；下端的下面为**腕关节面**，与腕骨相关节。

　　（3）尺骨 ulna（图 1-16）　位于前臂内侧部，分为一体和两端。上端粗大，下端细小。上端前面有一半月形的深凹，称为**滑车切迹**，与肱骨滑车相关节。在切迹的上、下方各有一突起，分别称为**鹰嘴**和**冠突**。冠突外侧部的关节面称为**桡切迹**，与桡骨头的环状关节面相关节。冠突前下方的粗糙隆起，称为**尺骨粗隆**。尺骨体呈三棱柱形。尺骨下端称为**尺骨头**，与桡骨的尺切迹相关节。尺骨头的后内侧有向下的突起，称为**尺骨茎突**。

　　（4）手骨 bones of hand（图 1-17）　分为腕骨、掌骨和指骨。

　　1）腕骨 carpal bones　由 8 块小的短骨组成，排成两列，每列各有 4 块。由桡侧向尺侧，近侧列依次为**手舟骨**、**月骨**、**三角骨**和**豌豆骨**；远侧列依次为**大多角骨**、**小多角骨**、**头状骨**和**钩骨**。各腕骨均以相邻的关节面构成腕骨间关节。近侧列的手舟骨、月骨、三角骨共同形成桡腕关节的关节头，与桡骨下端的腕关节面和尺骨下方的关节盘相关节。

　　2）掌骨 metacarpal bones　共 5 块，由桡侧向尺侧，依次为第 1～5 掌骨。掌骨的近侧端为**底**，接腕骨；远侧端为**头**，接指骨；头、底之间的部分为**体**。握拳时，头即显露于皮下。

　　3）指骨 phalanges of fingers　共 14 节。拇指有 2 节指骨，其余各指都有 3 节。由近侧至远侧依次为**近节指骨**、**中节指骨**和**远节指骨**。指骨的近侧端为**底**，中间部为**体**，远侧端为**滑车**。远节指骨远侧端无滑车，其掌面有粗糙隆起，称为**远节指骨粗隆**。

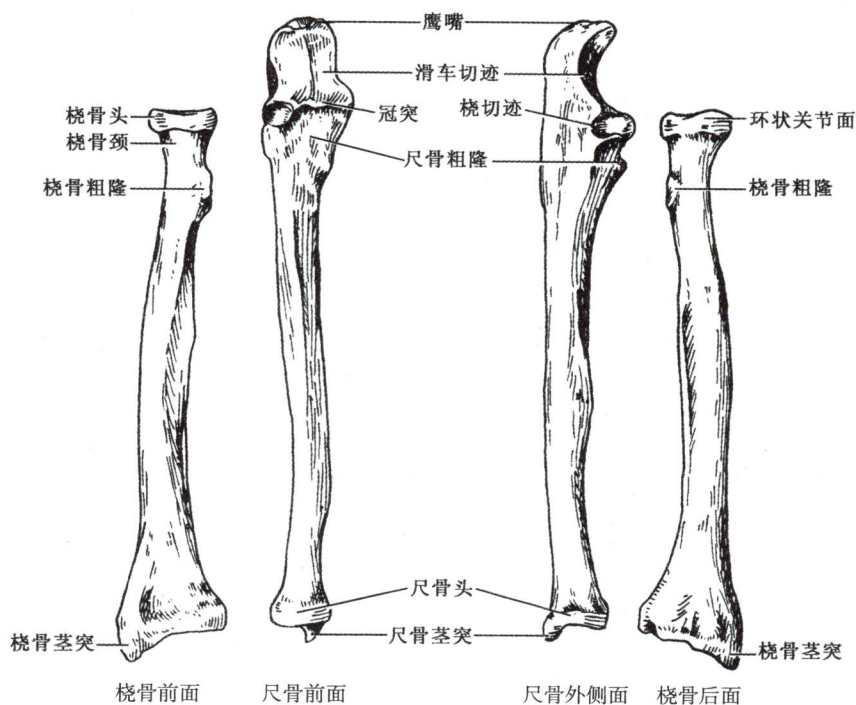

图 1-16　桡骨和尺骨

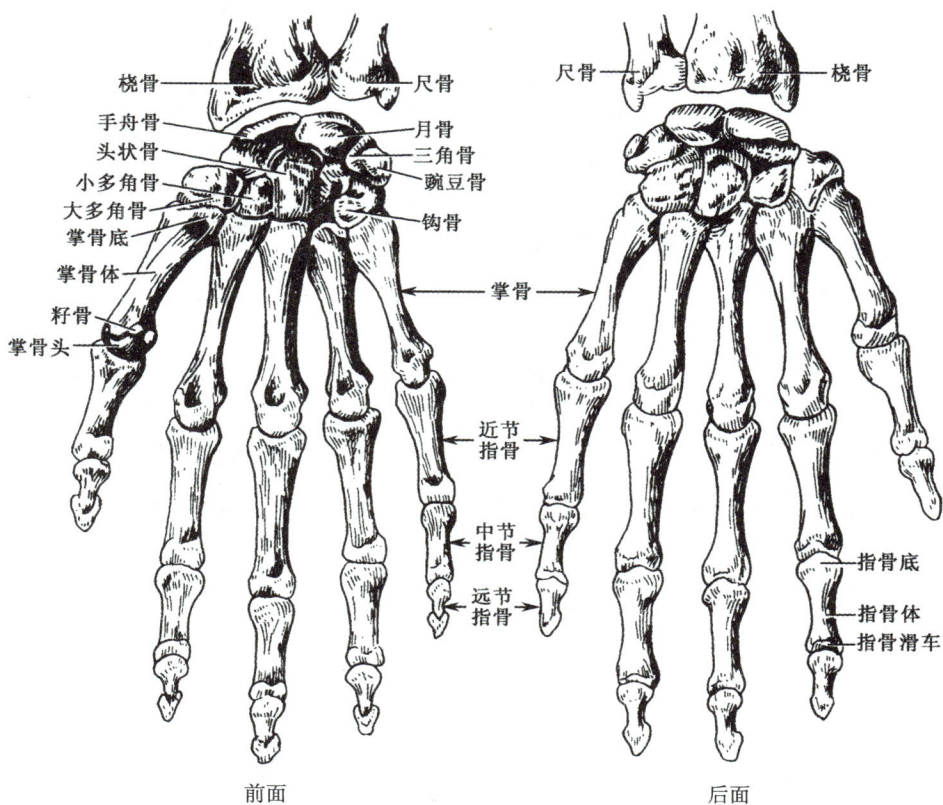

图 1-17　手骨

（三）下肢骨

下肢骨分为下肢带骨和自由下肢骨，两侧共计 62 块。自由下肢骨借下肢带骨连于躯干骨。

1. 下肢带骨   每侧各有 1 块髋骨。

髋骨 hip bone（图 1-18，图 1-19）是形状不规则的扁骨。其外侧面有一深窝称为**髋臼**，与股骨头相关节；前下有一大孔，称为**闭孔**。幼儿时期的髋骨，由上部的髂骨、后下部的坐骨和前下部的耻骨组成。三骨互借软骨相连，至 16 岁左右时，软骨骨化，三骨逐渐融合成为 1 块髋骨。

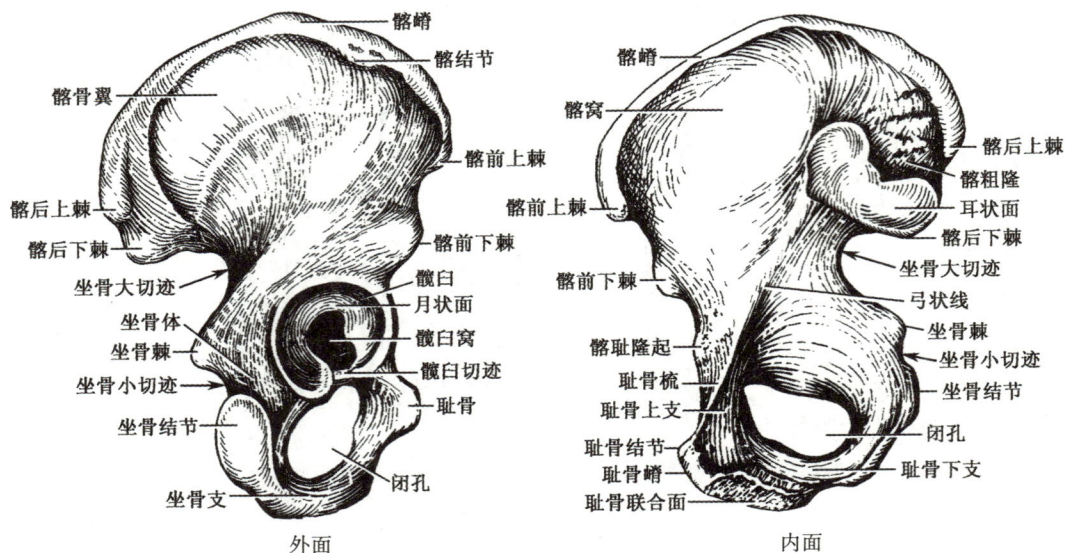

图 1-18   髋骨

（1）**髂骨 ilium**   构成髋骨的上部，可分为髂骨体和髂骨翼。**髂骨体**肥厚，构成髋臼的上部。髋臼上方扁阔的扇形骨板为**髂骨翼**，其上缘增厚称为**髂嵴**，两侧髂嵴最高点的连线约平第 4 腰椎棘突，可作为腰椎穿刺的定位标志。髂嵴前、后端分别称为**髂前上棘**和**髂后上棘**，两者的下方各有一突起，分别称为**髂前下棘**和**髂后下棘**。髂前上棘后方 5～7cm 处，髂嵴向外突出，形成**髂结节**。髂骨翼内面前部的浅窝，称为**髂窝**。髂窝的后方有**耳状面**，与骶骨相关节。

（2）**坐骨 ischium**   构成髋骨的后下部，可分为坐骨体和坐骨支。**坐骨体**构成髋臼的后下部，其下部转折向前移行为**坐骨支**。坐骨体与坐骨支会合处较肥厚粗糙，称为**坐骨结节**，为坐骨最低处，可在体表扪到。坐骨体后缘的锐利突起，称为**坐骨棘**，棘的上、下方分别有**坐骨大切迹**和**坐骨小切迹**。

（3）**耻骨 pubis**   构成髋骨的前下部，可分为耻骨体和耻骨上、下支。**耻骨体**构成髋臼的前下部。耻骨体向前内侧伸出**耻骨上支**，此支向下弯曲移行为**耻骨下支**。耻骨上、下支移行部内侧面的粗糙骨面，称为**耻骨联合面**，在此面上缘的外侧有向前突的**耻骨结节**。

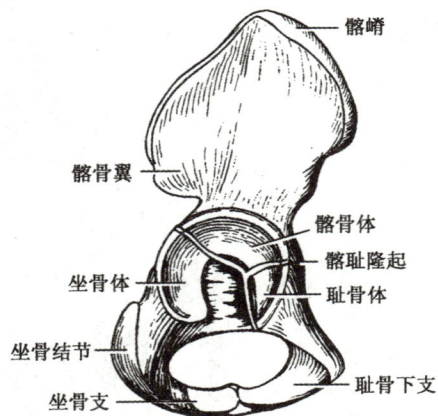

图 1-19   5 岁幼儿的髋骨（外面）

2. 自由下肢骨   包括股骨、髌骨、胫骨、腓骨和足骨。除髌骨和足骨的跗骨外，其他都属于长骨。

（1）**股骨** femur（图 1-20） 位于大腿部，为人体最长的骨，其长度约为身高的 1/4，分为一体和两端。上端有球形的**股骨头**，与髋臼相关节。头中央部有**股骨头凹**，是股骨头韧带的附着部位。头下外侧的狭细部分称为**股骨颈**。颈与体交界处有 2 个隆起，上外侧的方形隆起为**大转子**，下内侧的为**小转子**，都有肌腱附着。大、小转子之间前面有**转子间线**相连，后面有**转子间嵴**相连。大转子是重要的体表标志，可在体表扪到。颈与体之间形成的夹角称为**颈干角**，约 130°。

股骨体稍微向前凸。体的后面有纵行的骨嵴，称为**粗线**，向上外延续为**臀肌粗隆**。股骨下端有 2 个膨大，分别称为**内侧髁**和**外侧髁**。髁的前面、下面和后面都是光滑的关节面，分别与髌骨、胫骨相关节。两髁之间的深窝称为**髁间窝**。内、外侧髁侧面最突出处分别称为**内上髁**和**外上髁**，都是在体表可以摸到的骨性标志。

（2）**髌骨** patella（图 1-21） 为全身最大的籽骨，位于股四头肌腱内。上宽下尖，前面粗糙，后面有光滑的关节面与股骨两髁前方的髌面相关节。髌骨的位置浅表，可因外力直接打击而出现骨折。

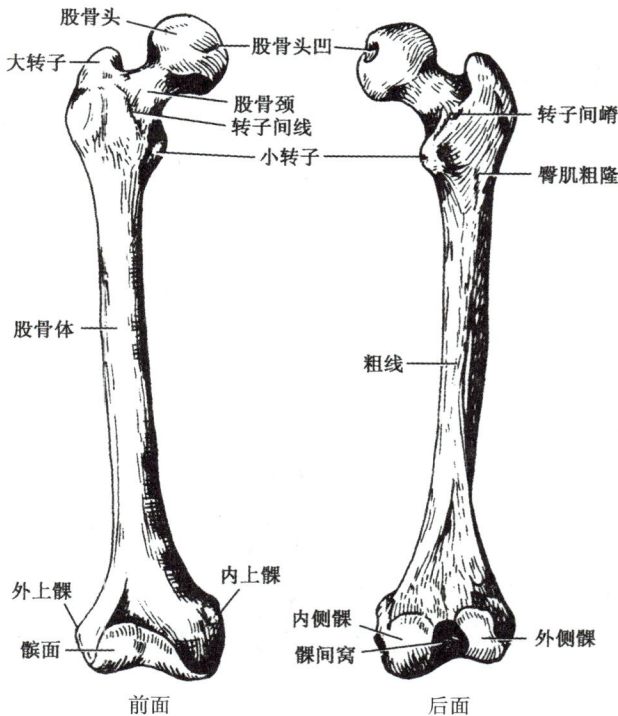

图 1-20 股骨

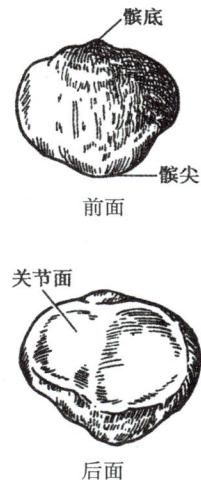

1-21 髌骨

（3）**胫骨** tibia（图 1-22） 位于小腿内侧部，是小腿主要负重的骨，故较粗壮，可分为一体和两端。上端向两侧膨大，形成**内侧髁**和**外侧髁**。两髁上面有关节面，与股骨两髁相关节。在外侧髁的后下有一**腓关节面**，与腓骨头相关节。在胫骨上端与体相移行处前面的粗糙隆起，称为**胫骨粗隆**。胫骨体呈三棱柱形，其前缘和内侧面紧贴皮下，体表可摸到。胫骨下端内侧面伸向下方的扁突，称为**内踝**；下端外侧面有一三角形的**腓切迹**，与腓骨相连；下端的下面和内踝的外侧面均有关节面，与距骨相关节。

（4）**腓骨** fibula（图 1-22） 位于小腿外侧部，可分为一体和两端。腓骨为细长的长骨，常作为骨移植的取材部位。上端略膨大，称为**腓骨头**，其内上方有**腓骨头关节面**，与胫骨相关节。

腓骨头浅居皮下，为重要的骨性标志。头下方变细，称为**腓骨颈**。腓骨下端膨大为**外踝**，其内侧的关节面与距骨相关节。

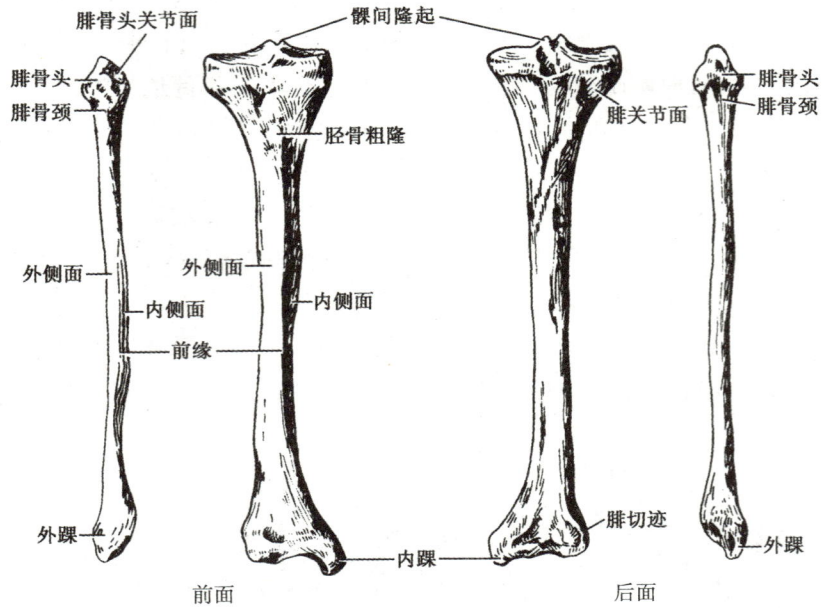

图 1-22　胫骨和腓骨

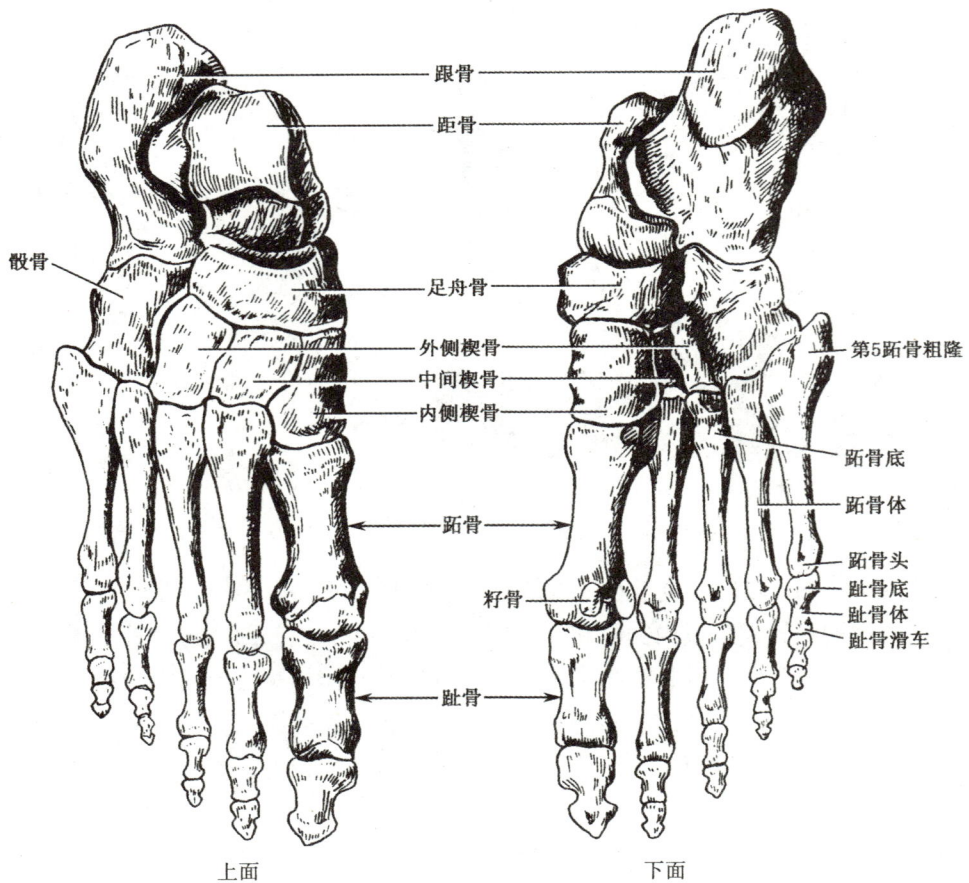

图 1-23　足骨

（5）足骨 bones of foot（图 1–23）　可分为跗骨、跖骨和趾骨。

1）跗骨 tarsal bones　属于短骨，共 7 块，包括**距骨、跟骨、骰骨、足舟骨**及 3 块楔骨（**内侧楔骨、中间楔骨**和**外侧楔骨**）。跟骨在后下方，其后端隆凸称为**跟骨结节**。距骨在跟骨的上方，跟骨前方接骰骨，距骨前方接足舟骨，足舟骨的前方为 3 块楔骨。

2）跖骨 metatarsal bones　属于长骨，相当于手的掌骨，共 5 块，从内侧向外侧依次为第 1 ～ 5 跖骨。每块跖骨均可分为**底、体**和**头**三部分。第 1 ～ 3 跖骨底与楔骨相关节，第 4、第 5 跖骨底与骰骨相关节。跖骨头与趾骨相关节。

3）趾骨 phalanges of toes　属于长骨，共 14 块，相当于手的指骨，比指骨短小，其数目和命名与指骨相同。踇趾为 2 节，其余各趾均为 3 节。

（四）颅骨

颅骨 cranial bones　可分为脑颅骨和面颅骨。共 29 块，其中有 6 块听小骨，因与听觉有关，故列入感觉器中介绍。除下颌骨和舌骨外，彼此借缝或软骨牢固地连结形成**颅**。

以眶上缘、外耳门上缘和枕外隆凸的连线为界，将颅分为脑颅和面颅两部分。**脑颅**位于颅的后上部，略呈卵圆形，围成颅腔，容纳脑。**面颅**为颅的前下部，形成颜面的基本轮廓，并参与构成眶、骨性鼻腔和骨性口腔。

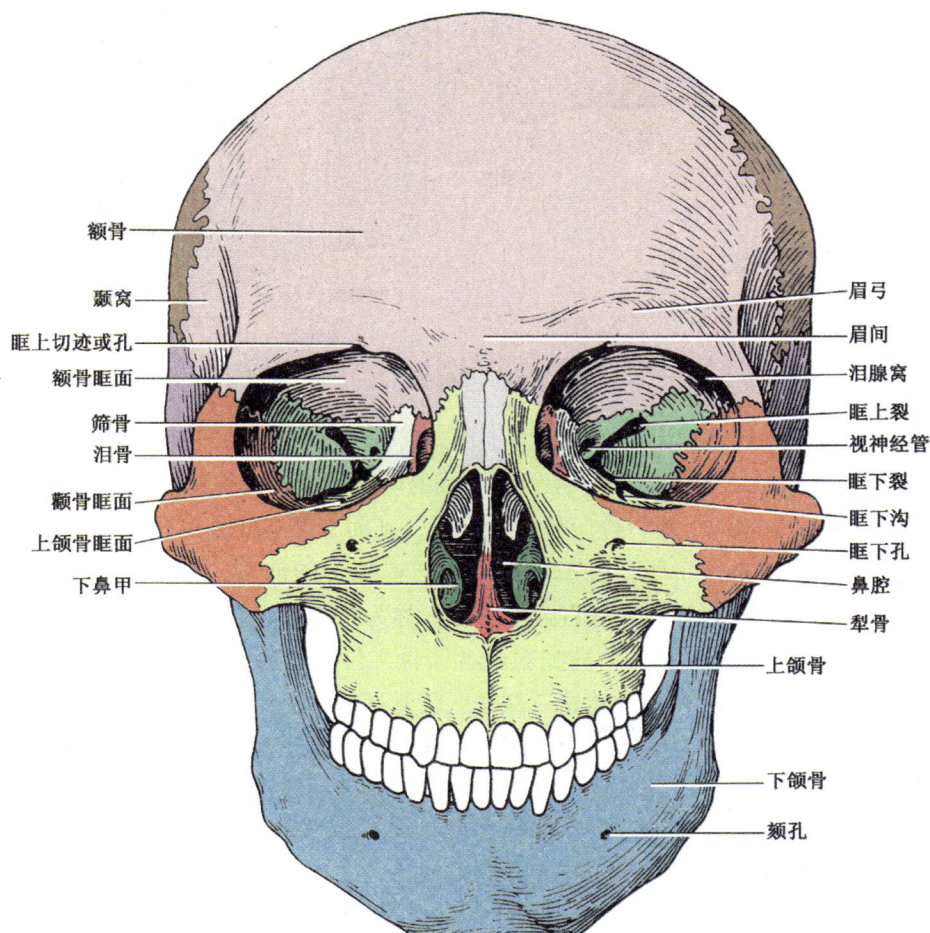

图 1–24　颅的前面观

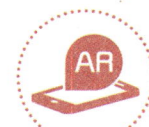

1. 脑颅骨（图 1-24，图 1-25）　共 8 块，计有：额骨、枕骨、蝶骨和筛骨各 1 块，顶骨和颞骨各 2 块。它们共同构成颅腔，可分为颅盖和颅底两部分。颅盖主要由额骨、枕骨和顶骨构成，颅底由中部的蝶骨、后方的枕骨、两侧的颞骨、前方的额骨和筛骨构成。筛骨只有一小部分参与脑颅骨，其余构成面颅骨。

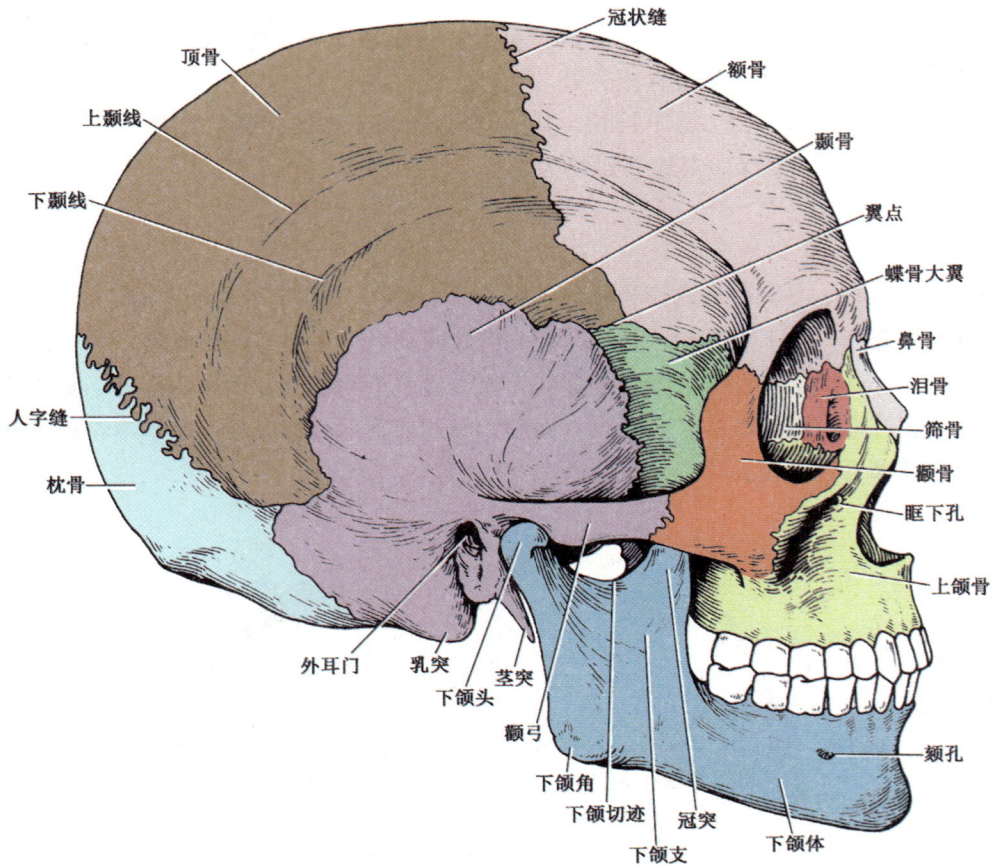

图 1-25　颅的侧面观

（1）额骨 frontal bone　1 块，位于颅的前上部，骨内有含气空腔，称为**额窦**。

（2）顶骨 parietal bone　成对，位于颅盖部中线的两侧，额骨与枕骨之间。

（3）枕骨 occipital bone　1 块，位于颅的后下部，其前下部有枕骨大孔。

（4）蝶骨 sphenoid bone　1 块，位于颅底中部，在枕骨的前方，形似蝴蝶，可分为体、大翼、小翼和翼突四部分。**蝶骨体**中央部有含气空腔，称为**蝶窦**。

（5）筛骨 ethmoid bone　1 块，为最脆弱的含气骨，位于颅底前部，在蝶骨的前方及左右两眶之间，可分为筛板、垂直板和筛骨迷路三部分。筛骨迷路内侧壁有 2 个卷曲的小骨片，称为**上鼻甲**和**中鼻甲**；迷路内有若干含气的空腔，称为**筛窦**，又称**筛小房**。筛骨垂直板参与构成骨性鼻中隔。

（6）颞骨 temporal bone　成对，位于颅的两侧，参与颅底和颅腔侧壁的构成。其参与构成颅底的部分呈三棱锥形，称为**颞骨岩部**，内有前庭蜗器。

2. 面颅骨（图 1-24，图 1-25）　共 15 块，计有：犁骨、下颌骨和舌骨各 1 块，上颌骨、鼻骨、泪骨、颧骨、下鼻甲及腭骨各 2 块。上颌骨和下颌骨是面颅的主要部分，其他都较小。除舌

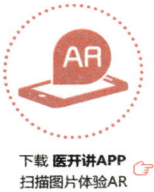

骨游离外，其余均与上颌骨相邻接。

（1）上颌骨 maxilla　成对，位于面颅中央。骨内有一大的含气腔，称为**上颌窦**。上颌骨下缘游离，有容纳上颌牙根的**牙槽**。

（2）鼻骨 nasal bone　成对，在额骨的下方，构成外鼻的骨性基础。

（3）颧骨 zygomatic bone　成对，位于上颌骨的外上方，形成面颊部的骨性隆凸，参与颧弓的构成。

（4）泪骨 lacrimal bone　成对，位于眶内侧壁的前部，为一小而薄的骨片，参与构成泪囊窝。

（5）下鼻甲 inferior nasal concha　成对，位于鼻腔的外侧壁下部，薄而卷曲，附于上颌骨和腭骨垂直板的内侧面上。

（6）腭骨 palatine bone　成对，位于上颌骨的后方，分为水平板和垂直板两部分，水平板参与构成骨腭的后部，垂直板参与构成鼻腔外侧壁的后部。

（7）犁骨 vomer　1块，为矢状位呈斜方形的骨板，构成骨性鼻中隔的后下部。

（8）下颌骨 mandible（图 1-26）1块，居上颌骨的下方，可分为一体和两支。**下颌体**呈马蹄铁形，其上缘有容纳下颌牙根的**牙槽**，体的外侧面左右各有一孔，称为**颏孔**。下颌支为下颌体后端向上伸出的长方形骨板，其上缘有 2 个突起，前突称为**冠突**，后突称为**髁突**。髁突的上端膨大，称为**下颌头**，与颞骨的下颌窝相关节。下颌头下方较细处为**下颌颈**。冠突与髁突之间的凹陷，称为**下颌切迹**，为"下关穴"的位置。下颌支内面中央有一孔，称为**下颌孔**。连于下颌孔和颏孔之间的骨性管道称为**下颌管**，管内有分布于下颌牙的神经和血管通过。下颌体和下颌支会合处为**下颌角**；下颌角的外侧面有一粗糙骨面，称为**咬肌粗隆**，有咬肌附着。

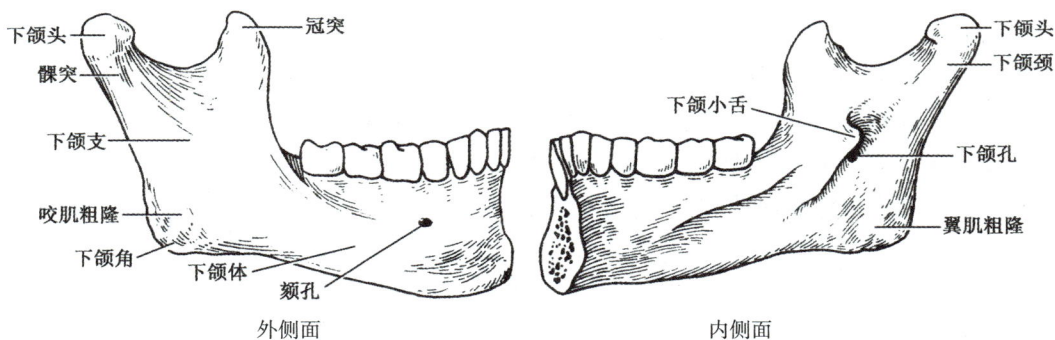

图 1-26　下颌骨

（9）舌骨 hyoid bone（图 1-27）1块，呈马蹄铁形，位于下颌骨的下后方，向上借韧带和肌连于下颌骨、颞骨，向下借韧带与喉相连。

3. 颅的整体观

（1）颅盖 calvaria　额骨与顶骨之间有**冠状缝**，左、右顶骨之间有**矢状缝**，顶骨与枕骨之间有**人字缝**。在眶上缘上方有弓形隆起，称为**眉弓**。

（2）颅底 base of skull　可分为内面和外面。

1）颅底内面（图 1-28）承托脑。由前向后呈阶梯状排列着 3 个陷窝，分别称为颅前窝、颅中窝和颅后窝。各窝内有许多孔、裂和管，它们大多通于颅底外面。

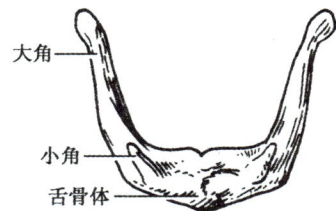

图 1-27　舌骨（前面）

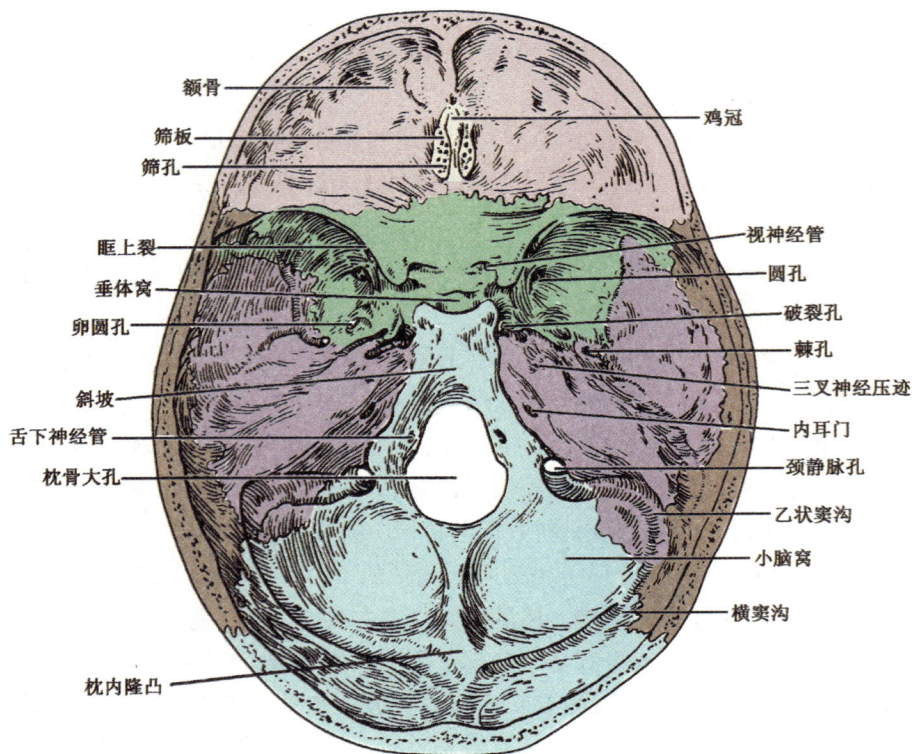

图 1-28 颅底内面

①颅前窝 anterior cranial fossa 中央低凹部分是筛骨的**筛板**，板上有许多**筛孔**，有嗅神经通过。两侧筛板之间向上的突起称为**鸡冠**。

②颅中窝 middle cranial fossa 分为较小的中间部和两侧较大的外侧部。中间部由蝶骨体的上面构成，因其形似马鞍，称为**蝶鞍**。蝶鞍上面的凹陷为**垂体窝**。窝前外侧有**视神经管**，管外侧的裂隙，称为**眶上裂**，均通入眼眶。蝶骨体的两侧，从前内向后外，依次有**圆孔**、**卵圆孔**和**棘孔**。自棘孔起有**脑膜中动脉沟**行向外上方，很快分为前支和后支。颞骨岩部尖端前面的浅窝，称为**三叉神经压迹**。

③颅后窝 posterior cranial fossa 位置最深，中央有**枕骨大孔**。枕骨大孔的前上方有平坦的斜面，称为**斜坡**，承托脑干。枕骨大孔的前外缘有**舌下神经管**，枕骨大孔的后上方有十字形隆起，称为**枕内隆凸**。枕内隆凸的两侧有**横窦沟**，横窦沟转向前下内续为**乙状窦沟**，末端终于**颈静脉孔**。在颞骨岩部的后面有**内耳门**，由此通入**内耳道**（内耳道与外耳道不相通）。

2）颅底外面（图 1-29） 前部有上颌骨的牙槽和硬腭的骨板，骨板后缘的上方有被犁骨隔开的 2 个**鼻后孔**。颅底后部的中央有**枕骨大孔**，它的两侧有椭圆形隆起称为**枕髁**，与寰椎相关节。枕髁根部有一向前外开口的**舌下神经管外口**。枕髁的外侧有**颈静脉孔**，孔的前方有**颈动脉管外口**。颈动脉管外口的后外方，有细长骨突，称为**茎突**，茎突的后外方有颞骨的**乳突**。茎突与乳突之间的孔称为**茎乳孔**。茎乳孔前方大而深的凹陷为**下颌窝**，与下颌头相关节。下颌窝前方的横行隆起，称为**关节结节**。枕骨大孔的后上方有**枕外隆凸**，其下方为"风府穴"的位置。

上述颅底的孔、管都有血管或神经通过，颅底骨折时往往沿这些孔道断裂，引起严重的血管、神经损伤。

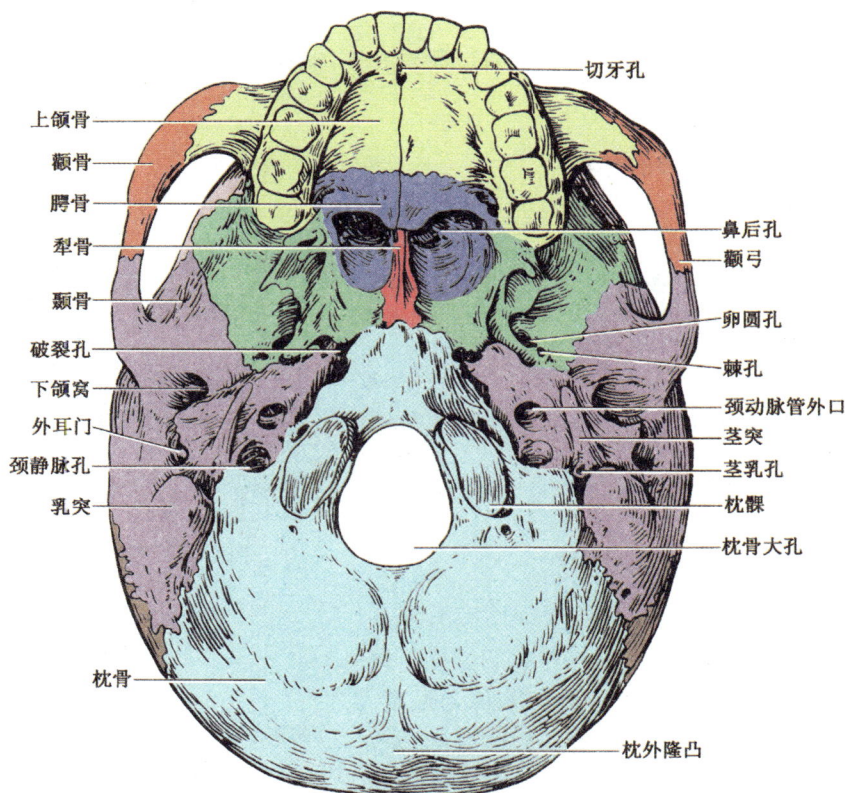

切牙孔

上颌骨
颧骨
腭骨
犁骨
颞骨
破裂孔
下颌窝
外耳门
颈静脉孔
乳突

鼻后孔
颧弓
卵圆孔
棘孔
颈动脉管外口
茎突
茎乳孔
枕髁
枕骨大孔

枕骨

枕外隆凸

图1-29 颅底外面

（3）颅的前面（图1-24） 由大部分面颅和部分脑颅构成，并共同围成眶、骨性鼻腔和骨性口腔。

1）眶 orbit 容纳眼球和眼副器，呈四面锥体形，可分为尖、底和四壁。尖朝向后内方，经视神经管通入颅腔；底朝向前外，它的上、下缘分别称为**眶上缘**和**眶下缘**。眶上缘的中、内1/3交界处为**眶上切迹**（有时为**眶上孔**）；眶下缘中点的下方有**眶下孔**，该孔正对"四白穴"。

眶的上壁薄而光滑，是颅前窝的底；下壁是上颌窦的顶，骨面上有沟，称为**眶下沟**，向前移行为**眶下管**，通眶下孔；内侧壁很薄，主要由泪骨和筛骨眶板构成，邻接筛窦，该壁近前缘处有**泪囊窝**，向下延伸为**鼻泪管**，通鼻腔；外侧壁较厚，与眶上、下壁交界处的裂隙分别称为**眶上裂**和**眶下裂**。

2）骨性鼻腔 bony nasal cavity（图1-30，图1-31） 位于面颅的中央，上方以筛板与颅腔相隔，下方以硬腭骨板与口腔分界，两侧邻接筛窦、眶和上颌窦。由筛骨垂直板和犁骨构成的**骨性鼻中隔**，将骨性鼻腔分为左右两半。鼻腔外侧壁有3个卷曲的骨片，分别称为**上鼻甲**、**中鼻甲**和**下鼻甲**。下鼻甲为独立骨块，上、中鼻甲都属于筛骨的一部分。每个鼻甲下方的空隙，相应地称为**上鼻道**、**中鼻道**和**下鼻道**。

3）鼻旁窦 paranasal sinuses（图1-31，图1-32） 鼻腔周围的颅骨，有些含气的空腔与鼻腔相通，称为**鼻旁窦**。鼻旁窦包括额窦、上颌窦、筛窦和蝶窦，它们皆与鼻腔相通。**额窦**位于额骨内，开口于中鼻道。**上颌窦**最大，位于鼻腔两侧的上颌骨内，开口于中鼻道，由于窦口高于窦底，故在直立位时不易引流。**筛窦**位于筛骨内，由筛骨迷路内许多蜂窝状小房组成，按其所在部位可分为前、中、后三群小房。前、中筛小房开口于中鼻道，后筛小房开口于上鼻道。**蝶窦**位于蝶骨体内，开口于上鼻甲后上方的蝶筛隐窝。

4）骨性口腔 bony oral cavity 由上颌骨、腭骨和下颌骨围成。

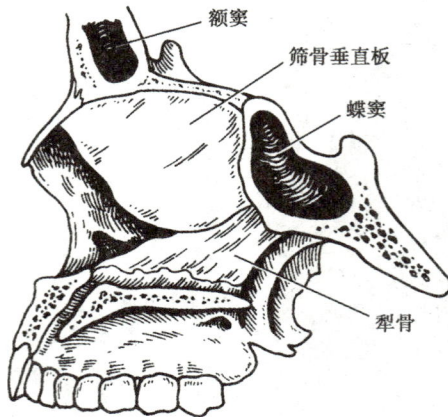

图1-30 鼻腔内侧壁（骨性鼻中隔）

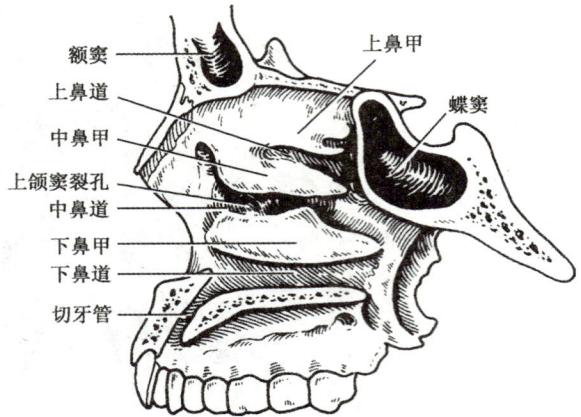

图1-31 鼻腔外侧壁

（4）颅的侧面（图1-25） 在乳突的前方有**外耳门**，向内通**外耳道**。外耳门前方有一弓状的骨梁，称为**颧弓**，可在体表摸到。颧弓上方的凹陷称为**颞窝**，容纳颞肌。在颞窝区内，额、顶、颞、蝶四骨的会合处称为**翼点**，该处为"太阳穴"的位置。翼点的骨质比较薄弱，其内面有脑膜中动脉的前支经过，翼点处骨折时，容易损伤该动脉，引起颅内血肿。

4. 新生儿颅骨（图1-33） 胎儿时期，由于脑和感觉器官发育较早，而咀嚼和呼吸器官尚不发达，因此，脑颅远大于面颅。新生儿颅顶各骨尚未完全发育，它们之间留有间隙，由结缔组织膜所封闭，称为**颅囟**。最大的颅囟在矢状缝与冠状缝相交处，呈菱形，称为**前囟（额囟）**。在1岁半左右前囟逐渐骨化闭合。在矢状缝和人字缝相交处，有三角形的**后囟（枕囟）**。后囟多在出生后3个月左右即闭合。另外，还有位于顶骨前下角的**蝶囟**和顶骨后下角的**乳突囟**。前囟在临床上常作为婴儿发育和颅内压变化的检查部位之一。

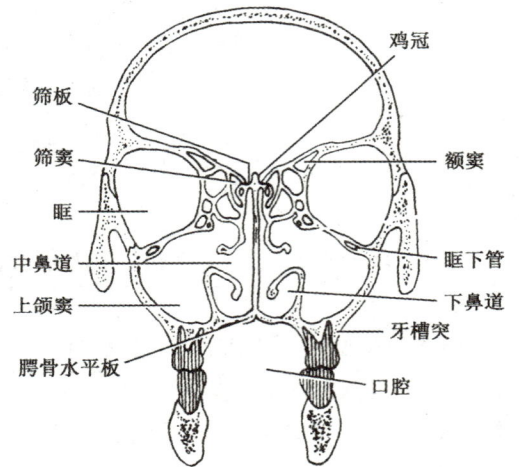

图1-32 颅的冠状切面（通过第3磨牙）

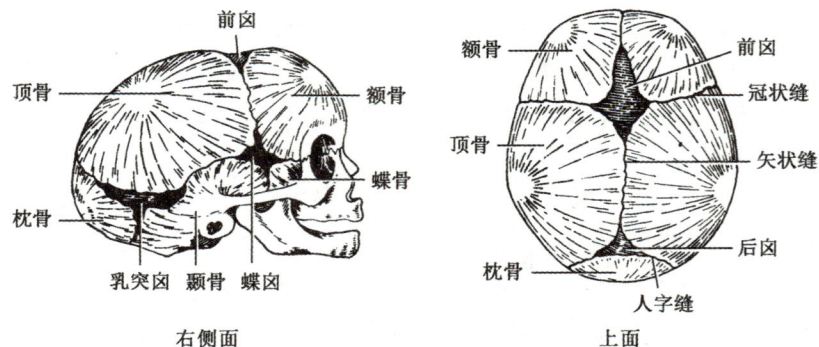

右侧面

上面

图1-33 新生儿颅（示囟）

第三节 关节学

一、总论

骨与骨之间的连结装置叫**骨连结**。按照连结方式的不同，骨连接可分为直接连结和间接连结两种。直接连结多位于颅骨和躯干骨之间；间接连结多位于四肢骨之间，以适应人体的活动（图1-34）。

（一）直接连结

直接连结的两骨之间借纤维结缔组织、软骨或骨相连，其间无间隙，不能活动或仅有少许活动。根据骨间连结组织的不同，直接连结又可分为纤维连结、软骨连结和骨性结合三种。

1. 纤维连结 fibrous joint 两骨之间借助纤维结缔组织相连。如颅骨的缝连结、椎骨棘突间的韧带连结和前臂骨间膜等。

2. 软骨连结 cartilaginous joint 两骨之间借助软骨相连。软骨具有弹性和韧性，有缓冲震荡的作用，如椎体间的椎间盘和耻骨间的耻骨间盘等。

3. 骨性结合 synostosis 纤维连结和软骨连结如发生骨化，则成为骨性结合，如成年后各骶椎之间的骨性结合，坐骨、耻骨和髂骨之间的骨性结合。

（二）间接连结

间接连结又称**关节 articulation**，其特点是骨与骨之间借膜性囊互相连结，其间有腔隙和滑液，有较大的活动性。关节的结构可分为基本结构和辅助结构两部分。

1. 关节的基本结构 包括关节面、关节囊和关节腔（图1-34）。

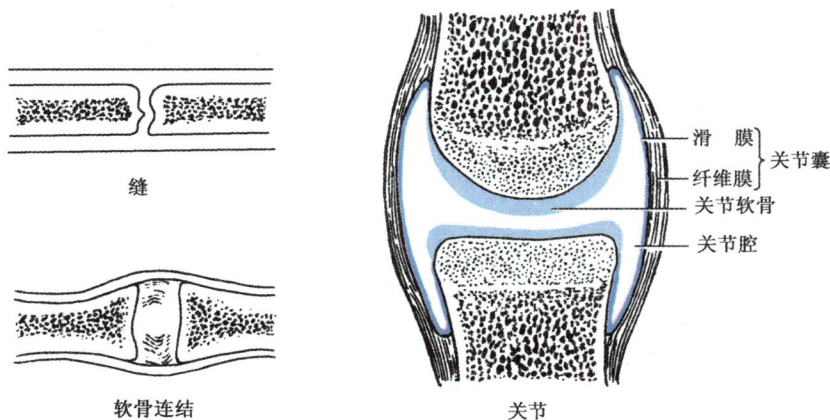

图 1-34 骨连结的分类和构造

（1）关节面 articular surface 是两骨互相接触或相对的光滑面，通常一骨呈凸面，称为**关节头**；另一骨呈凹面，称为**关节窝**。关节面上覆盖一层**关节软骨**，多数为透明软骨，少数为纤维软骨。关节软骨很光滑，可减少运动时的摩擦，同时富有弹性，可以减缓运动时的冲击。

（2）关节囊 articular capsule 是由纤维结缔组织构成的囊，附着于关节面周缘及附近的骨面上，封闭关节腔。在结构上可分为内、外两层。

1）外层　为**纤维膜 fibrous membrane**，厚而坚韧，由致密结缔组织构成，附着于关节面周围的骨面上，并与骨膜相连续。

2）内层　为**滑膜 synovial membrane**，薄而光滑，由疏松结缔组织构成，紧贴纤维膜的内面，并附着于关节软骨的周缘。滑膜含有丰富的血管网，能产生滑液，可滑润关节软骨面，以减少关节运动时关节软骨间的摩擦，并营养关节软骨。

有些关节的滑膜面积大于纤维膜，滑膜重叠卷折并突入关节腔，形成**滑膜襞**；有时滑膜也可经纤维膜的薄弱处呈囊状向外突出，形成**滑膜囊**。

（3）关节腔 articular cavity　为关节囊滑膜层与关节软骨之间所围成的密闭腔隙，内含有少量滑液。关节腔内呈负压，对维持关节的稳固有一定作用。

2. 关节的辅助结构　包括韧带、关节盘和关节唇。

（1）**韧带 ligament**　呈束状或膜状，由致密纤维结缔组织构成，位于关节囊外或关节囊内，分别称为**囊外韧带**或**囊内韧带**，有增加关节的稳固性和限制关节运动的作用。

（2）**关节盘 articular disc**　由纤维软骨构成。通常呈圆盘状，周边较厚，中央略薄。有的则呈半月形，如半月板。关节盘位于两骨的关节面之间，周缘与关节囊愈合，将关节腔分为两部分。关节盘使两骨关节面更为吻合，能增加关节的运动范围，并有缓和与减少外力冲击和震荡的作用。

（3）**关节唇 articular labrum**　为附着于关节窝周缘的纤维软骨环，有加深关节窝并扩大关节面的作用，使关节更加稳固，如盂唇和髋臼唇。

3. 关节的运动　关节的运动形式和运动范围取决于关节面的形态、关节轴的数量和位置。其运动形式基本上可依照关节的三种轴而分为三组拮抗性的动作。

（1）**屈和伸**　是关节绕冠状轴进行的运动。运动时两骨互相靠拢，角度缩小者称为屈；反之，角度加大者则称为伸。

（2）**内收和外展**　是关节绕矢状轴进行的运动。运动时骨向正中矢状面靠拢者，称为内收（或收）；反之，离开正中矢状面者称为外展（或展）。

（3）**旋内和旋外**　是关节绕垂直轴进行的运动。骨的前面转向内侧的称为旋内；反之，转向外侧的称为旋外。在前臂，桡骨是围绕通过桡骨头和尺骨头的轴线旋转的，其"旋内"时手掌向内侧转、手背转向前方，使桡骨、尺骨交叉的运动，又称**旋前**；"旋外"时手掌恢复到向前、手背转向后方，使桡骨、尺骨并列的运动，又称**旋后**。

凡二轴或三轴关节可做**环转**运动，即关节头原位转动，骨的远端则做圆周运动，运动时全骨描绘成一圆锥形的轨迹。环转运动实际上是屈、展、伸、收依次结合的连续运动。

二、各论

（一）躯干骨的连结

1. 椎骨间的连结　相邻椎骨之间借椎间盘、韧带和关节相连结。

（1）**椎间盘 intervertebral disc**（图 1-35）是连结相邻 2 个椎体之间的纤维软骨盘，由周围部和中央部两部分构成。其周围部为**纤维环**，坚韧

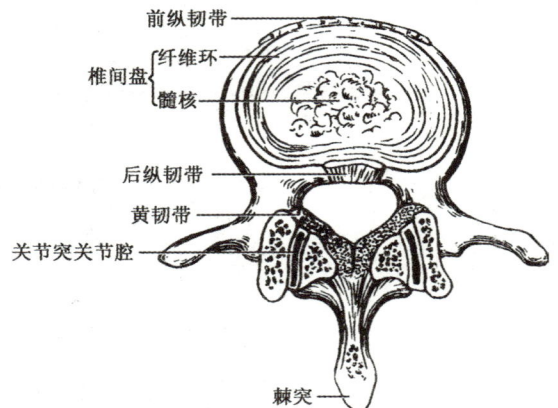

图 1-35　椎间盘和关节突关节

(图标注：前纵韧带、纤维环、椎间盘、髓核、后纵韧带、黄韧带、关节突关节腔、棘突)

而有弹性，由多层呈环形排列的纤维软骨环组成，前宽后窄，围绕在髓核的周围，可防止髓核向外突出；中央部为**髓核**，是一种富有弹性的胶状物质，位于椎间盘的中部稍偏后方，有缓和冲击的作用。髓核被限制在纤维环之内，承受压力时有向外膨出之趋势。

成人的椎间盘共有 23 块，最上 1 块在第 2、第 3 颈椎体之间（第 1、第 2 颈椎之间缺如），最下 1 块在第 5 腰椎体与骶骨底之间。椎间盘除连结椎体外，还可承受压力、吸收震荡、减缓冲击以保护脑。此外，它还有利于脊柱向各方运动。在脊柱运动时，椎间盘可相应地改变形状。当脊柱向前弯曲时，椎间盘的前部被挤压变薄，后部增厚，伸直时又恢复原状。椎间盘后部较薄弱，但椎体正后方有后纵韧带加固，而椎间盘的后外侧部无韧带加固，较薄弱。成年人由于椎间盘的退行性改变，在过度劳损、体位骤变、猛力动作或暴力撞击下，使纤维环破裂时，髓核多向后外侧脱出，突入椎管或椎间孔，常压迫相邻的脊髓或脊神经根，形成椎间盘突出症。由于腰椎的活动度较大，故此病多发生于腰部。

（2）韧带（图 1-36，图 1-37）

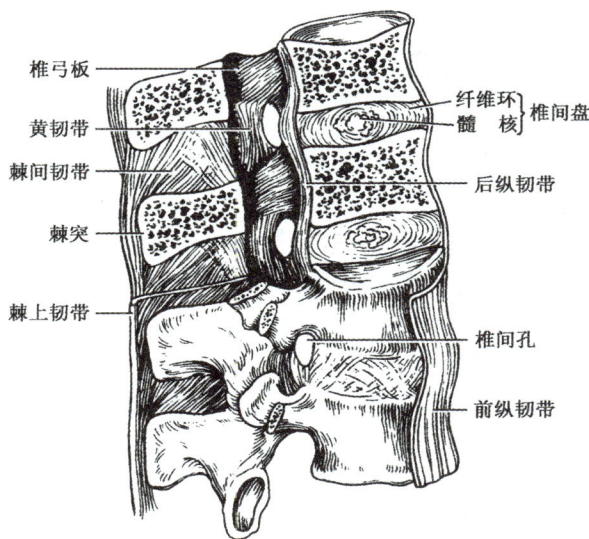

图 1-36 脊柱的韧带　　　　　　　　　　　图 1-37 项韧带

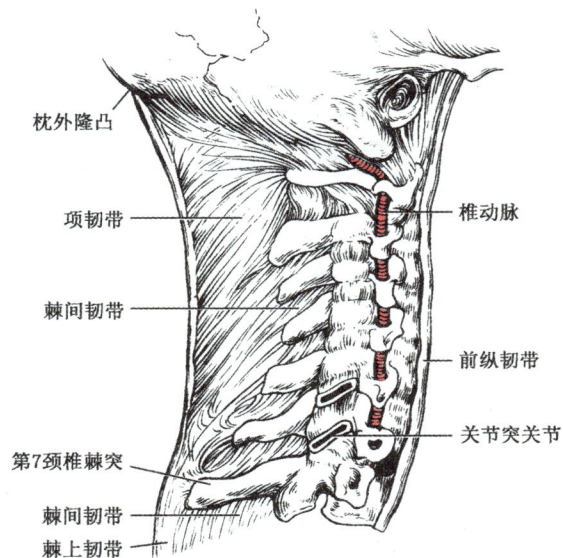

1）前纵韧带 anterior longitudinal ligament　为全身最长的韧带，很坚韧，位于椎体的前面，上起枕骨大孔前缘，下达第 1 或第 2 骶椎体。前纵韧带有防止脊柱过度后伸和椎间盘向前脱出的作用。

2）后纵韧带 posterior longitudinal ligament　位于各椎体的后面（椎管前壁），较前纵韧带狭窄，起自枢椎，终于骶管前壁。后纵韧带有限制脊柱过度前屈和防止椎间盘向后脱出的作用。

3）黄韧带 ligamenta flava　是连结相邻椎弓板之间的韧带，由弹性纤维构成，坚韧而富有弹性。黄韧带协助围成椎管，并有限制脊柱过度前屈的作用。

4）棘上韧带 supraspinal ligament　是连结胸、腰、骶椎各棘突尖的纵行韧带，有限制脊柱过度前屈的作用。

5）棘间韧带 interspinal ligament　连结于各棘突之间，后续棘上韧带或项韧带。

6）项韧带 ligamentum nuchae　为项部正中线呈矢状位的板状韧带，由弹性纤维构成。向上附着于枕外隆凸，向下附着于第 7 颈椎棘突并续于棘上韧带，其后缘游离，前缘附着于棘突。

7）横突间韧带 intertransverse ligament　位于相邻的横突之间。

（3）关节

1）关节突关节 zygapophysial joint（图1-35） 由相邻椎骨的上、下关节突构成，可做微小运动。

2）腰骶关节 lumbosacral joint 由第5腰椎的下关节突与骶骨的上关节突构成。

3）寰枕关节 atlantooccipital joint（图1-38） 由枕骨的枕髁和寰椎上关节凹构成，可使头做俯仰和侧屈运动。

4）寰枢关节 atlantoaxial join（图1-38） 包括左、右寰枢外侧关节和寰枢正中关节，前者由寰椎下关节面与枢椎上关节面构成，后者由齿突与寰椎前弓后面的齿突凹、寰椎横韧带构成，两者联合活动可使头做旋转运动。

5）钩椎关节 又称 **Luschka 关节**，位于第2～7颈椎体之间，由椎体上面两侧缘的椎体钩与上位椎体下面两侧缘的凹陷构成。此关节增生可压迫脊神经、椎动脉等，导致颈椎病。

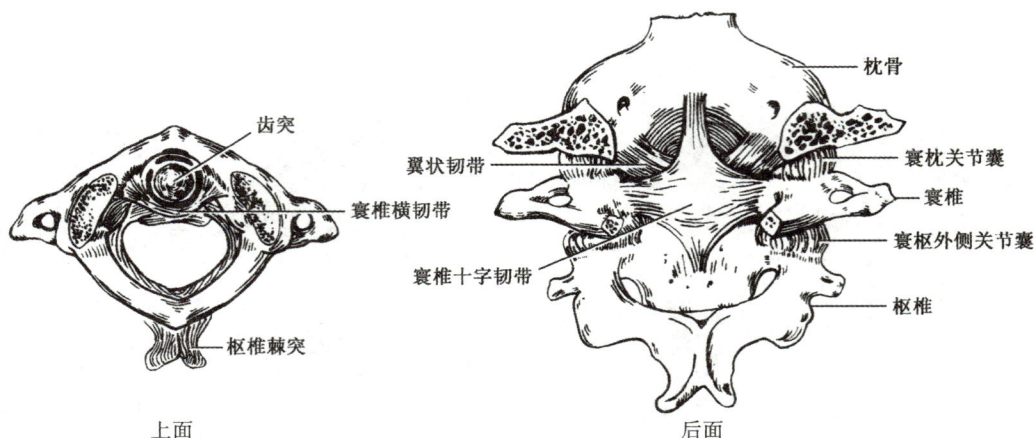

图1-38 寰枢关节和寰枕关节

2. 脊柱

（1）脊柱的组成（图1-39） **脊柱 vertebral column** 由24块分离椎骨、1块骶骨和1块尾骨借椎间盘、韧带和关节紧密连结而成。脊柱位于躯干背面正中，形成躯干的中轴，上承颅骨，下连髋骨，中附肋骨，参与构成胸腔、腹腔和盆腔的后壁。

（2）脊柱的整体观 成年男性脊柱长约70cm，女性和老年人的脊柱略短。脊柱的长度因姿势不同而略有差异，静卧比站立时一般可高出2～3cm，这是由于站立时椎间盘被压缩所致。从侧面观察脊柱，有4个生理弯曲，即**颈曲**、**胸曲**、**腰曲**和**骶曲**。颈曲和腰曲凸向前，而胸曲和骶曲凸向后。脊柱的弯曲使脊柱更具有弹性，可减轻震荡，并与维持人体的重心有关，且扩大了胸腔和盆腔的容积，以容纳众多的脏器。

（3）脊柱的功能 脊柱除有支持体重、保护脊髓的作用外，还有运动的功能。相邻2个椎骨之间的活动度很小，但就整个脊柱而言，运动幅度很大，而且能做各种方向的运动。脊柱的运动可分为4种：①绕冠状轴的前屈和后伸运动。②绕矢状轴的侧屈运动。③绕垂直轴的旋转运动。在绕矢状轴和冠状轴运动的基础上，也可做环转运动。④跳跃时，由于脊柱曲度的增减变化而产生弹拨运动。脊柱颈、腰部的运动较为灵活，损伤也多见于此两部。

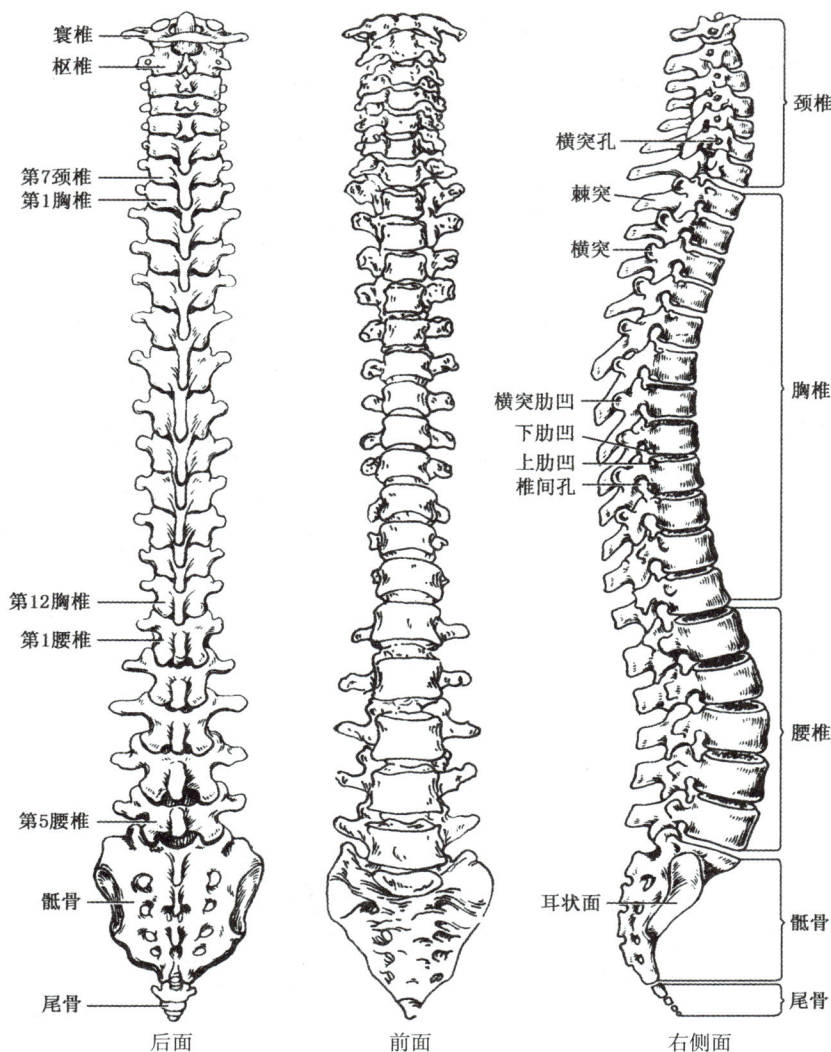

寰椎
枢椎

第7颈椎
第1胸椎

第12胸椎

第1腰椎

第5腰椎

骶骨

尾骨

后面　　　　前面　　　　右侧面

横突孔
棘突
横突

横突肋凹
下肋凹
上肋凹
椎间孔

耳状面

颈椎
胸椎
腰椎
骶骨
尾骨

图 1-39 脊柱

3. 胸廓

（1）胸廓的组成　胸廓 thorax 由 12 块胸椎、1 块胸骨和 12 对肋借椎间盘、韧带和关节连结而成。肋头的关节面与相应胸椎的椎体肋凹构成**肋头关节**；肋结节的关节面与相应胸椎的横突肋凹构成**肋横突关节**（图 1-40）。12 对肋的前端均有肋软骨。第 1 肋软骨与胸骨柄形成直接连结；第 2～7 肋软骨与胸骨侧缘相应的肋切迹构成**胸肋关节**；第 8～10 肋软骨的前端不直接连于胸骨，而是依次连于上位肋软骨，在两侧各形成 1 个**肋弓**（图 1-41）。第 11 和第 12 肋软骨的前端游离于腹壁肌中，又称**浮肋**。

（2）胸廓的形态　成人胸廓近似圆锥形，其横径长，前后径短，上部狭窄，下部宽阔。胸廓有上、下两口：**胸廓上口**由第 1 胸椎、第 1 对肋和胸骨柄上缘所围成，是食管、气管、大血管和神经等出入胸腔的通道；**胸廓下口**宽阔而不整齐，由第 12 胸椎、第 11 对和第 12 对肋、两肋弓和剑突共同围

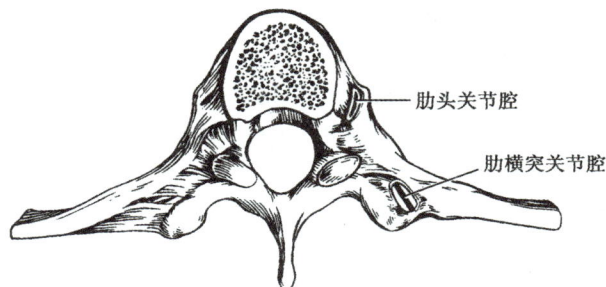

肋头关节腔
肋横突关节腔

图 1-40 肋头关节和肋横突关节

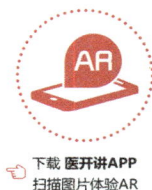

成，被膈封闭。相邻各肋之间的间隙称为**肋间隙**，均由肌和韧带封闭。左、右肋弓在正中线形成向下开放的**胸骨下角**。一侧肋弓与剑突之间的锐角称为**剑肋角**。胸廓的内腔称为**胸腔**，容纳心及其大血管、肺、气管、食管和神经等（图1-42）。

（3）胸廓的功能　①保护和支持胸廓内的重要脏器。②通过胸廓的运动，完成胸式呼吸运动。在肌的作用下，使肋的后端沿着贯穿肋结节与肋头的轴旋转，前端连带胸骨一起做上升或下降运动，使胸廓扩大或缩小，协助吸气或呼气。

（二）上肢骨的连结

上肢骨的连结，可分为上肢带连结和自由上肢骨连结。

1. 上肢带连结　包括胸锁关节和肩锁关节等。

（1）胸锁关节 sternoclavicular joint（图1-41）是上肢与躯干连结的唯一关节，由锁骨的胸骨端与胸骨柄的锁切迹及第1肋软骨的上面共同构成。关节囊坚韧，周围有韧带加强。关节内有由纤维软骨构成的关节盘，将关节腔分隔为内下和外上两部分。该关节可绕垂直轴做前后运动，绕矢状轴做上下运动，绕冠状轴做旋转运动，还可做环转运动。运动时，肩部随锁骨同时活动。

（2）肩锁关节 acromioclavicular joint　是由肩胛骨的肩峰与锁骨的肩峰端构成的微动关节。

2. 自由上肢骨连结

（1）肩关节 shoulder joint（图1-43）

1）组成　由肱骨头和肩胛骨的关节盂构成。

2）特点　肱骨头大，关节盂浅而小。在关节盂的周缘有纤维软骨构成的**盂唇**加深关节窝，仍仅能容纳1/4～1/3的肱骨头。因此，肩关节可做各种较大幅度的运动。肩关节囊薄而松弛，囊内有肱二头肌长头腱通过。肩关节囊的上部、后部和前部有肌和肌腱纤维跨越，并且这些肌腱的腱纤维和关节囊的纤维层紧密交织，从而加强了关节囊。关节囊的前下部缺乏肌和肌腱，因而

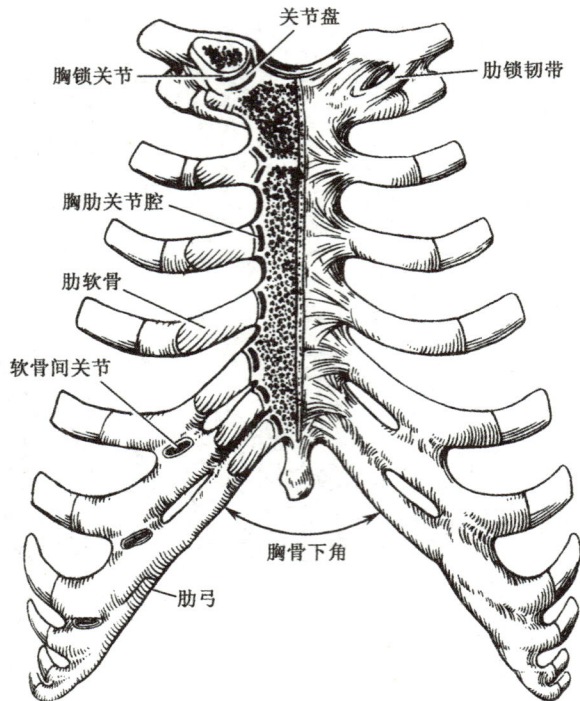

图1-41　胸肋关节和胸锁关节

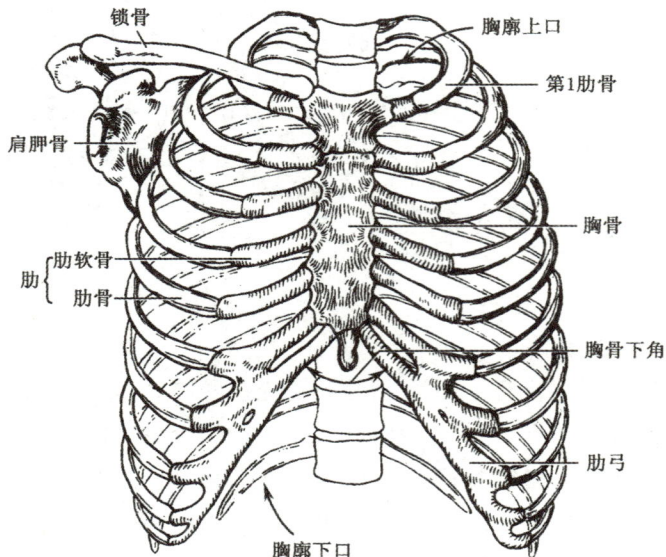

图1-42　胸廓

较薄弱。临床见到的肩关节脱位以前下方脱位为多见，此时肱骨头移至喙突的下方。关节囊的上方有**喙肩韧带**架在肩峰与喙突之间，构成**喙肩弓**，有从上方保护肩关节和防止其向上脱位的作用。

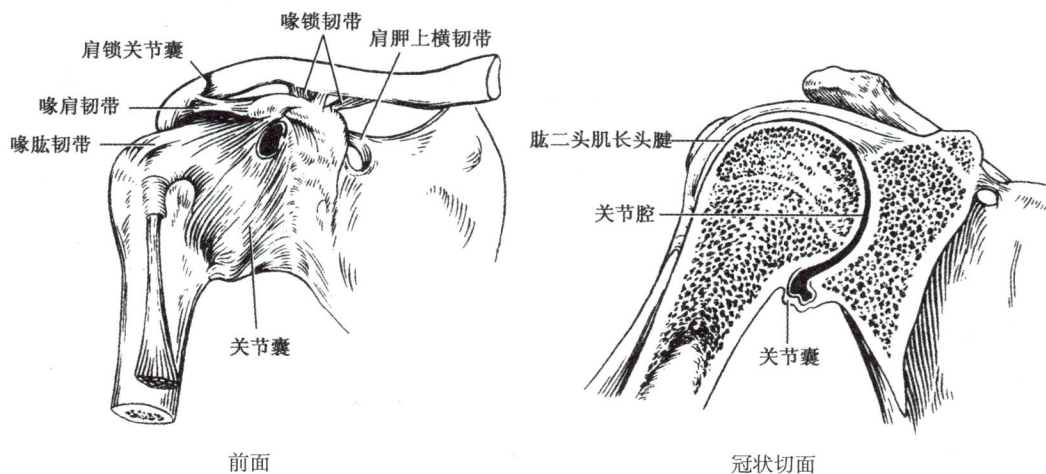

图 1-43 肩关节

3）运动 肩关节为人体运动最灵活的关节。它可绕冠状轴做屈和伸运动，屈大于伸；绕矢状轴做外展和内收运动，展大于收；绕垂直轴做旋外和旋内运动，旋内大于旋外；亦可做环转运动。

（2）肘关节 elbow joint（图 1-44）

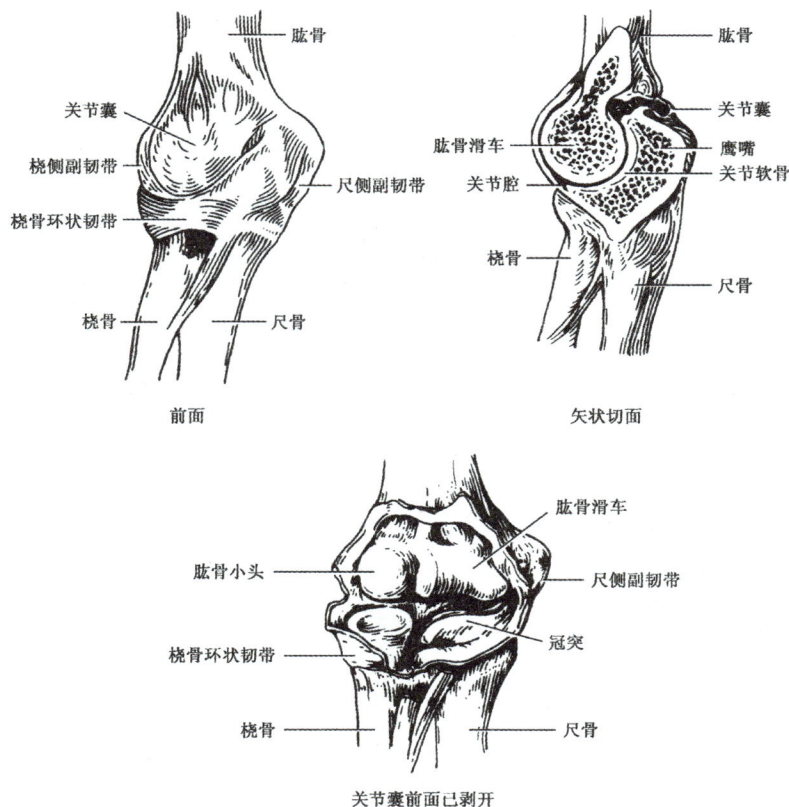

图 1-44 肘关节

1）组成　由肱骨下端和桡、尺骨上端构成，包括以下 3 个关节：**肱尺关节 humeroulnar joint**：由肱骨滑车与尺骨滑车切迹构成。**肱桡关节 humeroradial joint**：由肱骨小头与桡骨头关节凹构成。**桡尺近侧关节 proximal radioulnar joint**：由桡骨头环状关节面与尺骨桡切迹构成。

2）特点　上述 3 个关节被包裹在 1 个共同的关节囊内，有 1 个共同的关节腔。关节囊的前、后壁薄弱而松弛，两侧有**桡侧副韧带**和**尺侧副韧带**加强。后壁最薄弱，故常见桡、尺骨向后上脱位。关节囊纤维层的环行纤维，于桡骨头处较发达，形成一坚强的**桡骨环状韧带**，包绕桡骨头的环状关节面，两端分别连于尺骨桡切迹的前、后缘。幼儿 4 岁以前，桡骨头尚未发育完全，环状韧带松弛，因此，在肘关节伸直位猛力牵拉前臂时，可能导致桡骨头半脱位。

尺骨鹰嘴和肱骨内、外上髁是肘部 3 个重要的骨性标志。正常状态下，当肘关节伸直时，上述三点连成一条直线；当肘关节前屈至 90°时，三点连成一等腰三角形，称为**肘后三角**。在肘关节后脱位时，上述三点的位置关系发生改变；而当肱骨髁上骨折时，三点的位置关系不变。

3）运动　肱尺关节和肱桡关节可同时做屈伸运动。肱桡关节与桡、尺近远侧关节同时参与前臂旋前、旋后运动。

（3）前臂骨间的连结（图 1-45）　包括前臂骨间膜、桡尺近侧关节和桡尺远侧关节。

1）前臂骨间膜 interosseous membrane of forearm　为连结尺骨与桡骨两骨干之间坚韧的纤维膜。当前臂旋后时，骨间膜稍松弛；前臂旋前时，两骨交叉，骨间膜最松弛；前臂处于中间位时，骨间膜紧张。故在前臂骨折时，通常将前臂固定于中间位，防止骨间膜挛缩而影响前臂的旋转功能。

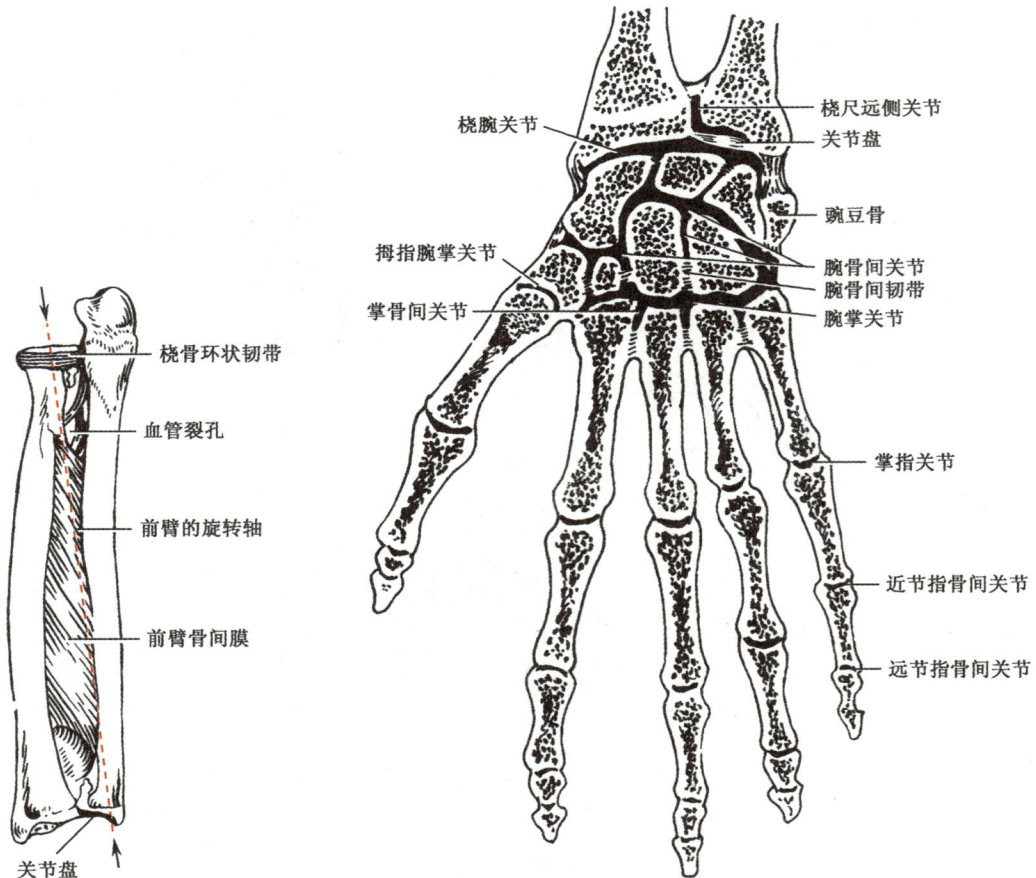

图 1-45　前臂骨间的连结

图 1-46　手关节（冠状切面）

2）桡尺近侧关节　见"肘关节"。

3）桡尺远侧关节 distal radioulnar joint　由桡骨下端的尺切迹、尺骨头环状关节面和尺骨头下方的关节盘共同构成。关节盘为三角形的纤维软骨板，将桡尺远侧关节与桡腕关节隔开。

桡尺近侧关节、桡尺远侧关节和肱桡关节，是同时运动的联合关节，可使前臂旋前和旋后。

（4）手关节 joints of hand　包括桡腕关节、腕骨间关节、腕掌关节、掌骨间关节、掌指关节和指骨间关节（图1-46）。

1）桡腕关节 radiocarpal joint　又称腕关节 wrist joint。

①组成：由桡骨下端的腕关节面和尺骨头下方的关节盘组成的关节窝，与手舟骨、月骨、三角骨的近侧面组成的关节头共同构成。

②特点：关节囊松弛，关节腔宽广，囊外有韧带加强，特别在囊的两侧，分别有坚韧的**腕桡侧副韧带**和**腕尺侧副韧带**加强。

③运动：桡腕关节可做屈、伸、收、展和环转运动。

2）腕骨间关节 intercarpal joints　为腕骨相互间的连结，运动幅度微小。

3）腕掌关节 carpometacarpal joints　由远侧列腕骨与5块掌骨底构成。第2～5腕掌关节的运动范围极小，仅能做轻微的滑动；大多角骨与第1掌骨底构成的**拇指腕掌关节**活动性较大，可做屈、伸、收、展、环转以及对掌运动。拇指尖与其余指末节的掌面相接触，称为**对掌运动**。

4）掌骨间关节 intermetacarpal joints　是第2～5掌骨底之间的关节，只能做轻微的滑动。

5）掌指关节 metacarpophalangeal joints　由掌骨头与近节指骨底构成。当指处于伸位时，掌指关节可做屈、伸、收、展和环转运动；当指处于屈位时，掌指关节仅做屈、伸运动。收、展运动以中指为准，向中指靠拢为收，离开中指为展。

6）指骨间关节 interphalangeal joints of hand　由各指相邻的两节指骨的底与滑车构成，关节囊松弛，两侧有副韧带加强。只能做屈、伸运动。

（三）下肢骨的连结

下肢骨的连结，可分为下肢带连结和自由下肢骨连结。

1. 下肢带连结

（1）髋骨与骶骨的连结　包括骶髂关节和韧带（图1-47）。

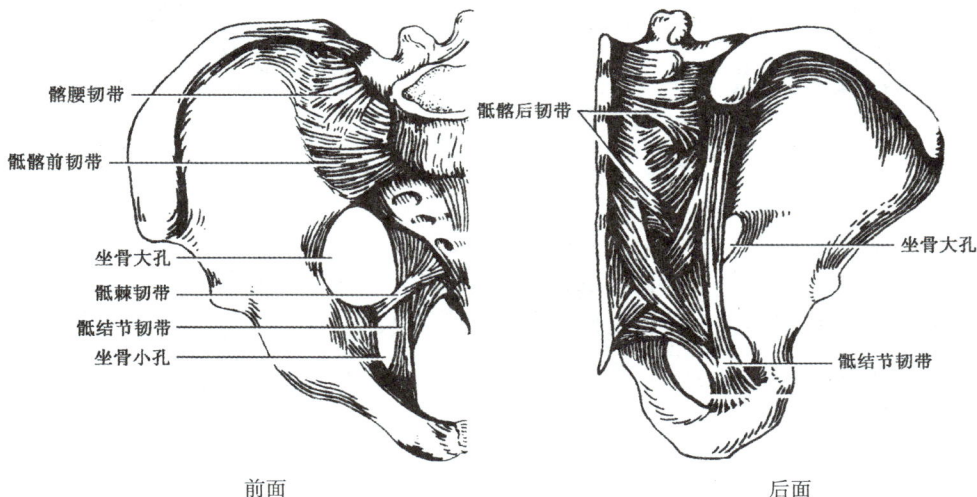

图 1-47　骨盆的韧带

1）骶髂关节 sacroiliac joint 由骶骨和髂骨的耳状面构成。关节囊紧张，并有坚强的韧带加强，运动范围极小，主要是支持体重和缓冲从下肢或骨盆传来的冲击与震动。

2）骶结节韧带 sacrotuberous ligament 起自骶、尾骨的外侧缘，呈扇形，止于坐骨结节。

3）骶棘韧带 sacrospinous ligament 位于骶结节韧带的前面，起自骶、尾骨的外侧缘，呈三角形，止于坐骨棘。

骶结节韧带、骶棘韧带与坐骨大、小切迹分别围成**坐骨大孔**和**坐骨小孔**，两孔内有神经、血管和肌通过。

（2）髋骨间的连结 即**耻骨联合 pubic symphysis**（图 1-48），由左、右两侧的耻骨联合面借纤维软骨构成的**耻骨间盘**相连而成。耻骨间盘中有纵长裂隙，女性较男性耻骨间盘宽而短，裂隙也较大。耻骨联合的上、下和前方均有韧带加强。耻骨联合的活动甚微，在孕妇分娩过程中，耻骨间盘中的裂隙增宽，以增大骨盆的径线，利于胎儿娩出。两侧耻骨下支与坐骨支相连形成的骨性弓，称为**耻骨弓**。左、右耻骨弓之间的夹角，称为**耻骨下角**。

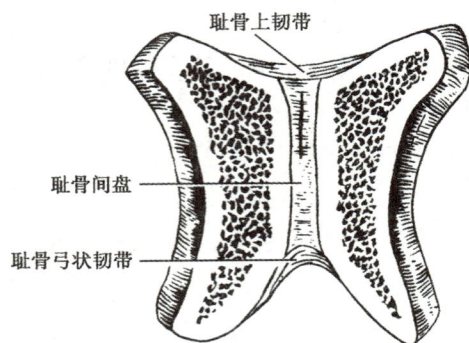

图 1-48 耻骨联合（冠状切面）

（3）骨盆

1）骨盆的组成和分部 **骨盆 pelvis**（图 1-49）由骶骨、尾骨及左右髋骨借关节和韧带连结而成。其主要功能是支持体重，保护盆腔脏器，在女性还是胎儿娩出的产道。骨盆由骶骨岬至耻骨联合上缘的两侧连线为**界线**，分为前上方的大骨盆和后下方的小骨盆，临床通常所说的骨盆是指小骨盆。大骨盆较宽大，向前开放。小骨盆有上、下两口：**骨盆上口**由上述的界线围成，**骨盆下口**由尾骨、骶结节韧带、坐骨结节和耻骨弓等围成。两口之间的空腔，称为**骨盆腔**。

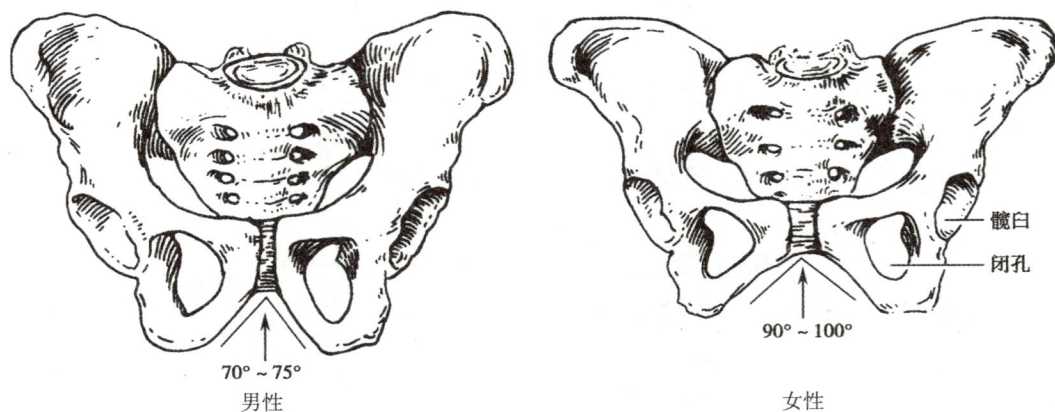

图 1-49 骨盆

骨盆的位置，因人体姿势的不同而变动。人体直立时，骨盆向前倾斜，两侧的髂前上棘和耻骨结节位于一个冠状面上。骨盆上口平面与水平面形成 50°～60°的角，称为**骨盆倾斜度**。

2）骨盆的性差 由于女性骨盆要适应孕育胎儿和分娩的功能，所以男、女性骨盆有明显的性别差异。男性骨盆外形窄而长，骨盆上口较小，近似桃形，骨盆腔的形态似漏斗，耻骨下角为 70°～75°。女性骨盆外形宽而短，骨盆上口较大，近似圆形，骨盆腔的形态呈圆桶状，耻骨下角为 90°～100°。

2. 自由下肢骨连结

（1）髋关节 hip joint（图 1-50，图 1-51）

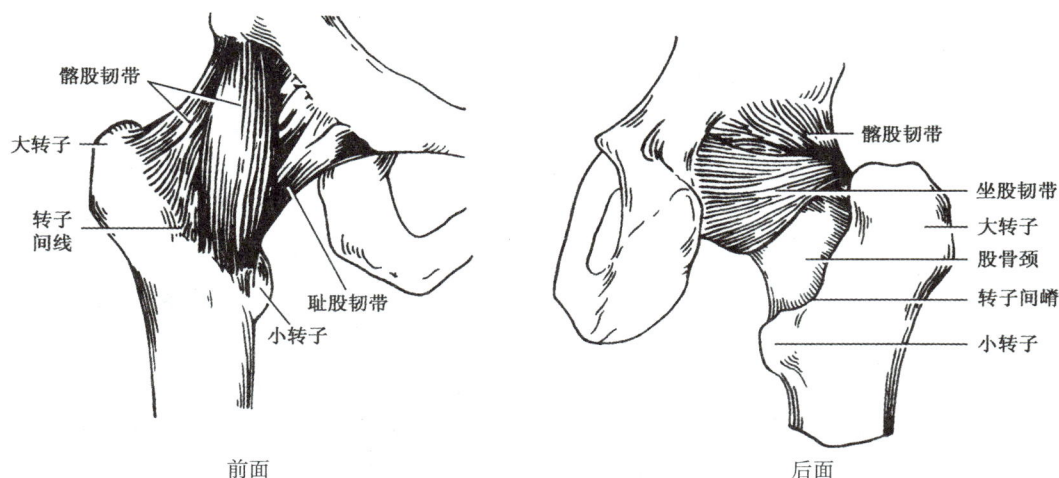

图 1-50 髋关节

1）组成 由股骨头与髋臼构成。

2）特点 髋臼周缘有纤维软骨构成的**髋臼唇**，加深了髋臼，并缩小其口径，可容纳股骨头的 2/3 面积，从而紧抱股骨头，增加关节的稳固性。关节囊紧张而坚韧，上方附于髋臼周缘，下方前面附于转子间线，后面包裹股骨颈的内侧 2/3。股骨颈前面全部在关节囊内，而后面仅内侧 2/3 在囊内，外侧 1/3 在囊外，所以股骨颈骨折有囊内、囊外及混合骨折之分。囊外有髂股韧带、耻股韧带和坐股韧带加强，其中最大的是位于前方的**髂股韧带**，此韧带可限制大腿过度后伸，对维持人体直立有很大作用。关节囊后下部较薄弱，脱位时，股骨头易向后下方脱位。关节囊内有**股骨头韧带**，连于髋臼横韧带与股骨头凹之间，韧带中含有滋养股骨头的血管。

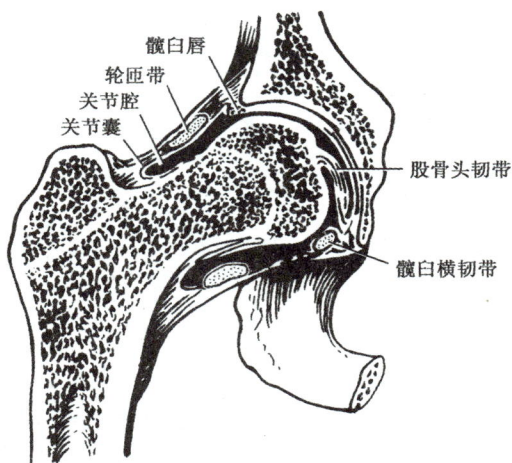

图 1-51 髋关节（冠状切面）

3）运动 髋关节的运动与肩关节类似。即绕冠状轴做屈伸运动；绕矢状轴做内收与外展运动；绕垂直轴做旋内与旋外运动；还可做环转运动。因受髋臼的限制，髋关节的运动范围较肩关节小，不如肩关节灵活，但其稳固性强，以适应其负重和行走的功能。

（2）膝关节 knee joint（图 1-52） 是人体内最大、最复杂的关节。

1）组成 由股骨内、外侧髁，胫骨内、外侧髁与髌骨共同构成。

2）特点 ①关节囊广阔而松弛，各部厚薄不一。关节囊周围有韧带加强，前方为**髌韧带**，自髌骨下缘至胫骨粗隆，是股四头肌腱的延续；两侧分别为**胫侧副韧带**和**腓侧副韧带**，此两韧带在伸膝时紧张，屈膝时松弛。②囊内有连结股骨和胫骨的**前交叉韧带**和**后交叉韧带**，两者相互交叉排列。前交叉韧带位于外侧，于伸膝时最紧张，可防止胫骨前移；而后交叉韧带位于内侧，于屈膝时最紧张，可防止胫骨后移。如果前交叉韧带损伤，胫骨可被动前移，后交叉韧带损伤，胫骨可被动后移，这种现象即临床所谓的"抽屉现象"。③在股骨与胫骨相对的内、外侧髁之间有纤维软骨板，分别称为**内侧半月板**和**外侧半月板**（图 1-53）。半月板的外缘厚而内缘薄，下面平而上面凹陷。内侧半月板较大，呈"C"形，其外缘中部与关节囊和胫侧副韧带紧密相连。外侧半月板较小，近似"O"形，其外缘与关节囊相连。半月板加深了关节窝，从而使关节更加稳固，并可缓冲跳跃和剧烈运动时的震荡。④关节囊的滑膜层附着于各关节软骨的周缘。在髌骨下方中线的两旁，滑膜层向关节腔内突出，形成**翼状襞**，襞内含有脂肪组织，充填关节内的空隙。⑤在膝关节的周围，特别是肌腱附着处有许多滑膜囊，有的与关节腔相通，如位于股四头肌腱与股骨体下部之间的**髌上囊**（图 1-54），囊内充满滑液，可减少肌腱运动时与骨面的摩擦。

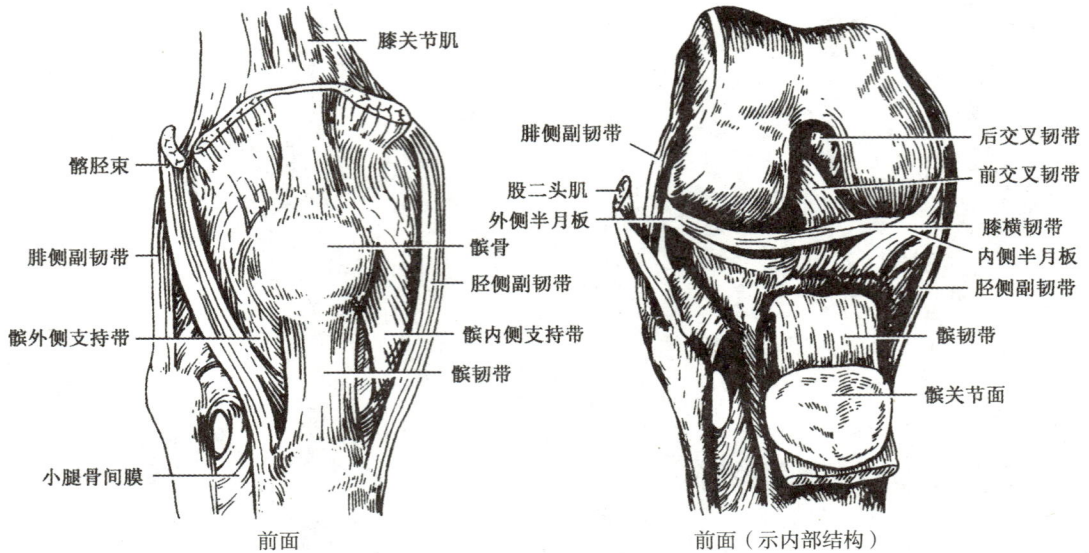

图 1-52　膝关节

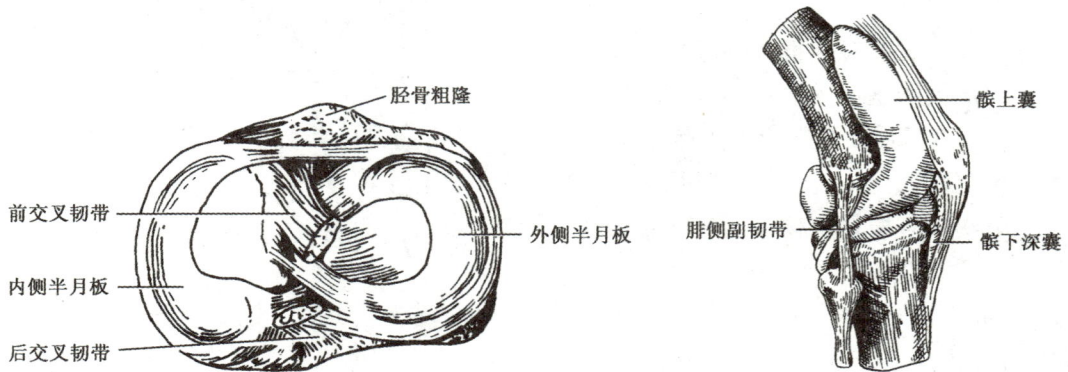

图 1-53　膝关节半月板（上面）

图 1-54　膝关节滑膜囊

3）运动　膝关节的运动主要是绕冠状轴做屈伸运动；在屈膝状态下，还可绕垂直轴做轻微的旋内与旋外运动。

（3）小腿骨间的连结　小腿胫、腓两骨连结紧密，其上端构成可轻微活动的**胫腓关节 tibiofibular joint**，下端是借韧带紧密相连的**胫腓连结 tibiofibular syndesmosis**，两骨干之间以**小腿骨间膜 crural interosseous membrane** 互相连结。所以小腿两骨之间几乎不能运动。

（4）足关节 joints of foot　包括距小腿关节、跗骨间关节、跗跖关节、跖骨间关节、跖趾关节和趾骨间关节。

1）距小腿关节 talocrural joint（图 1-55）　又名踝关节 ankle joint。

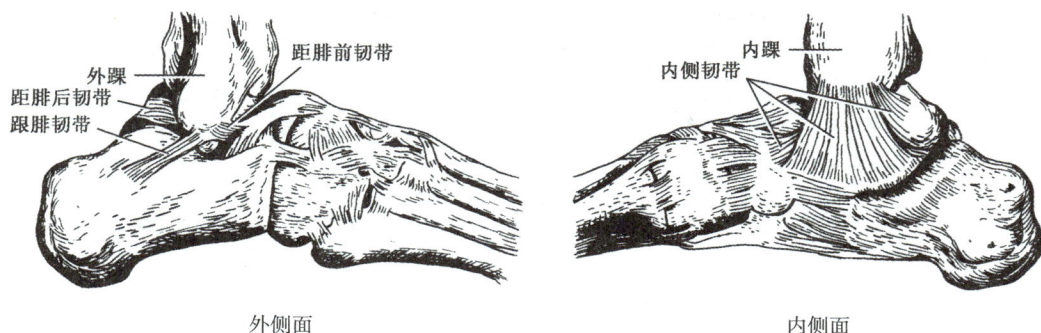

图 1-55　距小腿关节及其韧带

①组成：由胫、腓骨下端的关节面和距骨滑车构成。

②特点：关节囊前、后壁薄而松弛，两侧有韧带加强。内侧有**内侧韧带 medial ligament**（**三角韧带**），为坚韧的三角形韧带，该韧带起自内踝，呈扇形向下展开，止于足舟骨、距骨和跟骨。外侧有 3 条独立的韧带，即前面的**距腓前韧带 anterior talofibular ligament**、后面的**距腓后韧带 posterior talofibular ligament** 和外侧的**跟腓韧带 calcaneofibular ligament**。3 条韧带起自外踝，分别向前内侧、后内侧及下后方形成弓束，前两者止于距骨，后者止于跟骨。外侧韧带相对较薄弱，常因猛力使足内翻过度而损伤，造成韧带拉伤。距骨滑车呈前宽后窄状，当背屈时，滑车前宽部被内、外踝夹紧，比较稳固；当跖屈时，滑车后窄部进入关节窝内，故可有轻微的侧方（收、展）运动，此时距小腿关节松动而稳定性较差，故踝关节扭伤多发生在跖屈位，如下山、下楼梯等运动过程中。

③运动：距小腿关节绕冠状轴可做背屈（伸，足尖向上）和跖屈（屈，足尖向下）运动。当跖屈时，距骨滑车后窄部进入较宽大的关节窝，故可绕矢状轴做轻微的收、展运动。

2）跗骨间关节 intertarsal joints（图 1-56）　跗骨间的连结比较复杂，包括距跟关节、距跟舟关节和跟骰关节等。跗骨间关节主要可做足内翻（足底朝向内侧）和足外翻（足底朝向外侧）运动。

3）跗跖关节 tarsometatarsal joints（图 1-56）　由 3 块楔骨和骰骨与 5 块跖骨的底构成，活动甚微。

4）跖骨间关节 intermetatarsal joints（图 1-56）位于各跖骨底相邻面之间，连结紧密，活动甚微。

5）跖趾关节 metatarsophalangeal joints（图 1-56）　由跖骨头与近节趾骨底构成，可做轻微的屈、伸、收、展运动。屈为跖屈，伸为背屈，收为向第 2 趾靠拢，展为离开第 2 趾。

6）趾骨间关节 interphalangeal joints of foot（图 1-56）　由各趾相邻的两节趾骨的底与滑车构成，只

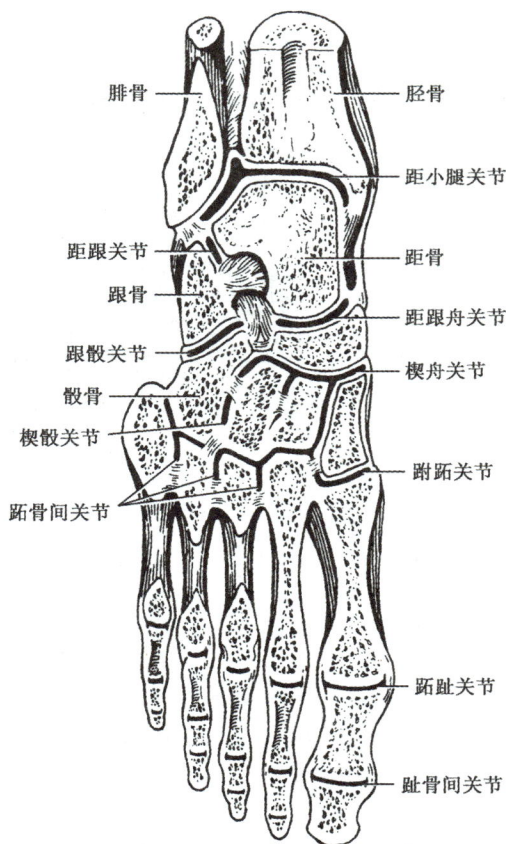

图 1-56　足关节水平切面

能做屈伸运动。

（5）足弓 arch of foot（图1-57）　跗骨和跖骨借韧带和肌的牵拉，形成一个凸向上的弓，称为足弓。足弓可分为前、后方向的足纵弓和内、外侧方向的足横弓。足纵弓较明显，又可分为内、外侧纵弓。站立时，足骨仅以跟骨结节和第1、第5跖骨头三点着地。足弓具有弹性，可在跳跃和行走时缓冲震荡，同时还具有保护足底血管、神经免受压迫的作用。

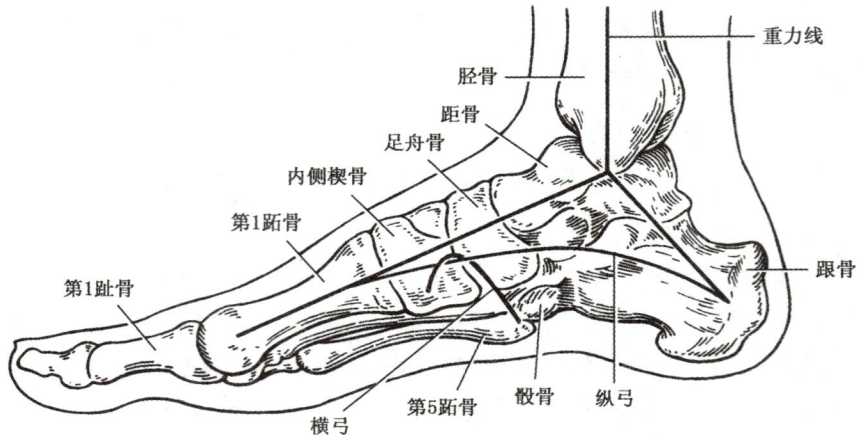

图1-57　足弓

（四）颅骨的连结

各颅骨之间，大多是借缝或软骨相互连结，彼此结合得较为牢固。舌骨借韧带和肌与颅底相连，只有下颌骨与颞骨之间构成颞下颌关节。

颞下颌关节 temporomandibular joint（图1-58）：又名**下颌关节**。

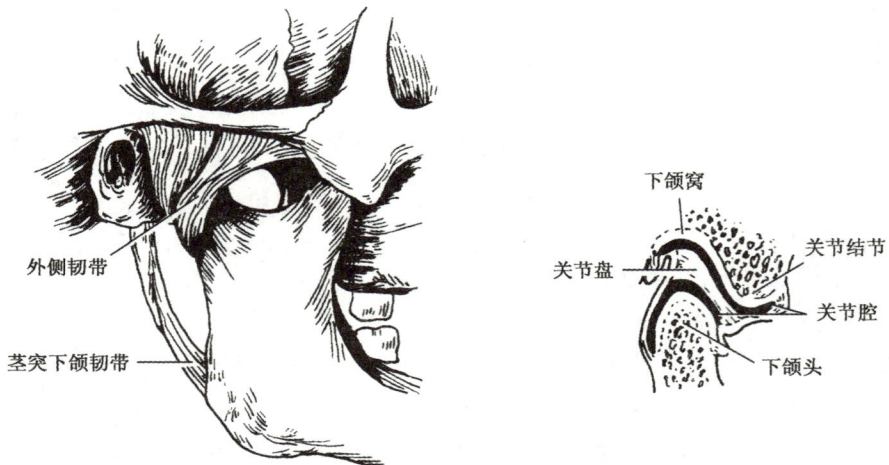

图1-58　颞下颌关节

（1）组成　由颞骨的下颌窝、关节结节和下颌骨的下颌头构成。

（2）特点　覆盖关节面的软骨是纤维软骨。关节囊松弛，上方附着于关节结节和下颌窝的周缘（关节结节包裹在关节囊内），向下附着于下颌头下方。关节囊前部薄，后部厚，外侧有**外侧韧带**加强。关节腔内有关节盘，其周缘与关节囊相连，将关节腔分为上、下两部分。

（3）运动　颞下颌关节的运动关系到咀嚼、语言和表情等功能，必须左、右同时运动，属联合关节，能做开口、闭口、前进、后退和侧方运动。张口时，下颌头和关节盘一起滑到关节结节的下方。张口过大、过猛时，若关节囊又松弛，下颌头向前滑到关节结节的前方而不能退回关节窝，可形成颞下颌关节前脱位。闭口时，下颌头和关节盘一起滑回关节窝。前进和后退运动是下颌头和关节盘一起对下颌窝做前后滑动。侧方运动是一侧的下颌头对关节盘做旋转运动，而对侧的下颌头和关节盘对关节窝做前进运动。

第四节 肌 学

一、总论

人体的**肌 muscle** 按结构和功能的不同可分为平滑肌、心肌和骨骼肌三种。**平滑肌**主要参与构成内脏和血管的管壁，具有舒缩缓慢、持久、不易疲劳等特点。**心肌**参与构成心壁。两者都不随人的意志舒缩，故称为不随意肌。**骨骼肌**分布于头、颈、躯干和四肢，通常附着于骨，收缩迅速、有力，容易疲劳，可随人的意志舒缩，故称为随意肌。骨骼肌在显微镜下呈横纹状，属于横纹肌。本节主要叙述骨骼肌。

骨骼肌是运动系统的动力部分。在神经系统的支配下，骨骼肌收缩，牵引骨产生运动。人体骨骼肌分布广泛，有 600 多块，约占体重的 40%。每块骨骼肌都具有一定的形态、结构、位置和辅助装置，并有丰富的血管、淋巴管和神经分布，具有一定的功能。因此，每块骨骼肌都是一个器官。

（一）肌的形态和构造

肌的形态多种多样，可概括地分为长肌、短肌、阔肌和轮匝肌四种（图 1-59）。**长肌**多见于四肢，收缩时肌显著缩短而引起大幅度的运动，有的长肌有 2 个以上的起始头，依其头数被称为二头肌、三头肌和四头肌；**短肌**多分布于躯干的深层，具有明显的节段性，收缩时运动幅度较小；**阔肌**扁而薄，也称为扁肌，多分布于胸、腹壁，收缩时除运动功能外，还对内脏起保护和支持作用；**轮匝肌**多呈环形，位于孔、裂的周围，收缩时使孔裂关闭。

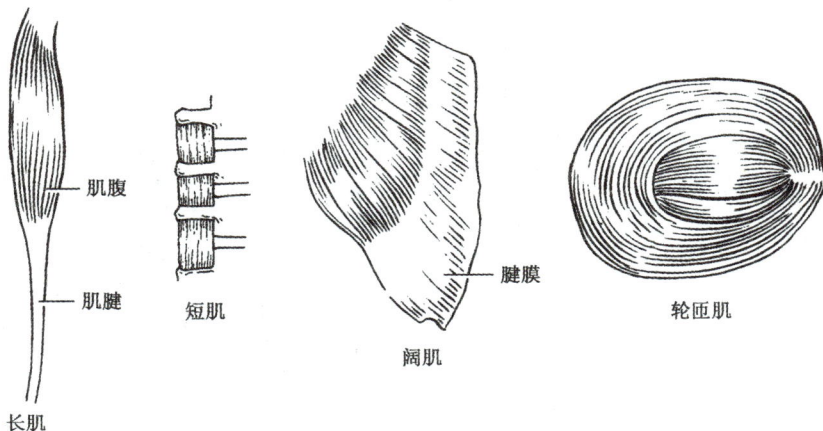

图 1-59 肌的形态

每块骨骼肌包括肌腹和肌腱两部分。**肌腹 muscle belly** 主要由大量的肌纤维构成，色红、柔软而有收缩力。**肌腱 tendon** 主要由平行致密的胶原纤维束构成，色白、坚韧而无收缩力，多数位于肌腹的两端，能抵抗很大的牵引力。肌腹多以肌腱附着于骨。长肌的肌腹呈梭形，两端的肌腱较细小，呈条索状。有的肌腱在两个肌腹之间，称为**中间腱**，如二腹肌。有的肌有数个腱，将肌腹分割成多个肌腹，这种腱称为**腱划**，如腹直肌。阔肌的肌腱呈薄片状，称为**腱膜**，如腹外斜肌腱膜。

（二）肌的起止和作用

肌一般以两端附着于不同的骨上，中间跨过一个或几个关节。当肌收缩时，牵动骨骼产生运动。肌收缩时，通常一骨的位置相对固定，另一骨的位置相对移动。肌在固定骨上的附着点称为**起点**或**定点**，在移动骨上的附着点称为**止点**或**动点**（图1-60）。一般接近身体正中线或肢体近侧端的附着点是起点，反之是止点。但起点和止点是相对的，在一定条件下，两者可以互换，即当移动骨被固定时，在肌的收缩牵引下，固定骨则变成移动骨，如此，原来的止点变成了起点，而起点则变成了止点。

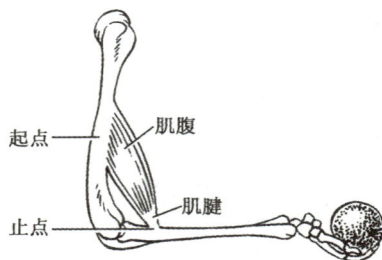

图 1-60　肌的起止点

肌有两种作用：一种是静力作用，即肌张力，使身体各部之间保持一定的姿势，如站立、坐位和体操中的静止动作等；另一种是动力作用，即肌收缩力，使身体完成各种动作，如伸手取物、行走和跑跳等。

（三）肌的配布和命名

骨骼肌大多配布在关节的周围，其规律是在一个运动轴的相对侧有两个作用相反的肌或肌群，称为**拮抗肌**，如肘关节前方的屈肌群和后方的伸肌群。在一个运动轴同侧，作用相同的肌，称为**协同肌**，如肘关节前方的各块屈肌。

肌的命名原则很多，主要有以下几种：有的根据肌的形态命名，如三角肌、菱形肌、斜方肌等；有的根据肌的功能命名，如屈肌、伸肌、收肌、展肌、提肌等；有的根据肌束的方向命名，如直肌、横肌、斜肌等；有的根据肌的起止点命名，如肱桡肌、胸锁乳突肌等；有的根据肌的位置命名，如冈上肌、冈下肌、胫骨前肌、肋间肌等；有的根据肌的构造命名，如半腱肌、半膜肌等；有的根据肌头和肌腹的数目命名，如肱二头肌、肱三头肌、二腹肌等；也有的将几条原则结合起来命名，如桡侧腕长伸肌、指浅屈肌等。

（四）肌的辅助装置

肌的辅助装置有筋膜、滑膜囊和腱鞘等，位于肌的周围，有固定肌的位置、保护和辅助肌运动的作用。

1. 筋膜 fascia　由结缔组织构成，分为浅筋膜和深筋膜两种（图 1-61）。

（1）浅筋膜 superficial fascia　又称**皮下筋膜**或**皮下组织**，位于真皮之下，包被全身各部，由疏松结缔组织构成，内含脂肪（皮下脂肪）、浅静脉、皮神经、浅淋巴结和淋巴

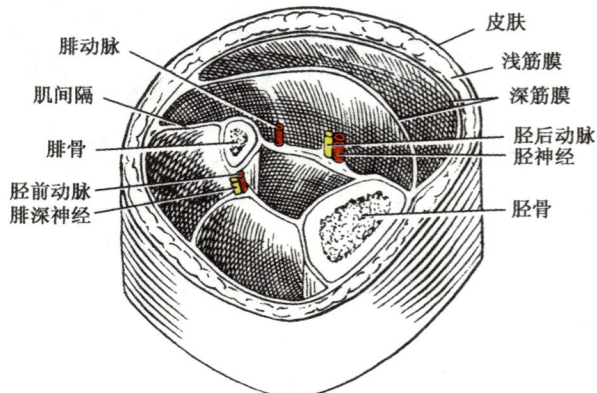

图 1-61　小腿中部横切面（示筋膜）

管等。皮下脂肪的多少因个体、性别、身体部位及营养状况而不同。浅筋膜有维持体温和保护深部结构的作用。临床皮下注射，即将药液注入此筋膜内。

（2）深筋膜 deep fascia 又称**固有筋膜**，由致密结缔组织构成，位于浅筋膜深面，包被体壁、四肢的肌和血管、神经等，遍布于全身且互相连续。深筋膜包被每块肌，并深入到各肌层之间，形成各肌的筋膜鞘和筋膜间隙。四肢的深筋膜伸入各肌群之间，与长骨的骨膜相连，形成**肌间隔**，分隔肌群，以利于肌群的活动。在腕部和踝部，深筋膜显著增厚，形成**支持带**，对深面的肌腱起支持和约束作用。深筋膜还包被血管和神经，形成血管神经束的**筋膜鞘**。此外，深筋膜还包裹腺体，形成腺体的**被膜**。深筋膜有重要的功能，如肌收缩时能在各肌和肌群之间起缓冲作用，使之免受摩擦。深筋膜可作为部分肌的起止点，血管、神经在深筋膜形成的筋膜鞘内有利于血管扩张。在炎症时，深筋膜还有限制脓液扩散流动的作用。因此，熟知深筋膜配布状况，还可推测脓液扩展蔓延的方向。

2. 滑膜囊 synovial bursa 为一密闭的结缔组织扁囊，内有少量滑液。有的与关节腔相通，有的则独立存在。滑膜囊多位于肌腱与骨面之间，可减少两者之间的摩擦，促进肌腱运动的灵活性。在慢性损伤和感染时，滑膜囊可形成炎性病变。

3. 腱鞘 tendinous sheath〔图 1-62〕 为套在长腱周围的鞘管。多位于摩擦较大的部位，如腕部、踝部、手指掌侧和足趾跖侧等处。

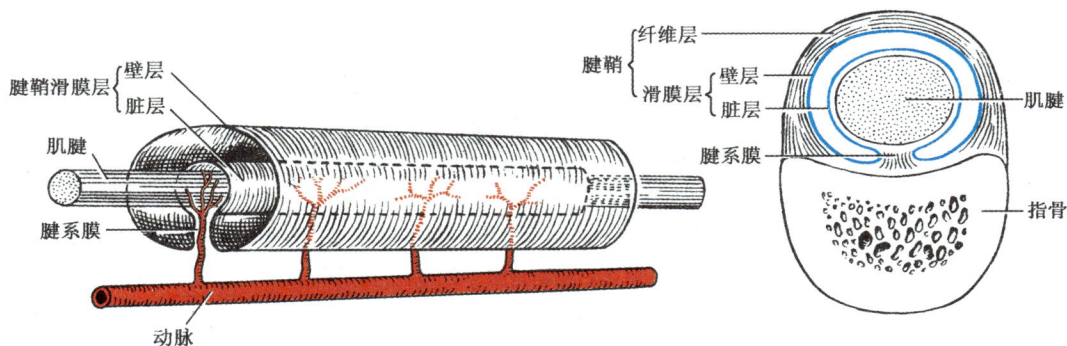

图 1-62 腱鞘示意图

腱鞘可分为纤维层和滑膜层两部分。①纤维层：又称**腱纤维鞘**，位于腱鞘外层，由增厚的深筋膜和骨膜共同构成，呈管状，附着于骨面，容纳肌腱并对其有约束作用。②滑膜层：又称**腱滑膜鞘**，位于腱鞘内层，由滑膜构成，呈双层筒状，又分为脏、壁两层。脏层（内层）紧包于肌腱的表面，壁层（外层）紧贴于腱纤维鞘的内面。脏、壁两层之间含有少量滑液。滑膜层在肌腱和骨面之间相互移行的部分称为**腱系膜**，内有血管和神经通过。腱鞘起约束肌腱的作用，并可减少肌腱在运动时与骨面的摩擦。临床上常见的腱鞘炎，严重时局部呈结节性肿胀，伴疼痛和活动受限。

二、各论

全身的骨骼肌按部位可分为躯干肌、上肢肌、下肢肌和头颈肌。

（一）躯干肌

躯干肌可分为背肌、胸肌、腹肌和膈等。

1. 背肌（图 1-63） 位于躯干的后面，可分为浅、深两层。浅层主要有斜方肌、背阔肌、肩胛提肌和菱形肌，深层主要有竖脊肌。

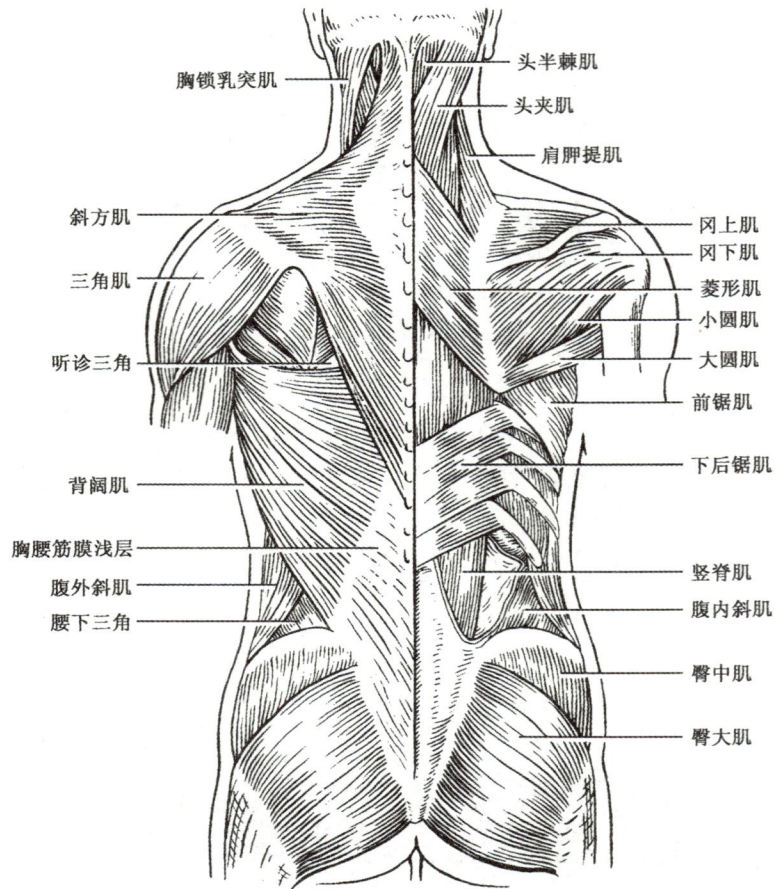

图 1-63　背肌（右侧斜方肌、背阔肌已切除）

（1）斜方肌 trapezius　位于项部和背上部浅层，为三角形的阔肌，两侧相合成斜方形。该肌起自枕外隆凸、项韧带和全部胸椎棘突，上部肌束斜向外下方，中部肌束平行向外，下部肌束斜向外上方，止于锁骨外侧 1/3、肩胛骨肩峰和肩胛冈。作用：上部肌束收缩可上提肩胛骨，下部肌束收缩可下降肩胛骨，全肌收缩使肩胛骨向脊柱靠拢。该肌瘫痪时，产生"塌肩"。

（2）背阔肌 latissimus dorsi　位于背下部、腰部和胸侧壁，为全身最大的阔肌。该肌以腱膜起自下 6 个胸椎棘突、全部腰椎棘突、骶正中嵴和髂嵴后部，肌束向外上方集中，以扁腱止于肱骨小结节嵴。作用：使肩关节内收、旋内和后伸；当上肢上举被固定时，可上提躯干（如引体向上）。

（3）肩胛提肌 levator scapulae　位于项部两侧，被斜方肌覆盖。该肌起自上 4 个颈椎横突，肌束向外下方，止于肩胛骨上角。作用：上提肩胛骨。

（4）菱形肌 rhomboideus　位于斜方肌中部的深面，由大、小菱形肌合成，呈菱形。该肌起自下 2 个颈椎和上 4 个胸椎的棘突，肌束向外下方，止于肩胛骨内侧缘。作用：使肩胛骨靠近脊柱并向上移动。

（5）竖脊肌 erector spinae　又称**骶棘肌**，为背肌中最长、最大的肌，纵列于躯干后面，脊柱两侧的沟内，居上述四肌的深部。从外侧向内侧由**髂肋肌**、**最长肌**和**棘肌**三列肌束组成。该肌起自骶骨后面和髂嵴后部，向上分出许多肌束，沿途分别止于椎骨、肋骨和颞骨乳突。作用：是脊

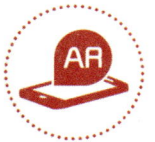

柱强有力的伸肌，对保持人体直立姿势有重要意义；单侧收缩使脊柱侧屈，双侧收缩使脊柱后伸和仰头。许多腰痛的患者主要是由于此肌受累所致，即临床所谓的"腰肌劳损"。

胸腰筋膜 thoracolumbar fascia（图 1-64）为背部深筋膜。在腰部，该筋膜显著增厚，包裹在竖脊肌和腰方肌周围，可分为浅、中、深三层。浅层位于竖脊肌后面，向内侧附于棘突，向外侧附于肋角；中层分隔竖脊肌与腰方肌；深层位于腰方肌前面。浅、中两层在竖脊肌外侧缘愈合，构成竖脊肌鞘。在腰部剧烈运动中，该筋膜常被扭伤，造成腰背部劳损，成为腰腿痛原因之一。

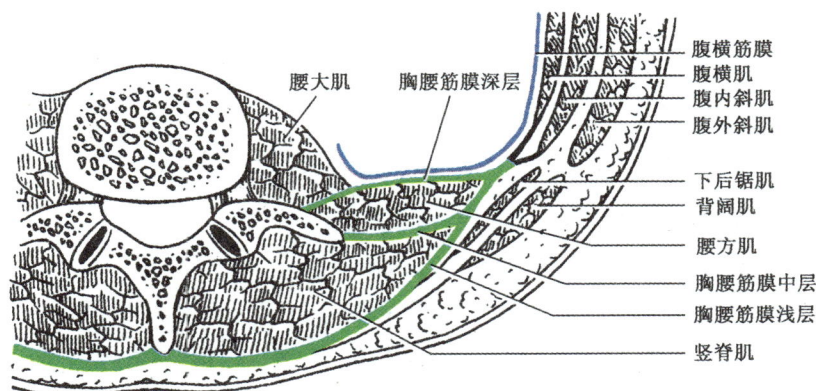

图 1-64　胸腰筋膜（水平切面）

2. 胸肌　可分为胸上肢肌和胸固有肌。

（1）胸上肢肌　均起自胸廓前面和侧面，止于上肢带骨或肱骨，主要有胸大肌、胸小肌、前锯肌（图 1-65，图 1-66）。

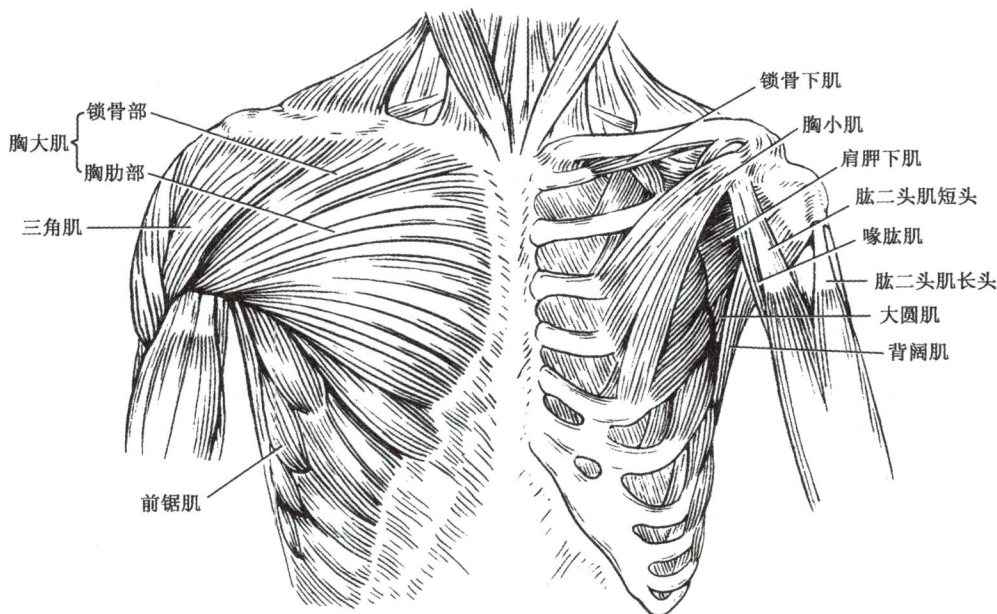

图 1-65　胸肌

1）胸大肌 pectoralis major　位于胸廓的前上部，呈扇形，宽而厚。起自锁骨的内侧半、胸骨和第 1～6 肋软骨等处，各部肌束向外汇集，以扁腱止于肱骨大结节嵴。作用：可使肩关节内

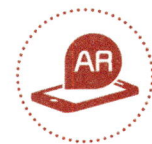

收和旋内；当上肢上举固定时，可上提躯干；还可提肋助吸气。

2）胸小肌 pectoralis minor　位于胸大肌的深面，呈三角形。起自第 3～5 肋，止于肩胛骨喙突。作用：牵拉肩胛骨向前下方；当肩胛骨固定时，可提肋助吸气。

3）前锯肌 serratus anterior　位于胸廓的侧面，以肌齿起自上 8 或 9 个肋骨外面，肌束向后上内行，经肩胛骨前面，止于肩胛骨内侧缘和下角。作用：拉肩胛骨向前，并使肩胛骨紧贴胸廓；当肩胛骨固定时，可提肋助吸气。前锯肌瘫痪时，肩胛骨内侧缘与下角翘起，称为"翼状肩胛"。

图 1-66　前锯肌和肋间肌

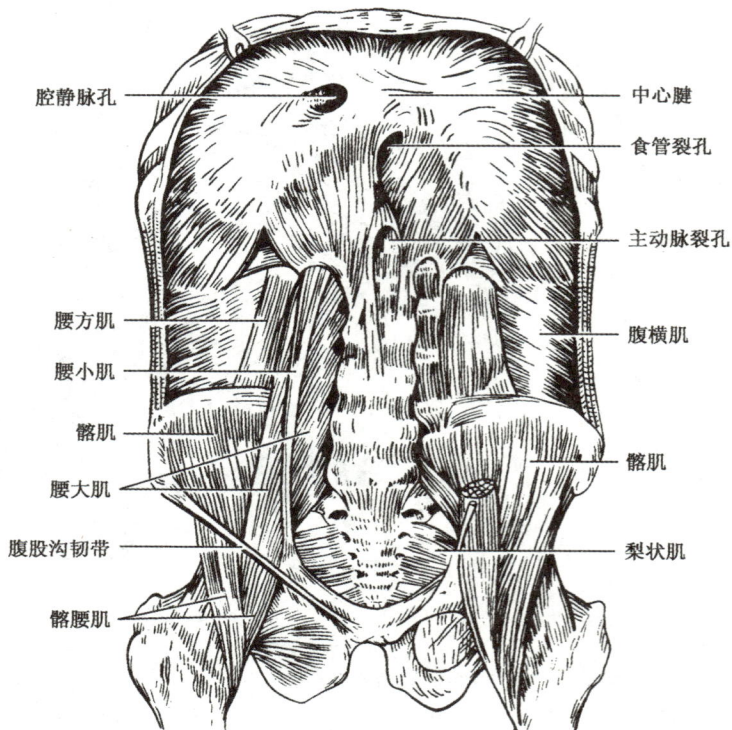

（2）胸固有肌　参与构成胸壁，位于肋间隙内，主要有肋间外肌和肋间内肌（图 1-66）。

1）肋间外肌 intercostales externi　位于各肋间隙的浅层，起自肋骨下缘，肌束斜向前下，止于下一肋骨的上缘。在肋软骨间隙处，无肋间外肌，由结缔组织形成的**肋间外膜**代替。作用：提肋助吸气。

2）肋间内肌 intercostales interni　位于肋间外肌的深面，起自肋骨的上缘，止于上一肋骨的下缘，肌束方向与肋间外肌相反。该肌后部肌束只到肋角，自此向后内，由结缔组织形成的**肋间内膜**代替。作用：降肋助呼气。

3. 膈 diaphragm（图 1-67）

位于胸、腹腔之间，封闭胸廓下口，为向上膨隆呈穹隆状的扁薄阔肌。其周围为肌性部，起自胸廓下口内面及腰椎前面，各部肌束向中央集中，移行于腱膜，称为**中心腱**。

膈上有 3 个裂孔：①**主动脉裂孔**位于膈与脊柱之间，平第 12 胸椎体，有主动脉和胸导管通过；②**食管裂孔**位于主动脉裂孔的左前上方，约平第 10 胸椎体，有食管和左右迷走神经通过；③**腔静脉孔**位于食管裂孔右前上方的中心腱内，位置最高，约平第 8 胸椎体，有下腔静脉通过。作用：膈为主要的呼吸肌，收缩时，膈的圆顶下降，胸腔容积扩大，引起吸气；舒张时，膈的圆顶上升恢复原位，胸腔容积

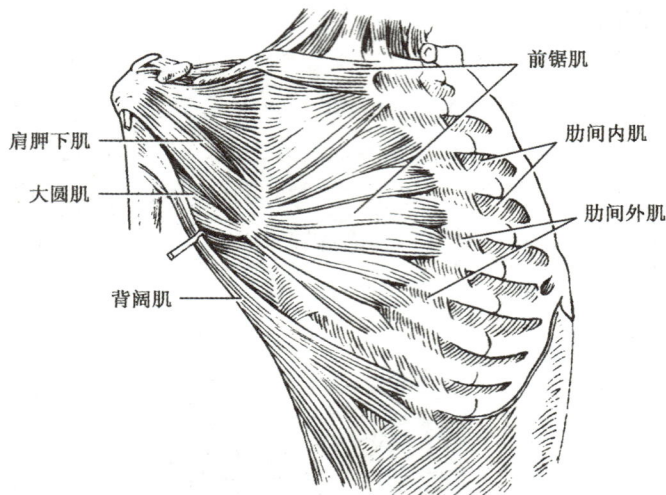

图 1-67　膈和腹后壁肌

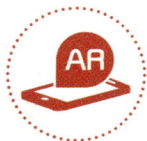

减小，引起呼气。膈与腹肌同时收缩，则能增加腹压，可协助排便、呕吐、咳嗽及分娩等活动。

4. 腹肌　可分为前外侧群和后群。

（1）**前外侧群**　形成腹腔的前外侧壁，包括腹直肌、腹外斜肌、腹内斜肌和腹横肌等（图 1-68，图 1-69）。

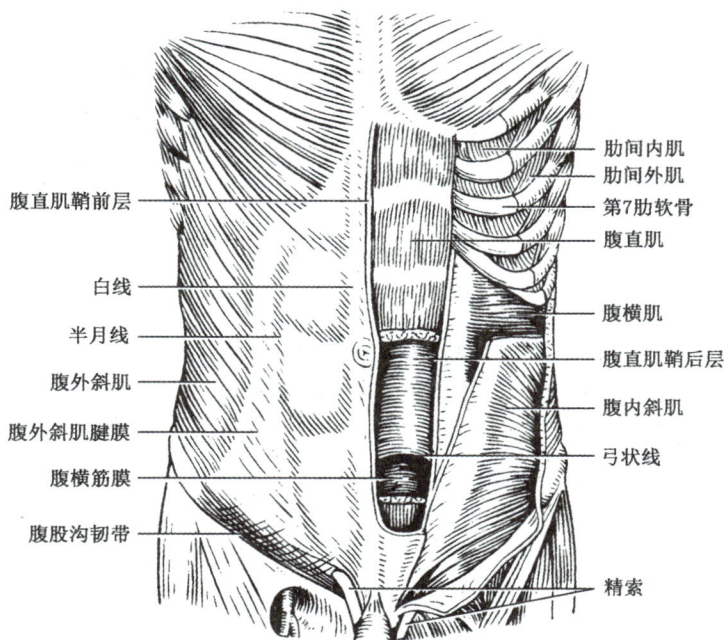

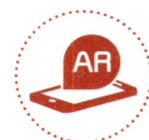

图 1-68　腹前外侧壁肌

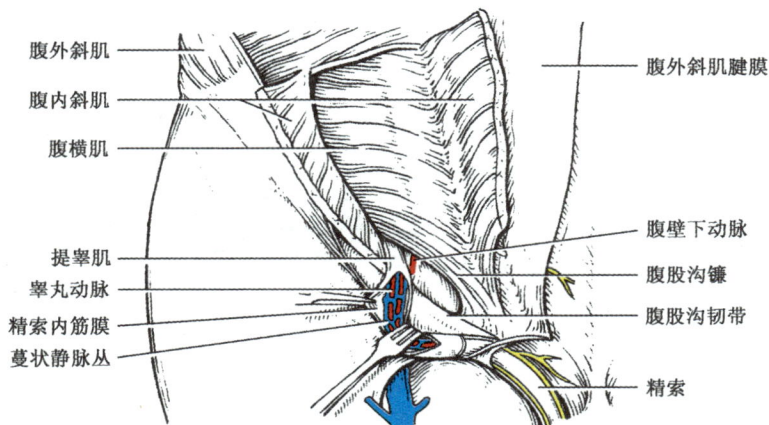

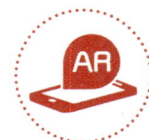

图 1-69　腹前外侧壁的下部

1）**腹直肌 rectus abdominis**　位于腹前壁正中线两旁，居腹直肌鞘内，为上宽下窄的带形肌。该肌起自耻骨联合与耻骨结节之间，肌束向上，止于胸骨剑突和第 5～7 肋软骨的前面。肌的全长被 3～4 条横行的腱划分成多个肌腹，腱划由结缔组织构成，与腹直肌鞘前层紧密结合。

2）**腹外斜肌 obliquus externus abdominis**　位于腹前外侧壁的浅层，为一宽阔扁肌。该肌起自下 8 个肋外面，肌束斜向前内下方，一部分止于髂嵴，而大部分在腹直肌外侧缘移行为腹外斜肌腱膜。腱膜向内侧参与腹直肌鞘前层的构成。腱膜的下缘卷曲增厚，连于髂前上棘与耻骨结节之间，形成**腹股沟韧带**。在耻骨结节外上方，腱膜形成三角形裂孔，称为**腹股沟管浅环**（**皮**

下环）。

3）腹内斜肌 obliquus internus abdominis　位于腹外斜肌深面。该肌起自胸腰筋膜、髂嵴和腹股沟韧带外侧 1/2，大部分肌束向内上方，下部肌束向内下方，在腹直肌外侧缘移行为腹内斜肌腱膜。腱膜向内侧分为前、后两层并包裹腹直肌，参与腹直肌鞘前、后两层的构成；腱膜的下内侧部与腹横肌腱膜共同形成**腹股沟镰**（又称**联合腱**），止于耻骨。男性腹内斜肌最下部的肌束与腹横肌最下部的肌束一起随精索出腹股沟管浅环，进入阴囊，包绕精索和睾丸而成为**提睾肌**。

4）腹横肌 transversus abdominis　位于腹内斜肌深面。该肌起自下 6 个肋内面、胸腰筋膜、髂嵴和腹股沟韧带外侧 1/3，肌束向前内横行，在腹直肌外侧缘移行为腹横肌腱膜，参与腹直肌鞘后层或前层的构成。腹横肌的最下部肌束及其腱膜下内侧部分，分别参与提睾肌和腹股沟镰的构成。

腹前外侧群肌的作用：保护腹腔脏器，维持腹内压。收缩时可以缩小腹腔，增加腹压，以协助呼气、排便、分娩、呕吐及咳嗽等活动；还可使脊柱做前屈、侧屈及旋转等运动。

（2）后群　主要有腰大肌和腰方肌。腰大肌将在下肢肌中叙述。**腰方肌 quadratus lumborum**（图 1-67）位于腹后壁、腰椎两侧，呈长方形，其后方有竖脊肌。该肌起自髂嵴，向上止于第 12 肋。作用：可降第 12 肋，并使腰部侧屈。

（3）腹直肌鞘 sheath of rectus abdominis（图 1-68，图 1-70）　包裹腹直肌，分为前、后两层。前层由腹外斜肌腱膜与腹内斜肌腱膜的前层融合而成，后层由腹内斜肌腱膜的后层与腹横肌腱膜融合而成。在脐下 4～5cm 以下，腹内斜肌腱膜的后层与腹横肌腱膜全部转至腹直肌前面，参与构成鞘的前层，而鞘的后层缺如。因此，腹直肌鞘后层的下缘游离，形成一凸向上的弓形下缘，称为**弓状线（半环线）**，此线以下腹直肌后面直接与腹横筋膜相贴。

（4）腹部筋膜　包括腹浅筋膜、腹深筋膜和腹内筋膜（图 1-70）。

1）腹浅筋膜　在腹上部为一层，在脐以下分浅、深两层。浅层含有脂肪，称为脂肪层（Camper 筋膜）；深层内有弹性纤维，称为膜性层（Scarpa 筋膜）。

2）腹深筋膜　可分数层，分别覆盖在前外侧群各肌的表面和深面。

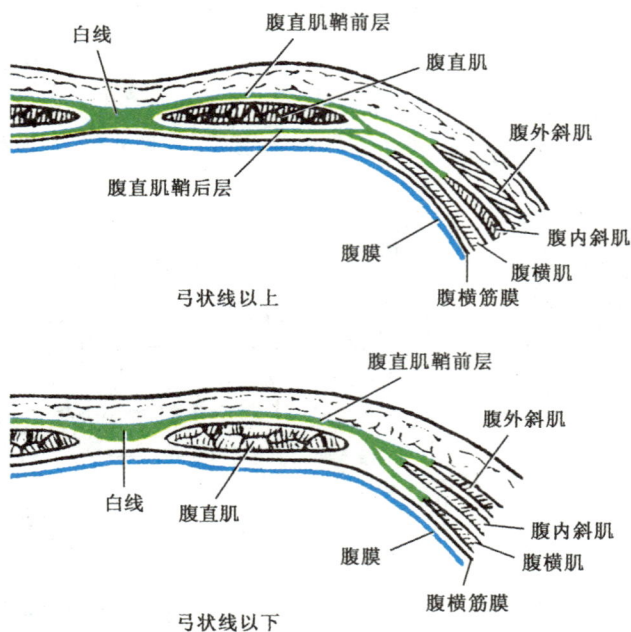

图 1-70　腹壁两个水平切面（示腹直肌鞘）

3）腹内筋膜　贴附在腹腔与盆腔各壁的内面，各部筋膜的名称与所覆盖的肌相同，如膈下筋膜、腹横筋膜、髂腰筋膜、盆筋膜等。其中**腹横筋膜**范围较大，贴附于腹横肌、腹直肌鞘以及半环线以下腹直肌的后面。

（5）白线 linea alba（图 1-68，图 1-70）　位于两侧腹直肌之间，由两侧腹直肌鞘的纤维在正中线交织而成。白线上部较宽，下部较窄，其上方起自剑突，向下止于耻骨联合。约在白线中部有一脐环，在胎儿时期，有脐血管通过，此处也是腹壁薄弱处，如小肠由此膨出可引起脐疝。

（6）腹股沟管 inguinal canal（图 1-69）　为腹前外侧壁三层阔肌（腱膜）之间的一条裂隙，

位于腹前外侧壁下部、腹股沟韧带内侧半的上方，由外上斜向内下方，长约4.5cm。男性有精索、女性有子宫圆韧带通过。管的内口称为**腹股沟管深环（腹环）**，在腹股沟韧带中点上方约1.5cm处，为腹横筋膜随精索或子宫圆韧带向外突的卵圆形裂孔。管的外口即腹股沟管浅环。

腹股沟管有4个壁：前壁是腹外斜肌腱膜和部分腹内斜肌，后壁是腹横筋膜和腹股沟镰，上壁是腹内斜肌和腹横肌的弓状下缘，下壁是腹股沟韧带。在病理状态下，小肠等腹腔内容物可经腹股沟管深环进入腹股沟管，还可经浅环突出，男性可下降到阴囊，形成腹股沟斜疝。如不经过深环而经腹股沟管后壁直接向浅环突出，则为腹股沟直疝。

（二）上肢肌

上肢肌分为肩肌、臂肌、前臂肌和手肌。

1. 肩肌（图1-71） 又称上肢带肌。位于肩关节周围，均起自上肢带骨，跨越肩关节，止于肱骨上端，有稳定和运动肩关节的作用。主要有三角肌、冈上肌、冈下肌、小圆肌、大圆肌和肩胛下肌等。

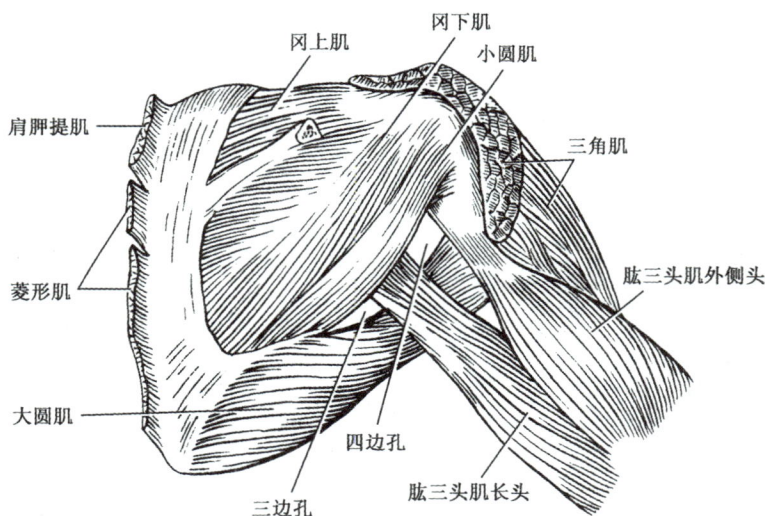

图1-71 肩肌（后面）

（1）三角肌 deltoid 位于肩部，呈三角形。起自锁骨外侧1/3、肩峰和肩胛冈，肌束逐渐向外下方集中，止于肱骨三角肌粗隆。由于三角肌覆盖肱骨上端，肩关节呈圆隆状。如肩关节向下脱位或三角肌瘫痪萎缩，则可形成"方形肩"。三角肌是肌内注射的部位之一。作用：主要是使肩关节外展。前部肌束可使肩关节前屈并略旋内，后部肌束可使肩关节后伸并略旋外。

（2）冈上肌 supraspinatus 位于斜方肌的深面。起自冈上窝，肌束向外，经肩峰下面，跨过肩关节上方，止于肱骨大结节上部。作用：使肩关节外展。

（3）冈下肌 infraspinatus 位于冈下窝，大部分被斜方肌与三角肌遮盖。起自冈下窝，肌束向外跨过肩关节后方，止于肱骨大结节中部。作用：使肩关节旋外。

（4）小圆肌 teres minor 位于冈下肌的下方。起自肩胛骨外侧缘的后面，肌束向外上，跨过肩关节后方，止于肱骨大结节下部。作用：使肩关节旋外。

（5）大圆肌 teres major 位于小圆肌的下方。起自肩胛骨下角的后面，肌束向上外，经肱三头肌长头前面，止于肱骨小结节嵴。作用：使肩关节后伸、内收和旋内。

（6）肩胛下肌 subscapularis 位于肩胛骨前面（图1-66）。起自肩胛下窝，肌束向上外，经

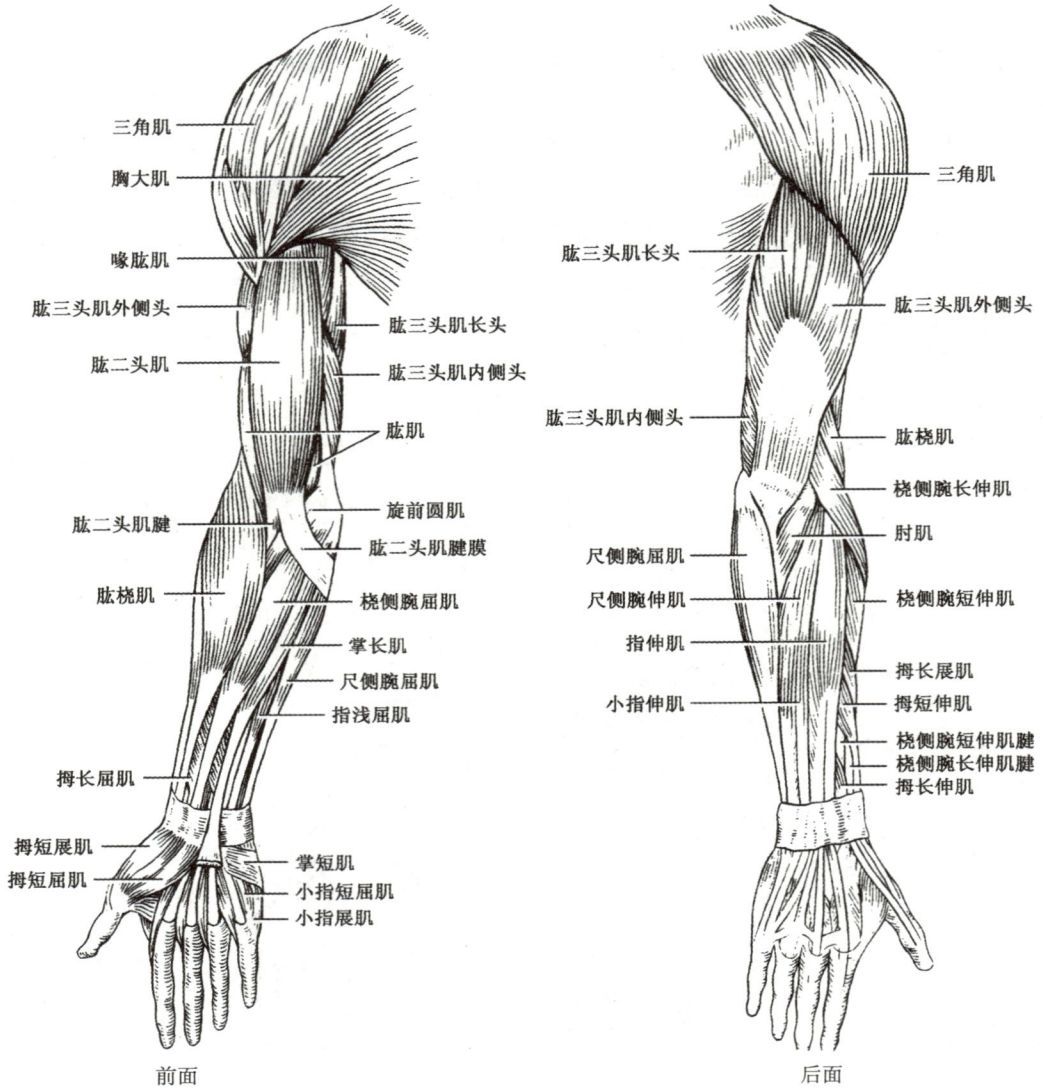

图 1-72 上肢浅层肌

肩关节前方，止于肱骨小结节。作用：使肩关节内收和旋内。

肩胛下肌、冈上肌、冈下肌和小圆肌的肌腱连成腱板，围绕肩关节囊的上方、后方和前方，并与肩关节囊融合形成**肌腱袖**（**肩袖**），对肩关节的稳定起重要作用。肩关节脱位或扭伤时，常导致肌腱袖破裂。

2.臂肌 位于肱骨周围，可分为前群和后群。前群为屈肌，后群为伸肌。

（1）前群 位于肱骨前方，有浅层的肱二头肌、上方深层的喙肱肌和下方深层的肱肌（图 1-72，图 1-73）。

1）肱二头肌 biceps brachii 位于臂前面的浅层。起端有长、短两头，长头以长腱起自肩胛骨关节盂的上方，穿经肩关节囊，沿结节间沟下降；短头在内侧，起自肩胛骨喙突；两头在臂中部合成一肌腹，向下延续为肌腱，经肘关节前方，止于桡骨粗隆。

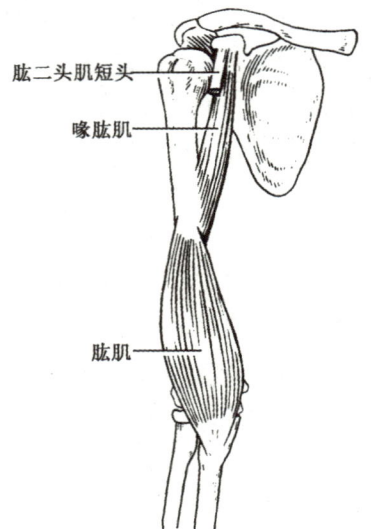

图 1-73 喙肱肌和肱肌

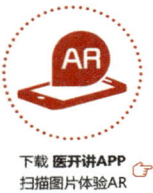

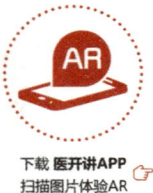

在肱二头肌肌腹的内、外侧各有一沟，分别称为肱二头肌内侧沟和肱二头肌外侧沟，内侧沟内有重要的血管和神经通过。作用：主要为屈肘关节。长头协助屈肩关节，并使已旋前的前臂做旋后运动。

2）喙肱肌 coracobrachialis　位于肱二头肌短头内后侧。起自肩胛骨喙突，止于肱骨中部的内侧。作用：使肩关节前屈和内收。

3）肱肌 brachialis　位于肱二头肌下半部的深面。起自肱骨体下半部的前面，止于尺骨粗隆。作用：屈肘关节。

（2）后群　位于肱骨后方，为肱三头肌。

肱三头肌 triceps brachii（图 1-72）　位于臂的后面。起端有 3 个头，长头起自肩胛骨关节盂的下方，外侧头起自肱骨后面桡神经沟的外上方，内侧头起自桡神经沟的内下方，三头合为一个肌腹，以扁腱止于尺骨鹰嘴。作用：主要是伸肘关节。长头还可使肩关节后伸。

3. 前臂肌　位于尺、桡骨周围，分为前、后两群，每群又分为浅、深两层，共 20 块肌。各层肌的肌腹大部分在前臂的上半部，向下形成细长的肌腱，主要运动肘关节、腕关节和手关节。

（1）前群（图 1-72，图 1-74）　位于前臂前面，共 9 块。主要为屈腕、屈指和使前臂旋前的肌，分浅、深两层。

1）浅层　有 6 块肌，自桡侧向尺侧依次为肱桡肌、旋前圆肌、桡侧腕屈肌、掌长肌、指浅屈肌和尺侧腕屈肌。

①肱桡肌 brachioradialis　起自肱骨外上髁上方，止于桡骨茎突。作用：屈肘关节。

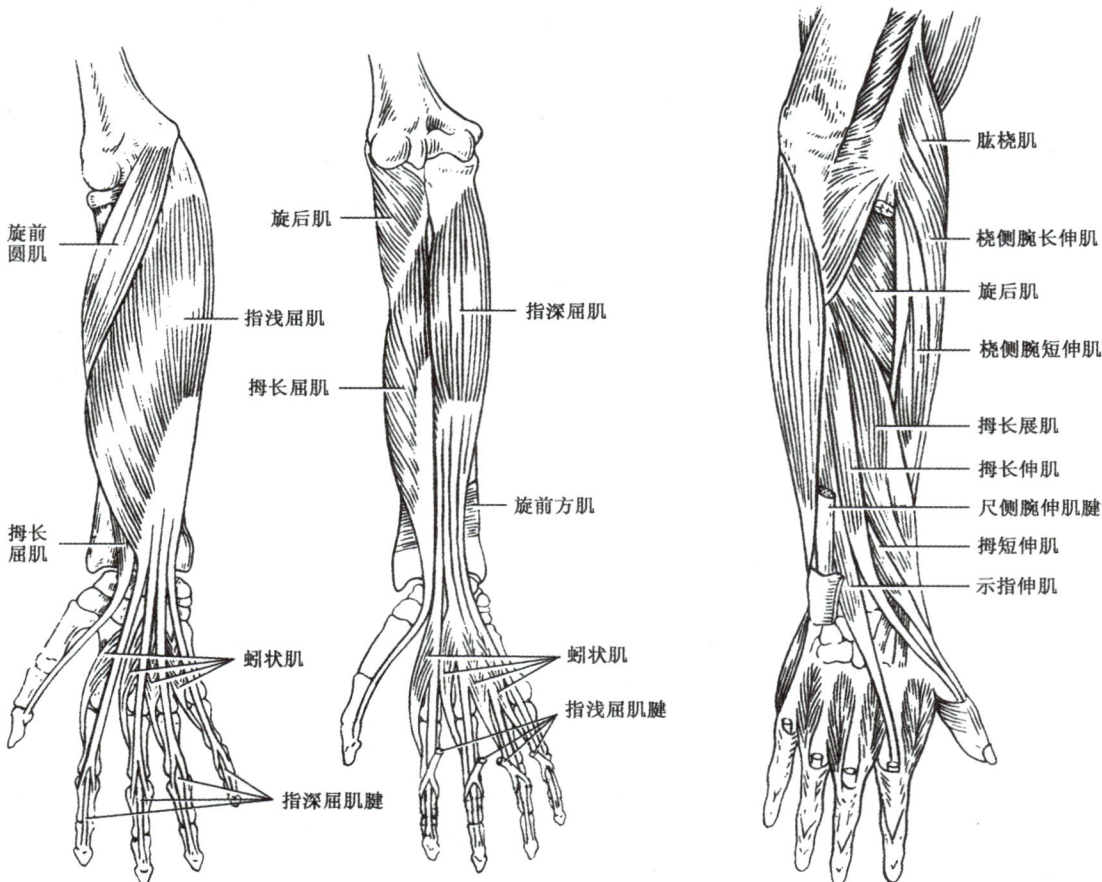

图 1-74　前臂前群深层肌　　　　　　　　图 1-75　前臂后群深层肌

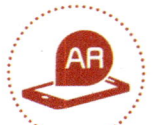

②旋前圆肌 pronator teres　起自肱骨内上髁和尺骨冠突，止于桡骨体中部外侧面。作用：使前臂旋前并屈肘。

③桡侧腕屈肌 flexor carpi radialis　起自肱骨内上髁，止于第 2 掌骨底前面。作用：屈及外展腕关节。

④掌长肌 palmaris longus　起自肱骨内上髁，肌腹细小，向下以长腱止于掌腱膜。作用：屈腕关节，紧张掌腱膜。

⑤尺侧腕屈肌 flexor carpi ulnaris　起自肱骨内上髁，止于豌豆骨。作用：屈和内收腕关节。

⑥指浅屈肌 flexor digitorum superficialis　肌的上部位于上述肌的深面。该肌起自肱骨内上髁和桡、尺骨上半前面，肌纤维向下移行为 4 条肌腱，经腕管入手掌，在近节指骨中部分为两脚，分别止于第 2～5 指中节指骨体两侧。作用：屈第 2～5 指近侧指骨间关节和掌指关节，屈肘关节和腕关节。

2）深层　有 3 块肌，桡侧有拇长屈肌，尺侧有指深屈肌，桡、尺骨下端的前面有旋前方肌。

①拇长屈肌 flexor pollicis longus　起自桡骨上端前面，以长腱经腕管止于拇指远节指骨底前面。作用：屈拇指指骨间关节和掌指关节。

②指深屈肌 flexor digitorum profundus　起自尺骨上端前面和附近的骨间膜，肌腹向下移行为 4 个肌腱，经腕管入手掌，各腱穿经指浅屈肌腱两脚之间，止于第 2～5 指远节指骨底前面。作用：屈第 2～5 指指骨间关节和掌指关节，屈腕关节。

③旋前方肌 pronator quadratus　起自尺骨下端前面，止于桡骨下端前面。作用：使前臂旋前。

（2）后群（图 1-72，图 1-75）　位于前臂后面，共 11 块肌。主要为伸腕、伸指和使前臂旋后的肌，可分浅、深两层。

1）浅层　有 6 块肌，由桡侧向尺侧依次为桡侧腕长伸肌、桡侧腕短伸肌、指伸肌、小指伸肌、尺侧腕伸肌以及在肘后部的肘肌。

①桡侧腕长伸肌 extensor carpi radialis longus　起自肱骨外上髁，止于第 2 掌骨底后面。作用：伸和外展腕关节。

②桡侧腕短伸肌 extensor carpi radialis brevis　起自肱骨外上髁，止于第 3 掌骨底后面。作用：伸和外展腕关节。

③指伸肌 extensor digitorum　起自肱骨外上髁，肌纤维向下分为 4 个腱，经伸肌支持带深面，分别止于第 2～5 指中节和远节指骨底后面。作用：伸第 2～5 指和腕关节。

④小指伸肌 extensor digiti minimi　起自肱骨外上髁，止于小指中节和远节指骨底。作用：伸小指。

⑤尺侧腕伸肌 extensor carpi ulnaris　起自肱骨外上髁，止于第 5 掌骨底后面。作用：伸和内收腕关节。

⑥肘肌 anconeus　呈三角形，起自肱骨外上髁，止于尺骨上 1/3。作用：伸肘关节。

2）深层　有 5 块肌，由近侧向远侧依次为旋后肌、拇长展肌、拇短伸肌、拇长伸肌和示指伸肌。

①旋后肌 supinator　起自肱骨外上髁和尺骨上端，止于桡骨上端前面。作用：使前臂旋后。

②拇长展肌 abductor pollicis longus　起自桡骨和尺骨后面的上部，止于第 1 掌骨底。作用：外展拇指。

③拇短伸肌 extensor pollicis brevis　起自桡骨后面，止于拇指近节指骨底。作用：伸拇指。

④**拇长伸肌** extensor pollicis longus   起自尺骨后面,止于拇指远节指骨底。作用:伸拇指。

⑤**示指伸肌** extensor indicis   起自尺骨后面,止于示指指背腱膜。作用:伸示指。

4.手肌(**图1-76,图1-77**)   手指活动有许多肌参与,除从前臂来的长腱外,还有许多短小的手肌,这些肌都在手掌面,可分为外侧群、中间群和内侧群。

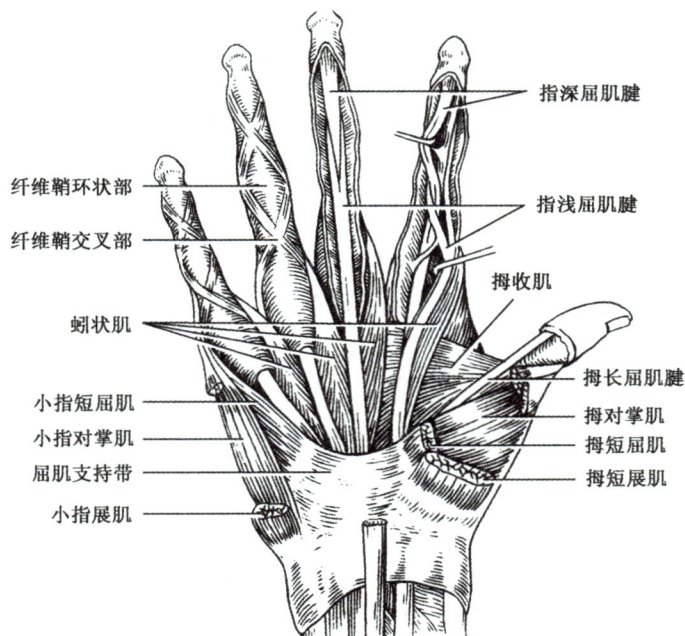

纤维鞘环状部
纤维鞘交叉部
蚓状肌
小指短屈肌
小指对掌肌
屈肌支持带
小指展肌

指深屈肌腱
指浅屈肌腱
拇收肌
拇长屈肌腱
拇对掌肌
拇短屈肌
拇短展肌

图1-76 手肌前面

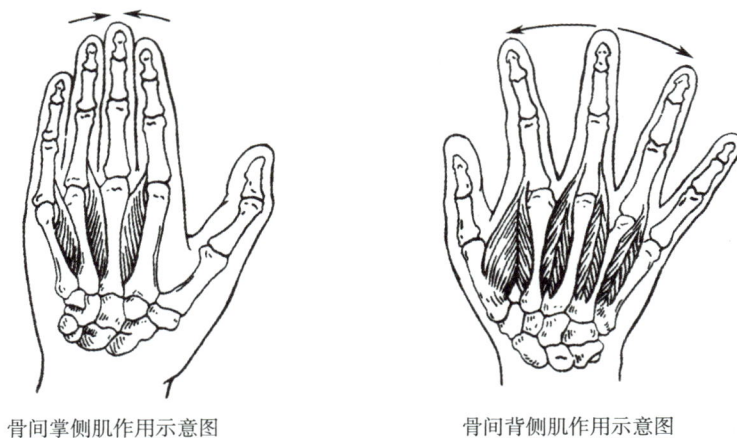

骨间掌侧肌作用示意图   骨间背侧肌作用示意图

图1-77 骨间肌

(1)**外侧群**   在拇指侧构成一隆起,称为**鱼际**(大鱼际),有4块肌,分浅、深两层。浅层为外侧的**拇短展肌**和内侧的**拇短屈肌**,深层为外侧的**拇对掌肌**和内侧的**拇收肌**,其作用分别为使拇指外展、前屈、对掌和内收。拇指功能十分重要,尤其是拇对掌肌,是人类所独有的一块进化肌。

(2)**内侧群**   在小指侧构成较小的隆起,称为**小鱼际**,有3块肌,分浅、深两层。浅层为内侧的**小指展肌**和外侧的**小指短屈肌**,深层为**小指对掌肌**,其作用分别为使小指外展、前屈和对掌。

（3）中间群　位于大、小鱼际之间，共 11 块，分浅、深两层。浅层有 4 块**蚓状肌**；深层位于掌骨之间，包括 3 块**骨间掌侧肌**和 4 块**骨间背侧肌**。蚓状肌可屈第 2～5 掌指关节和伸其指骨间关节。骨间掌侧肌可使第 2、第 4、第 5 指内收（向中指靠拢），骨间背侧肌可使第 2、第 4 指外展（离开中指），第 3 指左右倾斜。如果骨间掌侧肌群瘫痪，则手指夹纸无力。

5. 上肢的局部记载

（1）**腋窝 axillary fossa**　为锥形腔隙，位于臂上部和胸外侧壁之间，由顶、底和四壁构成。顶由第 1 肋、锁骨和肩胛骨上缘围成，向上与颈根部相通。底由腋筋膜、浅筋膜和皮肤构成。前壁为胸大肌和胸小肌，后壁为肩胛下肌、大圆肌、背阔肌和肩胛骨，内侧壁为胸廓外侧壁上部的肋骨、肋间肌以及前锯肌，外侧壁为肱二头肌、喙肱肌和肱骨上端。腋窝内有臂丛、腋血管、腋淋巴结等重要结构。

（2）**三边孔 trilateral foramen 和四边孔 quadrilateral foramen**　在小圆肌和大圆肌之间有肱三头肌长头穿过，将此两肌之间的间隙分为外侧的四边孔和内侧的三边孔，前者有旋肱后血管和腋神经通过，后者有旋肩胛血管通过（图 1-71）。

（3）**肘窝 cubital fossa**　为位于肘关节前方呈三角形的浅窝。上界为肱骨内、外上髁之间的连线，外侧界为肱桡肌的内侧缘，内侧界为旋前圆肌的外侧缘。窝内有肱二头肌腱、正中神经、肱血管等通过。

（4）**腕管 carpal canal**　位于腕部掌侧面，由腕骨沟和屈肌支持带共同围成。管内有拇长屈肌腱、指浅屈肌腱、指深屈肌腱和正中神经通过。在外伤、炎症、水肿等病理情况下，正中神经受压可出现腕管综合征。

（三）下肢肌

下肢肌分为髋肌、大腿肌、小腿肌和足肌。下肢肌比上肢肌粗壮强大，这与维持人体直立姿势、支持体重和行走有关。

1. 髋肌　主要起自骨盆的内面或外面，跨过髋关节，止于股骨，能运动髋关节。按其所在部位和作用，分为前、后两群。

（1）前群（图 1-78）　有髂腰肌和阔筋膜张肌。

1）髂腰肌 iliopsoas　由腰大肌和髂肌组成。**腰大肌 psoas major** 起自腰椎体侧面和横突，**髂肌 iliacus** 起自髂窝，两肌向下互相融合，经腹股沟韧带深面和髋关节的前内侧，止于股骨小转子。作用：使髋关节前屈和旋外；下肢固定时，可使躯干和骨盆前屈（如仰卧起坐）。

2）阔筋膜张肌 tensor fasciae latae　位于大腿的前外侧。该肌起自髂前上棘，肌腹被阔筋膜（大腿深筋膜）包裹，向下移行为髂胫束，止于胫骨外侧髁。作用：可屈髋关节并紧张阔筋膜。

（2）后群（图 1-79，图 1-80）　又称**臀肌**，包括臀大肌、臀中肌、臀小肌和梨状肌等。

1）臀大肌 gluteus maximus　位于臀部浅层，人类由于直立姿势的影响，故大而肥厚，形成特有的臀部膨隆。该肌起自髂骨翼外面和骶骨后面，肌束斜向下外，止于股骨臀肌粗隆和髂胫束。臀大肌肌束肥厚，其外上 1/4 深面无较大的血管和神经，故为肌内注射的常用部位。作用：伸髋关节，还可使髋关节外旋；下肢固定时，能伸直躯干，防止躯干前倾，是维持人体直立的重要肌肉。

2）臀中肌 gluteus medius 和臀小肌 gluteus minimus　均起自髂骨翼外面，臀中肌掩盖臀小肌，两肌向下止于股骨大转子。作用：两肌均可使髋关节外展。

3）梨状肌 piriformis　位于臀中肌的下方，起自骶骨前面，向外经坐骨大孔，止于股骨大转

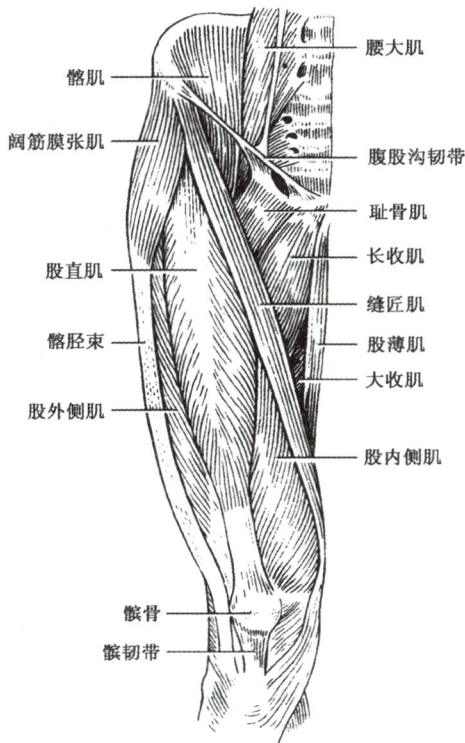

图 1-78 髂肌、大腿肌前群和内侧群（浅层）

髂肌
阔筋膜张肌
股直肌
髂胫束
股外侧肌
髌骨
髌韧带

腰大肌
腹股沟韧带
耻骨肌
长收肌
缝匠肌
股薄肌
大收肌
股内侧肌

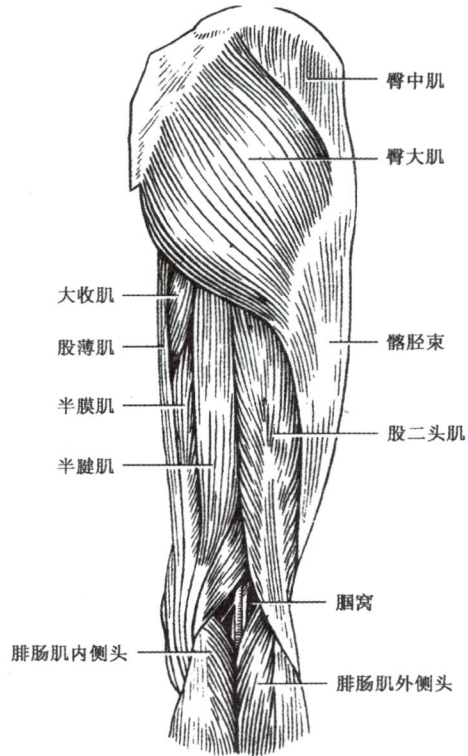

图 1-79 髂肌和大腿肌后群（浅层）

大收肌
股薄肌
半膜肌
半腱肌
腓肠肌内侧头

臀中肌
臀大肌
髂胫束
股二头肌
腘窝
腓肠肌外侧头

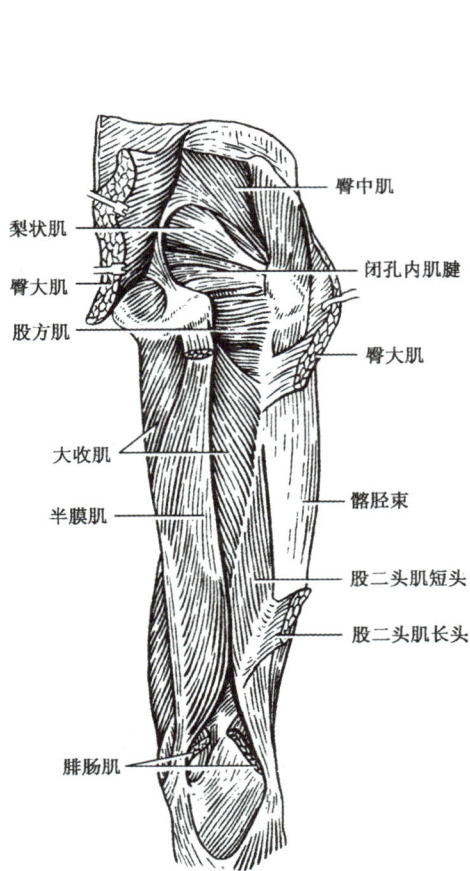

图 1-80 髂肌和大腿肌后群（深层）

梨状肌
臀大肌
股方肌
大收肌
半膜肌
腓肠肌

臀中肌
闭孔内肌腱
臀大肌
髂胫束
股二头肌短头
股二头肌长头

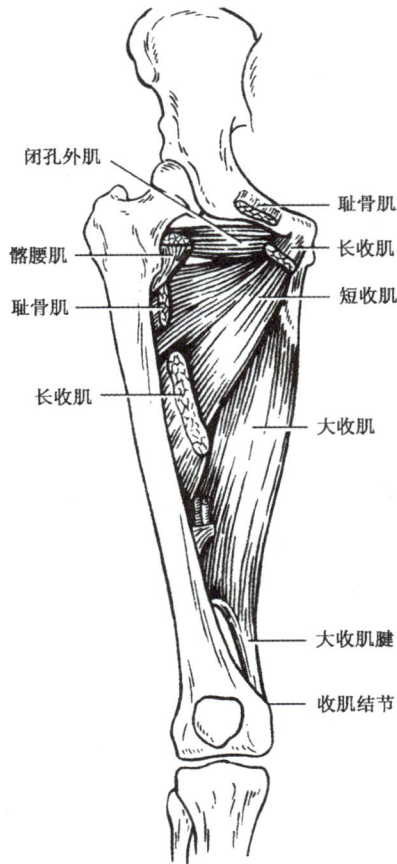

图 1-81 大腿肌内侧群（深层）

闭孔外肌
髂腰肌
耻骨肌
长收肌

耻骨肌
长收肌
短收肌
大收肌
大收肌腱
收肌结节

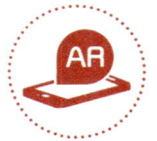

AR
下载 医开讲APP
扫描图片体验AR

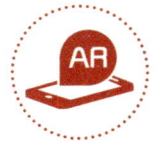

AR
下载 医开讲APP
扫描图片体验AR

子。梨状肌与坐骨大孔上、下缘之间各形成一间隙，分别称为**梨状肌上孔**和**梨状肌下孔**，均有血管和神经通过。作用：使髋关节外展和外旋。

2. 大腿肌 位于股骨周围，可分为前群、后群和内侧群。

（1）前群（图1-78） 位于大腿前面，有缝匠肌和股四头肌。

1）缝匠肌 sartorius 是全身最长的肌，呈扁带状。起自髂前上棘，经大腿前面转向内下侧，止于胫骨上端内侧面。作用：屈髋关节和膝关节，并使已屈的膝关节旋内。

2）股四头肌 quadriceps femoris 是全身体积最大的肌。起始端有4个头，即**股直肌**、**股内侧肌**、**股外侧肌**和**股中间肌**。其中股直肌位于大腿前面，起自髂前下棘；股内、外侧肌分别位于股直肌的内、外侧，起自股骨粗线的内、外侧唇；股中间肌位于股直肌的深面，在股内、外侧肌之间，起自股骨体前面。4个头向下形成一个肌腱，包绕髌骨的前面和两侧缘，并向下延续为髌韧带，止于胫骨粗隆。作用：伸膝关节，其中股直肌还可屈髋关节。当屈膝关节时，叩击髌韧带可引起膝跳反射（伸小腿动作）。

（2）内侧群（图1-78，图1-81） 位于大腿内侧，有5块肌肉，其主要作用为内收髋关节，故又称**内收肌群**。在浅层，自外侧向内侧依次为**耻骨肌**、**长收肌**和**股薄肌**；中层有位于长收肌深面的**短收肌**；深层有**大收肌**。上述各肌均起自耻骨支、坐骨支和坐骨结节的前面，除股薄肌止于胫骨上端的内侧面外，其他各肌都止于股骨粗线。

（3）后群（图1-79，图1-80） 位于大腿后面，有股二头肌、半腱肌和半膜肌。

1）股二头肌 biceps femoris 位于大腿后面的外侧。有长、短两头，长头起自坐骨结节，短头起自股骨粗线，两头合并，止于腓骨头。

2）半腱肌 semitendinosus 位于股二头肌的内侧。其下部肌腱圆细而长，几乎占肌的一半，故名。起自坐骨结节，止于胫骨上端的内侧面。

3）半膜肌 semimembranosus 位于半腱肌的深面。其上部是扁薄的腱膜，几乎占肌的一半，故名。起自坐骨结节，止于胫骨内侧髁的后面。

大腿后群肌的作用：均可屈膝关节和伸髋关节。当屈膝关节时，股二头肌还使膝关节旋外，半腱肌和半膜肌还可使膝关节旋内。

3. 小腿肌 位于胫、腓骨周围，分为前群、外侧群和后群。

（1）前群（图1-82） 位于小腿前面，自胫侧向腓侧依次为胫骨前肌、踇长伸肌和趾长伸肌等。

1）胫骨前肌 tibialis anterior 起自胫骨上端外侧面，止于内侧楔骨和第1跖骨底。作用：伸踝关节（足背屈）和使足内翻。

2）踇长伸肌 extensor hallucis longus 位于胫骨前肌与趾长伸肌之间，起自胫、腓骨上端和小腿骨间膜前面，止于踇趾远节趾骨底背面。作用：伸踇趾和伸踝关节。

3）趾长伸肌 extensor digitorum longus 起自胫、腓骨上端和小腿骨间膜前面，向下分为4个腱，分别止于第2～5趾的中节、远节趾骨底背面。作用：伸第2～5趾和伸踝关节。

（2）外侧群（图1-82） 有腓骨长肌和腓骨短肌，均位于腓骨外侧。

1）腓骨长肌 peroneus longus 起自腓骨外侧面，肌腱经外踝后方斜向前内，越过足底，止于内侧楔骨和第1跖骨底。

2）腓骨短肌 peroneus brevis 位于腓骨长肌的深面，起自腓骨外侧面，肌腱经外踝后方，止于第5跖骨粗隆。

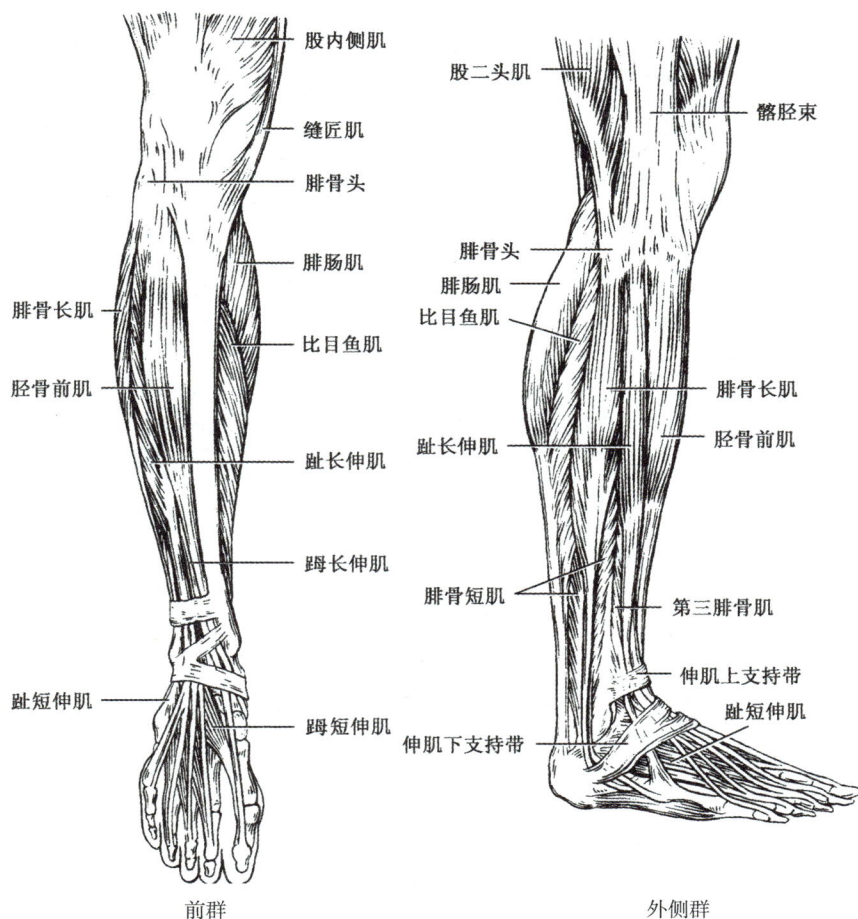

图 1-82 小腿肌

小腿外侧群肌的作用：屈踝关节（足跖屈）和使足外翻。

（3）后群（图1-83） 位于小腿后面，可分为浅、深两层。

1）浅层 为**小腿三头肌 triceps surae**，该肌强大，由腓肠肌和比目鱼肌组成。**腓肠肌 gastrocnemius** 位于小腿后面的浅层，有内、外侧两个头，分别起自股骨内、外上髁的后面；**比目鱼肌 soleus** 位于腓肠肌的深面，起自胫、腓骨上端的后面。3个头会合组成小腿三头肌，向下移行为一个粗大的**跟腱 tendo calcaneus**，止于跟骨结节。作用：屈膝关节和屈踝关节；在站立时，能固定膝关节和踝关节，防止身体向前倾斜，故对维持人体直立姿势有重要作用。

2）深层 位于小腿三头肌的深面，主要有3块肌。自胫侧向腓侧依次为趾长屈肌、胫骨后肌和踇长屈肌。

①趾长屈肌 flexor digitorum longus 位于胫侧。起自胫骨后面，肌腱经内踝后方至足底，在足底分为4条肌腱，止于第2～5趾远节趾骨底。作用：屈第2～5趾和屈踝关节。

②踇长屈肌 flexor hallucis longus 位于腓侧。起自腓骨和小腿骨间膜的后面，肌腱经内踝后方至足底，与趾长屈肌腱交叉后，止于踇趾远节趾骨底。作用：屈踇趾和屈踝关节。

③胫骨后肌 tibialis posterior 位于趾长屈肌和踇长屈肌之间。起自胫、腓骨和小腿骨间膜后面，肌腱经内踝后方至足底内侧，止于足舟骨及内侧、中间和外侧楔骨。作用：屈踝关节和使足内翻。

4. 足肌（图1-82，图1-84，图1-85） 可分足背肌和足底肌。

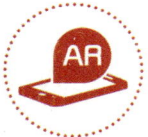

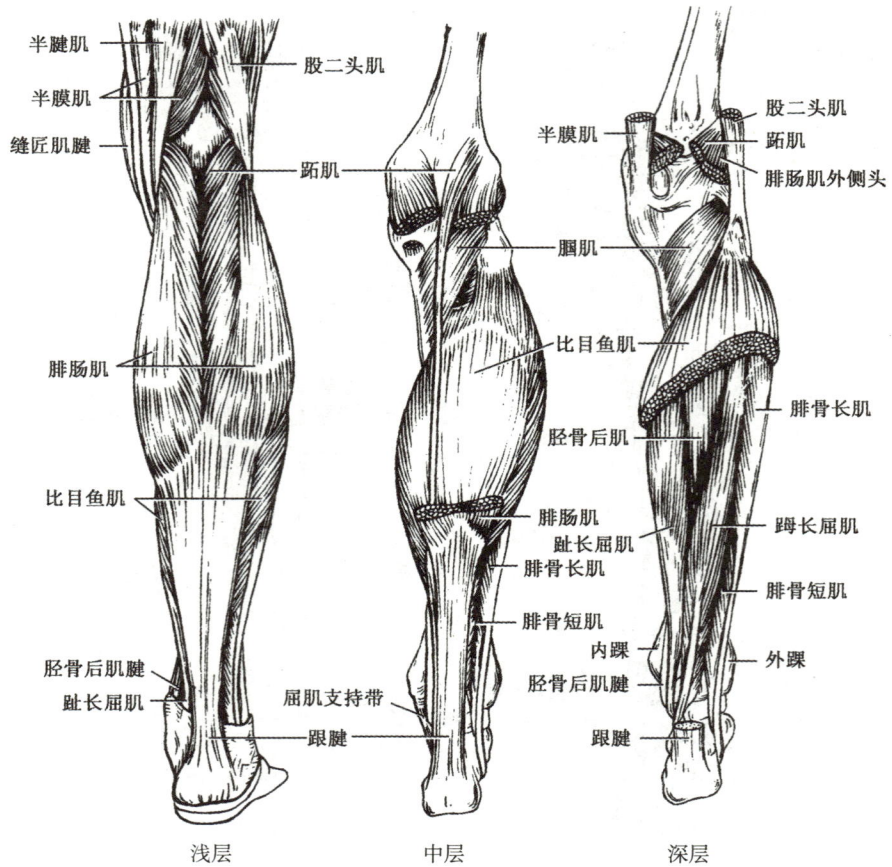

半腱肌
半膜肌
缝匠肌腱
腓肠肌
比目鱼肌
胫骨后肌腱
趾长屈肌

股二头肌
跖肌
腘肌
比目鱼肌
胫骨后肌
腓肠肌
趾长屈肌
腓骨长肌
腓骨短肌
屈肌支持带
跟腱

半膜肌

股二头肌
跖肌
腓肠肌外侧头
腘肌
比目鱼肌
腓骨长肌
蹬长屈肌
腓骨短肌
内踝
外踝
胫骨后肌腱
跟腱

浅层　　　　　中层　　　　　深层

图 1-83　小腿肌后群

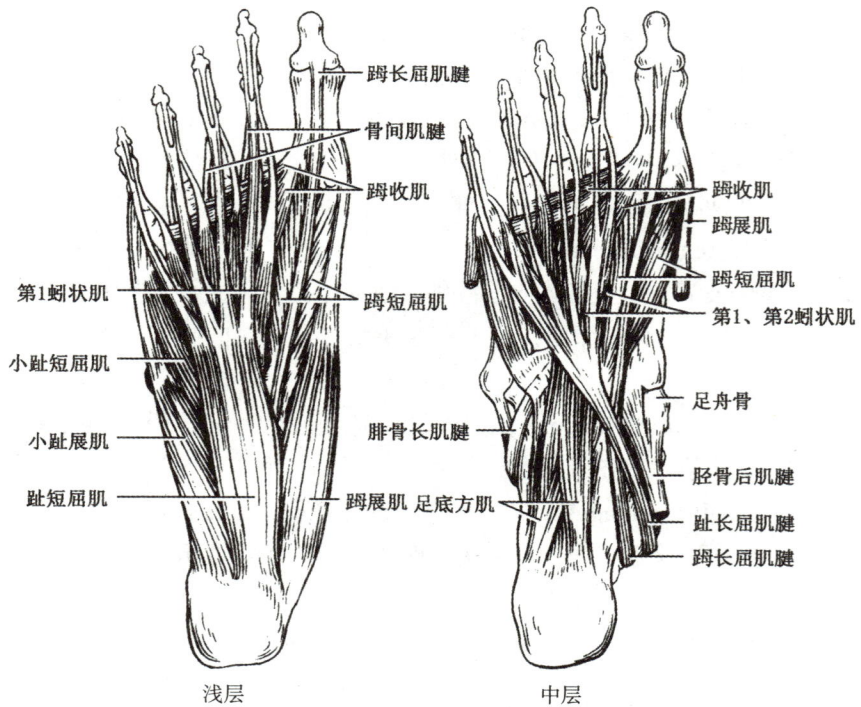

第1蚓状肌
小趾短屈肌
小趾展肌
趾短屈肌

蹬长屈肌腱
骨间肌腱
蹬收肌
蹬短屈肌
腓骨长肌腱
蹬展肌　足底方肌

蹬收肌
蹬展肌
蹬短屈肌
第1、第2蚓状肌
足舟骨
胫骨后肌腱
趾长屈肌腱
蹬长屈肌腱

浅层　　　　　　中层

图 1-84　足底肌

（1）足背肌 位于足背，较弱小，有2块，即内侧的**蹈短伸肌**和外侧的**趾短伸肌**。作用：分别为伸蹈趾和伸第2～4趾。

（2）足底肌 可分为内侧群、中间群和外侧群，配布情况和作用与手掌肌近似。

1）内侧群 相当于手的外侧群，因足趾不能对蹈，故只有3块肌，即浅层内侧的**蹈展肌**和外侧的**蹈短屈肌**，两者深层为**蹈收肌**。作用：分别为外展蹈趾、屈蹈趾以及内收蹈趾。

2）外侧群 有3块肌，即外侧的**小趾展肌**和内侧的**小趾短屈肌**，其深面有**小趾对蹈肌**（不恒定）。作用：分别为外展小趾、屈小趾以及小趾对蹈。

3）中间群 共13块，分3层。浅层为**趾短屈肌**，其表面有致密坚韧的**足底腱膜**；中层后方有**足底方肌**，前方有4条蚓状肌；深层有3块**骨间足底肌**和4块**骨间背侧肌**。作用：屈、内收和外展足趾。足趾的内收和外展以第2趾为中轴。

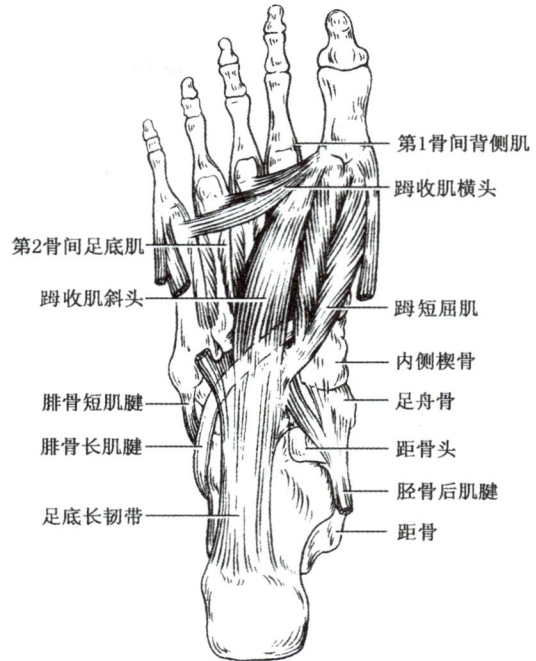

图1-85 足底肌（深层）

5. 下肢的局部记载

（1）股三角 femoral triangle 位于大腿前面上部，为底朝上、尖朝下的三角形区域。其上界为腹股沟韧带，内侧界为长收肌的内侧缘，外侧界为缝匠肌的内侧缘。三角内有股神经、股血管和淋巴结等。

（2）收肌管 adductor canal 位于大腿中部内侧，为三棱形的肌性间隙。其外侧壁为股内侧肌，前壁为张于股内侧肌与大收肌之间的收肌腱板，后壁为长收肌和大收肌。上口通股三角，下口经收肌腱裂孔通腘窝。管内有股血管和隐神经通过。

（3）腘窝 popliteal fossa 位于膝关节后方，呈菱形。其上外侧界为股二头肌，上内侧界为半腱肌和半膜肌，下外侧界和下内侧界分别为腓肠肌外侧头和内侧头。窝内有腘血管、胫神经、腓总神经、淋巴结和脂肪等。

（四）头颈肌

头颈肌包括头肌和颈肌。

1. 头肌（图1-86，图1-87） 可分为面肌和咀嚼肌。

（1）面肌 facial muscles 又称**表情肌**，为扁薄的皮肌，位置表浅，大多起自颅骨的不同部位，止于面部皮肤，主要位于口裂、眼裂和鼻孔的周围，可开大或闭合上述孔裂，同时牵动面部皮肤，显出喜怒哀乐等各种表情。

1）颅顶肌 epicranius 主要由**枕额肌 occipitofrontalis**组成。该肌覆盖于颅盖外面，阔而薄，由枕腹、额腹以及两者之间的帽状腱膜构成。**枕腹**起自枕骨，止于帽状腱膜，收缩时可向下牵拉腱膜。**额腹**起自帽状腱膜，止于眉部皮肤，收缩时可扬眉、皱额。**帽状腱膜**很坚韧，以纤维束垂直穿经浅筋膜与皮肤相连。三者紧密结合构成头皮。帽状腱膜与深部的骨膜间为腱膜下疏松结缔组织，故头皮可在颅骨表面滑动。头皮外伤时，常在腱膜深面形成血肿或撕脱。

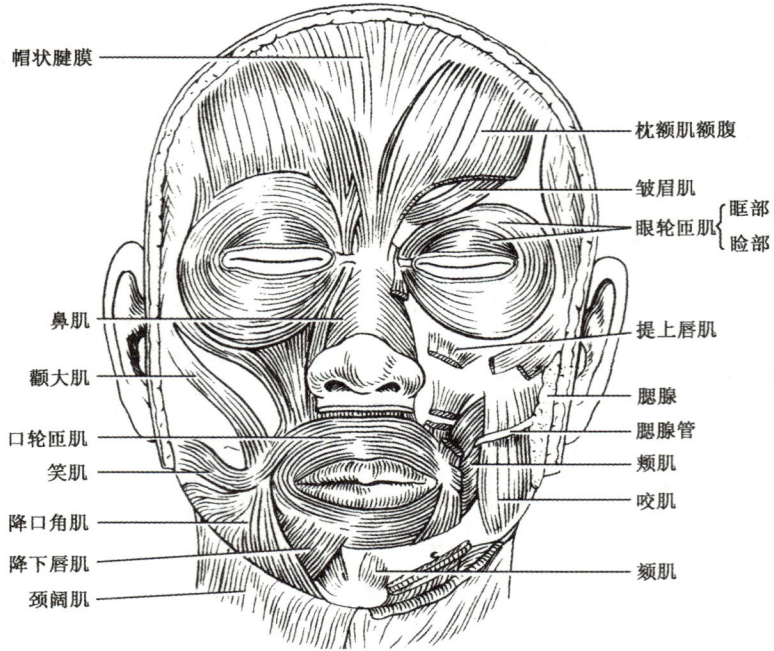

图 1-86 头肌（前面）

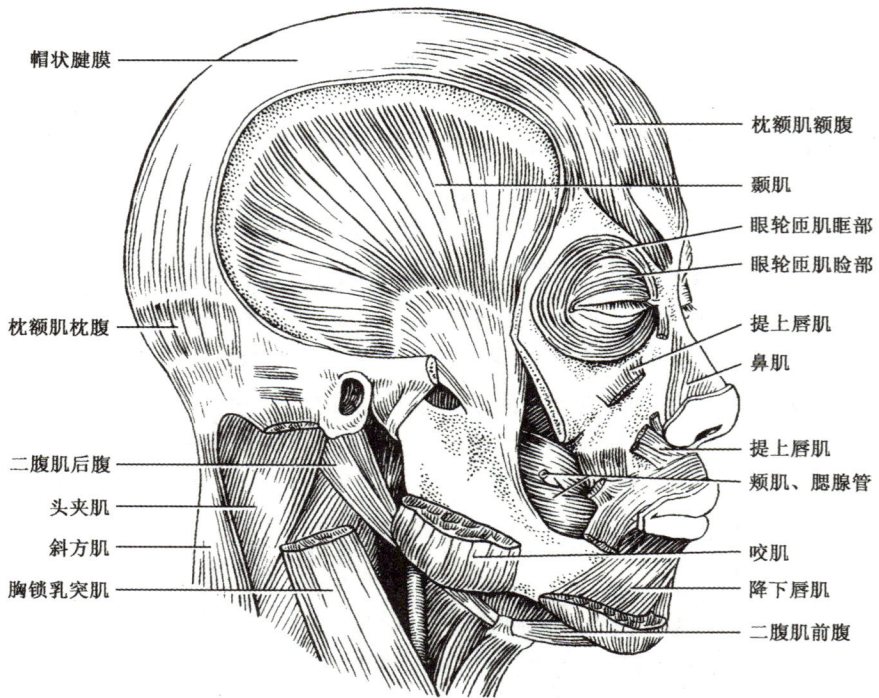

图 1-87 头肌（右侧面）

2）孔裂周围肌   肌纤维呈环形排列的称为**环形肌**，可关闭孔裂；肌纤维呈放射状排列的称为**辐射肌**，可开大孔裂。主要的孔裂周围肌为：①**眼轮匝肌** orbicularis oculi，肌纤维环绕于眼裂周围，呈扁椭圆形。作用：使眼裂闭合。②**口轮匝肌** orbicularis oris，肌纤维环绕口裂。作

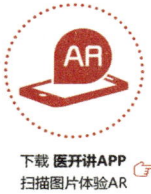

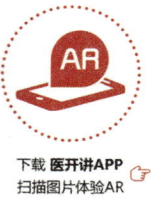

用：使口裂闭合。③颊肌 **buccinator**，位于口角两侧的面颊深部，紧贴于口腔侧壁的黏膜外面（属辐射肌）。作用：使唇、颊紧贴牙齿，帮助咀嚼和吸吮。

（2）咀嚼肌　与咀嚼动作有关，即运动颞下颌关节，主要有咬肌和颞肌。

1）咬肌 masseter　呈长方形，起自颧弓，向后下止于咬肌粗隆。作用：上提下颌骨。

2）颞肌 temporalis　起自颞窝骨面，肌束呈扇形向下会聚，通过颧弓的内侧，止于下颌骨冠突。作用：上提下颌骨。

2. 颈肌（图 1-88，图 1-89） 按其位置可分为颈浅肌群、颈中肌群和颈深肌群。

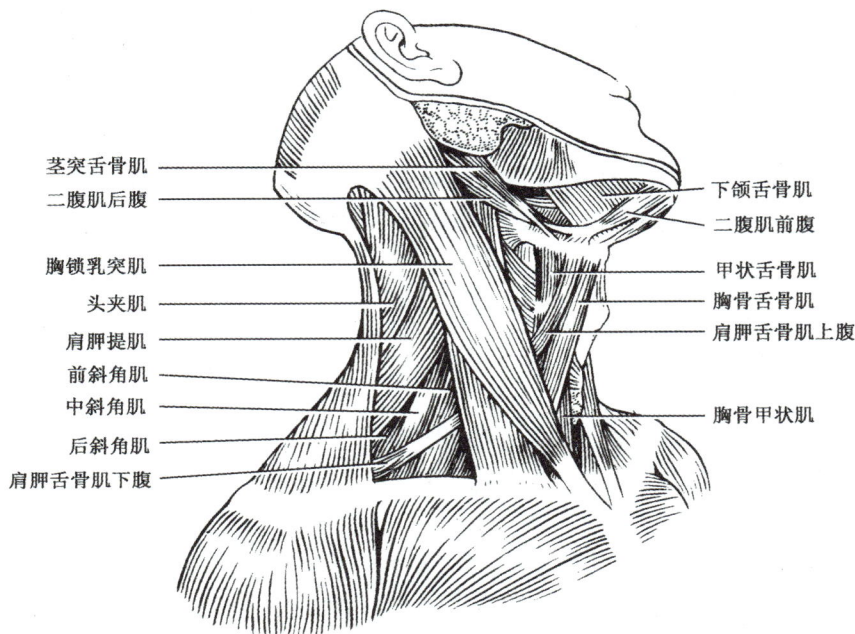

茎突舌骨肌
二腹肌后腹
胸锁乳突肌
头夹肌
肩胛提肌
前斜角肌
中斜角肌
后斜角肌
肩胛舌骨肌下腹

下颌舌骨肌
二腹肌前腹
甲状舌骨肌
胸骨舌骨肌
肩胛舌骨肌上腹
胸骨甲状肌

图 1-88　颈肌（右侧面）

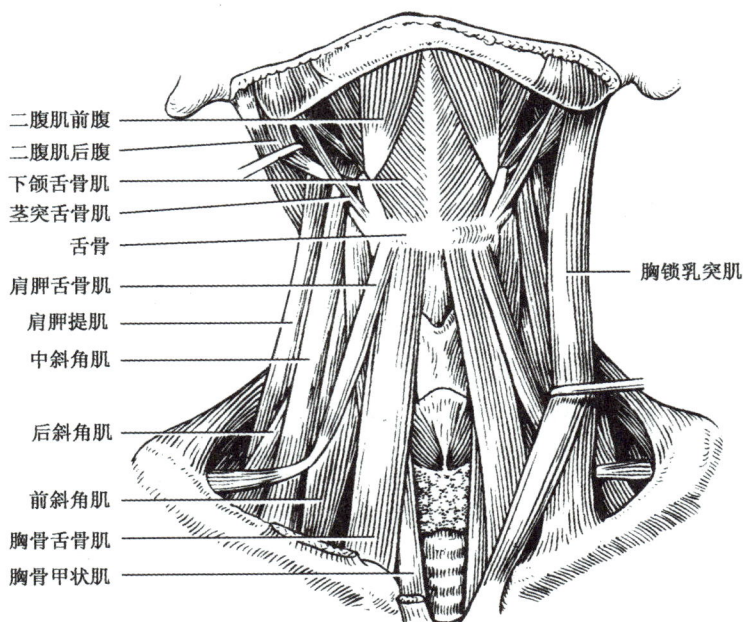

二腹肌前腹
二腹肌后腹
下颌舌骨肌
茎突舌骨肌
舌骨
肩胛舌骨肌
肩胛提肌
中斜角肌
后斜角肌
前斜角肌
胸骨舌骨肌
胸骨甲状肌

胸锁乳突肌

图 1-89　颈肌（前面）

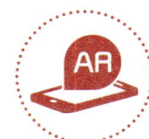

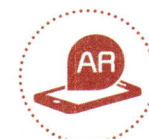

（1）颈浅肌群　主要有胸锁乳突肌。

胸锁乳突肌 sternocleidomastoid 斜列于颈部两侧，收缩力强而有力。该肌起自胸骨柄前面和锁骨胸骨端，肌束斜向后上方，止于颞骨乳突。作用：两侧收缩，使头向后仰；单侧收缩，使头屈向同侧，面转向对侧。单侧胸锁乳突肌可因胎儿产伤等原因造成挛缩，导致小儿斜颈。

（2）颈中肌群　包括舌骨上肌和舌骨下肌。

1）舌骨上肌　位于舌骨与下颌骨和颅底之间，是一群小肌，共4对。除二腹肌外，都以起止点命名。包括**二腹肌**、**茎突舌骨肌**、**下颌舌骨肌**和**颏舌骨肌**。作用：上提舌骨。

2）舌骨下肌　位于舌骨与胸骨之间，居喉、气管和甲状腺的前方，分浅、深两层，均依据起止点命名。包括**胸骨舌骨肌**、**肩胛舌骨肌**、**胸骨甲状肌**和**甲状舌骨肌**。作用：下降舌骨和喉。

（3）颈深肌群　位于颈椎两侧，包括**前斜角肌 scalenus anterior**、**中斜角肌 scalenus medius** 和**后斜角肌 scalenus posterior**。三者均起自颈椎横突，前斜角肌和中斜角肌向下止于第1肋，后斜角肌止于第2肋。前斜角肌和中斜角肌与第1肋之间围成的三角形裂隙，称为**斜角肌间隙 scalene fissure**，有臂丛和锁骨下动脉通过。作用：一侧收缩，使颈侧屈；两侧同时收缩，可上提第1、第2肋以助吸气。

【附一】运动四肢关节的主要肌综述

1. 运动肩关节的肌

屈：三角肌前部肌束、胸大肌、肱二头肌和喙肱肌。

伸：三角肌后部肌束、肱三头肌长头、背阔肌和大圆肌。

外展：三角肌和冈上肌。

内收：胸大肌、背阔肌、喙肱肌、肱三头肌长头、大圆肌和肩胛下肌。

旋内：三角肌前部肌束、肩胛下肌、胸大肌、背阔肌和大圆肌。

旋外：三角肌后部肌束、冈下肌和小圆肌。

2. 运动肘关节的肌

屈：肱二头肌、肱肌、肱桡肌和旋前圆肌。

伸：肱三头肌、肘肌。

3. 运动桡尺近侧、远侧关节的肌

旋前：旋前圆肌和旋前方肌。

旋后：旋后肌和肱二头肌。

4. 运动桡腕关节的肌

屈：桡侧腕屈肌、掌长肌、尺侧腕屈肌、指浅屈肌、指深屈肌和拇长屈肌。

伸：桡侧腕长伸肌、桡侧腕短伸肌、尺侧腕伸肌、示指伸肌和指伸肌。

内收：尺侧腕屈肌和尺侧腕伸肌同时收缩。

外展：桡侧腕屈肌和桡侧腕长、短伸肌同时收缩。

5. 运动指关节的肌

（1）运动拇指的肌

屈：拇长屈肌、拇短屈肌。

伸：拇长伸肌、拇短伸肌。

内收：拇收肌。

外展：拇长展肌、拇短展肌。

对掌：拇指对掌肌。

（2）运动第 2～5 指的肌

屈：指浅屈肌、指深屈肌和小指短屈肌（屈小指）。

伸：指伸肌、骨间肌、蚓状肌、示指伸肌（伸示指）和小指伸肌（伸小指）。

内收：骨间掌侧肌。

外展：骨间背侧肌和小指展肌。

6. 运动髋关节的肌

屈：髂腰肌、股直肌、阔筋膜张肌和缝匠肌。

伸：臀大肌、股二头肌、半腱肌和半膜肌。

外展：梨状肌、臀中肌和臀小肌。

内收：耻骨肌、长收肌、短收肌、大收肌和股薄肌。

旋内：臀中肌和臀小肌的前部肌束。

旋外：髂腰肌、臀大肌、臀中肌和臀小肌的后部肌束、梨状肌、耻骨肌、长收肌、短收肌、大收肌和股薄肌。

7. 运动膝关节的肌

屈：股薄肌、缝匠肌、股二头肌、半腱肌、半膜肌和腓肠肌。

伸：股四头肌。

旋内：股薄肌、缝匠肌、半腱肌和半膜肌。

旋外：股二头肌。

8. 运动足关节的肌

足跖屈（屈踝关节）：小腿三头肌、趾长屈肌、胫骨后肌、蹞长屈肌、腓骨长肌和腓骨短肌。

足背屈（伸踝关节）：胫骨前肌、蹞长伸肌和趾长伸肌。

足内翻：胫骨前肌和胫骨后肌。

足外翻：腓骨长肌和腓骨短肌。

9. 运动趾关节的肌

（1）运动蹞趾的肌

屈：蹞长屈肌和蹞短屈肌。

伸：蹞长伸肌和蹞短伸肌。

展：蹞展肌。

收：蹞收肌。

（2）运动第 2～5 趾的肌

屈：趾长屈肌、趾短屈肌、足底方肌、小趾短屈肌和小趾展肌（后两肌屈小趾）。

伸：趾长伸肌、趾短伸肌、蚓状肌（伸趾骨间关节）。

展：骨间背侧肌和小趾展肌（外展小趾）。

收：骨间足底肌。

【附二】全身主要肌简表

1. 背肌（表 1-1）

表 1-1　背肌的起止点、作用和神经支配

肌群	名称	起点	止点	作用	神经支配
浅肌群	斜方肌	上项线、枕外隆凸、项韧带、全部胸椎棘突	锁骨外侧 1/3、肩峰、肩胛冈	内收、上提、下降肩胛骨	副神经
	背阔肌	下 6 个胸椎棘突、全部腰椎棘突、髂嵴、骶正中嵴	肱骨小结节嵴	后伸、内收及旋内肩关节	胸背神经
	肩胛提肌	上 4 个颈椎横突	肩胛骨上角	上提肩胛骨	肩胛背神经
	菱形肌	下 2 个颈椎和上 4 个胸椎棘突	肩胛骨内侧缘	上提、内收肩胛骨	
深肌群	竖脊肌	骶骨后面、髂嵴后部	椎骨、肋骨和颞骨乳突	单侧收缩使脊柱侧屈，双侧收缩使脊柱后伸和仰头	脊神经后支

2. 胸肌和膈（表 1-2）

表 1-2　胸肌和膈的起止点、作用和神经支配

肌群	名称	起点	止点	作用	神经支配
胸上肢肌	胸大肌	锁骨内侧半、胸骨、第 1～6 肋软骨	肱骨大结节嵴	前屈、内收、旋内肩关节	胸内、外侧神经
	胸小肌	第 3～5 肋	肩胛骨喙突	拉肩胛骨向前下	胸内侧神经
	前锯肌	第 1～8 肋（或第 1～9 肋）	肩胛骨内侧缘及下角	拉肩胛骨向前	胸长神经
胸固有肌	肋间外肌	上位肋骨下缘	下位肋骨上缘	提肋助吸气	肋间神经
	肋间内肌	下位肋骨上缘	上位肋骨下缘	降肋助呼气	
	膈	胸廓下口及腰椎前面	中心腱	助呼吸，增加腹压	膈神经

3. 腹肌（表 1-3）

表 1-3　腹肌的起止点、作用和神经支配

肌群	名称	起点	止点	作用	神经支配
前外侧群	腹直肌	耻骨联合与耻骨结节之间	胸骨剑突、第 5～7 肋软骨前面	增加腹压，脊柱前屈，旋转躯干	第 5～11 肋间神经、肋下神经、髂腹下神经、髂腹股沟神经
	腹外斜肌	下 8 个肋外面	腹白线、髂嵴、腹股沟韧带		
	腹内斜肌	胸腰筋膜、髂嵴、腹股沟韧带外侧 1/2	腹白线		
	腹横肌	下 6 个肋内面、胸腰筋膜、髂嵴、腹股沟韧带外侧 1/3	腹白线		
后群	腰方肌	髂嵴	第 12 肋	降第 12 肋，脊柱腰部侧屈	腰神经前支

4. 上肢肌（表 1-4，表 1-5，表 1-6，表 1-7）

表 1-4　肩肌的起止点、作用和神经支配

肌群	名称	起点	止点	作用	神经支配
浅层	三角肌	锁骨外侧 1/3、肩峰、肩胛冈	肱骨三角肌粗隆	外展、前屈或后伸肩关节	腋神经
深层	冈上肌	肩胛骨冈上窝	肱骨大结节上部	外展肩关节	肩胛上神经
	冈下肌	肩胛骨冈下窝	肱骨大结节中部	旋外肩关节	肩胛上神经
	小圆肌	肩胛骨外侧缘后面	肱骨大结节下部		腋神经
	大圆肌	肩胛骨下角后面	肱骨小结节嵴	后伸、内收、旋内肩关节	肩胛下神经
	肩胛下肌	肩胛下窝	肱骨小结节	内收、旋内肩关节	

表 1-5　臂肌的起止点、作用和神经支配

肌群	名称	起点	止点	作用	神经支配
前群	肱二头肌	长头：肩胛骨盂上结节；短头：喙突	桡骨粗隆	屈肘，前臂旋后	肌皮神经
	喙肱肌	肩胛骨喙突	肱骨中部内侧	前屈、内收肩关节	
	肱肌	肱骨下半前面	尺骨粗隆	屈肘	
后群	肱三头肌	长头：肩胛骨盂下结节；外侧头、内侧头：分别在桡神经沟的外上方、内下方骨面	尺骨鹰嘴	伸肘	桡神经

表 1-6　前臂肌的起止点、作用和神经支配

肌群	名称	起点	止点	作用	神经支配
前群	浅层 肱桡肌	肱骨外上髁上方	桡骨茎突	屈肘	桡神经
	旋前圆肌	肱骨内上髁	桡骨中部外侧面	前臂旋前，屈肘	正中神经
	桡侧腕屈肌		第 2 掌骨底前面	屈腕	
	掌长肌		掌腱膜		
	尺侧腕屈肌		豌豆骨		尺神经
	指浅屈肌	肱骨内上髁及桡、尺骨前面	第 2～5 指中节指骨体两侧	屈腕，屈 2～5 指	正中神经
	深层 指深屈肌	尺骨上端前面及附近骨间膜前面	第 2～5 指远节指骨底前面	屈腕，屈 2～5 指	正中神经和尺神经
	拇长屈肌	桡骨前面及附近骨间膜	拇指远节指骨底前面	屈腕，屈拇指	正中神经
	旋前方肌	尺骨下端前面	桡骨下端前面	前臂旋前	

续表

肌群		名称	起点	止点	作用	神经支配
后群	浅层	桡侧腕长伸肌	肱骨外上髁	第2掌骨底后面	伸腕，腕外展	桡神经
		桡侧腕短伸肌		第3掌骨底后面		
		指伸肌		第2～5指中节和远节指骨底后面	伸腕，伸指	
		小指伸肌		小指中节和远节指骨底后面		
		尺侧腕伸肌		第5掌骨底后面	伸腕，腕内收	
		肘肌		尺骨上1/3	伸肘	
后群	深层	旋后肌	肱骨外上髁和尺骨上端	桡骨上端前面	前臂旋后	桡神经
		拇长展肌	桡、尺骨后面的上部	第1掌骨底	外展拇指	
		拇短伸肌	桡骨后面	拇指近节指骨底	伸拇指	
		拇长伸肌	尺骨后面	拇指远节指骨底		
		示指伸肌		示指指背腱膜	伸示指	

表 1-7　手肌的起止点、作用和神经支配

肌群	名称	起点	止点	作用	神经支配
外侧群	拇短展肌	屈肌支持带、腕骨	拇指近节指骨底	外展拇指	正中神经
	拇短屈肌			屈拇指	正中神经
	拇指对掌肌		第1掌骨	拇指对掌	正中神经
	拇收肌	屈肌支持带、腕骨、第3掌骨	拇指近节指骨	内收拇指	
内侧群	小指展肌	屈肌支持带、腕骨	小指近节指骨底	外展小指	第1、第2蚓状肌由正中神经支配，其余肌均由尺神经支配
	小指短屈肌			屈小指	
	小指对掌肌		第5掌骨内侧	小指对掌	
中间群	蚓状肌	指深屈肌腱	第2～5指指背腱膜	屈掌指关节，伸指骨间关节	
	骨间掌侧肌	第2、第4、第5掌骨	第2、第4、第5指指背腱膜	内收第2、第4、第5指	
	骨间背侧肌	第1～5掌骨相对缘	第2～4指指背腱膜	外展第2、第3、第4指	

5. 下肢肌（表 1-8，表 1-9，表 1-10，表 1-11）

表 1-8 髋肌的起止点、作用和神经支配

肌群	名称	起点	止点	作用	神经支配
前群	髂腰肌	髂肌：髂窝 腰大肌：腰椎体侧面和横突	股骨小转子	屈和外旋髋关节	腰丛分支
	阔筋膜张肌	髂前上棘	胫骨外侧髁	紧张阔筋膜	臀上神经
后群	臀大肌	髂骨翼外面、骶骨后面	股骨臀肌粗隆及髂胫束	伸和外旋髋关节	臀下神经
	臀中肌、臀小肌	髂骨翼外面	股骨大转子	外展髋关节	臀上神经
	梨状肌	骶骨前面		外展和外旋髋关节	骶丛分支

表 1-9 大腿肌的起止点、作用和神经支配

肌群	名称	起点	止点	作用	神经支配
前群	缝匠肌	髂前上棘	胫骨上端内侧面	屈髋关节，屈膝关节	股神经
	股四头肌	股直肌：髂前下棘 股内侧肌：股骨粗线 股外侧肌：股骨粗线 股中间肌：股骨前面	胫骨粗隆	伸膝关节，屈髋关节（股直肌）	
内侧群	股薄肌	耻骨支、坐骨支和坐骨结节前面	胫骨上端内侧面	内收、外旋髋关节	闭孔神经
	耻骨肌		股骨粗线		
	长收肌				
	短收肌				
	大收肌				
后群	股二头肌	长头：坐骨结节 短头：股骨粗线	腓骨头	伸髋关节，屈膝关节	坐骨神经
	半腱肌	坐骨结节	胫骨上端内侧面		
	半膜肌		胫骨内侧髁后面		

表 1-10 小腿肌的起止点、作用和神经支配

肌群	名称	起点	止点	作用	神经支配
前群	胫骨前肌	胫骨、腓骨上端及骨间膜前面	内侧楔骨、第1跖骨底	足背屈，足内翻	腓深神经
	踇长伸肌		踇趾远节趾骨底背面	伸踇趾，足背屈	
	趾长伸肌		第2~5趾中节、远节趾骨底背面	伸第2~5趾，足背屈	
外侧群	腓骨长肌	腓骨外侧面	内侧楔骨与第1跖骨底	足跖屈，足外翻	腓浅神经
	腓骨短肌		第5跖骨粗隆		

续表

肌群	名称	起点	止点	作用	神经支配
后群	小腿三头肌	腓肠肌内、外侧头：股骨内、外上髁后面；比目鱼肌：胫、腓骨上端后面	跟骨结节	腓肠肌：屈膝关节，足跖屈；比目鱼肌：足跖屈	胫神经
	趾长屈肌	胫骨、腓骨及骨间膜后面	第2～5趾远节趾骨底	屈第2～5趾，足跖屈	
	胫骨后肌		足舟骨、3块楔骨	足跖屈，足内翻	
	踇长屈肌		踇趾远节趾骨底	屈踇趾，足跖屈	

表 1–11　足肌的起止点、作用和神经支配

肌群	名称	起点	止点	作用	神经支配
足背肌	趾短伸肌	跟骨上面和外侧面	第2～4趾远节趾骨底	伸第2～4趾	腓深神经
	踇短伸肌		踇趾近节趾骨底	伸踇趾	
足底肌	内侧群 踇展肌	跗骨	踇趾近节趾骨底	外展踇趾	足底内侧神经
	踇短屈肌			屈踇趾	
	踇收肌			内收踇趾	
	外侧群 小趾展肌		小趾近节趾骨底	外展小趾	足底外侧神经
	小趾短屈肌			屈小趾	
	中间群 趾短屈肌	跟骨	第2～5趾中节趾骨	屈第2～5趾	足底内侧神经
	足底方肌		趾长屈肌腱		足底外侧神经
	蚓状肌	趾长屈肌腱	第2～5趾伸肌腱	屈跖趾关节伸趾骨间关节	足底内、外侧神经
	骨间足底肌	第3～5跖骨体	第3～5趾近节趾骨底	内收第3～5趾	足底外侧神经
	骨间背侧肌	跖骨相对缘	第2～4趾近节趾骨底	外展第2～4趾	

6. 头肌（表 1–12）

表 1–12　头肌的起止点、作用和神经支配

肌群	名称	起点	止点	主要作用	神经支配
面肌（表情肌）	枕额肌	额腹：帽状腱膜	眉部皮肤	提眉	面神经
		枕腹：枕骨	帽状腱膜	后牵帽状腱膜	
	眼轮匝肌	环绕眼裂周围		闭合眼裂	
	口轮匝肌	环绕口裂周围		闭合口裂	

续表

肌群	名称	起点	止点	主要作用	神经支配
	提上唇肌	上唇上方		提口角与上唇	
	颧肌				
	降口角肌	下唇下方	口角	降口角与下唇	
	降下唇肌				
	颊肌	面颊深部		使唇、颊紧贴牙齿，助咀嚼和吸吮	
咀嚼肌	咬肌	颧弓	咬肌粗隆		三叉神经
	颞肌	颞窝	下颌骨冠突	上提下颌骨（闭口）	
	翼内肌	翼突	下颌角内面		
	翼外肌	翼突	下颌颈	双侧收缩拉下颌骨向前（张口）；单侧收缩拉下颌骨向对侧	

7. 颈肌（表 1-13）

表 1-13　颈肌的起止点、作用和神经支配

肌群	名称	起点	止点	作用	神经支配
颈浅肌群	颈阔肌	胸大肌、三角肌表面的筋膜	口角	紧张颈部皮肤	面神经
	胸锁乳突肌	胸骨柄、锁骨胸骨端	颞骨乳突	两侧收缩，使头向后仰；单侧收缩，使头屈向同侧，面转向对侧	副神经
舌骨上肌群	二腹肌	前腹：下颌体 后腹：乳突	中间腱附于舌骨体	上提舌骨，降下颌骨	前腹：三叉神经 后腹：面神经
	下颌舌骨肌	与名称一致		上提舌骨	三叉神经
	茎突舌骨肌				面神经
	颏舌骨肌				第 1 颈神经前支
舌骨下肌群	肩胛舌骨肌、胸骨舌骨肌、胸骨甲状肌、甲状舌骨肌	与名称一致		下降舌骨	颈袢（$C_{1\sim3}$）
颈深肌群	前、中斜角肌	颈椎横突	第 1 肋	上提第 1 肋，助吸气	颈神经前支（$C_{3\sim4}$）
	后斜角肌		第 2 肋	上提第 2 肋，助吸气	

第五节　体表标志

在体表可以观察或触摸到的骨性突起和凹陷、肌的轮廓以及皮肤皱纹等，均称为**体表标志**。应用这些体表标志，可以确定体内血管和神经的走行，以及内部器官的位置、形状和大小，也可作为临床检查、治疗和针灸腧穴定位的标志，故有实用意义。

一、躯干部

（一）项背腰部的体表标志

背纵沟：为背部正中纵行的浅沟，在沟底可触及各椎骨的棘突。头俯下时，平肩处可摸到显著突起的第 7 颈椎棘突。脊柱下端可摸到尾骨尖和骶角。

竖脊肌：在背纵沟的两侧，呈纵行隆起。

肩胛骨：位于皮下，可以摸到肩胛冈、肩峰和上角、下角。肩胛冈内侧端平第 3 胸椎棘突，上角平对第 2 肋，下角平对第 7 肋或第 7 肋间隙。

髂嵴：位于皮下，其最高点约平对第 4 腰椎棘突。

髂后上棘：为髂嵴的后端，平对第 2 骶椎棘突。皮下脂肪少者为一骨性突起，皮下脂肪较多者则为一皮肤凹陷。

斜方肌：自项部正中线及胸椎棘突向肩峰伸展，呈三角形的轮廓，一般不明显，运动时略可辨认。

背阔肌：为覆盖腰部及胸后外侧的阔肌，运动时可辨认其轮廓。

（二）胸腹部的体表标志

锁骨：全长均可摸到。胸骨端膨大，突出于胸骨颈静脉切迹的两侧，其内侧 2/3 凸向前，外侧 1/3 凸向后。

喙突：在锁骨中、外 1/3 交界处的下方一横指处，向后深按即能触及。

颈静脉切迹：胸骨柄上缘正中，平对第 2 胸椎体下缘。

胸骨角：胸骨柄与胸骨体相接处形成突向前方的横行隆起，两侧接第 2 肋软骨，可依次计数肋和肋间隙。胸骨角向后平对第 4 胸椎体下缘。

剑突：在胸骨体下方两肋弓的夹角处，于三角形凹陷处可摸到。

肋弓：由剑突向外下方可摸到。

胸大肌：为胸前壁上部的肌性隆起。

脐：平对第 3、第 4 腰椎之间。

腹直肌：位于腹前壁正中线两侧，被 3 ～ 4 条横沟分成多个肌腹，这些横沟即腱划，肌收缩时在脐以上可见到。该肌外侧缘呈半月形的弧线，自第 9 肋软骨开始，下延至耻骨，称为**半月线**。

髂前上棘：是髂嵴的前端。

耻骨联合上缘：在两侧腹股沟内侧端之间可摸到的骨性横嵴，其下有外生殖器。

耻骨结节：为耻骨联合外上方的骨性隆起。

腹股沟：为腹部与股前部分界的沟。

腹外斜肌：在腹外侧，以肌齿起于下部数肋，其轮廓较为清楚。

二、上肢部

（一）骨性和肌性标志

肱骨大结节：在肩峰的下方，为三角肌所覆盖。

肱骨小结节：在肩胛骨喙突的稍外方。

肩峰：是肩部的最高点，为扁平的骨性突起。

肱骨内、外上髁：在肘关节两侧的稍上方，内上髁突出较明显。

尺骨鹰嘴：在肘后方极易摸到。

桡骨头：在肱骨外上髁下方，伸肘时在肘后方容易摸到。

桡骨茎突：位于腕桡侧，为桡骨下端外侧份的骨性隆起。

尺骨茎突：位于腕尺侧，在尺骨头后内侧，前臂旋前时，可在尺骨头下方摸到。正常情况下，尺骨茎突比桡骨茎突高。

豌豆骨：位于腕前尺侧的皮下。

三角肌：从前、外、后侧面包绕肱骨上端，形成肩部圆隆状的外形。

肱二头肌：在臂前面，其内、外侧各有一纵行的浅沟，内侧沟较明显。肱二头肌肌腱可在肘窝处摸到。

腕掌侧的肌腱：握拳屈腕时，在腕掌侧可见到 3 条肌腱，位于中间者为掌长肌腱，位于桡侧者为桡侧腕屈肌腱，位于尺侧者为尺侧腕屈肌腱。

腕背侧的肌腱：拇指伸直、外展时，在腕背桡侧可看到 3 条肌腱，自桡侧向尺侧依次为拇长展肌腱、拇短伸肌腱和拇长伸肌腱。在拇长伸肌腱的尺侧为指伸肌腱，手背尺侧可见小指伸肌腱。

（二）皮肤标志

腋前、后襞：上肢下垂时，在腋窝前、后面见到的皮肤皱襞。

肘窝横纹：屈肘时，出现于肘窝处的横纹。

腕掌侧横纹：屈腕时，在腕掌侧出现 2～3 条横行的皮肤皱纹，分别称为近侧横纹、中间横纹（不甚恒定）和远侧横纹。

三、下肢部

（一）骨性和肌性标志

坐骨结节：为坐骨最低点，取坐位时与凳子相接触，在皮下易摸到。

股骨大转子：为股骨颈与体交界处向上外侧的方形隆起，构成髋部最外侧的骨性边界。

股骨内、外侧髁和胫骨内、外侧髁：都在膝关节两侧皮下。

髌骨：在膝关节前面的皮下。

髌韧带：为髌骨下方的纵行粗索。

胫骨粗隆：为胫骨内、外侧髁间前下方的骨性隆起，向下续于胫骨前缘。

胫骨内侧面：位于皮下，向下可延至内踝。

腓骨头：位于胫骨外侧髁的后外方，位置稍高于胫骨粗隆。

外踝：为腓骨下端一窄长的隆起，比内踝低。

内踝：为胫骨下端内侧面的隆凸。

臀大肌：形成臀部圆隆的外形。

股四头肌：形成大腿前面的肌性隆起，肌腱经膝关节前面包绕髌骨的前面和两侧缘，向下延伸为髌韧带，止于胫骨粗隆，为临床上膝跳反射叩击部位。

半腱肌腱、半膜肌腱：附于胫骨上端的内侧，构成腘窝的上内侧界。

股二头肌腱：为一粗索，附着于腓骨头，构成腘窝的上外侧界。

腓肠肌：腓肠肌腹形成小腿后面的肌性隆起，俗称"小腿肚"。其内、外侧两个头构成腘窝的下内侧界和下外侧界。

踝关节前面的肌腱：用力使足背屈、伸足趾时，在踝关节前面可见到 3 条肌腱，自内侧向外侧依次为胫骨前肌腱、姆长伸肌腱和趾长伸肌腱。

跟腱：在踝关节后方，呈粗索状，向下止于跟骨结节。

（二）皮肤标志

臀股沟：又称臀沟，为一横行的沟，位于臀部与大腿后面之间。

腘窝横纹：在腘窝呈横行的皱纹。

四、头颈部

（一）骨性和肌性标志

枕外隆凸：为头后正中线处的骨性隆起。

乳突：为耳郭后方的骨性突起，属于颞骨。

颧弓：位于耳前方的骨性弓。

眶上缘、眶下缘：为眶底上、下的骨性边界。

眶上切迹：位于眶上缘内、中 1/3 交界处。

眉弓：为眶上缘上方的横行隆起。

下颌头：位于耳郭前方，张口、闭口运动时可移动。

下颌角：为下颌体下缘的后端。

舌骨：在颈前部正中，甲状软骨的上方。

咬肌：咬紧牙关时，在下颌角前上方的肌性隆起。

颞肌：在颧弓上方的颞窝内，咬紧牙关时可触及隆起。

胸锁乳突肌：头转向同侧时，在颈部可明显看到自后上斜向前下的长条状肌性隆起。

（二）皮肤标志

人中：为上唇外面中线上的一纵行浅沟。

鼻唇沟：为颊和上唇分界处的斜行浅沟。

复习思考题

1. 试述桡、尺骨上的关节面及其参与组成的关节。

2. 鼻旁窦有哪几对？其位置和开口如何？

3. 以表格形式比较肩关节和髋关节的异同点。

4. 为什么踝关节在跖屈时容易发生外侧韧带损伤？

5. 主要的呼吸肌有哪些？其作用如何？

第二章

消化系统

扫一扫，查阅本章数字资源，含PPT、音视频、图片等

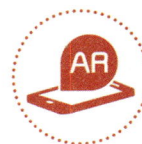

第一节 概 述

一、消化系统的组成

消化系统 alimentary system 由消化管和消化腺两部分组成（图 2-1）。

1. 消化管 alimentary canal 是从口腔至肛门的管道，长约 9m。根据位置、形态、结构特点和功能的差异，可分为口腔、咽、食管、胃、小肠（又分十二指肠、空肠和回肠）和大肠。临床上通常把从口腔到十二指肠的一段，称为**上消化道**；空肠到肛门的一段，称为**下消化道**。

2. 消化腺 alimentary gland 包括大消化腺和小消化腺两种。大消化腺是肉眼可见、独立存在的器官，如大唾液腺、肝、胰等。小消化腺则是散在于消化管壁内的无数小腺体，如胃腺和肠腺等，它们将分泌物排入消化管内，对食物进行化学性消化。

二、消化系统的主要功能

消化系统的主要功能是摄取食物，进行物理性和化学性消化，吸收其中的营养物质，作为机体新陈代谢和生长发育的原料，并将剩余的糟粕排出体外。此外，口腔、咽等还参与呼吸、发音和语言等活动。

三、消化管的一般结构

消化管壁一般可分为四层，由内向外依次为：黏膜、黏膜下层、肌层和外膜（图 2-2）。

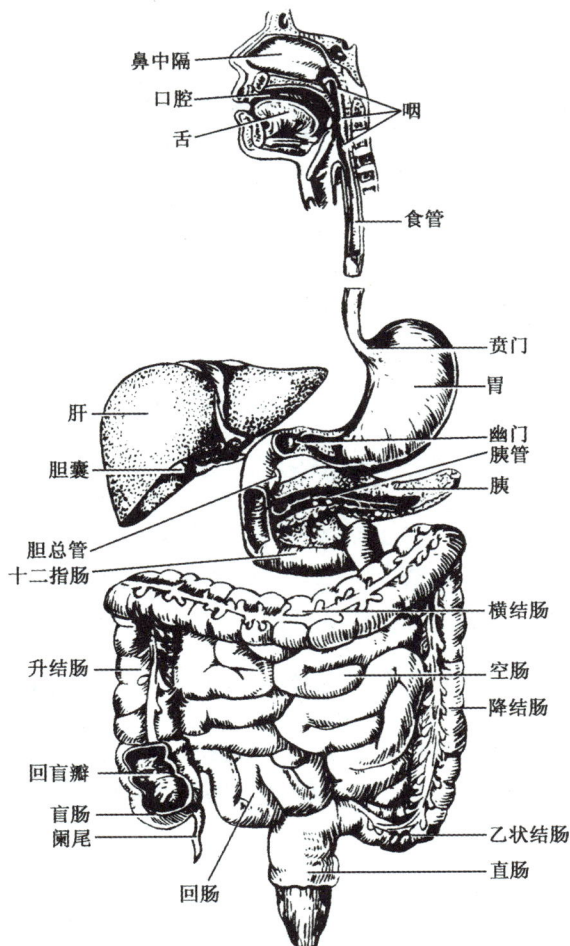

图 2-1 消化系统模式图

下载 医开讲APP 扫描图片体验AR

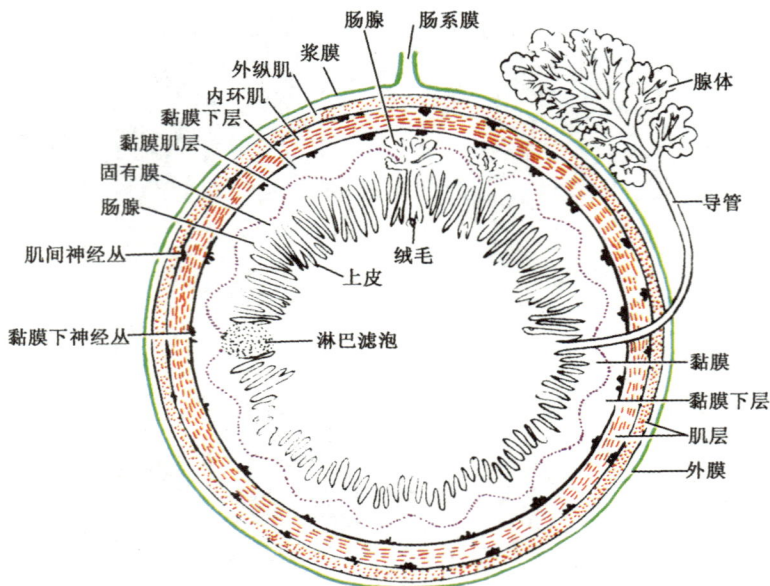

图 2-2　消化管的一般结构模式图（小肠壁横切面）

1. 黏膜　是消化管壁最内层结构，由上皮、固有膜和黏膜肌层构成。黏膜内有腺体，分泌消化液和黏液，帮助消化食物、湿润和保护管壁等。

2. 黏膜下层　又称**黏膜下组织**，由疏松结缔组织构成，可使黏膜具有一定的移动性。黏膜下层内含丰富的毛细血管、毛细淋巴管、神经末梢和黏膜下层腺体。在食管、胃、肠黏膜和部分黏膜下层，常共同突向管腔形成环行或纵行的皱襞。

3. 肌层　又称**肌织膜**，食管上部以上的消化管和肛门周围为骨骼肌，消化管的其余部分为平滑肌。平滑肌一般可分为内环和外纵两层，两层肌交替收缩和舒张，产生消化管的蠕动，并促使内容物逐渐向下移动。

4. 外膜　位于消化管的最外层，由结缔组织构成。腹腔内大部分消化管外面有一层间皮，称为**浆膜**，能分泌浆液，减少器官间的摩擦。

四、胸部标志线和腹部分区

大部分内脏器官在胸、腹、盆腔内的位置是相对固定的，而掌握内脏器官的正常位置，对于临床诊断检查有十分重要的意义。为了描述内脏器官的位置及其体表投影，通常在胸、腹部体表划出一定的标志线和分区（图 2-3）。

（一）胸部标志线

1. 前正中线 anterior median line　沿身体前面正中线所作的垂直线。

2. 胸骨线 sternal line　沿胸骨最宽处的外侧缘所作的垂直线。

3. 锁骨中线 midclavicular line　经锁骨中点向下所作的垂直线。

4. 胸骨旁线 parasternal line　经胸骨线与锁骨中线之间连线的中点所作的垂直线。

5. 腋前线 anterior axillary line　沿腋前襞向下所作的垂直线。

6. 腋中线 midaxillary line　沿腋窝中点向下所作的垂直线。

7. 腋后线 posterior axillary line　沿腋后襞向下所作的垂直线。

8. 肩胛线 scapular line　经肩胛骨下角所作的垂直线。

9. 后正中线 posterior median line　沿身体后面正中线所作的垂直线。

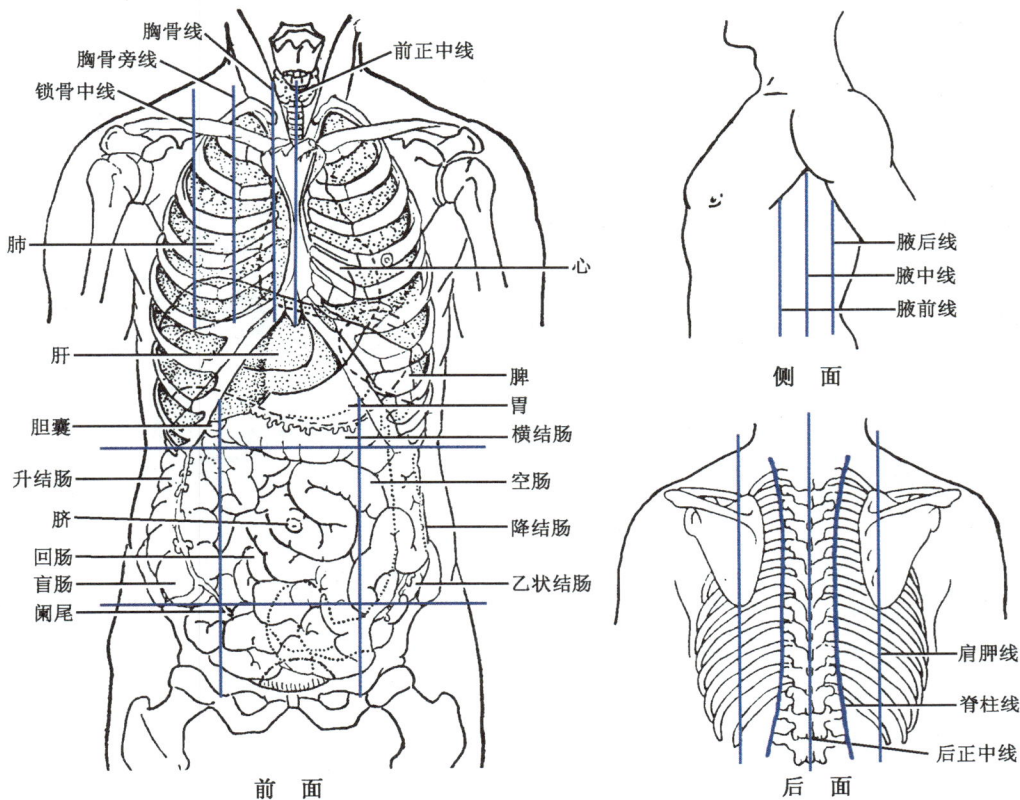

图 2-3　胸部标志线和腹部分区

（二）腹部分区

为了描述腹腔脏器的位置，常用的腹部分区方法有四分法和九分法两种。

1. 四分法　为临床常用的简便方法。该法是通过脐作一水平线和垂直线，将腹部分为左上腹、右上腹、左下腹和右下腹四个区。

2. 九分法　一般用两条水平线和两条垂直线，将腹部划分为三部九区。一条水平线是通过左、右肋弓最低点（第 10 肋的最低点）所作的连线；另一条水平线是通过左、右髂结节之间的连线；两条垂直线是通过左、右腹股沟韧带中点向上所作的垂直线。其中两条水平线将腹部分为上腹部、中腹部和下腹部三部，再由两条垂线与上述两条水平线相交，将腹部分成九区，包括上腹部的**腹上区**和左、右**季肋区**，中腹部的**脐区**和左、右**腹外侧区（腰区）**，下腹部的**耻区（腹下区）**和左、右**腹股沟区（髂区）**。

第二节　消化管

一、口腔

（一）口腔的构造和分部

1. 口腔的构造　口腔 oral cavity 是消化管的起始部，其前壁为口唇，侧壁为颊，上壁为腭，下壁为口腔底（图2-4）。口腔向前以口裂通体外，向后经咽峡通咽腔。

（1）口腔的前壁　为口唇，由皮肤、口轮匝肌和黏膜构成，分**上唇**和**下唇**。上、下唇之间的裂隙称为**口裂**，口裂的两端称为**口角**。上唇表面正中线上有一纵行浅沟，称为**人中 philtrum**，为人类特有的结构。其上、中1/3交界处为"水沟穴"，临床常针刺该穴以抢救昏迷患者。从鼻翼两旁至口角两侧各有一浅沟，称为**鼻唇沟**，是唇与颊的分界线。面瘫患者瘫痪侧鼻唇沟变浅或消失。

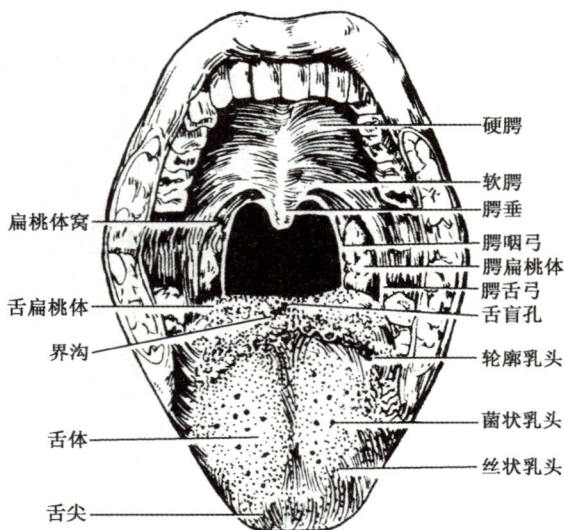

图 2-4　口腔

（2）口腔的侧壁　为**颊 cheek**，由皮肤、颊肌和黏膜等构成。

（3）口腔的上壁　为**腭 palate**，由硬腭和软腭两部分组成。其前2/3为**硬腭**，以骨为基础，表面覆以黏膜。后1/3为**软腭**，由骨骼肌和黏膜构成，其后缘游离，中央有一乳头状突起，称为**腭垂**。自腭垂向两侧各有两条弓形黏膜皱襞：其前方的一条向下连于舌根，称为**腭舌弓**；后方的一条向下连于咽的侧壁，称为**腭咽弓**。

（4）口腔的下壁　由封闭口腔底的软组织和舌构成。

（5）咽峡 isthmus of fauces　是口腔与咽腔的分界线，由腭垂、左右腭舌弓和舌根共同围成（图2-4）。

2. 口腔的分部　口腔由上、下牙弓分为口腔前庭和固有口腔。牙弓与唇、颊之间的狭窄腔隙，称为**口腔前庭**；牙弓以内的腔隙为**固有口腔**。当上、下牙咬合时，口腔前庭和固有口腔仍可借最后磨牙后方的间隙相通。对牙关紧闭的患者，可经此间隙将导管插入固有口腔，注入营养物质。

（二）口腔内器官

口腔内主要器官是牙和舌。

1. 牙 teeth　是人体最坚硬的器官，嵌入上、下颌骨牙槽内，分别排列成上、下牙弓，主要功能是对食物进行机械加工，并对语言、发音有辅助作用。

（1）牙的形态和构造　牙的形状和大小虽然各不相同，但每个牙都可分为牙冠、牙根和牙颈三部分（图2-5）。**牙冠**是暴露于口腔，露出于牙龈以外的部分。牙冠内的空腔，称为**牙冠腔**。

牙根是嵌入牙槽内的部分，借牙周膜与牙槽骨牢固相连。牙根尖部有一小孔，称为**牙根尖孔**，牙根内的细管称为**牙根管**。牙冠腔和牙根管合称为**牙腔**。**牙颈**为牙冠与牙根之间稍细的部分，外包有**牙龈**。

牙的构造由牙质、牙釉质、牙骨质和牙髓构成（图2-5）。**牙质**致密坚硬，构成牙的主体，位于牙的内部。在牙冠部牙质的表面，覆有一层白色、光亮的**牙釉质**，其钙化程度最高，是人体最硬的组织。在牙根和牙颈的表面包有一层**牙骨质**。**牙髓**位于牙腔内，由神经、血管、淋巴管和结缔组织构成。由于牙髓内含有丰富的感觉神经末梢，所以牙髓发炎时，可引起剧烈疼痛。

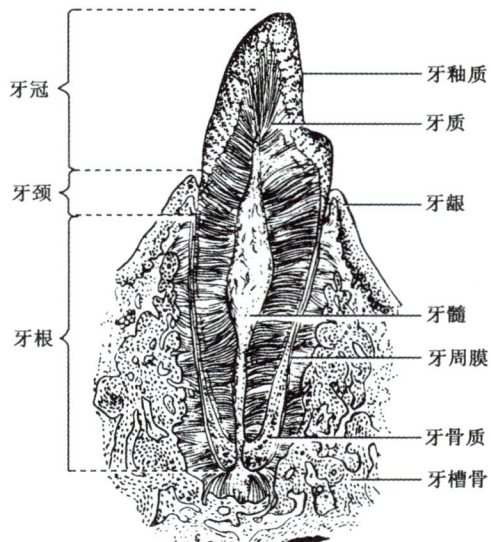

图 2-5 下颌切牙矢状切面

（2）出牙和牙式 人的一生中，先后有两组牙发生，第一组称为**乳牙 deciduous teeth**，第二组称为**恒牙 permanent teeth**。乳牙共20个，包括**切牙**、**尖牙**和**磨牙**；恒牙共32个，包括**切牙**、**尖牙**、**前磨牙和磨牙**。它们的形态各不相同（图2-6）。幼儿自6个月开始萌出乳牙，2～3岁内出齐。6～7岁开始换恒牙，12岁左右除第3磨牙外，全部出齐。第3磨牙长出较晚，18～30岁萌出，故称为**迟牙**（**智牙**），该牙常出现阻生、横生，是引起牙周炎的主要原因。迟牙有的人可终生不出，因此恒牙数28～32个均属正常。

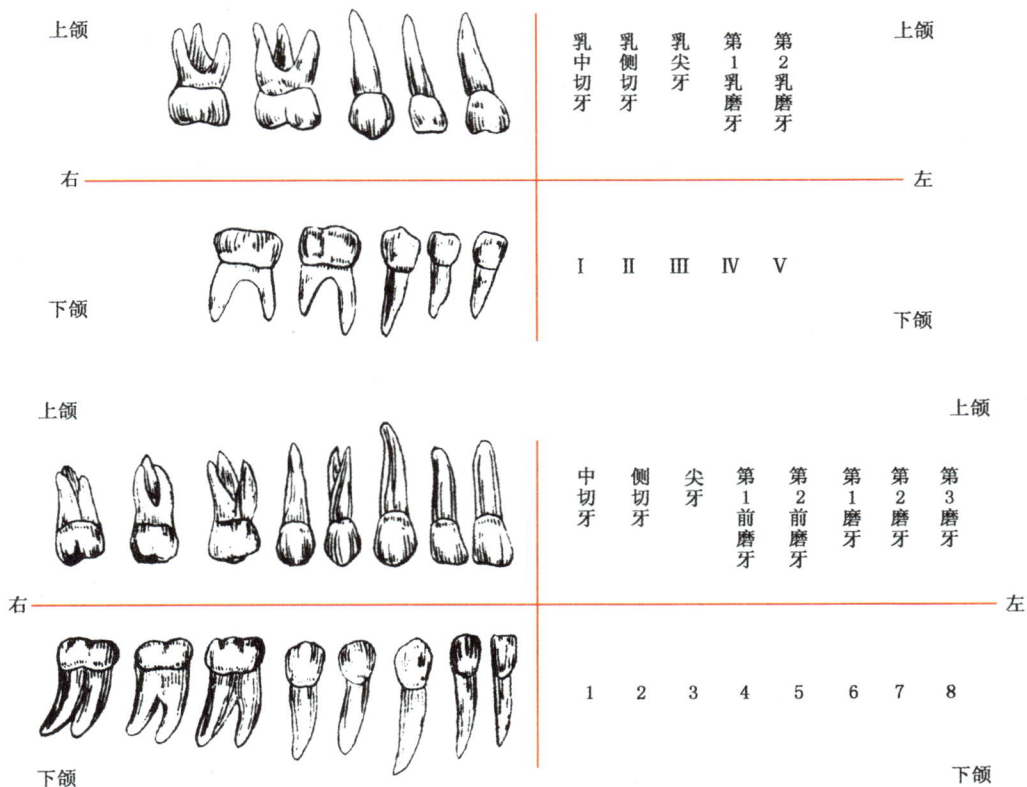

图 2-6 牙的名称和符号

临床上为了记录各个牙在口腔中的部位，通常以被检查者的方位为准，以横线表示上、下牙的分界，以纵线表示左、右侧的分界。以罗马数字表示乳牙，以阿拉伯数字表示恒牙。这种记录方式称为**牙式**。如："Ⅴ⌐"表示左下颌第2乳磨牙；"_6⌐"则表示右上颌第1恒磨牙。

2. 舌 tongue　位于口腔底，是口腔中可随意运动的器官。舌以骨骼肌为基础，表面覆以黏膜，有协助咀嚼、吞咽食物、辅助发音和感受味觉等功能。

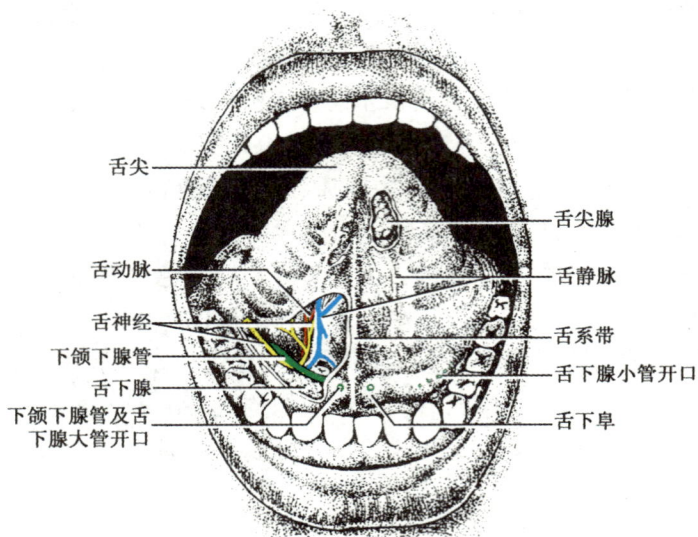

图 2-7　舌的下面

（1）舌的形态　舌有上、下两面。上面圆隆，称为**舌背**，被一向前开放的"人"字形的界沟分为前 2/3 的**舌体**和后 1/3 的**舌根**。舌体的前端称为**舌尖**（图 2-4）。舌下面正中线处有一矢状位的黏膜皱襞，称为**舌系带**，连于口腔底。在舌系带根部的两侧各有一小黏膜隆起，称为**舌下阜**，是下颌下腺管和舌下腺大管的共同开口处。由舌下阜向后外侧延伸的黏膜隆起称为**舌下襞**，其深面有舌下腺（图 2-7）。

（2）舌黏膜　淡红色，被覆于舌的表面。舌上面和两侧的黏膜上有许多小突起，称为**舌乳头**。按其形状可分为丝状乳头、菌状乳头、轮廓乳头和叶状乳头（图 2-4）。**丝状乳头**数量最多，体积最小，呈白色丝绒状，遍布于舌体，具有一般感觉功能。正常情况下，丝状乳头浅层的上皮细胞不断角化、脱落，并与食物残渣、黏液、细菌和渗出的白细胞等成分混合，附着于黏膜的表面，形成淡薄白色的**舌苔**。**菌状乳头**数量较少，散在于丝状乳头之间，为红色钝圆形小突起，多见于舌尖和舌体侧缘，内含味蕾，有感受酸、苦、甘、辛、咸等味觉的功能。**轮廓乳头**体积最大，有 7～11 个，排列于界沟前方，其中央隆起，周围有环沟，沟壁内的上皮中有味蕾，司味觉。**叶状乳头**在舌体侧缘后部，每侧有 4～8 条，呈叶片状，内含味蕾，小儿较清楚。

（3）舌肌　为骨骼肌，可分为舌内肌和舌外肌。舌内肌起止均在舌内，收缩时可改变舌的形状；舌外肌起于舌外，止于舌内，收缩时可改变舌的位置。舌外肌中最主要的一对为**颏舌肌**，该肌起自下颌骨体内面的颏棘，肌纤维向后上呈扇形，止于舌体中线两侧。两侧颏舌肌同时收缩，可使舌伸出口腔（伸舌）；单侧收缩时，可将舌尖伸向对侧。如一侧颏舌肌瘫痪，患者伸舌时舌尖偏向瘫痪侧。

（三）大唾液腺

在口腔周围，除有若干小唾液腺（如唇腺、颊腺、舌腺等）外，还有 3 对大唾液腺，即腮腺、下颌下腺和舌下腺（图 2-8）。它们的分泌液一昼夜可达 1000～1500mL，有湿润口腔、清洁口腔、调和食物及消化淀粉等作用。

1. 腮腺 parotid gland　为最大的一对唾液腺，略呈三角楔形，位于耳郭的前下方。腮腺管由腮腺的前缘穿出，在颧弓下一横指处紧贴咬肌表面前行，至咬肌前缘处转向内，穿过颊肌，开口于平对上颌第 2 磨牙的颊黏膜上。小儿麻疹早期可在腮腺管开口周围出现灰白色的斑点。

2. 下颌下腺 submandibular gland　呈卵圆形，位于下颌骨体的内面，其导管自腺的内侧面发出，开口于舌下阜。

3. 舌下腺 sublingual gland

是最小的一对，呈扁长杏核状，位于口腔底舌下襞的深面。舌下腺的导管有大、小两种。大管常与下颌下腺管汇合或单独开口于舌下阜，小管有5～15条直接开口于舌下襞。

二、咽

（一）咽的形态和位置

咽 pharynx 是消化管上端膨大的部分，为前后略扁的漏斗形肌性管道，是消化和呼吸的共同通道。上起自颅底，下至第6颈椎体下缘高度移行为食管，全长约12cm。咽位于上6个颈椎体的前方，在鼻腔、口腔和喉腔之后，两侧是颈部的大血管和神经。

（二）咽的分部和结构

咽的前壁不完整，上部与鼻腔相通，中部与口腔相通，下部与喉腔相通，故咽腔以软腭后缘和会厌上缘为界，自上而下可分为鼻咽、口咽和喉咽三部分（图2-9）。

1. 鼻咽 nasopharynx　位于鼻腔的后方，向前借鼻后孔与鼻腔相通，为颅底至软腭后缘之间的一段。在其两侧壁上，下鼻甲后方约1cm处有**咽鼓管咽口**，空气由此口经咽鼓管进入中耳鼓室。该口的前、上、后方有半环状的隆起，称为**咽鼓管圆枕**。圆枕后方与咽后壁之间有一纵行深窝，称为**咽隐窝**，是鼻咽癌的好发部位。

2. 口咽 oropharynx　位于口腔的后方，向前借咽峡与口腔相通，为软腭后缘与会厌上缘之间的一段。在其侧壁上，腭舌弓和腭咽弓之间有一凹窝，称为**扁桃体窝**，窝内容纳腭扁

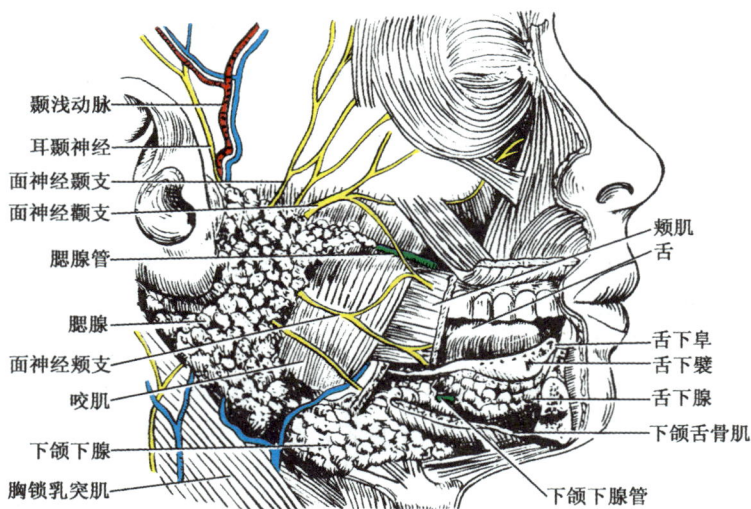

图 2-8　大唾液腺

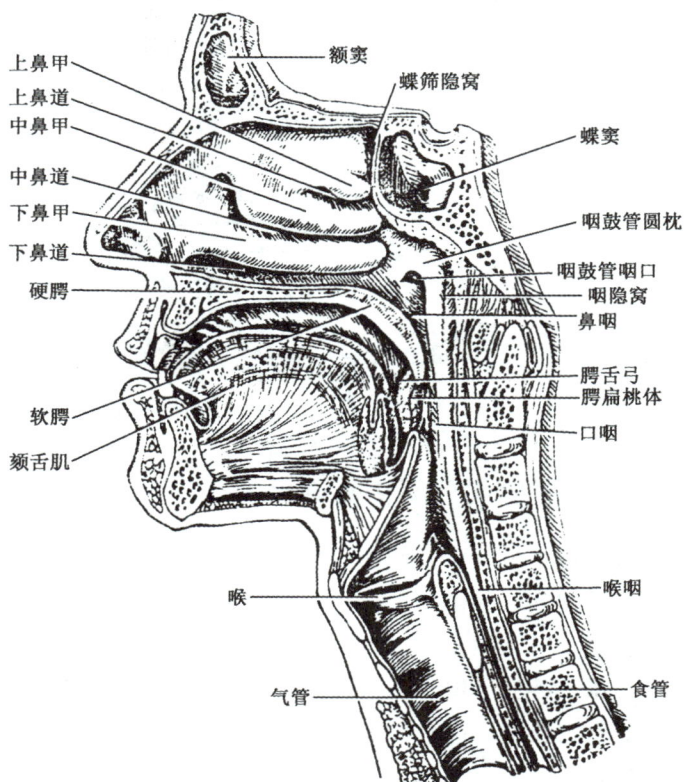

图 2-9　头部正中矢状切面

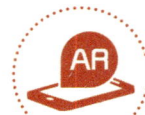

桃体。腭扁桃体是淋巴器官，具有防御功能。

3. 喉咽 laryngopharynx 位于喉的后方，为会厌上缘至第 6 颈椎体下缘之间的一段，向前经喉口通喉腔，向下续于食管。在喉口两侧与咽侧壁之间各有一个深窝，称为**梨状隐窝**，是异物易滞留的部位。

三、食管

（一）食管的形态和位置

食管 esophagus 是一前后略扁的肌性管道，是消化管各部中最窄的部分，长约 25cm。其上端在第 6 颈椎体下缘处，续于咽，下端至第 11 胸椎体左侧，连于胃的贲门。食管在颈部沿脊柱的前方和气管的后方下行入胸腔，在胸部先行于气管与脊柱之间（稍偏左），继经过左主支气管后方，再沿胸主动脉右侧下行，至第 9 胸椎体平面斜跨胸主动脉的前方至其左侧，然后在第 10 胸椎高度穿过膈的食管裂孔至腹腔，续于胃的贲门（图 2-10）。

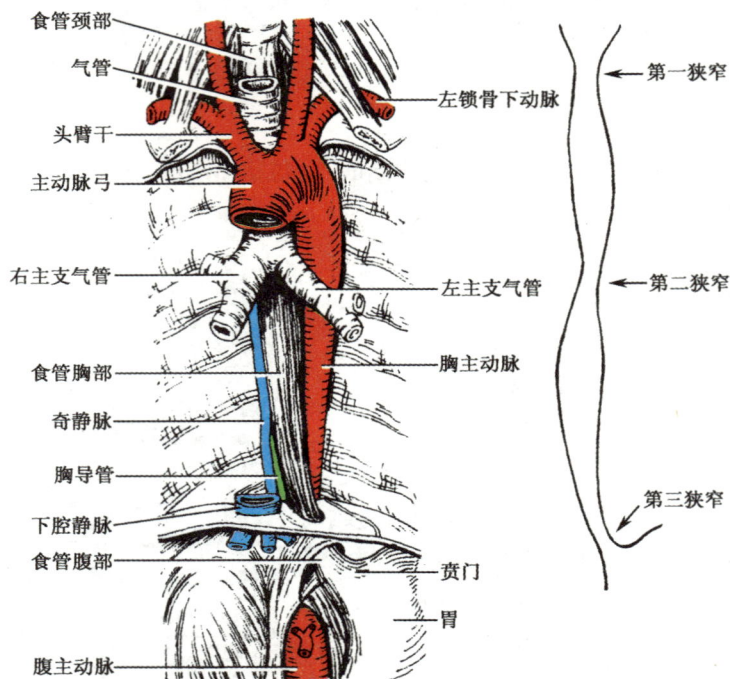

图 2-10 食管的位置及狭窄

（二）食管的分部和狭窄

食管依其行程可分颈部、胸部和腹部三部分。**颈部**长约 5cm，自食管起始端至胸骨的颈静脉切迹平面之间。**胸部**最长，18 ～ 20cm，由胸骨的颈静脉切迹平面至膈的食管裂孔之间。**腹部**最短，长仅 1 ～ 2cm，由膈的食管裂孔处至胃的贲门。食管全长有 3 个生理性狭窄（图 2-10）。

1. 第一狭窄 位于咽与食管相续处，平第 6 颈椎体下缘平面，距中切牙约 15cm。

2. 第二狭窄 位于食管与左主支气管交叉处，平第 4、第 5 胸椎体之间，距中切牙约 25cm。

3. 第三狭窄 位于食管穿过膈的食管裂孔处，平第 10 胸椎体平面，距中切牙约 40cm。

这些狭窄处是异物易滞留的部位，也是肿瘤的好发部位。临床上进行食管插管时，要注意食管的狭窄处，可根据食管插入的距离判断器械已到达的部位。

四、胃

胃 stomach 是消化管各部中最膨大的部分，上连食管，下续十二指肠，具有受纳食物、分泌胃液和进行初步消化的功能，还有内分泌功能。

（一）胃的形态和分部

1. 胃的形态　胃的形态和大小随内容物的多少而不同，还可因年龄、性别、体位和体型的不同而有差异。成年人胃的容量为 1000～2000mL，最多可达 3000mL，空虚时可缩成管状，高度充盈时可呈囊袋状。胃有上下两口，前后两壁，大小两弯。上口为入口，称为**贲门**，与食管相接；下口为出口，称为**幽门**，与十二指肠相连。胃前壁朝向前上方，胃后壁朝向后下方。胃的右上缘为凹缘，称为**胃小弯**，该弯最低点的明显转折处称为**角切迹**。胃的左下缘为凸缘，称为**胃大弯**（图 2-11）。

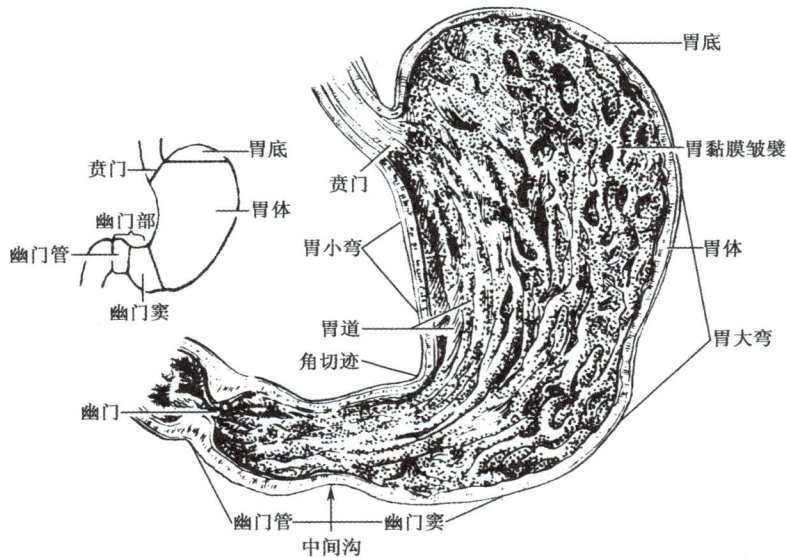

图 2-11　胃的形态、分部和黏膜

2. 胃的分部　胃可分为四部分（图 2-11）。靠近贲门的部分称为**贲门部**；贲门平面以上，向左上方膨出的部分称为**胃底**；胃的中间大部分称为**胃体**；在角切迹至幽门之间的部分称为**幽门部**。幽门部在胃大弯侧有一不太明显的浅沟，称为**中间沟**，此沟将幽门部分为右侧的**幽门管**和左侧的**幽门窦**。胃小弯和幽门部是溃疡的好发部位。

（二）胃的位置

胃在中等程度充盈时，其大部分位于左季肋区，小部分位于腹上区。贲门位于第 11 胸椎体左侧，幽门位于第 1 腰椎体右侧。当胃特别充盈时，胃大弯可降至脐以下。胃前壁右侧贴于肝左叶下面，左侧则被膈和左肋弓所掩盖；在剑突下，部分胃前壁直接与腹前壁相贴，该处是胃的触诊部位。胃后壁与左肾、左肾上腺及胰相邻。胃底与膈、脾相贴。

（三）胃壁的构造

胃壁由内向外分为黏膜、黏膜下层、肌层和外膜四层。胃黏膜呈淡红色，有丰富的胃腺。胃空虚时，黏膜形成许多不规则的皱襞；充盈时皱襞减少或消失。在胃小弯处，皱襞多为纵行，有4～5条；在贲门和幽门附近，皱襞呈放射状排列。在幽门处的黏膜向内形成环状皱襞，称为**幽门瓣**，有阻止胃内容物进入十二指肠的功能（图2-11）。胃黏膜下层内含丰富的血管、淋巴管和神经丛。胃的肌层比较发达，由内斜、中环和外纵三层平滑肌构成（图2-12）。在幽门处胃的环形肌特别增厚，形成**幽门括约肌**。胃的外膜为浆膜，由被覆于胃表面的脏腹膜构成。

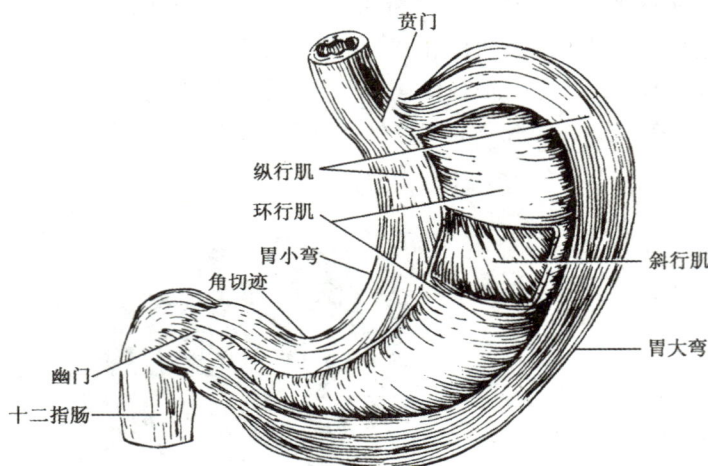

图 2-12 胃的肌层

五、小肠

小肠 small intestine 是消化管中最长的一段，也是最重要的消化吸收场所。上起自胃的幽门，下接盲肠，全长5～7m，可分为十二指肠、空肠和回肠三部分（图2-1）。

（一）十二指肠

十二指肠 duodenum 为小肠的起始段，长约25cm，相当于十二个手指并列的长度，因此得名。上端起自幽门，下端续于空肠，呈"C"形包绕胰头，可分为上部、降部、水平部和升部四部分（图2-13）。

1. 上部 superior part 长约5cm，在第1腰椎体右侧，起自幽门，水平向右，至肝门下方胆囊颈附近急转向下，移行为降部。上部左侧与幽门相连接的一段肠壁较薄，黏膜面光滑，无环状皱襞，称为**十二指肠球**，是十二指肠溃疡的好发部位。

2. 降部 descending part 长7～8cm，起自十二指肠上部，沿第1～3腰椎体的右侧和右肾前面内侧缘垂直下行，达第3腰椎体下缘处又急转向左，移行为水平部。在降部中份肠腔后内侧壁上有一纵行的黏膜皱襞，称为**十二指肠纵襞**，是因胆总管斜穿肠壁使黏膜隆起而形成。此襞下端有一乳头状隆起，称为**十二指肠大乳头**，系胆总管与胰管的共同开口，距中切牙约75cm。

3. 水平部 horizontal part 又称**下部**，长约10cm，起自十二指肠降部，在第3腰椎体平面向左，横过下腔静脉至腹主动脉的前面，在第3腰椎左前方移行为升部。

4. 升部 ascending part 最短，长2～3cm，起自水平部的末端，斜向左上方，至第2腰椎体左侧急转向下，移行为空肠。十二指肠与空肠转折处形成的弯曲称为**十二指肠空肠曲**。十二指肠空肠曲被一条由少量肌纤维和结缔组织共同构成的**十二指肠悬韧带**固定于腹后壁，该韧带临床上又称 **Treitz 韧带**，是腹部手术中确认空肠起始的重要标志。

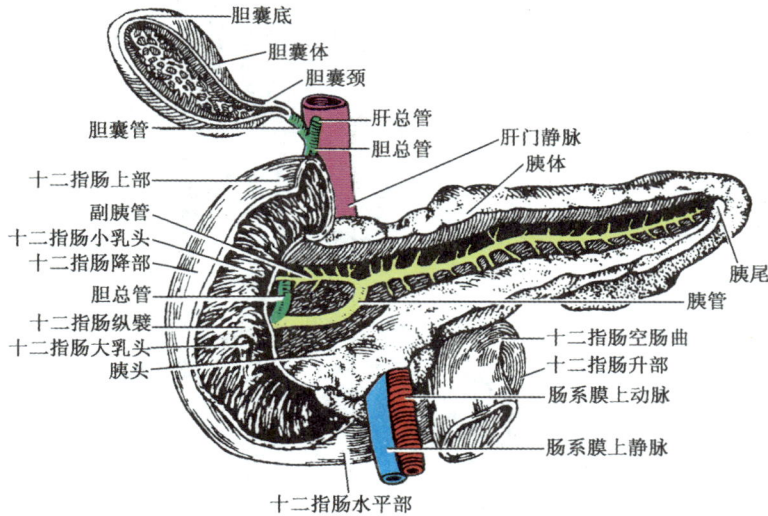

图 2-13　十二指肠和胰

（二）空肠和回肠

空肠 jejunum 和**回肠 ileum** 位于腹腔的中部和下部，周围被大肠所环抱，两者之间无明显界限。空肠于第 2 腰椎体左侧起自十二指肠空肠曲，约占空、回肠全长的近侧 2/5，主要占据腹腔的左上部（左腹外侧区和脐区）；回肠约占全长的远侧 3/5，主要占据腹腔的右下部（脐区和右腹股沟区），其末端续于盲肠。

空肠和回肠在结构上不完全一致，但变化是逐渐发生的。一般来说，空肠管径较粗，管壁较厚，血管较丰富，颜色较红润，黏膜环状皱襞密而高，黏膜内有许多散在的**孤立淋巴滤泡**；而回肠管径较细，管壁较薄，血管较少，颜色较淡，黏膜环状皱襞疏而低，黏膜内除有孤立淋巴滤泡以外，还有**集合淋巴滤泡**（图 2-14）。集合淋巴滤泡由孤立淋巴滤泡汇集而成，有 20～30 个，呈长椭圆形。这些淋巴滤泡具有防御功能，肠伤寒时细菌常侵犯回肠集合淋巴滤泡，从而导致肠出血或肠穿孔。

六、大肠

大肠 large intestine 全长约 1.5m，略呈方框形，围绕在空、回肠的周围。大肠在右髂窝内起自回肠末端，终于肛门，可分为盲肠、阑尾、结肠、直肠和肛管五部分。大肠的主要功能为吸收水分、维生素和无机盐，并将食物残渣形成粪便，排出体外。

大肠在外形上与小肠有明显不同，大肠口径较粗，肠壁较薄，而盲肠和结肠还具有 3 个特征性结构（图 2-15）：一是沿肠壁的表面排列有 3 条纵行的**结肠带**，由纵行平滑肌增厚而成；二是肠壁上由横沟隔开而成许多环形囊状突起，称为**结肠袋**；三是在结肠带附近由于浆膜下脂肪聚集，形成了许多大小不等的脂肪突起，称为**肠脂垂**。这 3 个特征性结构可作为腹部手术中识别结肠和盲肠的标志。

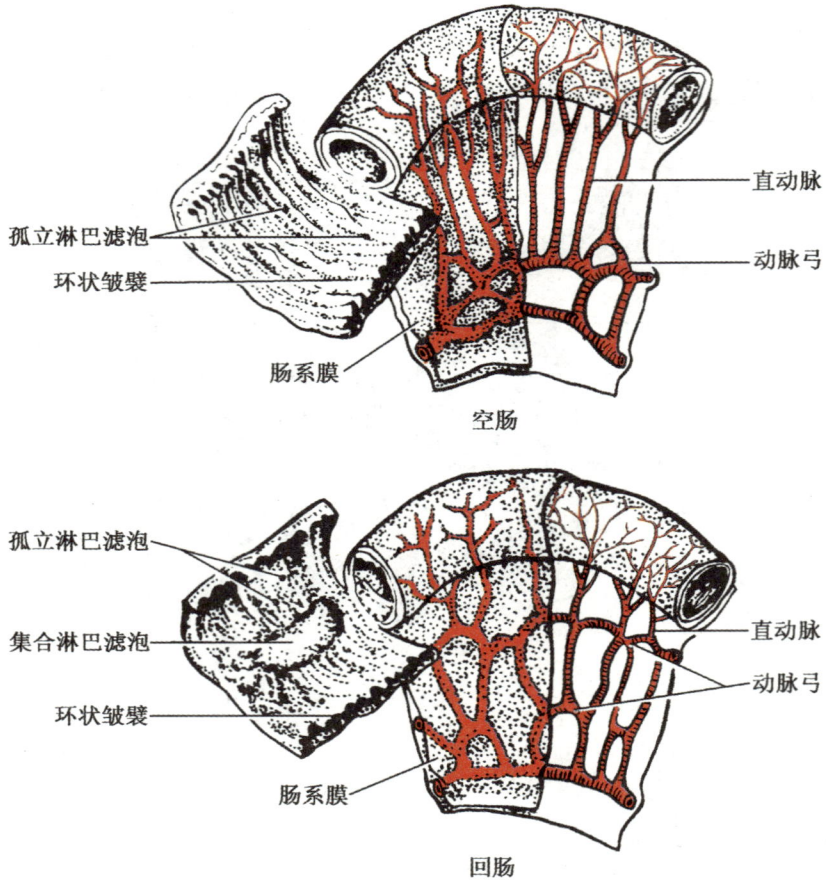

图 2-14 空肠与回肠

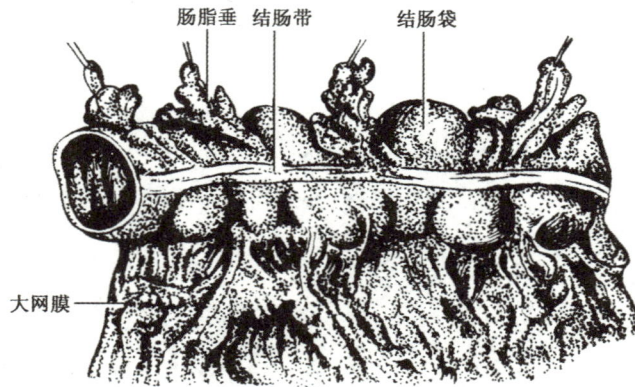

图 2-15 结肠的特征性结构（横结肠）

（一）盲肠

盲肠 caecum 是大肠的起始部，长 6 ～ 8cm，位于右髂窝内，下端是膨大的盲端，上续升结肠。回肠末端向盲肠的开口，称为回盲口。口的上、下缘各有一半月形的黏膜皱襞，称为**回盲瓣**，可阻止小肠内容物过快地流入大肠，以便食物在小肠内充分消化吸收，也可防止大肠内容物逆流入小肠。在回盲口的下方约 2cm 处，有阑尾的开口（图 2-16）。

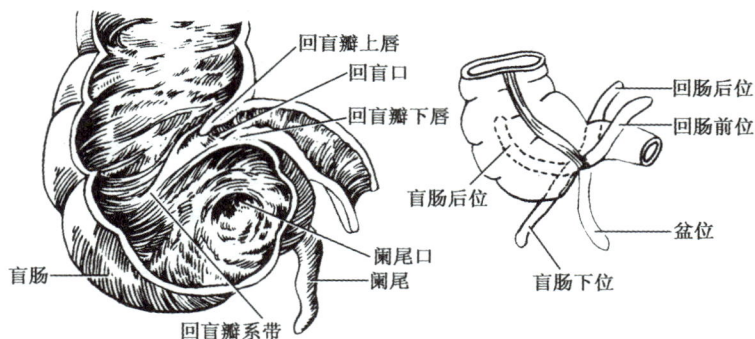

图 2-16 盲肠和阑尾

（二）阑尾

阑尾 vermiform appendix 是一条细长的盲管，形如蚯蚓，又称蚓突。上端连通盲肠后内侧壁，下端游离。其长度因人而异，一般长 7～9cm。

阑尾的位置较不恒定，可随盲肠的位置而变化。另外，阑尾本身也有多种位置变化，以盆位者多见，其次为盲肠后位和盲肠下位，回肠前位和回肠后位较罕见（图 2-16）。由于 3 条结肠带最后都汇集于阑尾根部，故手术中沿结肠带向下追踪，是寻找阑尾的可靠方法。阑尾根部的体表投影，通常在脐与右髂前上棘连线的中、外 1/3 交界处，称为**麦克伯尼点**（**McBurney point**），简称麦氏点。急性阑尾炎时，此点可有压痛或反跳痛（图 2-17）。

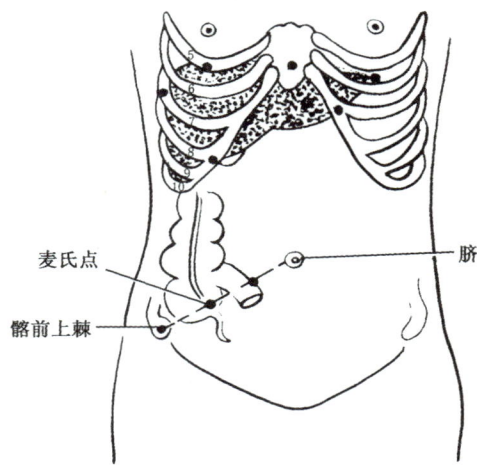

图 2-17 阑尾根部及肝的体表投影

（三）结肠

结肠 colon 是盲肠和直肠之间的一段，围绕在空、回肠周围。按其位置和形态，可分为升结肠、横结肠、降结肠和乙状结肠四部分（图 2-1）。

1. 升结肠 ascending colon 长约 15cm，起自盲肠上端，沿腹后壁右侧上升，至肝右叶下面转向左，移行于横结肠，转折处的弯曲称为**结肠右曲**。升结肠借结缔组织贴附于腹后壁，无系膜，因此活动性甚小。

2. 横结肠 transverse colon 长约 50cm，起自结肠右曲，向左至脾的下端折转向下，移行于降结肠，折转处的弯曲称为**结肠左曲**。横结肠由横结肠系膜连于腹后壁，活动度较大，常形成一下垂的弓形弯曲，其中间部可至脐或低于脐平面。

3. 降结肠 descending colon 长约 25cm，起自结肠左曲，沿腹后壁左侧下降，至左髂嵴处移行于乙状结肠。降结肠借结缔组织贴附于腹后壁，无系膜，活动性很小。

4. 乙状结肠 sigmoid colon 长约 40cm，平左髂嵴处起自降结肠，呈乙字形弯曲，向下进入盆腔，至第 3 骶椎体平面续于直肠。乙状结肠由乙状结肠系膜连于腹、盆腔左后壁，活动度较大。空虚时其前面常被小肠袢遮盖，充盈时在左髂窝可触及。

（四）直肠

1. 直肠的位置　直肠 rectum 位于盆腔，全长 10 ～ 14cm。其上端平第 3 骶椎体处接乙状结肠，下端至盆膈处续于肛管。直肠的后面是骶骨和尾骨，直肠前面的器官男、女性有所不同。在男性，直肠的前面有膀胱、前列腺、精囊等；在女性，则有子宫和阴道。临床指诊时，可触知前列腺或子宫和阴道等。

2. 直肠的弯曲和结构　直肠并不直，在正中矢状面上有两个弯曲：直肠上段与骶骨前面的曲度一致，形成一凸向后的弯曲，称为**骶曲**；下段绕过尾骨尖前面转向后下方，形成一凸向前的弯曲，称为**会阴曲**（图 2-18）。直肠下段的肠腔膨大，称为**直肠壶腹**。在直肠内面，由环形肌和黏膜形成的 2 ～ 3 个半月形皱襞称为**直肠横襞**，有支持粪便的作用。其中最大而恒定的一个皱襞在壶腹上部，居直肠前右侧壁，距肛门约 7cm（图 2-19）。肠镜检查时，应了解直肠横襞的位置，注意直肠的弯曲，以避免损伤肠壁。

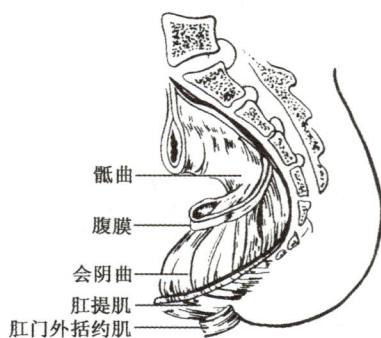

图 2-18　直肠的位置和弯曲

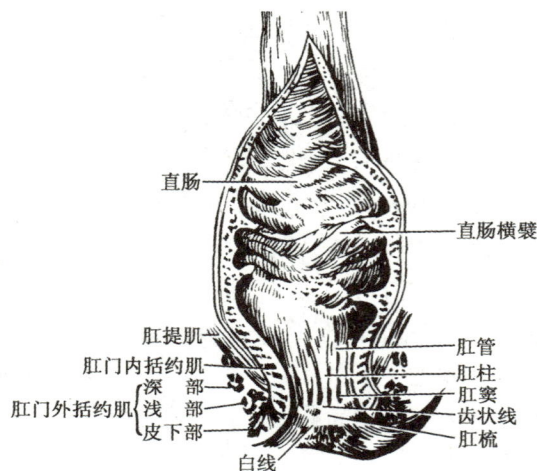

图 2-19　直肠和肛管的结构

（五）肛管

肛管 anal canal 为大肠的末段，长 3 ～ 4cm。其上端于盆膈处连于直肠，下端开口于肛门。肛管上段的黏膜形成 6 ～ 10 条纵行的皱襞，称为**肛柱**。各肛柱下端之间有半月形黏膜皱襞相连，称为**肛瓣**。两个相邻肛柱下端与肛瓣围成的袋状小隐窝，称为**肛窦**。肛窦内易积存粪屑，感染后易致肛窦炎，甚至可发展为直肠周围脓肿或肛瘘等。各肛瓣边缘和肛柱下端共同连成一锯齿状的环形线，称为**齿状线（肛皮线）**，是皮肤和黏膜的分界线。齿状线以下有一宽约 1cm 的环状带，表面光滑而略有光泽，称为**肛梳（痔环）**。在齿状线以上的黏膜下和肛梳的皮下有丰富的静脉丛，病理情况下静脉曲张向肠腔内突起，形成痔。发生在齿状线以上的痔称为内痔，发生在齿状线以下的痔称为外痔。肛梳下缘有一环状线称为**白线**，此线为肛门内、外括约肌的交界处，活体指诊时可触知一环状浅沟。白线以下的皮肤颜色较深，下方不远即终于肛门（图 2-19）。

肛管的肌层和其他部分的肠壁一样，都是由内环、外纵两层平滑肌构成。环形肌在肛管处特别增厚，形成**肛门内括约肌**，可协助排便。环绕在肛门内括约肌周围的骨骼肌则构成**肛门外括约肌**，有较强的控制排便功能（图 2-19）。

第三节　消化腺

一、肝

肝 **liver** 是人体中最大的腺体，也是最大的消化腺，重约 1350g，相当于体重的 1/50。胎儿和新生儿的肝相对较大，可达体重的 1/20。肝的血液供应丰富，故活体呈棕红色，质软而脆，受暴力打击易破裂出血。

（一）肝的形态

肝呈不规则的楔形，可分上下两面、左右两叶和前后两缘（图 2-20，图 2-21）。肝的上面膨隆，与膈相贴，称为**膈面**，有矢状位的**镰状韧带**将肝分为**肝左叶**和**肝右叶**。肝右叶大而厚，左叶小而薄。肝的下面凹凸不平，与许多内脏接触，称为**脏面**。此面有一略呈"H"形的沟，即左纵沟、右纵沟和横沟。左纵沟的前部为肝圆韧带裂，容纳**肝圆韧带**；后部为静脉韧带裂，容纳**静脉韧带**。右纵沟的前部为一浅窝，称为**胆囊窝**，容纳胆囊；后部为腔静脉沟，容纳**下腔静脉**。横沟即**肝门 porta hepatis**，有肝左管、肝右管、肝固有动脉、肝门静脉、神经和淋巴管通过。肝的前缘（又称下缘）薄锐，为膈面与脏面的分界线。肝的后缘圆钝，朝向脊柱。

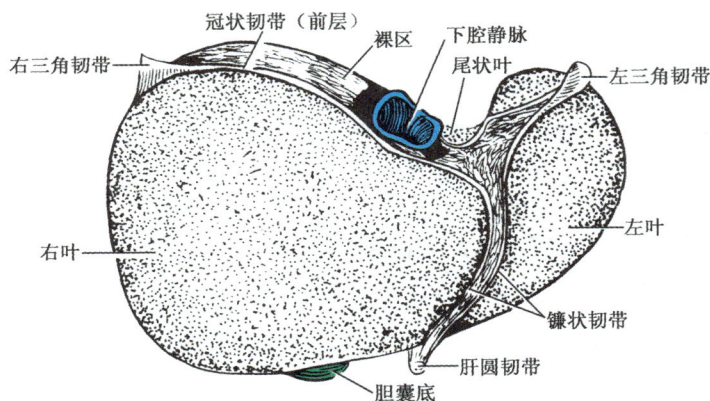

图 2-20　肝的上面

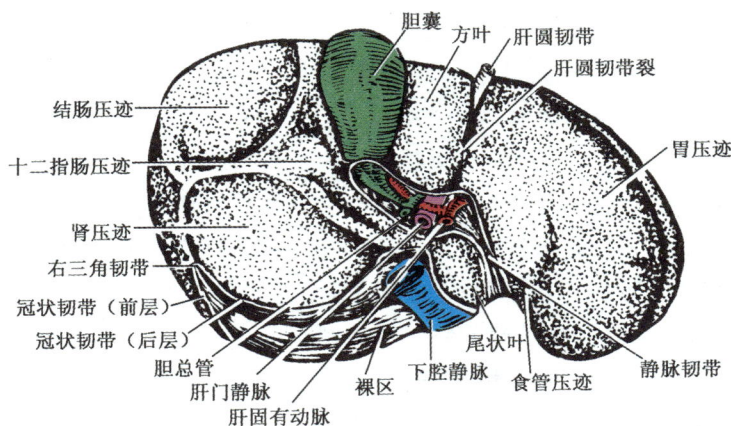

图 2-21　肝的下面

（二）肝的位置和体表投影

1. 肝的位置　肝大部分位于右季肋区和腹上区，小部分可达左季肋区。肝的膈面基本与膈穹隆一致，其大部分为肋弓所覆盖，仅在腹上区左、右肋弓间露出，并直接接触腹前壁（图2-17）。肝的脏面邻近腹腔器官，右叶下面与结肠右曲、右肾和十二指肠相接触，左叶下面与胃前壁相接触。

肝借韧带连于膈下面和腹前壁，因而呼吸时肝可随膈上下移动。平静呼吸时，肝的上下移动范围为 2～3cm。

2. 肝的体表投影

（1）肝的上界　与膈穹隆一致。在右腋中线处起自第7肋，由此向左至右锁骨中线处平第5肋，在前正中线处平胸剑结合，至左锁骨中线平第5肋间隙。此4点的弧形连线即为肝的上界（图2-17）。

（2）肝的下界　与肝的下缘一致。在右腋中线处平第10肋，再沿右肋弓下缘向左，至右第8、第9肋软骨结合处离开肋弓，经剑突下 3～5cm 处斜向左上，至左肋弓第7、第8肋软骨结合处，进入左季肋区，连于上界左端（图2-17）。因此，在正常成人，右肋弓下一般不能触及肝，剑突下可触及。在小儿，肝的体积相对较大，肝的下缘可低于右肋弓下缘 2～3cm。7岁以上儿童右肋弓下不能触及肝。

（三）肝的主要功能

肝的功能极为复杂，其主要功能如下：

1. 分泌胆汁　胆汁可帮助脂肪的消化和吸收，并促进脂溶性维生素的吸收。成人的肝每日可分泌胆汁 500～1000mL。

2. 参与物质代谢　肝几乎参与体内的一切代谢过程，被称为物质代谢的"中枢"。它是糖类、脂类、蛋白质等合成与分解、转化与运输、贮存与释放的重要场所，也与激素和维生素的代谢密切相关。

3. 解毒和吞噬功能　肝可以通过生物转化作用对非营养性物质（包括有毒物质）进行解毒和排泄。肝血窦内的枯否细胞具有活跃的吞噬能力，对进入人体内的细菌、异物进行吞噬和防御。

（四）肝外胆道

肝外胆道包括胆囊和输胆管道（图2-22，图2-23）。

1. 胆囊 gallbladder　位于肝右叶下面的胆囊窝内。上面借结缔组织与肝相连，易于分离；下面由腹膜覆盖。胆囊呈长梨形，长 8～12cm，可分为底、体、颈和管四部分。**胆囊底**为突向前下方的盲端，常在肝下缘露出。当它被胆汁充满时，可与腹前壁相接触。胆囊底的体表投影相当于右腹直肌外侧缘（或右锁骨中线）与右肋弓相交处。当胆囊发炎时，此处可有压痛。**胆囊体**与胆囊底之间无明显界限，占胆囊中央大部分，约在肝门右侧续于胆囊颈。**胆囊颈**细而短，常以直角弯向左侧，移行为胆囊管。**胆囊管**是胆囊颈的延续，与肝总管汇合成胆总管。胆囊颈和胆囊管的黏膜向腔内呈螺旋状突出，形成**螺旋襞**，可控制胆汁的出入，胆结石常嵌顿于此。

胆囊的功能是贮存和浓缩胆汁。胆囊收缩可促进胆汁排出。

2. 输胆管道　是将肝分泌的胆汁输送至十二指肠的管道，包括肝左管、肝右管、肝总管、胆囊管和胆总管。

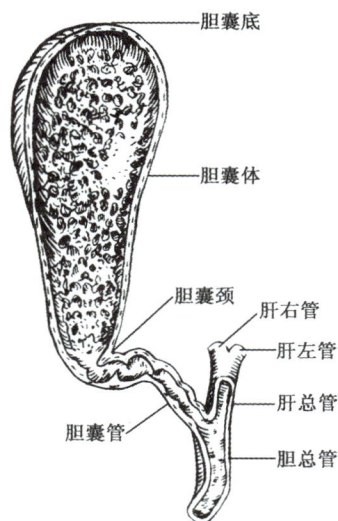

图 2-22 胆囊

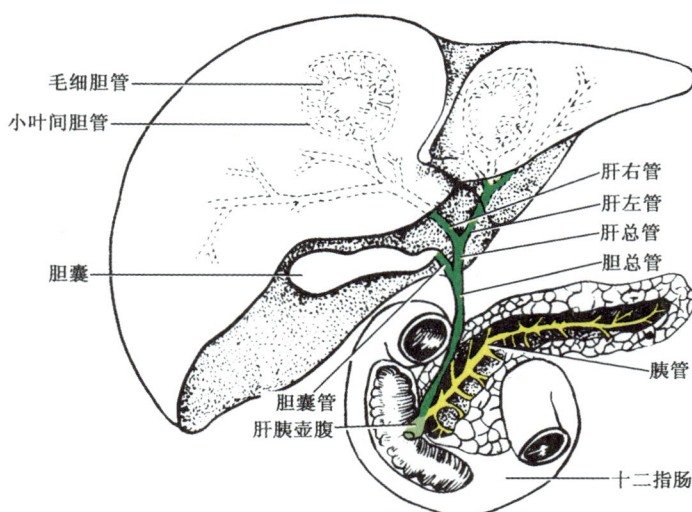

图 2-23 输胆管道模式图

左、右半肝内的毛细胆管逐渐汇合，分别形成肝左管、肝右管，二者出肝门汇合成**肝总管**。肝总管长约 3cm，末端与位于其右侧的胆囊管以锐角汇合成**胆总管**。胆总管长 4 ~ 8cm，下行于肝十二指肠韧带内，位于肝固有动脉右侧、肝门静脉前方，继而下行，经十二指肠上部的后方，至胰头与十二指肠降部之间，进入十二指肠降部的后内侧壁，在此与胰管汇合，形成略膨大的总管，称为**肝胰壶腹**（**Vater 壶腹**），开口于十二指肠大乳头。在肝胰壶腹周围有环形平滑肌，称为**肝胰壶腹括约肌**（**Oddi 括约肌**），可控制胆汁的排出，防止十二指肠的内容物逆流入胆总管和胰管内。

二、胰

胰 pancreas 是人体第二大腺体，重约 100g。

（一）胰的形态和位置

1. 胰的形态　胰为长棱柱状，可分为头、体和尾三部分。**胰头**较宽大，在第 2 腰椎体右前方，被十二指肠包绕，后方有胆总管、肝门静脉和下腔静脉。**胰体**是胰的中间大部分，横跨下腔静脉、腹主动脉、左肾和左肾上腺的前面。**胰尾**是左端狭细部，抵达脾门。

在胰的实质内偏后方，有一条起于胰尾向右横贯其全长的主排泄管，称为**胰管**，与胰的长轴平行。胰管沿途接受许多小叶间导管，最后与胆总管合并，开口于十二指肠大乳头。在胰头上方有时可见一小管，行于胰管的上方，称为**副胰管**，开口于十二指肠小乳头（图 2-13）。

2. 胰的位置　胰的位置较深，在第 1、第 2 腰椎体水平横贴于腹后壁，为腹膜外位器官。胰的前面隔网膜囊与胃相邻，后方有下腔静脉、胆总管、肝门静脉和腹主动脉等重要结构。胰的上缘约平脐上 10cm，下缘约平脐上 5cm 处。由于胰的位置较深，前面有胃、横结肠和大网膜等遮盖，故胰病变时，在早期腹壁体征往往不明显，从而增加了诊断的困难性。

（二）胰的功能

胰由外分泌部和内分泌部组成。外分泌部分泌胰液，内含多种消化酶（如胰蛋白酶、胰淀粉酶、胰脂肪酶），有分解和消化蛋白质、糖类和脂肪的作用；内分泌部即胰岛，散在于胰的实质内，胰尾部较多，主要分泌胰岛素和胰高血糖素，调节血糖的代谢。

第四节   腹   膜

一、腹膜的概念

腹膜 peritoneum 是一层薄而光滑的浆膜，由间皮和结缔组织构成，呈半透明状，衬于腹、盆壁内面和腹、盆腔脏器表面。衬于腹、盆壁内面的部分，称为**壁腹膜**；覆盖于腹、盆腔脏器表面的部分，称为**脏腹膜**。脏、壁腹膜互相移行，共同围成一个潜在性腔隙，称为**腹膜腔**。男性腹膜腔是一个完全封闭的囊，与外界不通；女性腹膜腔则借输卵管、子宫和阴道与外界相通。

腹膜腔和腹腔在解剖学上是两个不同而又相关的概念。广义的腹腔是指膈以下、盆膈以上，由腹壁围成的腔，其内容纳所有腹、盆腔脏器，而这些脏器全部在腹膜腔之外。狭义的腹腔是指小骨盆上口以上、膈以下的腔。腹膜腔则指脏腹膜与壁腹膜之间的潜在性腔隙，腔内仅含少量浆液。实际上，腹、盆腔脏器均位于腹腔之内、腹膜腔之外。

腹膜可分泌少量浆液，减少脏器间的摩擦。在病理情况下，腹膜渗出液增加，可形成腹水。腹膜有广阔的表面，并有较强的吸收能力，特别是上腹部腹膜的吸收能力更强，故腹膜炎患者宜采取半卧位，以减少对毒素的吸收。此外，腹膜对脏器还具有支持、固定、修复和防御功能。

二、腹膜与腹盆腔脏器的关系

根据腹膜覆盖脏器的程度不同，可将腹、盆腔脏器分为三类（图 2-24，图 2-25）。

1. 腹膜内位器官   凡脏器表面几乎完全被腹膜所覆盖者，称为**腹膜内位器官**，如胃、十二指

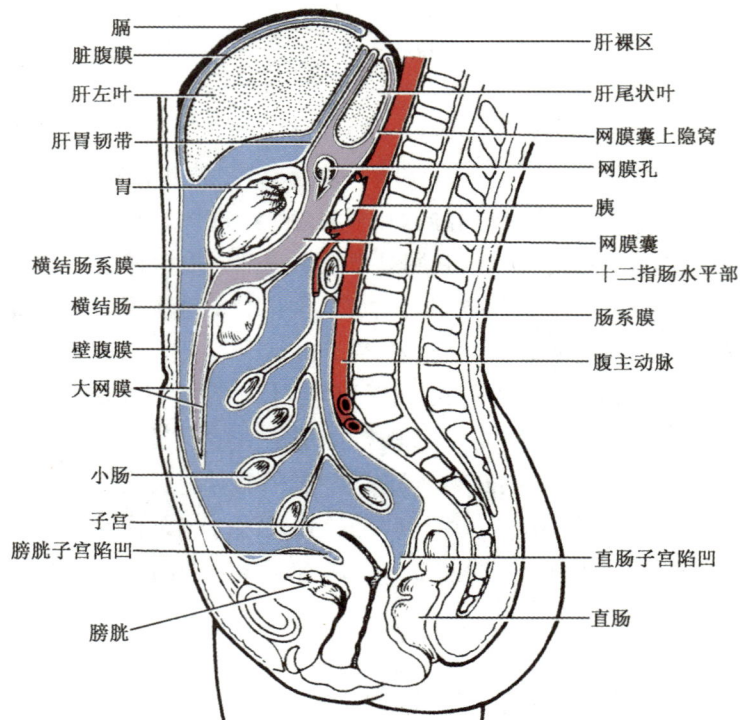

图 2-24   腹膜（正中矢状切面，女性）

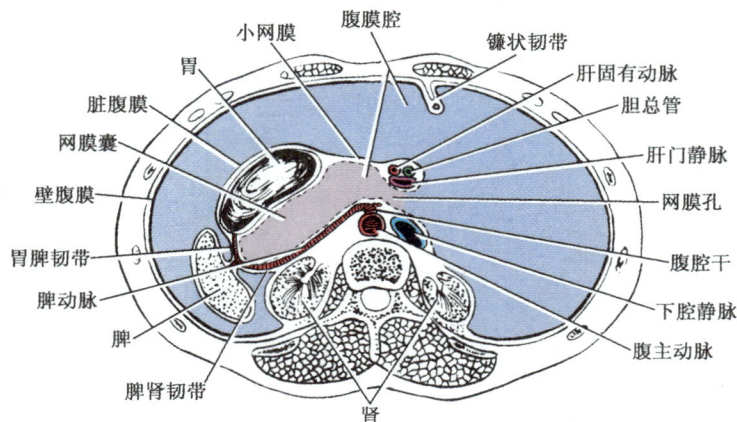

图 2-25 腹膜（通过网膜孔的水平切面）

肠上部、空肠、回肠、盲肠、阑尾、横结肠、乙状结肠、脾、卵巢和输卵管等。这些器官的活动性较大。

2. 腹膜间位器官 凡脏器的三个面或大部分被腹膜所覆盖者，称为**腹膜间位器官**。如肝、胆囊、升结肠、降结肠、直肠上部、膀胱和子宫等。

3. 腹膜外位器官 凡脏器仅有一面被腹膜所覆盖者，称为**腹膜外位器官**。如肾、肾上腺、胰、十二指肠降部和水平部、输尿管和直肠下部等。

了解脏器与腹膜的关系，有重要的临床意义。如腹膜内位器官的手术必须通过腹膜腔，而肾、输尿管等腹膜外位器官则不必打开腹膜腔便可进行手术，从而避免腹膜腔的感染和术后脏器粘连。

三、腹膜形成的结构

壁腹膜与脏腹膜之间或脏腹膜之间互相返折移行，形成许多结构，如网膜、系膜、韧带和陷凹等。这些结构不仅对器官起着连接和固定的作用，也是血管、神经等进入脏器的途径。

（一）网膜

网膜 omentum 包括小网膜和大网膜等（图 2-24，图 2-25，图 2-26）。

1. 小网膜 lesser omentum 是由肝门向下移行于胃小弯和十二指肠上部之间的双层腹膜结构。由肝门连于胃小弯的部分，称为**肝胃韧带**；由肝门连于十二指肠上部的部分，称为**肝十二指肠韧带**，其内有进出肝门的三个重要结构通过：胆总管位于右前方，肝固有动脉位于左前方，两者之间的后方为肝门静脉。小网膜的右缘游离，其后方为**网膜孔**，经此孔可进入网膜囊。

2. 大网膜 greater omentum 是连于胃大弯和横结肠之间的四层腹膜结构，形似围裙，悬垂于横结肠、空肠和回肠的前面。前两层是来自胃前、后壁的腹膜，自胃大弯和十二指肠上部下垂而成，下垂至近骨盆缘时再急转向上，形成大网膜的后两层，向上包绕横结肠，移行为横结肠系膜，与腹后壁腹膜相连续。大网膜中含有丰富的脂肪和巨噬细胞，后者有重要的防御功能。当腹内发生炎症（阑尾炎、胃穿孔等）时，大网膜可向病灶处移动并将病灶包围，以限制炎症蔓延，故有"腹腔卫士"之称。

3. 网膜囊 omental bursa 是位于小网膜和胃后壁与腹后壁之间扁窄的腹膜间隙，为腹膜腔的一部分，又称**小腹膜腔**。网膜囊借网膜孔与腹膜腔的其余部分相通。

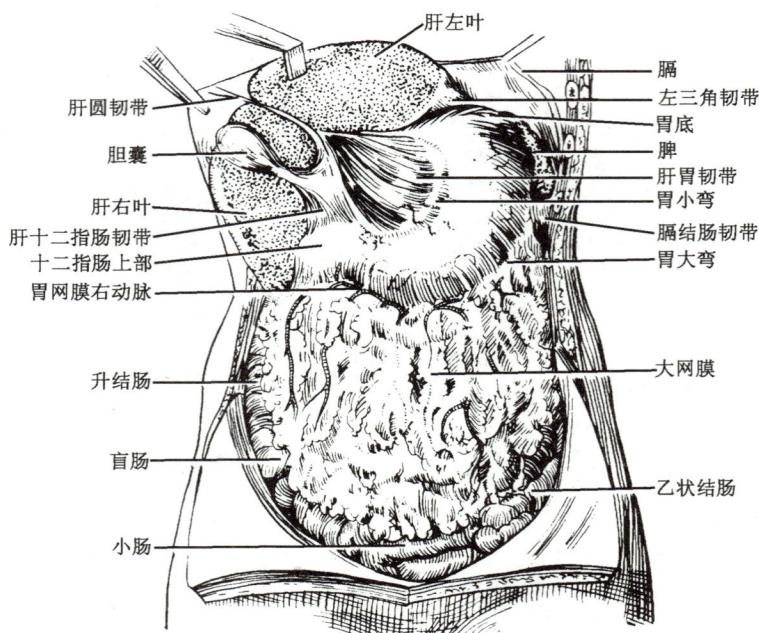

图 2-26　网膜

（二）系膜

系膜通常是指将肠管连于腹后壁的双层腹膜结构，两层之间夹有出入该器官的血管、神经、淋巴管和淋巴结等。主要的系膜有**肠系膜 mesentery**、**阑尾系膜 mesoappendix**、**横结肠系膜 transverse mesocolon**、**乙状结肠系膜 sigmoid mesocolon** 等。其中以肠系膜最长，呈扇形，是将空肠、回肠连于腹后壁的双层腹膜结构，故空肠、回肠又称**系膜小肠**。肠系膜附着于腹后壁的部分，称为**肠系膜根 radix of mesentery**。肠系膜根始于第 2 腰椎体左侧的十二指肠空肠曲，斜向右下，止于右骶髂关节前方，长约 15cm。

（三）腹膜陷凹

腹膜陷凹为腹膜在脏器间形成的一些较大而恒定的凹陷。在男性，膀胱与直肠之间有**直肠膀胱陷凹 rectovesical pouch**。在女性，子宫与膀胱之间有一较浅的**膀胱子宫陷凹 vesicouterine pouch**；直肠与子宫之间有**直肠子宫陷凹 rectouterine pouch**，较深，且与阴道穹后部相邻（图 2-24）。站立或坐位时，男性的直肠膀胱陷凹和女性的直肠子宫陷凹是腹膜腔的最低部位，故腹膜腔积液多聚积于此，临床上可做直肠穿刺和阴道穹后部穿刺以进行诊断和治疗。

复习思考题

1. 某小孩误吞一梅核，后随大便排出，请指出此核依次通过消化系统哪些狭窄和易阻挡部位的名称。

2. 试述咽的形态、位置、分部，各部主要结构及交通。

3. 试述肝外胆道的组成以及胆汁产生和排泄途径。

4. 胰头癌肿大时，将压迫哪些主要结构？会出现什么症状？

第一节 概 述

一、呼吸系统的组成

呼吸系统 respiratory system 由肺外呼吸道和肺组成（图 3-1）。肺外呼吸道包括鼻、咽、喉、气管和主支气管。肺由肺内各级支气管以及肺泡等构成。肺外呼吸道和肺内各级支气管是气体进出的通道，肺泡则是进行气体交换的主要场所。临床上通常把鼻、咽、喉称为**上呼吸道**，把气管和各级支气管称为**下呼吸道**。

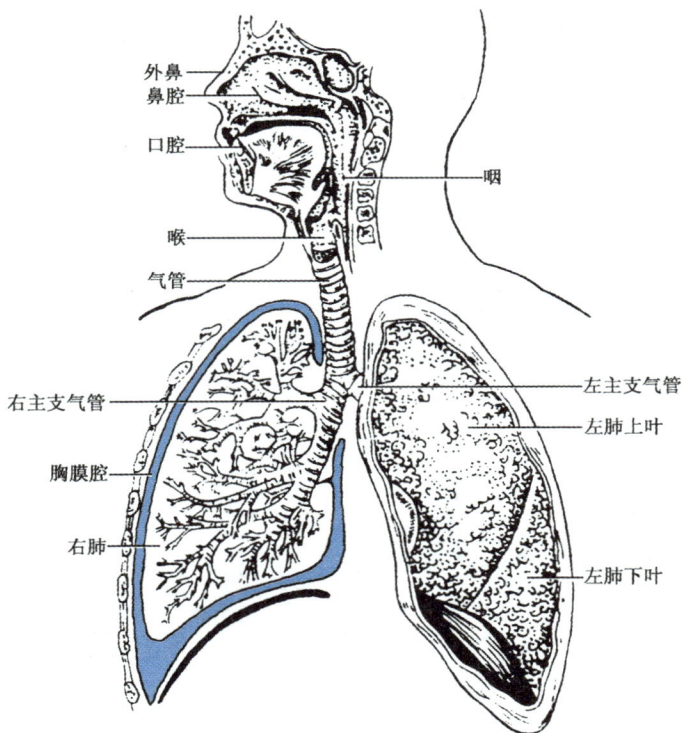

图 3-1 呼吸系统模式图

二、呼吸系统的主要功能

呼吸系统的主要功能是进行机体与外界环境间的气体交换，即吸入氧，呼出二氧化碳。机体利用呼吸系统从外界吸入的氧，经过生物氧化产生能量供新陈代谢所需，而在生物氧化过程中产生的二氧化碳则由呼吸系统排出体外，以保证机体生理活动的正常进行。此外，呼吸系统还有嗅觉和发音等功能。

第二节　肺外呼吸道

一、鼻

鼻 nose 是呼吸道的起始部，又是嗅觉器官，包括外鼻、鼻腔和鼻旁窦三部分。

（一）外鼻

外鼻 external nose 位于面部中央。上部狭窄，位于两眼之间，称为**鼻根**，向下延伸为**鼻背**，末端形成**鼻尖**，鼻尖向两侧弧形扩大部分为**鼻翼**，下方的开口为**鼻孔**。平静呼吸时，鼻翼无显著活动；当呼吸困难时，可出现鼻翼扇动。

（二）鼻腔

鼻腔 nasal cavity 由骨和软骨作支架，内面衬以黏膜和皮肤。鼻腔被鼻中隔分为左右两半，向前经鼻孔通外界，向后经鼻后孔通鼻咽。每侧鼻腔又借鼻阈分为前部的鼻前庭和后部的固有鼻腔两部分。鼻阈为鼻前庭上方的弧形隆起，是皮肤和黏膜的交界处。

1. 鼻前庭　为鼻翼所围成的空腔，内面衬以皮肤，并生有粗硬的鼻毛，有过滤空气的功能。由于该处缺乏皮下组织，故发生疖肿时，疼痛较为剧烈。

2. 固有鼻腔　位于鼻前庭后上方，是鼻腔的主要部分，临床上所称的鼻腔常指该部而言。鼻腔底壁即口腔顶，由硬腭构成；顶壁上方为颅前窝。外侧壁上有上、中、下 3 个平行排列的隆起，分别称为**上鼻甲**、**中鼻甲**和**下鼻甲**。各鼻甲下方被遮蔽的间隙分别称为**上鼻道**、**中鼻道**和**下鼻道**。上鼻道和中鼻道有鼻旁窦的开口，下鼻道的前部有鼻泪管的开口（图 3-2）。鼻中隔是两侧鼻腔共同的内侧壁，由骨性鼻中隔和鼻中隔软骨衬以黏膜而构成（图 3-3）。其前下方血管丰

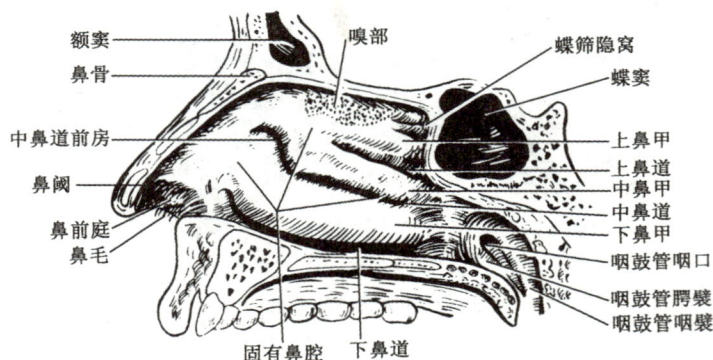

图 3-2　鼻腔外侧壁（右侧）

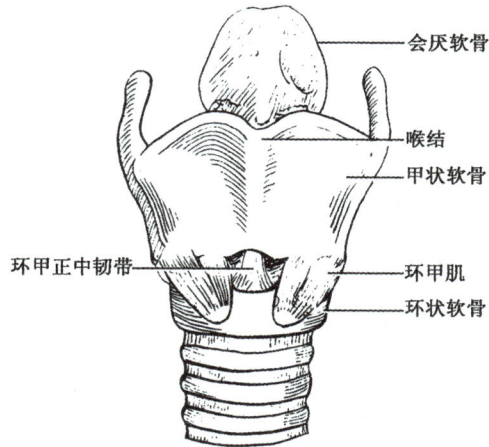

图 3-6　喉肌（前面）

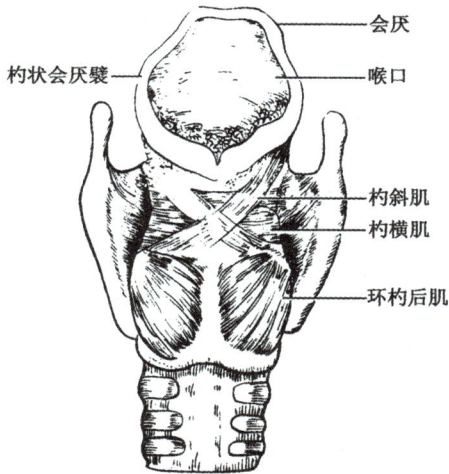

图 3-7　喉肌（后面）

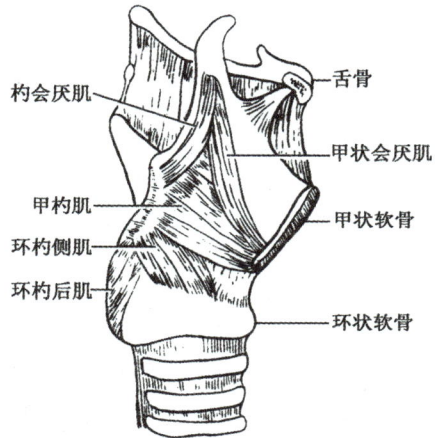

图 3-8　喉肌（右侧面，右侧甲状软骨板已切去）

表 3-1　喉肌的名称、起止及作用简表

名称	起止	作用
环杓后肌	起于环状软骨板后面，止于杓状软骨肌突	开大声门、紧张声带
环杓侧肌	起于环状软骨弓上缘和外面，止于杓状软骨肌突	缩小声门裂
杓横肌	肌束横行连于两侧杓状软骨的后面	缩小喉口和声门裂
杓斜肌	起于杓状软骨肌突，止于对侧杓状软骨尖	缩小喉口和声门裂
杓会厌肌	起于杓状软骨尖，止于会厌软骨	关闭喉口
环甲肌	起于环状软骨弓前外侧面，止于甲状软骨下缘	紧张声带
甲杓肌	起于甲状软骨前角后面，止于杓状软骨外侧面	松弛声带、缩小声门裂

（三）喉腔

喉腔 laryngeal cavity 由喉软骨及其连结、喉肌和喉黏膜共同围成的不规则形管腔（图 3-9，图 3-10）。其上端起自喉口，与喉咽相通；下端至环状软骨下缘，与气管相通。

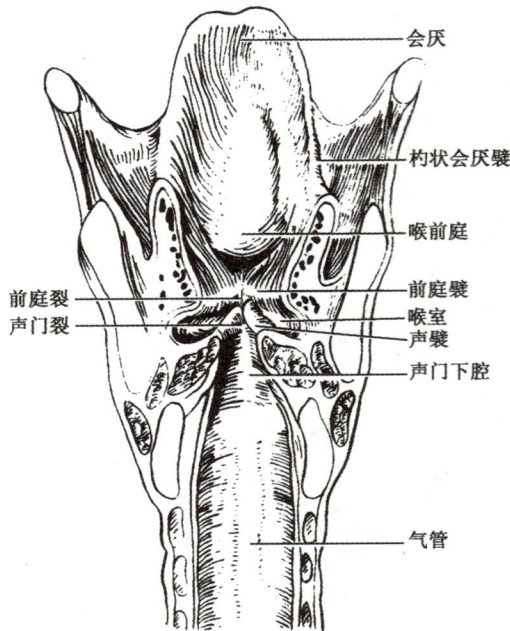

图 3-9　喉冠状切面

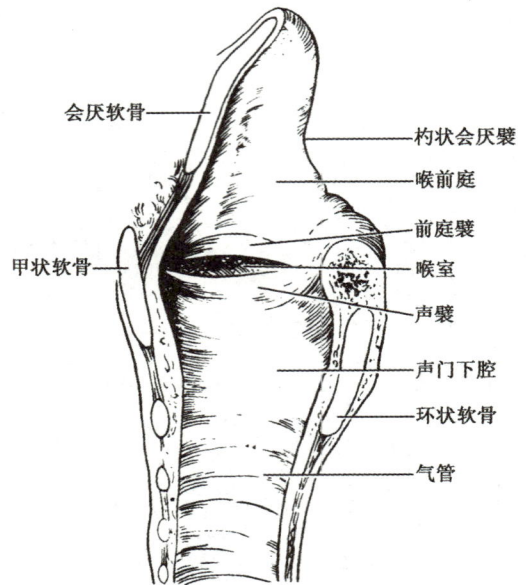

图 3-10　喉正中矢状切面

在喉腔的两侧壁有上、下两对呈前后方向的黏膜皱襞，上方的一对称为**前庭襞**，下方的一对称为**声襞**。声襞内含有声韧带和声带肌，三者合称为**声带**。两侧前庭襞之间的裂隙称为**前庭裂**，两侧声襞及两侧杓状软骨基底部之间的裂隙称为**声门裂**。声门裂是喉腔中最狭窄的部位。此裂隙前 2/3 为**膜间部**，与发音有关，为喉癌的好发部位；后 1/3 为**软骨间部**，是喉结核的好发部位。

喉腔借前庭裂和声门裂分为三部分：前庭裂以上的部分称为**喉前庭**；前庭裂和声门裂之间的部分称为**喉中间腔**，其向两侧突出的隐窝称为**喉室**；声门裂以下的部分称为**声门下腔**。声门下腔的黏膜下组织较疏松，炎症时容易发生水肿。婴幼儿的喉腔狭小，喉水肿时容易引起喉阻塞，造成呼吸困难。

四、气管和主支气管

气管和主支气管是连接喉和肺之间的管道，由"C"形的软骨环以及连接各软骨环的结缔组织和平滑肌构成，管腔内面衬以黏膜。其后壁缺少软骨，被平滑肌和结缔组织构成的膜壁所封闭（图 3-11）。

（一）气管

气管 trachea 位于食管的前方，有 14～17 个气管软骨环。其上端平第 6 颈椎体下缘，起自环状软骨，向下至第 4 胸椎体下缘平面（相当于胸骨角平面）分为左、右主支气管，分叉处称为**气管杈**。气管杈内面形成一个向上凸出的半月形纵嵴，称为**气管隆嵴**，略偏向左侧，是支气管镜检查的定位标志。气管按其行程可分为颈部和胸部。气管颈部较短，沿颈前正中线下行，其前面有舌骨下肌群覆盖，在第 2 ～ 4 气管软骨环的前面还有甲状腺峡，两侧有甲状腺左、右叶和颈部大血管，后面贴食管。气管胸部较长，其前方有胸腺、左头臂静脉和主动脉弓，后方贴食管。临床上气管切开术常在第 3 ～ 5 气管软骨处进行。

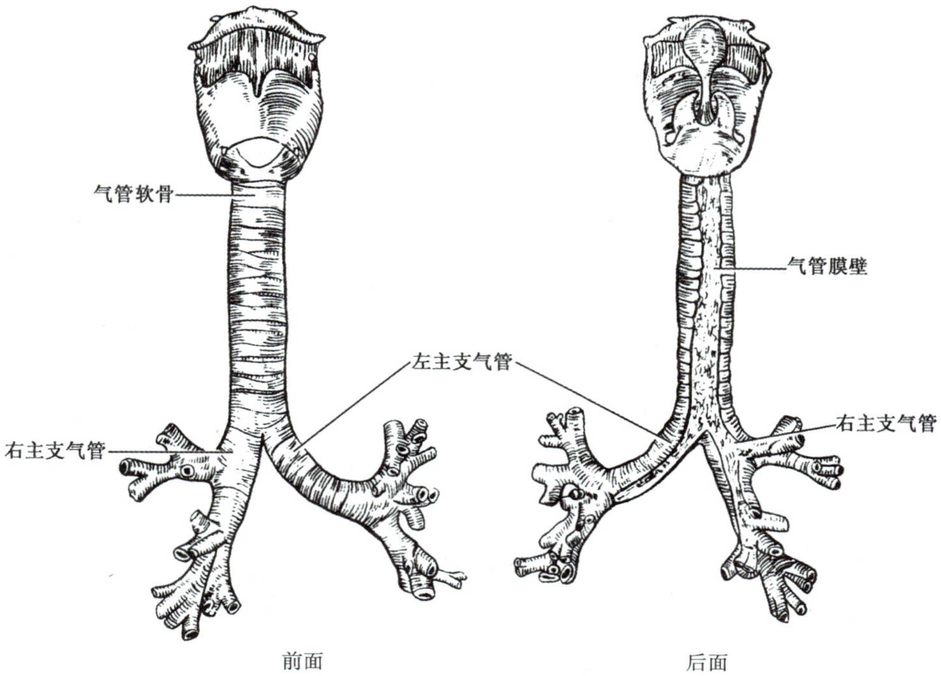

图 3–11 气管和主支气管

（二）主支气管

主支气管 principal bronchus 位于气管杈与肺门之间，左右各一，分别称为左主支气管和右主支气管。**左主支气管**细长，走向较水平；**右主支气管**短粗，走向较垂直。因此，气管异物容易落入右主支气管。

第三节 肺

肺 lung 为呼吸系统最重要的器官，也是进行气体交换的场所。幼儿的肺呈淡红色，随着年龄的增长，吸入的灰尘沉积于肺内，因此成人的肺可变为暗红色，老年人的肺为蓝黑色。由于肺内含大量空气，质软而轻，故可浮于水中；未经呼吸的肺质地坚实，因而在水中下沉。法医可借此鉴别新生儿是出生前死亡还是出生后死亡。

一、肺的位置

肺位于胸腔内，纵隔的两侧，膈的上方，左右各一。

二、肺的形态和结构

肺的形态近似圆锥体。因右肺下有肝，而心脏偏向左侧，故右肺宽而短，左肺窄而长。肺可分为一尖、一底、两面和三缘（图 3–12，图 3–13）。

1. 肺尖 apex of lung 钝圆，经胸廓上口向上突至颈根部，高出锁骨内侧段上方 2～3cm，所以，在锁骨上方进针时，要避免刺伤肺尖造成气胸。

2. 肺底 base of lung 向上方凹陷，与膈相贴，又称膈面。

3. 两面 肺外侧面广阔圆凸，贴近肋和肋间肌，又称**肋面**。内侧面贴近纵隔，又称**纵隔面**。纵隔面中央凹陷处称为**肺门 hilum of lung**，有主支气管、肺动脉、肺静脉、神经和淋巴管等出入。这些结构被结缔组织和胸膜包绕成束，称为**肺根**。

4. 三缘 肺的**前缘**锐薄，右肺前缘近于垂直，左肺前缘下半由于心脏的影响有一明显缺口，称为**心切迹**，切迹下方有突起，称为**左肺小舌**。**后缘**圆钝，贴于脊柱的两旁。**下缘**较锐薄，伸向膈与胸壁之间。

左肺由自后上斜向前下的**斜裂**分为上、下两叶。右肺除有斜裂外，尚有一**水平裂**；斜裂和水平裂将右肺分为上、中、下三叶（图 3-12，图 3-13）。

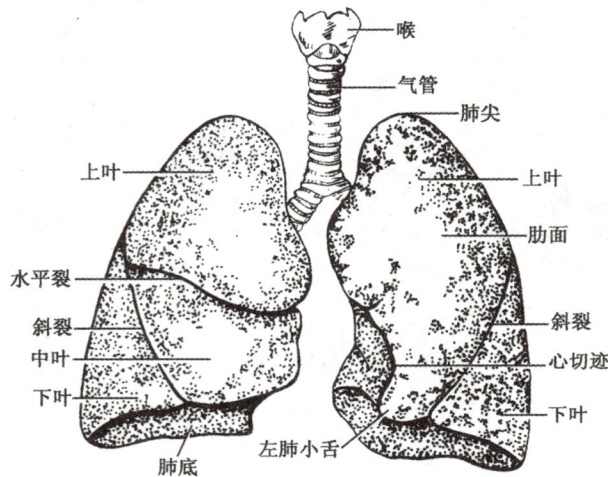

图 3-12　气管、主支气管和肺

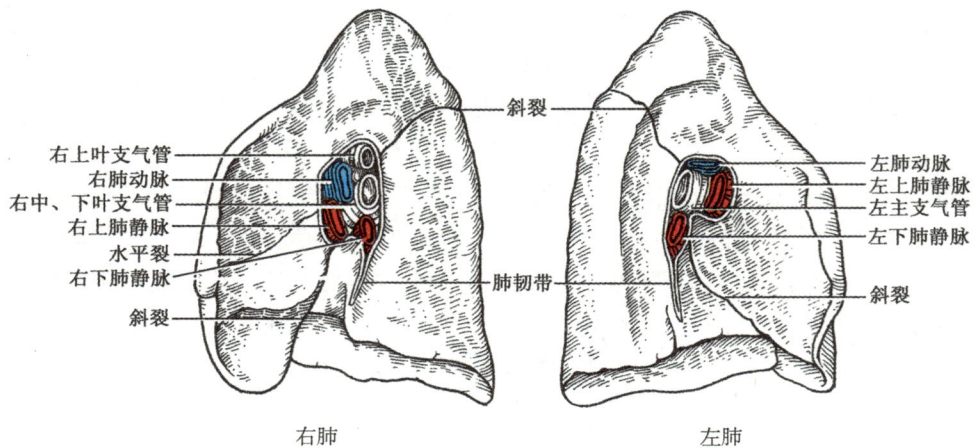

图 3-13　肺的内侧面

三、肺内支气管和肺段

左、右主支气管在肺门处首先分出**肺叶支气管**，肺叶支气管入肺叶后再分为**肺段支气管**，以后反复分支，越分越细，形似树枝，故称为**支气管树**。支气管分支可达 23 ～ 25 级，最后连于**肺泡**。每一肺段支气管及其所属的肺组织构成一个独立的结构和功能单位，称为**支气管肺段**，简称**肺段**。

第四节 胸膜和纵隔

一、胸膜

（一）胸膜的概念

胸膜 pleura 是一层薄而光滑的浆膜，可分为脏胸膜和壁胸膜两部分。**脏胸膜**紧贴于肺表面并伸入肺裂内，构成肺的外膜，故又称**肺胸膜**。**壁胸膜**衬于胸壁内面、纵隔两侧和膈上面。脏胸膜和壁胸膜在肺根处相互移行，在左、右两肺周围各形成一个完全封闭的潜在性间隙，称为**胸膜腔 pleural cavity**（图 3-14）。正常情况下，腔内呈负压，压力随呼吸运动而变化，是肺扩张的重要因素。胸膜腔内含少量浆液，可减少呼吸时胸膜间的摩擦。**胸腔 thoracic cavity** 是由胸壁和膈围成的腔隙，向上经胸廓上口通颈部，向下借膈与腹腔分隔。胸腔内容纳心和肺等胸腔脏器，而这些脏器全部位于胸膜腔之外。

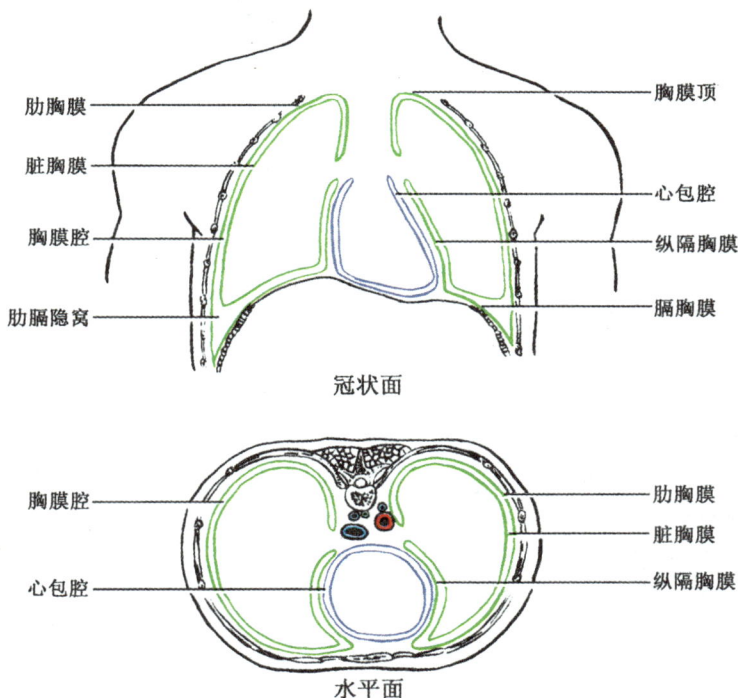

图 3-14 胸膜模式图

（二）壁胸膜的分部

壁胸膜依其所在部位可分为四部分，即膈胸膜、肋胸膜、纵隔胸膜和胸膜顶（图 3-14）。**膈胸膜**覆盖于膈的上面；**肋胸膜**紧贴于胸壁内面；**纵隔胸膜**被覆于纵隔的两侧；**胸膜顶**是被覆于肺尖上方的部分，向下与肋胸膜和纵隔胸膜互相延续，向上突出于胸廓上口，达颈根部，其最高点可高出锁骨内侧段上方 2 ～ 3cm。

在壁胸膜某些部分的转折处，可形成潜在的间隙，称为**胸膜隐窝**，即使深吸气时，肺缘也不会伸入其间。其中最重要的间隙为**肋膈隐窝**，由肋胸膜与膈胸膜返折而成，呈半环状，是胸膜腔最低的部位。胸膜炎的渗出液常积聚于此。

（三）肺和胸膜的体表投影

1. 肺的体表投影　两肺尖和肺前缘的投影均起自锁骨内侧段上方 2 ～ 3cm 处，斜向下内，经胸锁关节后方至胸骨角中点处两肺前缘靠拢。右肺前缘由此垂直下行，至第 6 胸肋关节处移行于下缘；左肺前缘垂直下行至第 4 胸肋关节处，沿肺的心切迹弯向左下，至第 6 肋软骨中点处移行于下缘（图 3-15）。

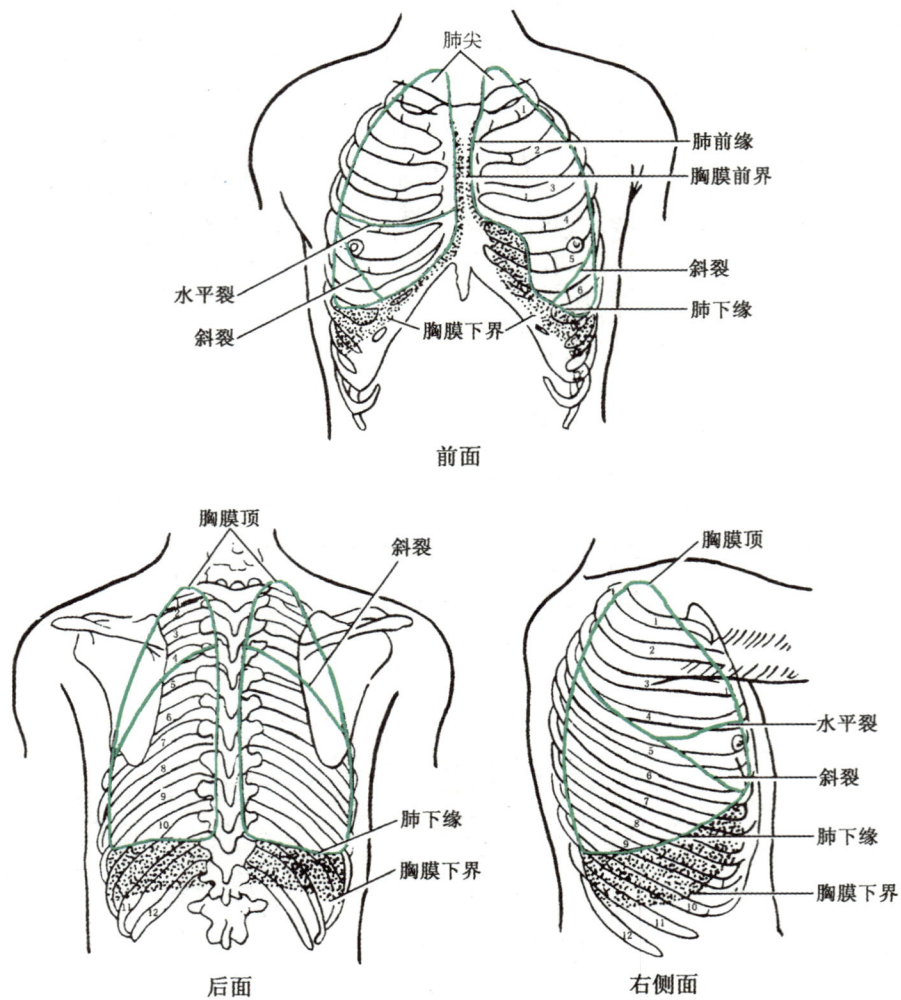

图 3-15　肺和胸膜的体表投影

两肺下缘的体表投影大致相同。右侧起自第 6 胸肋关节后方，左侧起自第 6 肋软骨中点处，两侧均行向外下方，在锁骨中线处与第 6 肋相交，在腋中线上与第 8 肋相交，在肩胛线上与第 10 肋相交，在接近脊柱处则平第 10 胸椎棘突（表 3-2）。

表 3-2　肺下缘与胸膜下界的体表投影对照表

肺和胸膜 ＼ 标志线	锁骨中线	腋中线	肩胛线	接近脊柱处
肺下缘	第 6 肋	第 8 肋	第 10 肋	平第 10 胸椎棘突
胸膜下界	第 8 肋	第 10 肋	第 11 肋	平第 12 胸椎棘突

2. 胸膜的体表投影　两侧胸膜顶和胸膜前界的体表投影分别与肺尖和肺前缘的体表投影基本一致。两侧胸膜下界的体表投影左右一致，约比两肺下缘的投影位置低 2 个肋（图 3-15）。右侧起自第 6 胸肋关节后方，左侧起自第 6 肋软骨中点后方，两侧均斜向外下方，在锁骨中线上与第 8 肋相交，在腋中线上与第 10 肋相交，在肩胛线上与第 11 肋相交，在接近脊柱处则平第 12 胸椎棘突（表 3-2）。

二、纵隔

纵隔 mediastinum 是两侧纵隔胸膜之间所有器官和组织结构的总称，又是分隔左、右胸膜腔的屏障。

（一）纵隔的位置

纵隔呈矢状位，上窄下宽，并偏向左侧，这是由于心偏左的缘故。纵隔的前界为胸骨，后界为脊柱胸段，两侧界为纵隔胸膜，上界为胸廓上口，下界为膈。当胸部器官病变时，可以引起纵隔移位或变形。

（二）纵隔的分部和内容

通常以胸骨角平面将纵隔分为**上纵隔**和**下纵隔**。下纵隔再以心包为界分为前纵隔、中纵隔和后纵隔三部分。胸骨与心包前面之间为**前纵隔**；心包后面与脊柱胸段之间为**后纵隔**，前、后纵隔之间即相当于心包的位置为**中纵隔**（图 3-16）。

上纵隔内有胸腺、出入心的大血管、迷走神经、膈神经、气管、食管和胸导管等。前纵隔内有胸腺、少量结缔组织和淋巴结；中纵隔内有心包、心及出入心的大血管根部等；后纵隔内有胸主动脉、奇静脉及其属支、主支气管、食管、胸导管、迷走神经、交感神经和淋巴结等。

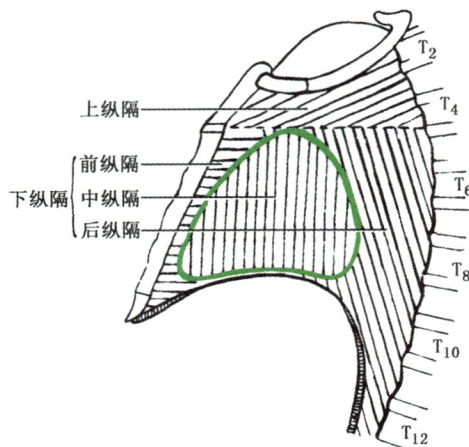
图 3-16　纵隔的分部示意图

复习思考题

1. 气管异物易坠入哪侧主支气管？为什么？
2. 简述喉腔的形态结构和喉腔的分部。
3. 当患者出现胸膜腔积液时，临床上通常在什么位置进行胸膜腔穿刺？为什么？

第一节 概 述

一、泌尿系统的组成

泌尿系统 urinary system 由肾、输尿管、膀胱和尿道组成（图 4-1）。肾是产生尿液的器官，尿生成后，经输尿管输入膀胱，暂时储存，最后经尿道排出体外。

二、泌尿系统的主要功能

泌尿系统的主要功能是排出机体在新陈代谢中产生的废物（如尿素、尿酸）和多余的水分等，保持机体内环境的平衡和稳定。此外，肾还有内分泌功能，如产生对血压有重要影响的肾素等物质。

第二节 肾

一、肾的形态

肾 kidney 为成对的实质性器官，呈红褐色，重 120 ～ 150g，形似"蚕豆"，分上下两端、前后两面和内外侧两缘。上端宽而薄，下端窄而厚。前面较凸，后面较平。外侧缘隆凸；内侧缘中部的凹陷称为**肾门 renal hilum**（图 4-2），是肾动脉、肾静脉、肾盂、淋巴管和神经等出入的部位。出入肾门诸结构被结缔组织包裹成束，称为**肾蒂**。肾蒂内各结构的排列关系，由前向后依次为肾静脉、肾动脉、肾盂，由上到下依次为肾动脉、肾静脉、肾盂。右侧肾蒂较左侧肾蒂短，故临床上右肾手术难度较大。由肾门伸入肾内的腔隙称为**肾窦 renal sinus**，窦内容纳肾盂、肾大盏、肾小盏、肾血管及脂肪组织等。

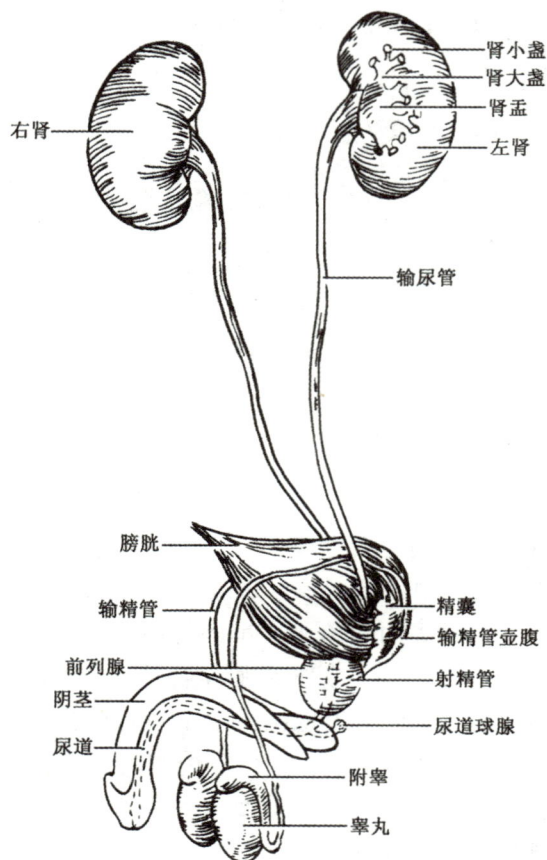

图 4-1 男性泌尿生殖器模式图

二、肾的内部结构

在肾的冠状切面上，肾实质可分为皮质和髓质两部分（图 4-2）。**肾皮质 renal cortex** 位于肾实质的浅层，新鲜标本呈红褐色，富含血管，密布红色小点状颗粒，主要由**肾小体**和**肾小管**组成。**肾髓质 renal medulla** 位于肾实质的深部，血管较少，呈淡红色，由 15～20 个呈圆锥形的**肾锥体**构成。肾锥体的底朝向皮质，尖端伸向肾窦，结构致密而有光泽，具有许多颜色较深的放射状条纹，从肾锥体的尖部向皮质方向扩展。由 2～3 个肾锥体尖端合成 1 个**肾乳头**。肾乳头的顶端有许多乳头孔，肾生成的尿由此流入肾小盏。伸入肾锥体之间的皮质称为

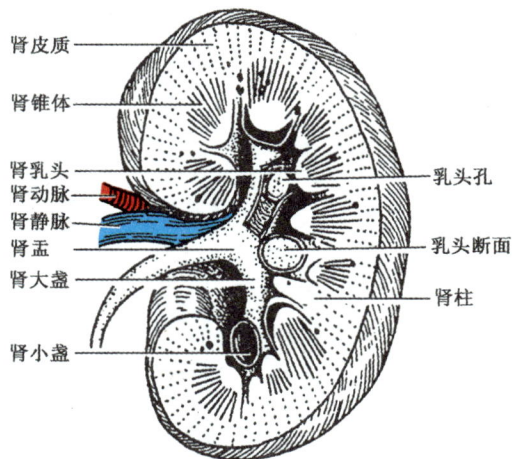

图 4-2　右肾冠状切面（后面观）

肾柱 renal column。**肾小盏**为漏斗形的膜状小管，围绕肾乳头，接受由肾乳头孔排出的尿液。每肾有 7～8 个肾小盏，相邻的 2～3 个肾小盏合成一个**肾大盏**。2～3 个肾大盏合成一个扁平漏斗形的**肾盂 renal pelvis**。肾盂出肾门后逐渐变细，移行为输尿管。

思政元素

肾脏移植

1972 年，北京友谊医院于惠元教授、侯宗昌教授与广州医学院梅骅教授合作完成了我国第一例亲属供肾的肾脏移植手术，开创了我国器官移植事业的新起点。为了密切观察病情变化和治疗效果，侯宗昌教授等许多著名移植前辈都经历过在肾移植手术之初，连续多日住在病房，每天与肾移植术后患者同吃、同住，时刻记录患者的点滴变化和治疗心得，为今天肾移植的科学管理和规范治疗赢得了宝贵的第一手临床病例资料。许多老一辈泌尿外科人在信息封闭、资料匮乏、经费短缺的年代中艰苦求索，逐渐认识并克服了早期手术并发症、急性排斥反应、各种严重感染和肾脏替代治疗的重重困难，探索走出了中国人自己的肾脏移植之路。经过几代人的艰辛努力和顽强探索，肾脏移植作为我国实体器官移植的先驱，临床诊疗技术日臻完善和成熟。如今，肾脏移植已经成为挽救终末期肾脏衰竭患者的成熟医疗手段。2015 年至 2018 年，我国每年完成器官捐献分别为 2766、4080、5146、6302 例。2018 年，器官捐献数量位居世界第二位；实施器官移植手术量突破两万例，手术量居世界第二位。

著名肾移植专家于惠元教授曾经感慨："每一个参加肾移植的医师身后都跟随着许多死去的尿毒症病人，我们今天的经验和成功，是病人的生命和医师的汗水换来的。"

三、肾的位置

肾位于腹腔的后上部，脊柱的两侧，前面有腹膜覆盖（图 4-3）。左肾上端平第 11 胸椎体下缘，下端平第 2 腰椎体下缘；右肾上方因有肝，故比左肾约低半个椎体的高度。左侧第 12 肋斜过左肾后面的中部，右侧第 12 肋斜过右肾后面的上部（图 4-4）。肾门约平第 1 腰椎体平面，距正中线约 5cm。临床上常将竖脊肌外侧缘与第 12 肋之间的部位称为**肾区**（**脊肋角**）。当肾脏疾病

时，该区常有压痛或叩击痛。肾的位置因性别、年龄和个体差异而不同，女子一般略低于男子，儿童低于成人，新生儿肾的位置更低，有时可达髂嵴平面。

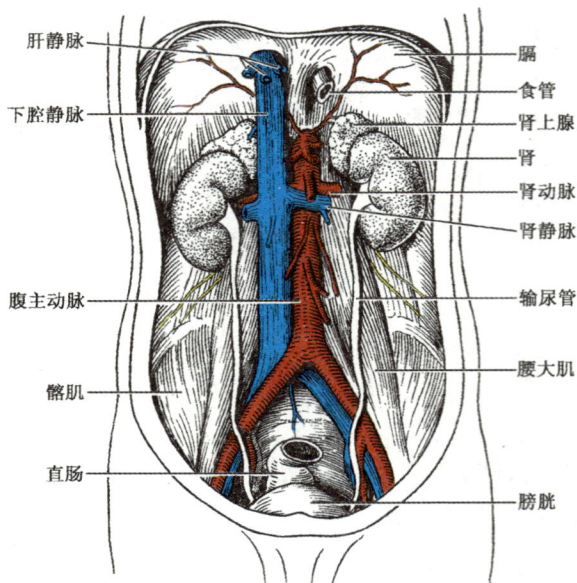

图 4-3　肾和输尿管

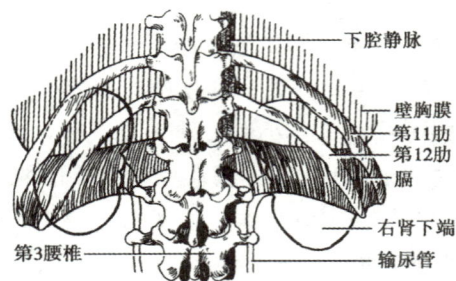

图 4-4　肾与肋骨、椎骨的位置关系（后面）

　　肾的毗邻：两肾的上方有肾上腺附着。内下方有肾盂和输尿管。左、右肾前方的毗邻不同：左肾前方的上部邻接胃后壁，中部有胰横过，下部为空肠和结肠左曲；右肾前方的上部邻接肝右叶，下部为结肠右曲，内侧为十二指肠降部。两肾后方第 12 肋以上的部分借膈与胸膜腔相邻，第 12 肋以下的部分有腰大肌、腰方肌和腹横肌等。

四、肾的被膜

　　肾的表面包有三层被膜，由内向外依次为纤维囊、脂肪囊和肾筋膜（图 4-5）。

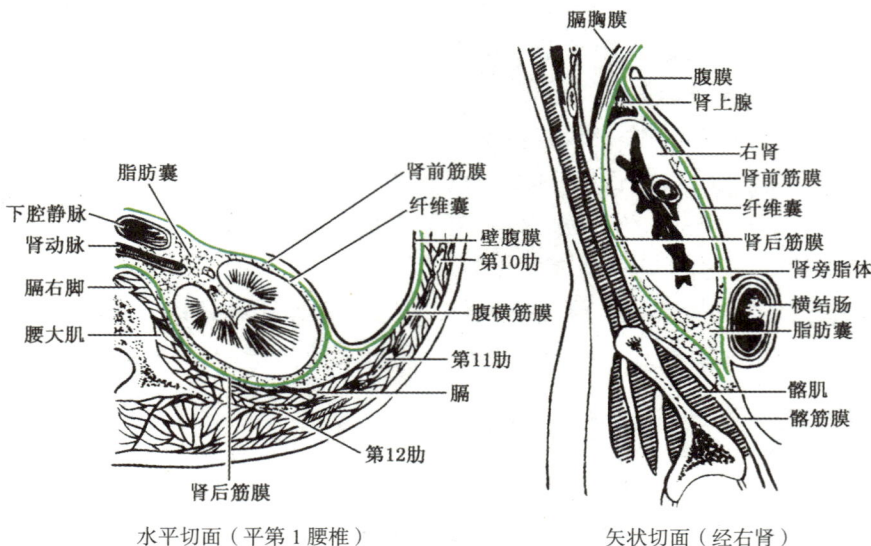

水平切面（平第 1 腰椎）　　　　矢状切面（经右肾）

图 4-5　肾的被膜

1. 纤维囊 fibrous capsule　为肾的固有膜，覆盖于肾实质的表面，由致密结缔组织及少量弹性纤维构成。在正常状态下，此膜容易从肾表面剥离。但在某些病理状态时，由于其与肾实质粘连，则不易剥离。在肾部分切除或肾损伤时，需缝合此膜。

2. 脂肪囊 fatty renal capsule　又称**肾床**，位于纤维囊的外面，为肾周围的囊状脂肪层，包裹肾和肾上腺。脂肪囊对肾有保护和支持的作用。临床上做肾囊封闭，就是将药液经腹后壁注入此囊内。

3. 肾筋膜 renal fascia　包于脂肪囊的外面，分为前后两层。在肾上腺上方和肾的外侧缘，前后两层互相融合；在肾的下方两层互相分离，其间有输尿管通过。肾筋膜向内侧，前层延至腹主动脉和下腔静脉的前面，与大血管周围的结缔组织及对侧肾筋膜前层相连续；后层与腰大肌筋膜相融合。如肾周围炎症或肾积脓时，脓液可沿肾筋膜向下方蔓延，达髂窝或大腿根部。自肾筋膜深面还发出许多结缔组织小束，穿过脂肪囊连至纤维囊，对肾起固定作用。

肾的正常位置主要靠肾的被膜、肾血管、邻近器官及腹内压承托固定。由于肾下方完全开放，当肾的固定装置不健全时，肾可向下移位形成肾下垂或游走肾。

第三节　输尿管

输尿管 ureter 是一对细长的肌性管道。起自肾盂，终于膀胱，成人输尿管长 25 ～ 30cm，其管径平均 0.5 ～ 1cm（图 4-6 ）。

一、输尿管的位置

输尿管位于腹膜的后方，沿腰大肌前面下降，向内下方斜行，在小骨盆入口处，右输尿管越过右髂外动脉起始部的前方，左输尿管越过左髂总动脉末端的前方。入盆腔后，输尿管的行程男女各异。男性输尿管沿骨盆侧壁弯曲向前，与输精管交叉后转向前内，而后达膀胱底；女性输尿管行于子宫颈的两侧，距子宫颈约 2cm 处，从子宫动脉的后下方经过，而后至膀胱底。在膀胱底外上角处，输尿管向内下斜穿膀胱壁，开口于膀胱内面的输尿管口。

当膀胱空虚时，通过输尿管平滑肌的蠕动和重力作用，将尿液由肾输送至膀胱。当膀胱充盈时，膀胱内压升高可引起输尿管末端的管腔闭合，从而阻止尿液逆流入输尿管。

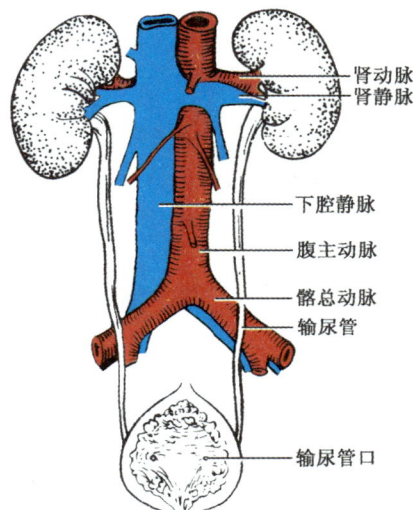

图 4-6　肾、输尿管和膀胱

（图注：肾动脉、肾静脉、下腔静脉、腹主动脉、髂总动脉、输尿管、输尿管口）

二、输尿管的分部和狭窄

根据输尿管的位置和走行，可将其分为三部分：**腹部**为起始处至越过髂血管处的一段；**盆部**为越过髂血管处与膀胱壁之间的一段；**壁内部**为位于膀胱壁内的一段。

输尿管全长有三个生理性狭窄：**第一个狭窄**位于输尿管起始处，即肾盂与输尿管移行的部位；**第二个狭窄**位于小骨盆入口处，即越过髂血管处；**第三个狭窄**位于膀胱壁内，即壁内部。这些狭窄是尿路结石易滞留的部位，当输尿管因此而堵塞时，可引起剧烈绞痛及尿路梗阻等病症。

第四节　膀　胱

膀胱 urinary bladder 是储尿的囊状器官，伸缩性很大，其大小、形状、位置以及壁的厚度均随尿液充盈程度、年龄大小和性别差异而有所不同。膀胱的平均容量，一般正常成人为 300～500mL，最大容量可达 800mL（图 4-7）。

一、膀胱的形态

空虚的膀胱近似锥体形，可分为尖、底、体和颈四部。**膀胱尖 apex of bladder** 细小，朝向前上方。**膀胱底 fundus of bladder** 朝向后下方，呈三角形，其上外侧角有输尿管末端穿入膀胱壁内。膀胱尖和膀胱底之间的部分称为**膀胱体 body of bladder**。膀胱的最下部称为**膀胱颈 neck of bladder**。膀胱的出口称为**尿道内口**，通尿道。膀胱各部之间无明显界限，当膀胱充盈时呈卵圆形（图 4-8，图 4-9）。

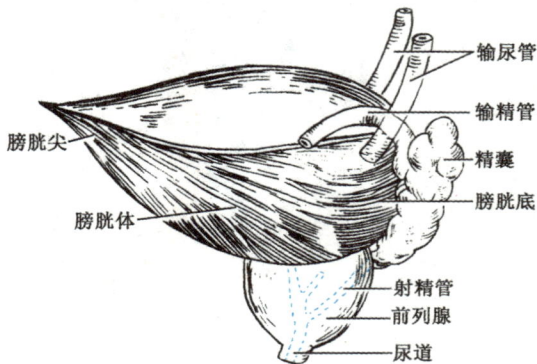

图 4-7　男性膀胱（左侧面）

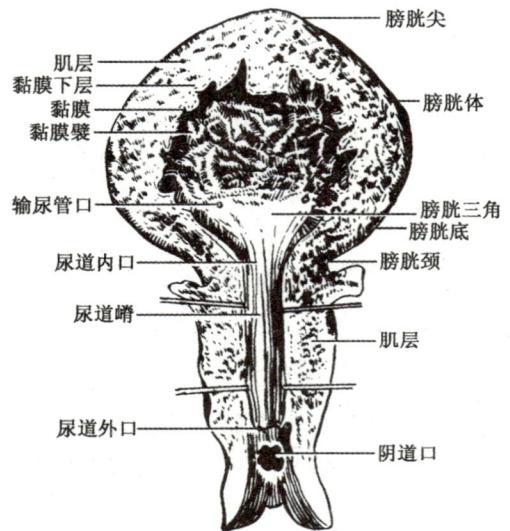

图 4-8　女性膀胱及尿道冠状切面

二、膀胱的位置

成人膀胱位于盆腔的前部、耻骨联合的后方（图 4-9）。膀胱底后方，男性有精囊、输精管壶腹和直肠，女性有子宫和阴道。膀胱下方，男性邻接前列腺，女性邻接尿生殖膈。

膀胱空虚时，膀胱尖不超过耻骨联合上缘；充盈时，膀胱尖可高出耻骨联合上缘，此时由腹前壁折向膀胱上面的腹膜随之上移，使膀胱前下壁直接与腹前壁相接触。因此，当膀胱极度充盈时，沿耻骨联合上缘经腹前壁进行膀胱穿刺或膀胱手术，可以不经腹膜腔而直达膀胱，以避免伤及腹膜和污染腹膜腔。

三、膀胱壁的构造

膀胱壁由黏膜、黏膜下层、肌层和外膜构成（图 4-8）。当膀胱收缩时，其内面黏膜形成许多皱襞。膀胱充盈时，皱襞即消失。在膀胱底的内面，两个输尿管口和尿道内口之间的三角形区

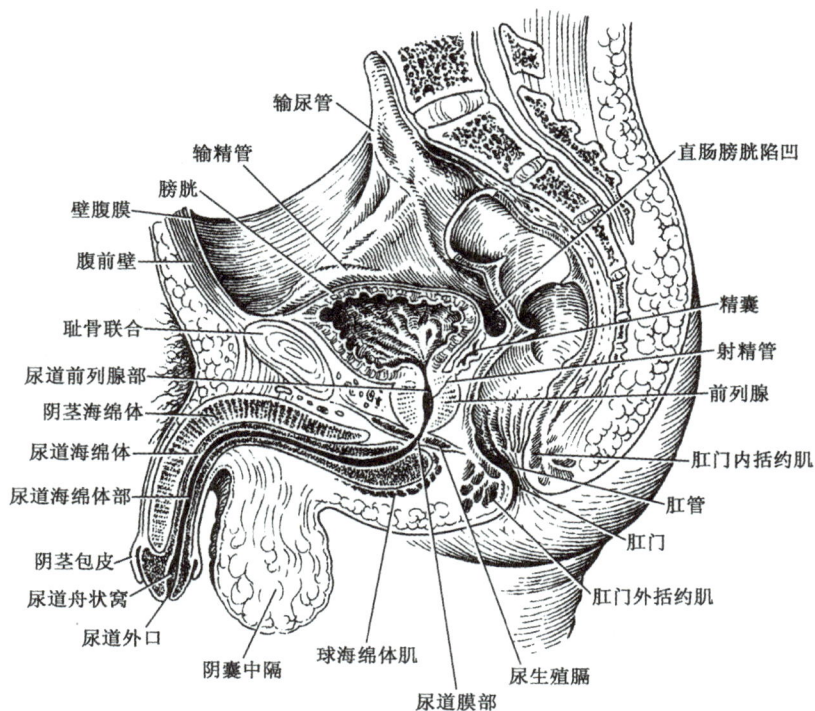

图 4-9　男性盆腔正中矢状切面

域，称为**膀胱三角 trigone of bladder**。此区由于缺少黏膜下层，其黏膜直接与肌层紧密结合，无论膀胱充盈或空虚，黏膜均保持平滑状态。膀胱三角是膀胱结核和肿瘤的好发部位。

第五节　尿　道

男女性**尿道 urethra** 的构造和功能不完全相同，男性尿道除排尿外，还兼有排精功能，故在男性生殖系统中叙述。

女性尿道 female urethra 长 3～5cm，直径约 0.6cm，较男性尿道短而直，易于扩张（图 4-8），仅有排尿功能。女性尿道位于耻骨联合后下方与阴道前壁之间，上端起自膀胱的尿道内口，经阴道前方行向前下方，穿过尿生殖膈，下端开口于阴道前庭的尿道外口。**尿道外口**呈矢状位，位于阴道口的前方、阴蒂的后方 2～2.5cm 处。女性尿道通过尿生殖膈时，尿道和阴道周围有横纹肌环绕，称为**尿道阴道括约肌**。由于女性尿道较短直，所以较易引起尿路感染。

复习思考题

1. 在肾的冠状切面上，可见到哪些结构？
2. 试述肾产生尿液排出体外的途径。
3. 男性肾盂结石患者，其结石须经过哪些狭窄处才能由尿道排出体外？

第五章
生殖系统

第一节　概　述

一、生殖系统的组成

生殖系统 reproductive system 分为男性生殖系统和女性生殖系统，它们均包括内生殖器和外生殖器两部分。内生殖器由生殖腺、生殖管道和附属腺组成，外生殖器则以两性交接的器官为主。

男性的生殖腺为睾丸，是产生精子和分泌男性激素的器官；生殖管道（输精管道）包括附睾、输精管、射精管和尿道；附属腺包括精囊、前列腺和尿道球腺。精子由睾丸产生后先贮存于附睾内，当射精时经输精管、射精管和尿道排出体外。附属腺的分泌物与精子共同组成精液，供给精子营养，有利于精子的活动。男性外生殖器为阴囊和阴茎（图5-1）。

女性的生殖腺为卵巢，是产生卵子和分泌女性激素的器官；生殖管道（输送管道）包括输卵管、子宫和阴道；附属腺为前庭大腺。卵巢内的卵泡发育成熟而破裂，排出卵子至腹膜腔，经输卵管腹腔口进入输卵管；卵子若在输卵管内受精，受精卵移至子宫，植入子宫内膜，发育成胎儿。分娩时，胎儿出子宫口经阴道娩出。女性外生殖器即女阴，包括阴阜、大阴唇、小阴唇和阴蒂等。

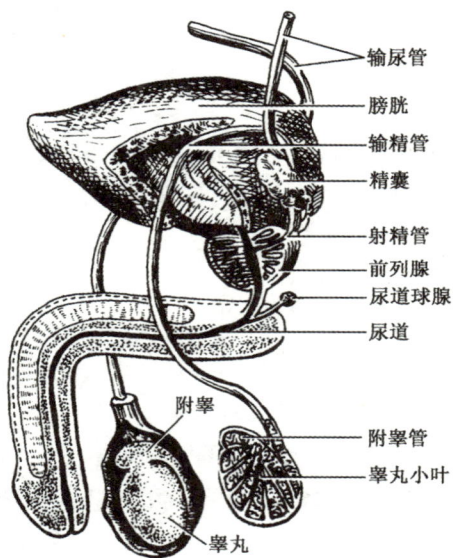

图 5-1　男性生殖系统概观

二、生殖系统的主要功能

生殖系统的主要功能是产生生殖细胞，繁殖后代，延续种族，分泌性激素以维持第二性征。

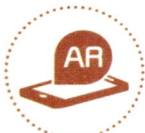

第二节　男性生殖系统

一、男性内生殖器

（一）睾丸

1.睾丸的位置和形态　睾丸 testis 位于阴囊内，左右各一，一般左侧略低于右侧 1cm。睾丸呈扁卵圆形，表面光滑，分前后两缘、上下两端和内外侧两面。其前缘游离；后缘有血管、神经和淋巴管出入，并与附睾和输精管的睾丸部相接触。上端和后缘为附睾头贴附，下端游离。外侧面较隆凸，内侧面较平坦（图 5-1，图 5-2）。睾丸随性成熟而迅速生长，至老年随性功能的衰退而萎缩变小。

2.睾丸的结构　睾丸表面有一层厚而致密的结缔组织膜，称为**白膜 tunica albuginea**。白膜坚韧而缺乏弹性，当睾丸急性炎症肿胀时，由于白膜的限制会产生剧痛。白膜在睾丸后缘增厚并突入睾丸内形成**睾丸纵隔 mediastinum testis**。从纵隔发出许多**睾丸小隔 septula testis**，呈扇形伸入睾丸实质并与白膜相连，将睾丸实质分隔为许多锥形的**睾丸小叶 lobules of testis**。每个小叶内含有 2～4 条盘曲的**精曲小管 contorted seminiferous tubules**，它们在接近睾丸纵隔处变成短而直的**精直小管 straight seminiferous tubules**，然后进入纵隔内互相交织成**睾丸网 rete testis**。从睾丸网发出 15～20 条**睾丸输出小管 efferent ductules of testis**，穿出睾丸后缘的上部，进入附睾头（图 5-3）。精曲小管的上皮是产生精子的部位。精曲小管之间的结缔组织内有**间质细胞**，分泌雄激素。

（二）附睾

附睾 epididymis 呈新月形，紧贴睾丸的上端和后缘。上端膨大称为**附睾头**，中

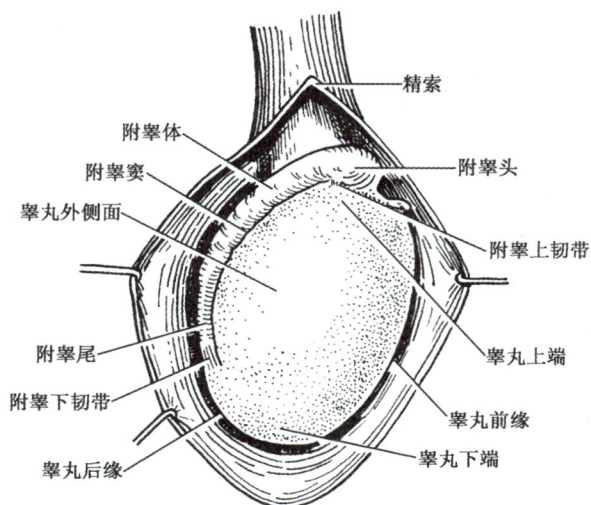

图 5-2　右侧睾丸和附睾（外侧面）

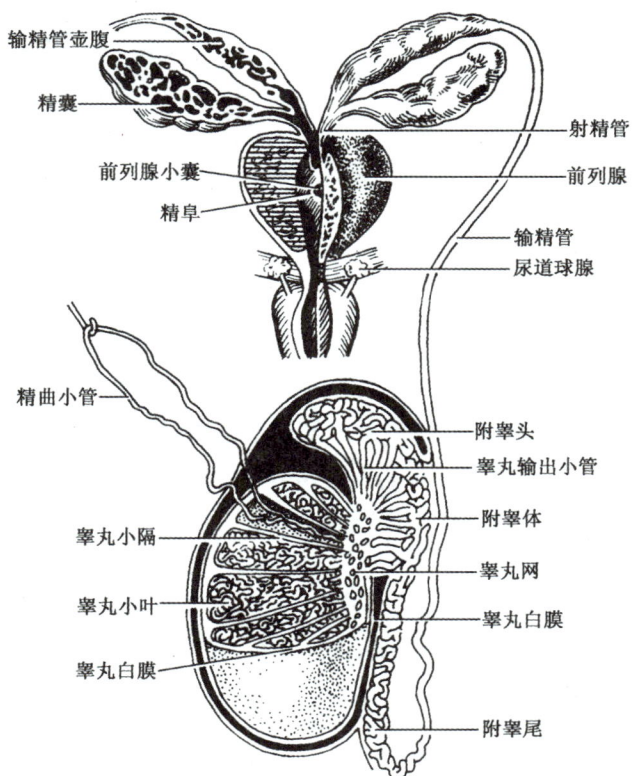

图 5-3　睾丸和附睾的结构以及排精径路

部扁圆称为**附睾体**，下端较细称为**附睾尾**。睾丸输出小管进入附睾后，弯曲盘绕形成膨大的附睾头，各输出小管的末端汇合成一条**附睾管**。附睾管迂回盘曲构成附睾体和附睾尾，附睾管的末端急转向后上移行为输精管（图 5-2，图 5-3）。附睾为暂时贮存精子的器官，其分泌的附睾液给精子提供营养，促进精子成熟。

（三）输精管和射精管

1. 输精管 ductus deferens 是附睾管的直接延续，为成对的肌性管道，长约 50cm，管壁肌层较厚，管腔细小。在活体上触摸时，呈坚实的圆索状。输精管按其行程可分为四部分：①**睾丸部**：最短，自附睾尾迂曲上行至睾丸上端。②**精索部**：位于睾丸上端与腹股沟管浅环之间。此部位于皮下，又称**皮下部**，为结扎输精管的部位。③**腹股沟管部**：位于腹股沟管内。在疝修补术时，应注意勿伤及输精管和血管。④**盆部**：最长，自腹股沟管深环弯向内下，入盆腔，沿盆腔侧壁行向后下，再弯曲向内，经输尿管末端前上方至膀胱底的后面，其末端膨大部分称为**输精管壶腹 ampulla ductus deferentis**（图 5-1，图 5-3，图 5-4）。

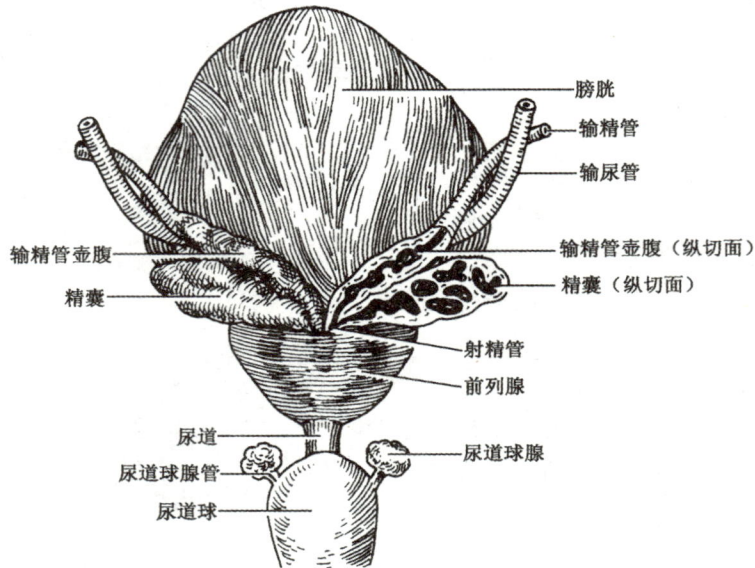

图 5-4 前列腺、精囊和尿道球腺（后面）

精索 spermatic cord 是柔软的圆索状结构，从腹股沟管深环，经腹股沟管延至睾丸上端，其内主要有输精管、睾丸动脉、蔓状静脉丛、神经丛和淋巴管等结构。精索表面包有三层被膜，从内向外依次为精索内筋膜、提睾肌和精索外筋膜。

2. 射精管 ejaculatory duct 由输精管壶腹末端与精囊排泄管汇合而成，长约 2cm，向前下穿经前列腺实质，开口于尿道的前列腺部（图 5-3，图 5-4）。

（四）精囊

精囊 seminal vesicle 又称**精囊腺**，位于膀胱底与直肠之间，输精管壶腹的下外侧，是一对长椭圆形的囊状腺体，表面凹凸不平。其排泄管与输精管壶腹末端汇合成射精管（图 5-4）。

（五）前列腺

前列腺 prostate 为不成对的实质性器官，位于膀胱与尿生殖膈之间，包绕尿道起始部，其形似前后稍扁的栗子（图 5-4）。前列腺上端宽大，称为**前列腺底**，邻接膀胱颈；下端尖细，称为**前列腺尖**，邻接尿生殖膈。尖与底之间的部分称为**前列腺体**。体的后面紧贴直肠，正中有一纵行浅沟，称为**前列腺沟**。活体直肠指诊可触及前列腺及前列腺沟，前列腺肥大时此沟消失。前列腺的排泄管开口于尿道前列腺部的后壁，其分泌物是精液的主要组成部分。

前列腺由腺组织、平滑肌和结缔组织构成，表面包有筋膜鞘，称为**前列腺囊**。小儿前列腺较小，腺组织不发育。性成熟期腺组织迅速增长。老年以后腺组织逐渐退化，结缔组织增生，常形成前列腺肥大，可压迫尿道，引起排尿困难和尿潴留。

（六）尿道球腺

尿道球腺 bulbourethral gland 是一对豌豆大的球形腺体，位于会阴深横肌内，居尿道膜部后外侧。其排泄管细长，开口于尿道球部（图 5-1，图 5-4）。

精液由输精管道及附属腺的分泌物和大量精子组成，呈乳白色，弱碱性，适于精子的生存和活动。正常成年男性 1 次射精 2 ~ 5mL，含精子 3 亿 ~ 5 亿个。

二、男性外生殖器

（一）阴囊

阴囊 scrotum 是位于阴茎后下方的囊袋状结构。阴囊壁由皮肤和肉膜组成（图 5-5）。阴囊的皮肤薄而柔软，有少量阴毛，色素沉着明显。**肉膜 dartos coat** 为浅筋膜，含有平滑肌纤维，可随外界温度的变化而舒缩，以调节阴囊内的温度，有利于精子的发育与生存。肉膜在正中线上向深部发出**阴囊中隔 septum of scrotum**，将阴囊分为左、右两腔，分别容纳两侧的睾丸和附睾等结构。

睾丸下降：在胚胎初期，睾丸和附睾位于腹后壁，肾下方的腹膜外组织中。随着胚胎的生长，连接睾丸下端与阴囊的睾丸引带相对缩短，导致睾丸逐渐下移，到胚胎第 7 ~ 8 个月时穿过腹股沟管，出生前后才降入阴囊。当睾丸降至腹股沟管内口后，腹膜向阴囊内突出，形成一个囊袋，称为**腹膜鞘突**。腹膜鞘突和睾丸顶着腹前外侧壁各层下降至阴囊，遂形成腹股沟管以及包裹睾丸和精索的被膜。出生 2 个月后，若睾丸仍未降入阴囊而停滞于腹腔或腹股沟管等处，称为**隐睾**。

阴囊壁的深面有包裹睾丸、附睾和精索的被膜，从外向内依次为：①**精索外筋膜 external spermatic fascia**，为腹外斜肌腱膜的延续；②**提睾肌 cremaster**，来自腹内斜肌和腹横肌，有上提睾丸的作用；③**精索内筋膜 internal spermatic fascia**，为腹横筋膜的延续；④**睾丸鞘膜 tunica vaginalis of testis**，来源于腹膜，分为壁层和脏层（图 5-5）。脏层紧贴于睾丸和附睾表面，壁层贴于精索内筋膜的内面，两层在睾丸后缘互相移行，共同围成密闭的**鞘膜腔 vaginal cavity**，内含少量浆液。

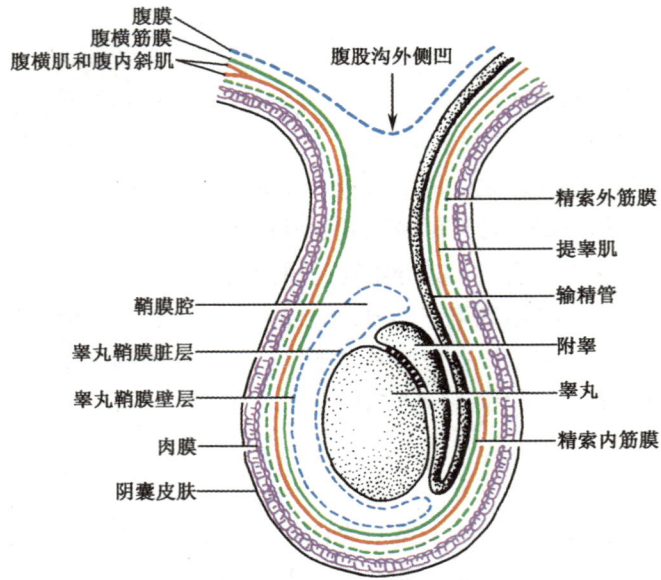

图 5-5　阴囊的结构

（二）阴茎

阴茎 penis 由前向后可分为头、体和根三部分。**阴茎根**藏于阴囊和会阴部皮肤的深面，固定于耻骨下支、坐骨支和尿生殖膈上；**阴茎体**呈圆柱状，悬于耻骨联合的前下方；**阴茎头**为前端膨大部，其尖端有呈矢状位的尿道外口。阴茎头与体交接处较细部分称为**阴茎颈**，临床称为**冠状沟**。

阴茎主要由 2 个阴茎海绵体和 1 个尿道海绵体构成，外包筋膜和皮肤（图 5-6）。**阴茎海绵体**为两端较细的圆柱体，位于阴茎的背侧，左右各一，互相紧密结合。其前端嵌入阴茎头后面的凹陷内；后端左右分离，称为**阴茎脚**，分别附着于两侧的耻骨下支和坐骨支。**尿道海绵体**位于阴茎的腹侧，尿道贯穿其全长。其中部呈细长的圆柱形；前端显著扩大为阴茎头；后端稍膨大为**尿**

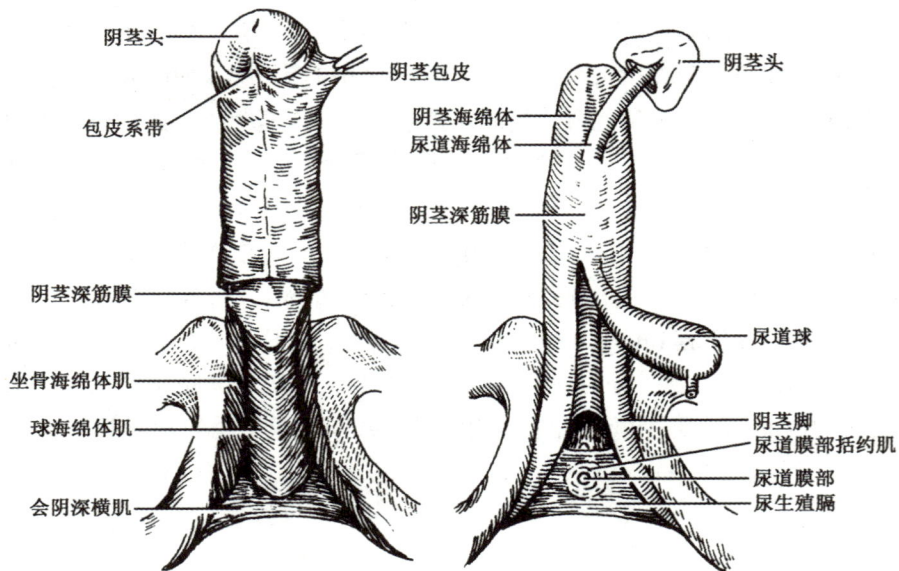

图 5-6　阴茎的外形和结构

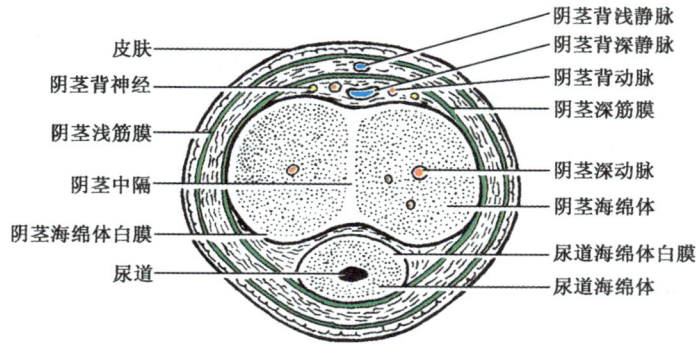

图 5-7 阴茎横切面

道球，位于两阴茎脚之间，附着于尿生殖膈下筋膜上。每个海绵体的外面都包有一层坚韧的纤维膜，称为海绵体白膜。海绵体内部由许多海绵体小梁和与血管相通的腔隙组成。当腔隙充血时，阴茎即变粗变硬而勃起。

3 个海绵体外面共同包有深筋膜、浅筋膜和皮肤（图 5-7）。阴茎的皮肤薄而柔软，富有伸展性。它在阴茎颈处游离向前，然后向内后方反折再附于阴茎颈，形成双层环形皱襞，包绕阴茎头，称为**阴茎包皮 prepuce of penis**。包皮前端的游离缘围成包皮口。在阴茎头腹侧中线处，包皮与阴茎头之间连有一条皮肤皱襞，称为**包皮系带 frenulum of prepuce**。在行包皮环切术时应注意勿伤此系带，以免影响阴茎的勃起。

幼儿的包皮较长，包裹整个阴茎头，包皮口较小。随着年龄的增长，包皮逐渐向后退缩，包皮口逐渐扩大，阴茎头显露在外。如果成年以后，阴茎头仍被包皮大面积覆盖，或包皮口过小，包皮不能充分退缩以暴露阴茎头，则分别称为包皮过长或包茎。在这两种情况下，包皮腔内易积存污物（包皮垢）而导致阴茎头发炎，也可能成为阴茎癌的诱发因素。因此，须及早行包皮环切术。

三、男性尿道

男性尿道 male urethra 起自膀胱的尿道内口，终于阴茎头的尿道外口，兼有排尿和排精的功能。成人尿道长 16～22cm，管径平均为 5～7mm，有一定的扩展性（图 5-8）。

（一）尿道的分部

男性尿道可分三部分：前列腺部、膜部和海绵体部。临床上把前列腺部和膜部称为**后尿道**，海绵体部称为**前尿道**。

1. 前列腺部 prostatic part 为尿道穿过前列腺的部分，长约 3cm，是尿道中管腔最宽的部

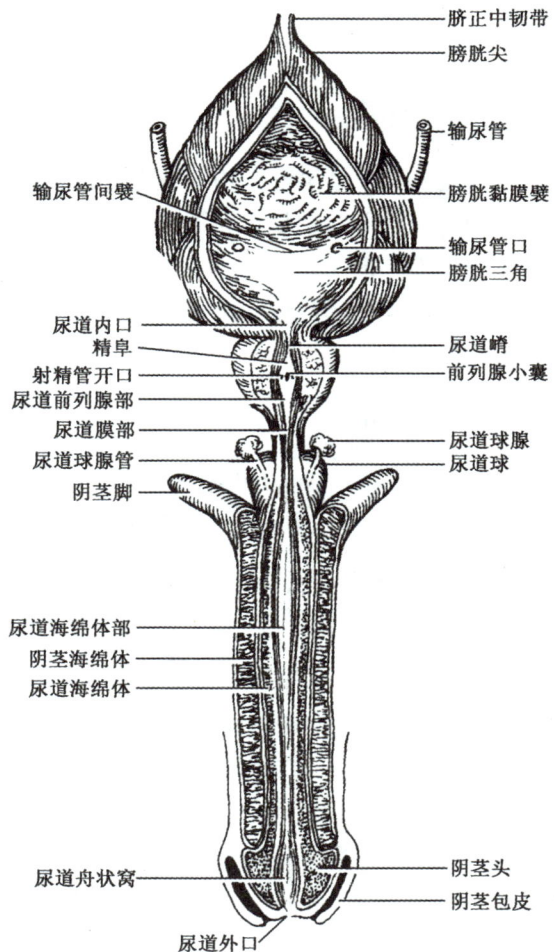

图 5-8 膀胱和男性尿道（前面）

分。此部后壁上有一对射精管口和许多前列腺排泄管的开口。

2. 膜部 membranous part 为尿道穿过尿生殖膈的部分，长约 1.5cm，是三部中最短的一段。其周围有**尿道膜部括约肌**（又称**尿道外括约肌**）环绕，该肌属横纹肌，受意志支配，有控制排尿的作用。膜部位置比较固定，当骨盆骨折时，易损伤此部。

3. 海绵体部 cavernous part 为尿道通过尿道海绵体的部分，是尿道最长的一段，在成人长 12～17cm。尿道球内的尿道管腔较宽，称为**尿道球部**。阴茎头内的尿道扩大成**尿道舟状窝**。

（二）尿道的狭窄和弯曲

男性尿道管径粗细不一，有三个狭窄处，分别位于尿道内口、尿道膜部和尿道外口，以外口最窄。尿道结石常易嵌顿在这些狭窄部位。

当阴茎松软下垂时，尿道有两个弯曲，即凸向下后方的耻骨下弯和凸向上前方的耻骨前弯。**耻骨下弯**较恒定，位于耻骨联合下方，由尿道前列腺部、膜部和海绵体部的起始段形成；**耻骨前弯**位于耻骨联合前下方，阴茎根与阴茎体之间，阴茎勃起或将阴茎向上提起时，此弯曲即可变直消失。临床上行膀胱镜检查或插入导尿管时，应注意上述解剖特点，以防损伤尿道。

第三节　女性生殖系统

一、女性内生殖器

（一）卵巢

卵巢 ovary 位于盆腔内，紧贴盆腔侧壁的卵巢窝（相当于髂内、外动脉的夹角处）。卵巢为成对的实质性器官，呈扁卵圆形，可分为内外侧两面、上下两端和前后两缘。外侧面贴于盆腔侧壁，内侧面朝向子宫。上端与输卵管末端相接触，借**卵巢悬韧带**与盆腔壁相连，称为**输卵管端**；下端借**卵巢固有韧带**连于子宫角，称为**子宫端**。后缘游离；前缘有系膜附着，并有血管、淋巴管和神经等出入（图 5-9）。

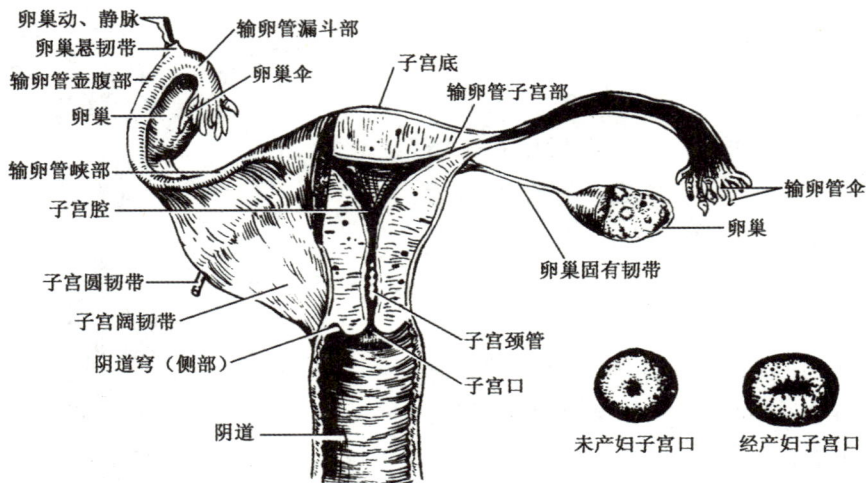

图 5-9　女性内生殖器（前面）

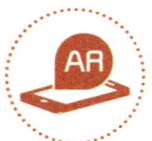

卵巢大小、形状随年龄而不同：幼年卵巢较小，表面光滑，性成熟期最大，以后由于多次排卵，表面留有瘢痕，故凹凸不平。35～40岁卵巢开始缩小，50岁左右随月经停止而逐渐萎缩。

（二）输卵管

输卵管 uterine tube 为一对细长弯曲的肌性管道，长10～14cm，位于子宫底两侧和盆腔侧壁之间，包裹在子宫阔韧带上缘内。外侧端游离，末端开口于腹膜腔，称为**输卵管腹腔口**；内侧端开口于子宫腔，称为**输卵管子宫口**。女性腹膜腔经输卵管、子宫和阴道与外界相通。输卵管由内侧向外侧分为四部分（图5-9）：

1. 子宫部 uterine part 为位于子宫壁内的一段，直径最细，约1mm，内侧端以输卵管子宫口通子宫腔，外侧续于峡部。

2. 峡部 isthmus of uterine tube 短而狭窄，壁较厚，血管较少，水平向外侧移行为壶腹部。输卵管结扎术多在此部进行。

3. 壶腹部 ampulla of uterine tube 管腔膨大成壶腹状，行程弯曲，约占输卵管全长的2/3，向外侧移行为漏斗部。通常卵子与精子在此部结合而受精，正常的受精卵经输卵管子宫口入子宫。若受精卵未能移入子宫，在输卵管或腹膜腔内发育，即成为宫外孕。

4. 漏斗部 infundibulum of uterine tube 为输卵管的外侧端，管腔扩大成漏斗状。漏斗部末端中央有输卵管腹腔口，与腹膜腔相通。卵子经腹腔口进入输卵管。输卵管腹腔口的边缘有许多细长的指状突起，称为**输卵管伞**，是手术时识别输卵管的标志。

（三）子宫

子宫 uterus 为一壁厚腔小的肌性器官，是产生月经和孕育胎儿的场所。其形态、结构、大小和位置随年龄、月经和妊娠情况而变化（图5-9，图5-10）。

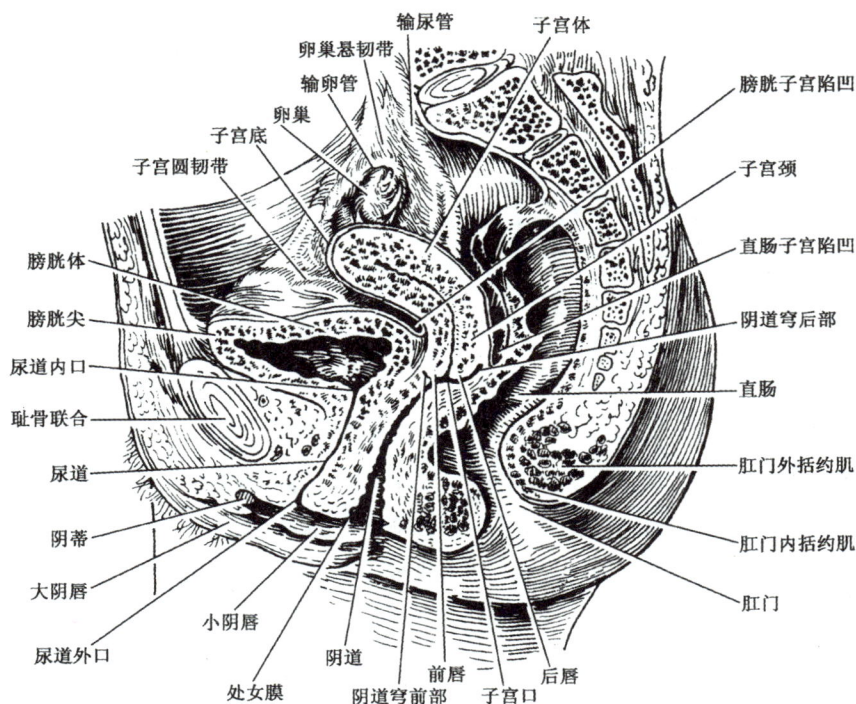

图5-10 女性盆腔正中矢状切面

1. 子宫的形态　成年未孕子宫呈前后略扁、倒置的梨形，长 7 ～ 9cm，最大宽径 4 ～ 5cm，厚 2 ～ 3cm。子宫分底、体和颈三部分。**子宫底**是两侧输卵管子宫口以上圆而凸的部分；**子宫颈**是子宫下端呈圆柱状的部分，为肿瘤的好发部位；子宫底与子宫颈之间的部分称为**子宫体**。子宫颈在成年人长 2.5 ～ 3cm，分为两部：子宫颈伸入阴道内的部分，称为**子宫颈阴道部**；阴道以上的部分，称为**子宫颈阴道上部**。子宫颈与子宫体连接的部位，稍狭细，称为**子宫峡**，在非妊娠期，此部不明显，长约 1cm；妊娠期，子宫峡逐渐伸展变长，形成子宫的下段。在妊娠末期子宫峡可延长至 7 ～ 11cm，峡壁逐渐变薄，且无腹膜覆盖，产科常在此进行剖宫取胎术（图 5-11）。子宫与输卵管相交的部位称为**子宫角**。

子宫的内腔较为狭窄，分上、下两部分：上部位于子宫体内，称为**子宫腔**，呈前后略扁的倒三角形裂隙，其底的两侧角通输卵管，尖端向下通子宫颈管；下部位于子宫颈内，称为**子宫颈管**，呈梭形，其上口通子宫腔，下口称为**子宫口**，通阴道。未产妇的子宫口为圆形，边缘光滑整齐；分娩以后子宫口变为横裂状（图 5-9）。

2. 子宫壁的构造　子宫壁由内向外分为内膜、肌层和外膜三层。内膜为黏膜，又称**子宫内膜**，子宫腔的黏膜随月经周期而发生增生和脱落的变化，脱落后黏膜和血液由阴道流出成为月经，约 28 天一个周期。肌层为平滑肌，很厚。子宫底和子宫体的外膜为浆膜，子宫颈的外膜为纤维膜。

3. 子宫的位置　子宫位于盆腔的中央，膀胱和直肠之间。成年女子，子宫的正常姿势为前倾和前屈位。**前倾**是指整个子宫向前倾斜，子宫的长轴和阴道的长轴之间形成向前开放的钝角，略大于 90°。**前屈**是指子宫体与子宫颈之间形成一个向前开放的钝角，约为 170°。子宫的活动性较大，膀胱和直肠的充盈程度可影响其位置（图 5-10，图 5-11）。子宫的后方是直肠，故临床上可经直肠检查子宫的位置和大小。

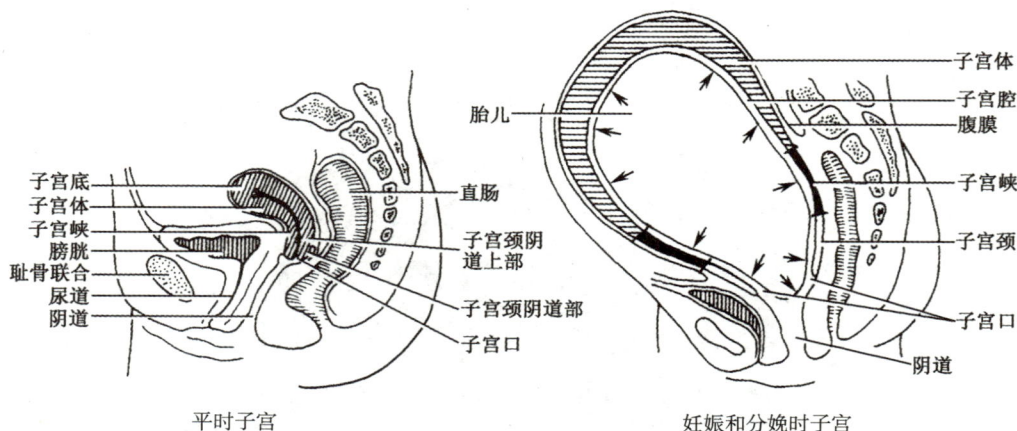

图 5-11　子宫的分部和位置

4. 子宫的固定装置　子宫的正常位置主要依靠下列 4 对韧带维持。

（1）**子宫阔韧带**　由子宫前、后面的脏腹膜构成，呈冠状位，位于子宫的两侧。其内侧缘连于子宫，并移行为子宫前、后面的脏腹膜；外侧缘和下缘移行为盆壁的腹膜；上缘游离，包裹输卵管，其外侧端移行为卵巢悬韧带。子宫阔韧带的后层包被卵巢并形成卵巢系膜；前、后两层之间包有输卵管、卵巢固有韧带、子宫圆韧带、血管、淋巴管、神经及结缔组织等。子宫阔韧带可限制子宫向侧方移位（图 5-9）。

（2）**子宫圆韧带**　由平滑肌和结缔组织构成，呈圆索状。起自子宫角的下方，在子宫阔韧带前、后两层之间走向前外侧，达盆腔侧壁，经腹股沟管，止于阴阜和大阴唇的皮下。它是维持子宫前倾位的主要结构（图 5-12）。

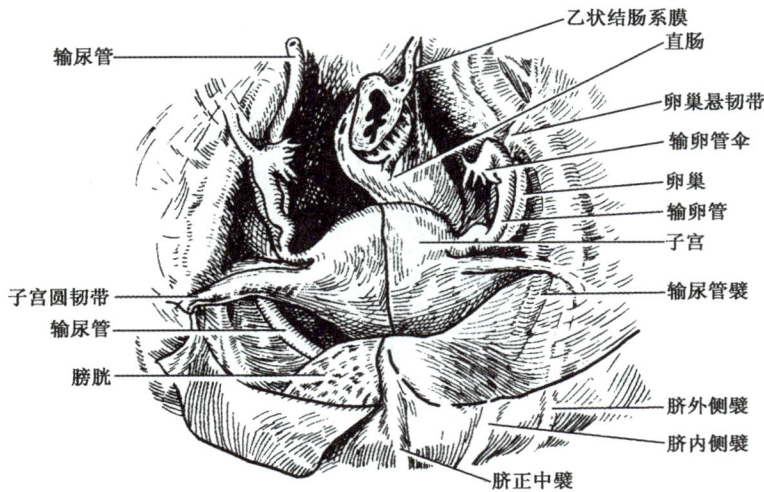

图 5-12　女性盆腔脏器（上面观，切开右侧部分腹膜）

（3）子宫主韧带　由平滑肌和结缔组织构成，位于子宫阔韧带的下部两层之间，连于子宫颈两侧与盆腔侧壁之间。其主要作用是固定子宫颈，防止子宫向下脱垂（图 5-13）。

（4）子宫骶韧带　由平滑肌和结缔组织构成，起自子宫颈后面，向后绕过直肠，止于骶骨前面。此韧带有牵引子宫颈向后上的作用，与子宫圆韧带协同，维持子宫的前屈位（图 5-13）。

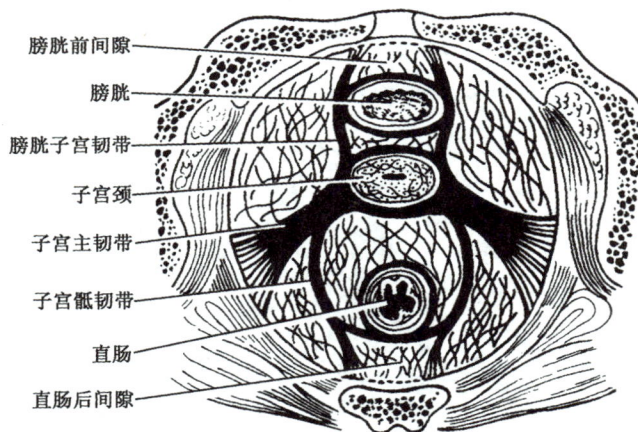

图 5-13　子宫的固定装置模式图

除上述韧带外，盆底肌和周围的结缔组织对维持子宫正常位置也起重要作用。如果这些固定装置变薄弱或受到损伤，可导致子宫位置的异常。

（四）阴道

阴道 vagina 为前后略扁的肌性管道，富于伸展性，是导入精液、排出月经和娩出胎儿的通道。阴道的上端宽阔，围绕子宫颈阴道部，两者之间形成环状的腔隙，称为**阴道穹 fornix of vagina**。阴道穹可分为前部、后部及侧部。阴道穹后部最深，与直肠子宫陷凹紧密相邻，两者之间仅隔阴道后壁和一层腹膜（图 5-10）。临床上，可经阴道穹后部进行穿刺或引流。阴道的下端以阴道口开口于阴道前庭。在处女，阴道口周缘附有黏膜皱襞，称为**处女膜**（图 5-14）。

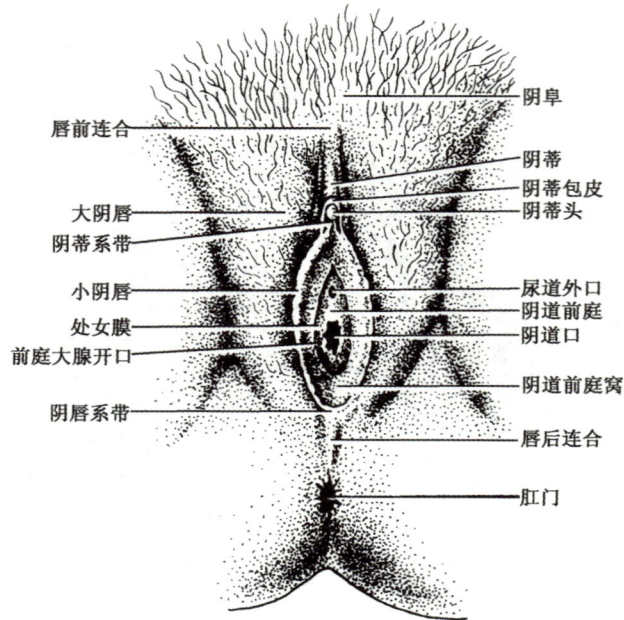

图 5-14 女性外生殖器

（五）前庭大腺

前庭大腺 greater vestibular gland，又称 **Bartholin** 腺，位于阴道口的两侧，左右各一，形如豌豆，以细小的导管开口于阴道口与小阴唇之间的沟内，相当于小阴唇中、后 1/3 交界处（图 5-15）。该腺相当于男性的尿道球腺，分泌物有润滑阴道口的作用。

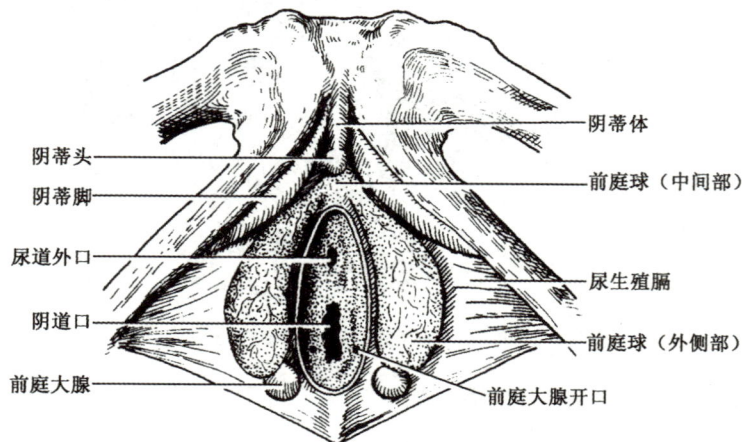

图 5-15 阴蒂、前庭球和前庭大腺

二、女性外生殖器

女性外生殖器又称**女阴 female pudendum**（图 5-14，图 5-15），包括以下结构：

（一）阴阜

阴阜 mons pubis 为位于耻骨联合前面的皮肤隆起，富有皮下脂肪，性成熟期以后，皮肤生有阴毛。

（二）大阴唇

大阴唇 greater lips of pudendum 是一对纵行隆起的皮肤皱襞，皮肤富有色素，并生有阴毛，两侧大阴唇之间围成女阴裂。在女阴裂前后端，其左右互相连合，形成唇前连合和唇后连合。

（三）小阴唇

小阴唇 lesser lip of pudendum 位于大阴唇的内侧，为一对较薄的皮肤皱襞，表面光滑无毛。

（四）阴道前庭

阴道前庭 vaginal vestibule 是位于两侧小阴唇之间的裂隙，前部有尿道外口，后部有阴道口。

（五）阴蒂

阴蒂 clitoris 由两个阴蒂海绵体构成，相当于男性的阴茎海绵体，其后端为**阴蒂脚**，附于耻骨弓，左、右两脚向前结合为**阴蒂体**，表面覆以阴蒂包皮。体的前端露于表面为**阴蒂头**，富有感觉神经末梢，感觉敏锐。

（六）前庭球

前庭球 bulb of vestibule 相当于男性的尿道海绵体，呈马蹄铁形。外侧部较大，位于大阴唇的皮下；中间部细小，位于尿道外口与阴蒂体之间的皮下。

【附一】女性乳房

乳房 mamma 为人类和哺乳动物所特有的器官，属于汗腺的特殊变形，构造近似皮脂腺。人的乳房为成对的器官，男性乳房不发达，女性乳房于青春期开始发育生长，妊娠和哺乳期有分泌活动，老年妇女乳房萎缩。

1. 位置　乳房位于胸前部，在胸大肌和胸肌筋膜的表面，上起第2、第3肋，下至第6、第7肋，内侧至胸骨旁线，外侧可达腋中线。成年未妊娠妇女的乳头平对第4肋间隙或第5肋。

2. 形态　成年未哺乳女性的乳房呈半球形，紧张而富有弹性。乳房的中央有**乳头**，其表面有输乳管的开口。乳头周围有一颜色较深的环形区域，称为**乳晕**（图5-16）。乳头和乳晕的皮肤较薄

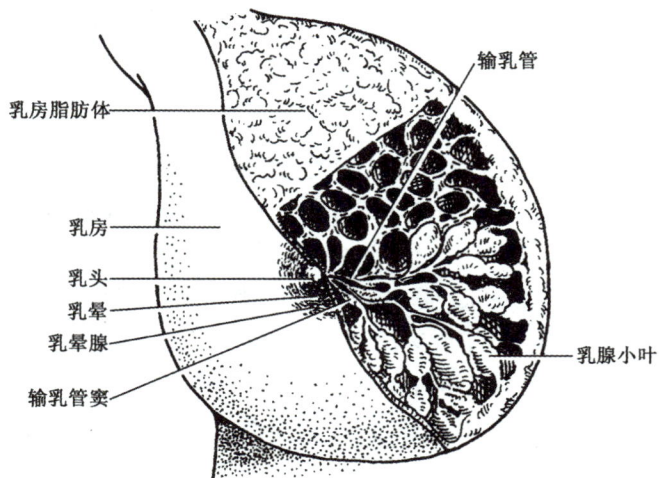

图5-16　女性乳房（左半剥去皮肤）

弱，易于损伤。

3. 结构　乳房由皮肤、乳腺和脂肪组织等构成（图 5-17）。乳腺以乳头为中心，被脂肪组织分隔为 15～20 个**乳腺叶**，呈放射状排列。每个乳腺叶又分为若干个**乳腺小叶**。每个乳腺叶有一条排泄管，称为**输乳管**，开口于乳头。临床进行乳房浅部脓肿切开手术时，应尽量作放射状切口，以减少对乳腺叶和输乳管的损伤。在乳房深部自胸肌筋膜发出结缔组织束穿过乳腺小叶之间连于皮肤，称为**乳房悬韧带**或称为 **Cooper 韧带**，对乳房有支持和固定作用。乳腺癌侵入此韧带时，韧带缩短，牵引皮肤向内形成凹陷，是乳腺癌早期常有的一个体征。

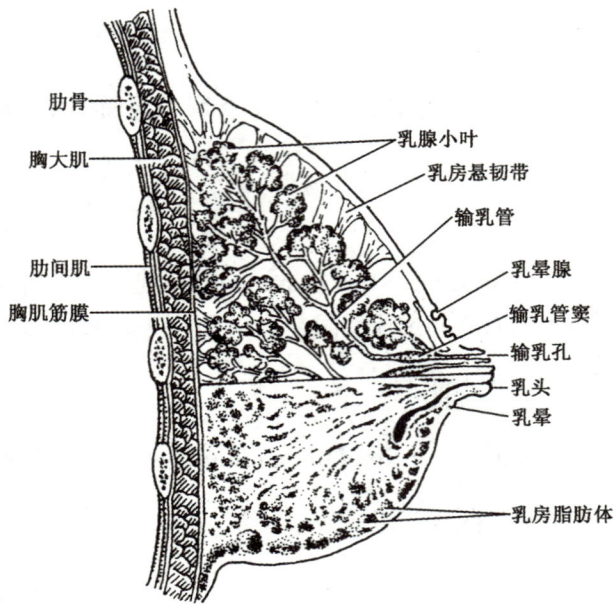

图 5-17　女性乳房矢状切面

【附二】会阴

1. 会阴的位置和分部

会阴 perineum 有广义和狭义之分。广义的会阴是指封闭骨盆下口的全部软组织。此区呈菱形，其境界与骨盆的下口一致：前为耻骨联合下缘，后为尾骨尖，两侧为耻骨弓、坐骨结节和骶结节韧带。经两坐骨结节之间的连线将会阴分为前、后两部分：前部为**尿生殖区**，男性有尿道通过，女性有阴道和尿道通过；后部为**肛区**，有肛管通过（图 5-18）。狭义的会阴是临床常

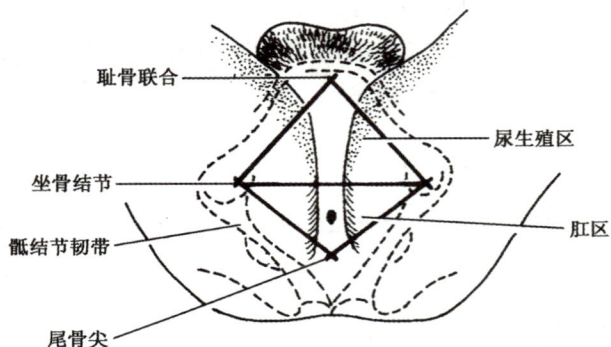

图 5-18　会阴的境界

称的会阴，为肛门和外生殖器之间的区域，在女性又称为**产科会阴**。产妇分娩时要保护此区，以免造成会阴撕裂。

（1）尿生殖膈 urogenital diaphragm　由尿生殖膈上筋膜、尿生殖膈下筋膜及其间的会阴深横肌和尿道括约肌共同组成（图 5-19），位于尿生殖区最深部，从前下方封闭盆膈裂孔，加强盆底，协助承托盆腔脏器。尿生殖膈在男性有尿道通过，女性有尿道和阴道通过。两层筋膜间的尿道括约肌在男性围绕尿道膜部，称为**尿道膜部括约肌**；在女性围绕尿道和阴道，则称为**尿道阴道括约肌**。

（2）盆膈 pelvic diaphragm　由盆膈上筋膜、盆膈下筋膜及其间的肛提肌和尾骨肌共同组成（图 5-20），位于肛区的深部，封闭骨盆下口的大部分，中央有肛管通过。

肛提肌 levatorani 为一对宽而薄的扁肌，左右联合呈漏斗形，尖向下，封闭骨盆下口（图 5-21）。该肌主要由耻尾肌、髂尾肌和耻骨直肠肌组成，起自耻骨后面和坐骨棘之间的肛提肌腱弓，纤维向下、向后、向内止于会阴中心腱、直肠壁和尾骨。在两侧肛提肌前内侧之间有三角形的**盆膈裂孔**，从下方被尿生殖膈封闭。肛提肌为盆膈的主要部分，具有支持和固定盆腔内器官

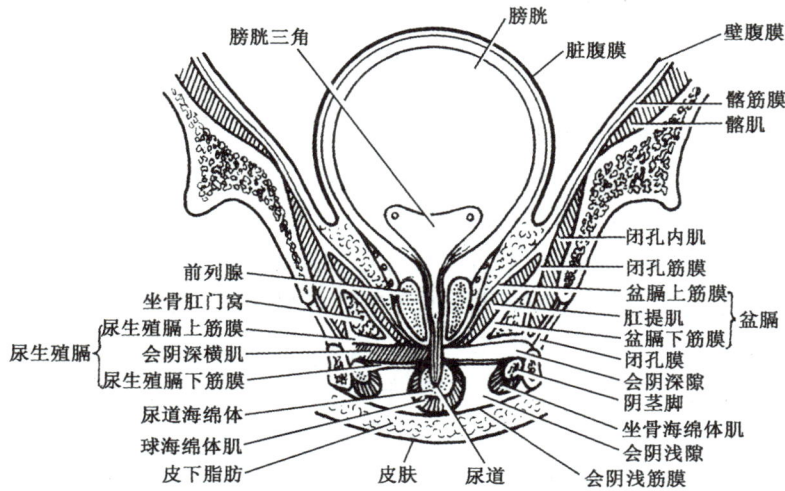

膀胱三角　膀胱　脏腹膜　壁腹膜
髂筋膜
髂肌
闭孔内肌
前列腺　闭孔筋膜
坐骨肛门窝　盆膈上筋膜
尿生殖膈上筋膜　肛提肌　盆膈
尿生殖膈　会阴深横肌　盆膈下筋膜
尿生殖膈下筋膜　闭孔膜
尿道海绵体　会阴深隙
球海绵体肌　阴茎脚
皮下脂肪　皮肤　尿道　坐骨海绵体肌
会阴浅隙
会阴浅筋膜

图 5-19　男性盆腔冠状切面（经尿生殖区）

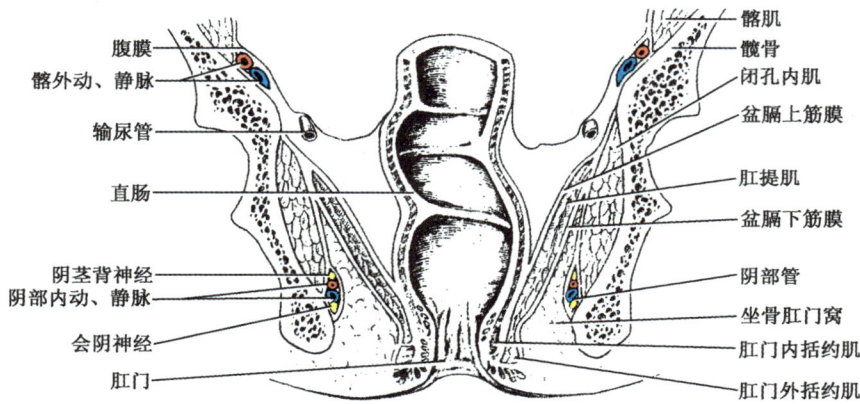

髂肌
髋骨
腹膜　闭孔内肌
髂外动、静脉　盆膈上筋膜
输尿管
直肠　肛提肌
盆膈下筋膜
阴茎背神经　阴部管
阴部内动、静脉　坐骨肛门窝
会阴神经　肛门内括约肌
肛门　肛门外括约肌

图 5-20　盆腔冠状切面（经直肠）

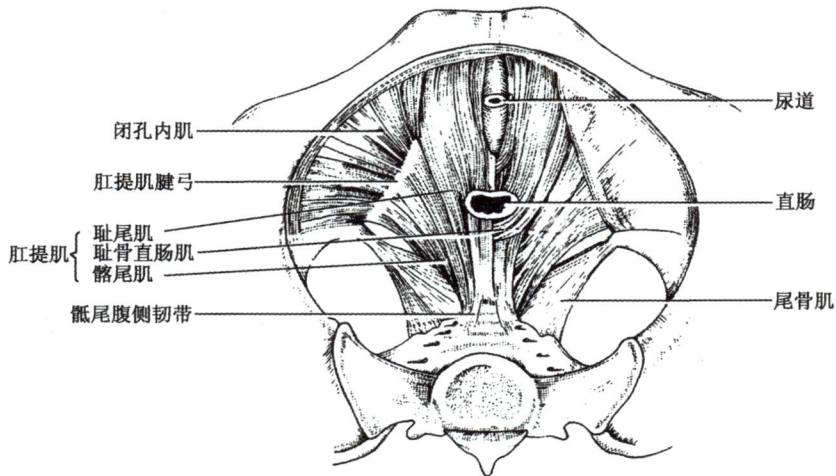

尿道
闭孔内肌
肛提肌腱弓
耻尾肌　直肠
肛提肌　耻骨直肠肌
髂尾肌
尾骨肌
骶尾腹侧韧带

图 5-21　肛提肌和尾骨肌（上面观）

的作用，并能协助肛门外括约肌紧缩肛门，在女性还有缩小阴道口的作用。**尾骨肌 coccygeus** 位于肛提肌的后方，呈三角形，紧贴于骶棘韧带的上面。该肌起自坐骨棘，止于尾骨和骶骨的两侧缘。

2. 坐骨肛门窝

坐骨肛门窝 ischioanal fossa 又名**坐骨直肠窝**，位于肛管与坐骨之间，为尖朝上、底朝下的锥形间隙（图 5-19，图 5-20）。尖由盆膈下筋膜与闭孔筋膜汇合而成，底为肛门两侧的皮肤和浅筋膜。内侧壁为肛门外括约肌、盆底肌和盆膈下筋膜；外侧壁为坐骨结节、闭孔内肌及其筋膜；前壁为尿生殖膈；后壁为臀大肌和骶结节韧带。窝内有大量的脂肪组织，具有弹簧垫的作用，排便时允许肛门扩张。当肛门周围被感染时，此窝极易发生脓肿，如脓液穿入肛管或穿通皮肤，即可形成肛瘘。

阴部内动、静脉和阴部神经贴于坐骨肛门窝的外侧壁，在此分别发出肛动、静脉和肛神经，从外侧向内侧横过此窝，分布于肛门外括约肌及其附近结构。会阴部手术常在此窝内进行阴部神经阻滞麻醉。

复习思考题

1. 精子在何处产生？通过哪些管道排出体外？
2. 从解剖学角度论述男、女性导尿的操作要点。
3. 输卵管由内侧向外侧分为哪几部？结扎术通常在何处进行？

第六章

循环系统

扫一扫，查阅本章数字资源，含PPT、音视频、图片等

第一节 概 述

一、循环系统的组成和主要功能

循环系统 circulatory system 是人体内一套密闭而相互连续的管道系统，包括心血管系统和淋巴系统两部分。

（一）心血管系统的组成和主要功能

心血管系统 cardiovascular system 由心、动脉、毛细血管和静脉组成，其内有血液周而复始地循环流动。主要功能是运输物质，即将消化管吸收的营养物质和肺吸入的氧气运送到全身各器官、组织和细胞供其生理活动的需要；同时将它们的代谢产物如二氧化碳、尿素等运送到肺、肾、皮肤等器官排出体外，以保证机体新陈代谢的正常进行；还运输内分泌系统产生的激素或生物活性物质，以实现机体的体液调节。此外，在实现血液防御功能以及维持机体内环境稳定中起重要作用。

1. 心 heart 是中空的肌性器官。在神经体液的调节下，心有节律地收缩和舒张，像泵一样不停地将血液从静脉吸入，由动脉射出，从而推动血液在血管内不停地循环流动。故心为血液循环的动力器官。

2. 动脉 artery 是运送血液离心的管道。动脉由心室发出，在行程中不断分支，越分越细，最后移行为毛细血管。大动脉管壁富有弹性纤维，有较大的弹性。当心室收缩向动脉内射血时，大动脉的管腔扩大；当心室舒张时，管壁弹性回缩，推动血液继续向前流动。中、小动脉尤其是小动脉管壁平滑肌发达，在神经体液调节下收缩或舒张，以改变管腔大小，从而影响局部血流量和血流阻力，以维持和调节血压。

3. 静脉 vein 是引导血液回心的管道。静脉起自毛细血管，在回心的过程中不断接纳属支，逐渐汇合成中静脉、大静脉，最后注入心房。静脉的特点是：①因承受压力较小，故管壁较动脉薄，管径较动脉大。②管壁内有静脉瓣（图 6-1），四肢较多，尤以下肢最多，可防止血液逆流。③一般有浅、深静脉之分，浅静脉位于皮下，注入深静脉；深静脉多与同名动脉伴行。

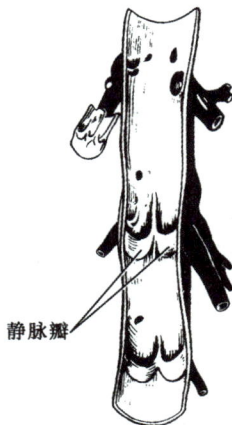

静脉瓣

图 6-1 静脉瓣

4. 毛细血管 capillary 是连于小动脉与小静脉之间的微细血管。分布广泛，除软骨、角膜、晶状体、毛发、指甲和牙釉质等处无毛细血管外，几乎遍布全身。毛细血管数量多，管壁薄，血流慢，通透性大，是血液与组织、细胞间进行物质及气体交换的场所。

（二）淋巴系统的组成和主要功能

淋巴系统 lymphatic system 由淋巴管道、淋巴器官和淋巴组织组成。淋巴管道包括毛细淋巴管、淋巴管、淋巴干和淋巴导管；淋巴器官包括淋巴结、脾、胸腺和腭扁桃体等；淋巴组织为含有大量淋巴细胞的网状组织。

淋巴管道和淋巴结的淋巴窦内流动着无色透明的液体，称为**淋巴（淋巴液）**。当血液流经毛细血管动脉端时，部分液体经毛细血管壁滤出，进入组织间隙，形成**组织液**。组织液与细胞进行物质交换后，大部分在毛细血管静脉端吸收进入静脉，小部分进入毛细淋巴管内形成淋巴。淋巴沿各级淋巴管向心流动，途中经过若干淋巴结的过滤，最后注入静脉。

淋巴系统的主要功能：①淋巴管道是心血管系统的辅助管道，协助静脉回流组织液；②淋巴器官和淋巴组织具有产生淋巴细胞、滤过淋巴和参与免疫反应的功能。

二、血液循环的径路

血液由心室射出，经动脉、毛细血管和静脉返回心房，这种周而复始的循环流动称为**血液循环**。依循环途径的不同，可分为相互衔接的体循环和肺循环两部分。这两个循环是同步进行的，彼此通过房室口相通（图 6-2）。

1. 体循环（大循环）systemic circulation 左心室收缩时，动脉血由左心室射入主动脉，经主动脉的各级分支到达全身的毛细血管，血液在此与周围组织、细胞进行物质和气体交换，然后再经各级静脉，最后经上、下腔静脉和冠状窦返回右心房。体循环的特点是行程长、流经范围广，其主要功能是以含氧饱和和营养物质丰富的动脉血营养全身各部器官、组织和细胞，并将其代谢产物经静脉运回心。

2. 肺循环（小循环）pulmonary circulation 右心室收缩时，静脉血由右心室射出，经肺动脉干及其各级分支到达肺泡毛细血管，血液在此进行气体交换，再经肺静脉进入左心房。肺循环的特点是行程短，血液只经过肺，其主要功能是使静脉血转变成含氧饱和的动

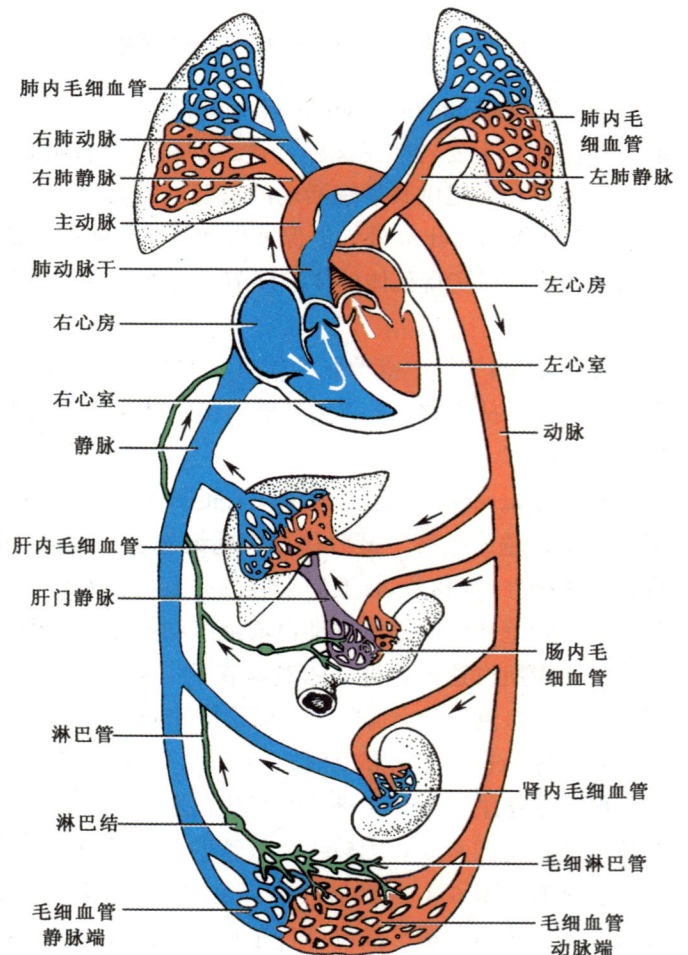

图 6-2 血液循环示意图

脉血。

三、血管吻合与侧支循环

人体的血管除经动脉—毛细血管—静脉形式连通外，在动脉与动脉之间、静脉与静脉之间、甚至动脉与静脉之间，可借吻合支或交通支彼此相连，形成**血管吻合 vascular anastomosis**。毛细血管在组织内普遍吻合成网，称为**毛细血管网**；动脉与动脉之间的吻合，常见的有动脉网、动脉弓和动脉环等；静脉与静脉之间的吻合，常见的有静脉网、静脉弓和静脉丛等；小动脉与小静脉之间，借动、静脉吻合直接连通，如指尖、趾端、唇、生殖器勃起组织等处。这些吻合对维持血液循环和保证器官的血液供应有着重要的作用（图 6-3）。

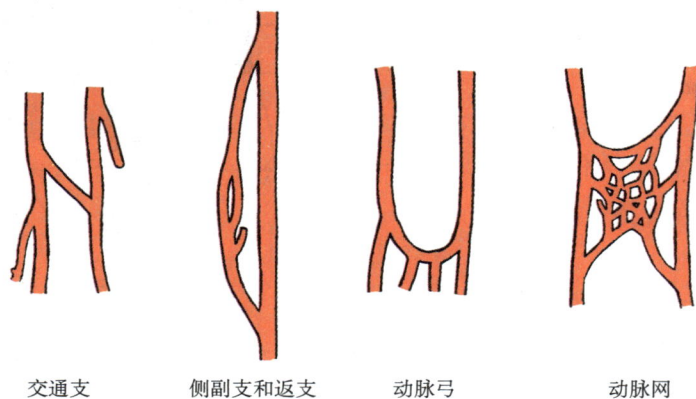

交通支　　　　侧副支和返支　　　　动脉弓　　　　动脉网

图 6-3 血管吻合的形式

此外，较大的动脉还发出与主干平行的**侧副管**，它自主干的近侧端发出，汇合于主干的远侧端。在正常情况下，侧副管的管腔很小，血流量也很少，如果主干血流受阻（如结扎或血栓），侧副管即变粗大，代替主干发挥运血的作用，形成**侧支循环 collacteral circulation**（图 6-4），对保证器官在病理状态下的血液供应具有重要意义。

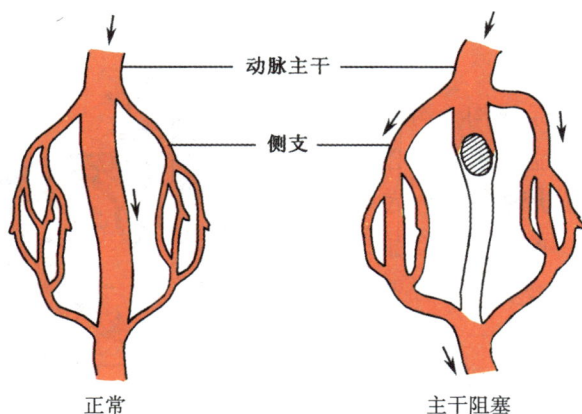

动脉主干

侧支

正常　　　　　　　　　　主干阻塞

图 6-4 侧支吻合与侧支循环

第二节　心血管系统

一、心

（一）心的外形

心形似倒置、前后稍扁的圆锥体，大小与本人拳头相似。可分为一尖、一底、两面、三缘，表面尚有三条沟（图6-5，图6-6）。

1. 心尖 cardiac apex　朝向左前下方，由左心室构成，圆钝而游离。其体表投影在左侧第5肋间隙、锁骨中线内侧1～2cm处。活体上在此处可扪及心尖的搏动。

2. 心底 cardiac base　朝向右后上方，主要由左心房和小部分右心房构成，与出入心的大血管干相连，故心底比较固定。

3. 两面　胸肋面又称前面，朝向前上方，大部分由右心房和右心室构成。**膈面**又称下面，朝向后下方，邻接膈，大部分由左心室、小部分由右心室构成。

4. 三缘　右缘垂直向下，由右心房构成，向上延续为上腔静脉。**左缘**钝圆，斜向左下，主要由左心室构成。**下缘**接近水平位，由右心室和心尖构成。

5. 三条沟　心表面有三条浅沟，沟内有血管走行并被脂肪组织覆盖，可作为心腔在心表面的分界线。**冠状沟**靠近心底处，呈冠状位，近似环形，前方被肺动脉干所中断，是心房与心室在心表面的分界线。在心室的胸肋面和膈面各有一条自冠状沟延伸至心尖右侧的浅沟，分别称为**前室间沟**和**后室间沟**，前、后室间沟是左、右心室在心表面的分界线。

（二）心的位置

心位于胸腔纵隔内，外裹以心包，约2/3位于身体正中线的左侧，1/3位于身体正中线的右侧。上方与出入心的大血管相连；下方为膈；两侧借纵隔胸膜、胸膜腔与肺相邻（图6-7）；后

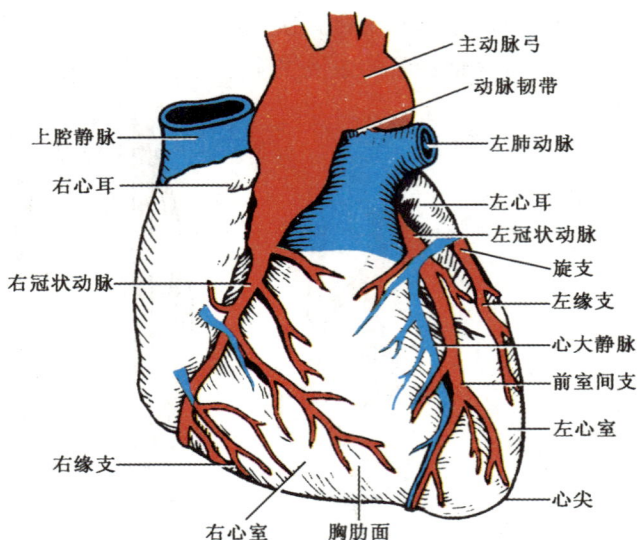

图6-5　心的外形和血管（胸肋面）

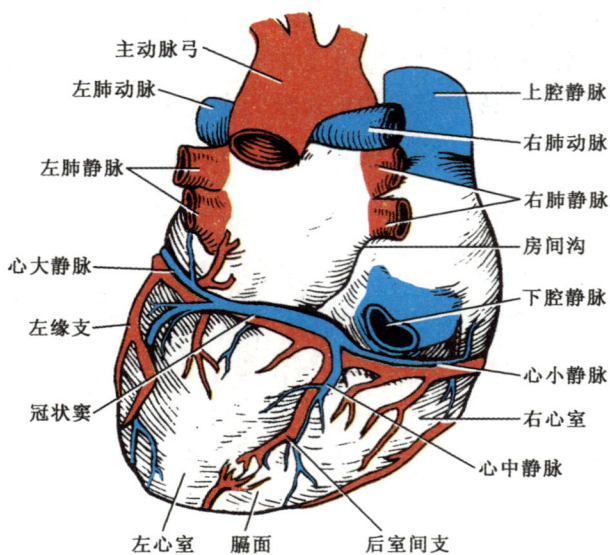

图6-6　心的外形和血管（膈面）

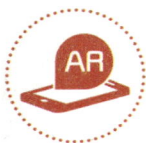
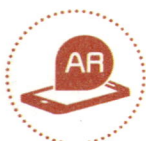

方有食管、迷走神经和胸主动脉等，平对第 5 ～ 8 胸椎；前方平对胸骨体和第 2 ～ 6 肋软骨，大部分被肺和胸膜遮盖，只有左肺心切迹内侧部分借心包与胸骨体下部左半及左侧第 4 ～ 6 肋软骨相邻。因此临床上做心内注射时，多在左侧第 4 肋间隙，紧贴胸骨左缘进针，将药物注入右心室内，可避免刺伤肺和胸膜。

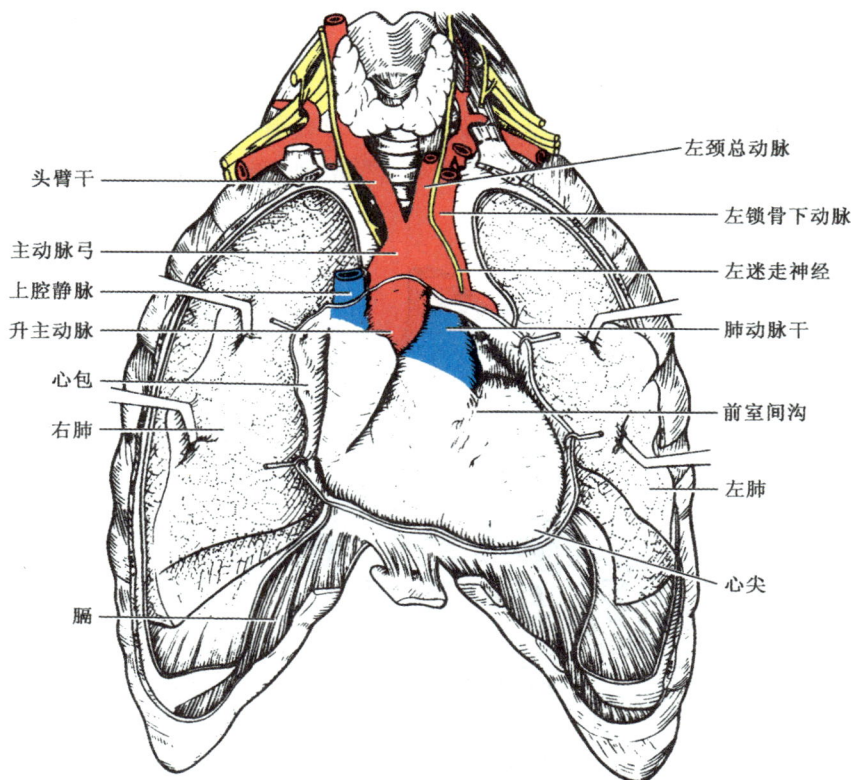

图 6-7　心的位置

（三）心的体表投影

心在胸前壁的体表投影可用四点及其连线来确定（图 6-8）。

1. 左上点　在左侧第 2 肋软骨下缘，距胸骨左缘 1.2cm 处。

2. 右上点　在右侧第 3 肋软骨上缘，距胸骨右缘 1.0cm 处。

3. 左下点　在左侧第 5 肋间隙，距前正中线 7 ～ 9cm（或左锁骨中线内侧 1 ～ 2cm）处。

4. 右下点　在右侧第 6 胸肋关节处。

左上点与右上点的连线为心的上界；左下点与右下点的连线为心的下界；右上点与右下点的连线为心的右界，略向右凸；左上点与左下点的连线为心的左界，略向左凸。

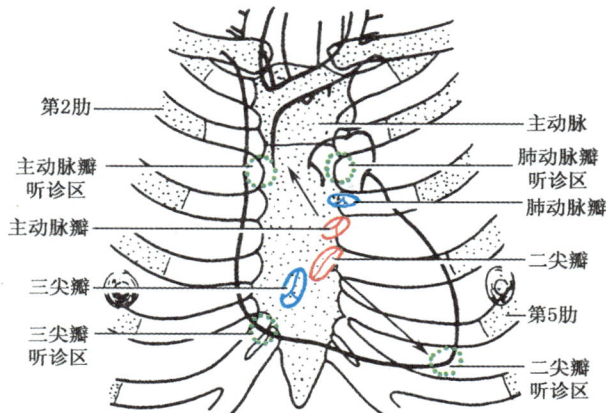

图 6-8　心的体表投影

了解心在胸前壁的体表投影，对叩诊时判断心界是否扩大有实用意义。

（四）心的各腔

心内部被房间隔和室间隔分为互不相通的左、右两半，每半又分为上方的心房和下方的心室，故有左心房、左心室、右心房和右心室 4 个心腔。同侧心房与心室之间借房室口相通，左、右心房之间有房间隔，左、右心室之间有室间隔。

1. 右心房 right atrium 位于心的右上方，壁薄腔大，其向左前方突出的部分称为**右心耳**。右心房有 3 个入口和 1 个出口：上方有**上腔静脉口**，下方有**下腔静脉口**，下腔静脉口与右房室口之间有**冠状窦口**，它们分别引导人体上、下半身和心壁的血液汇入右心房；出口是**右房室口**，右心房的血液由此流入右心室（图 6-9）。

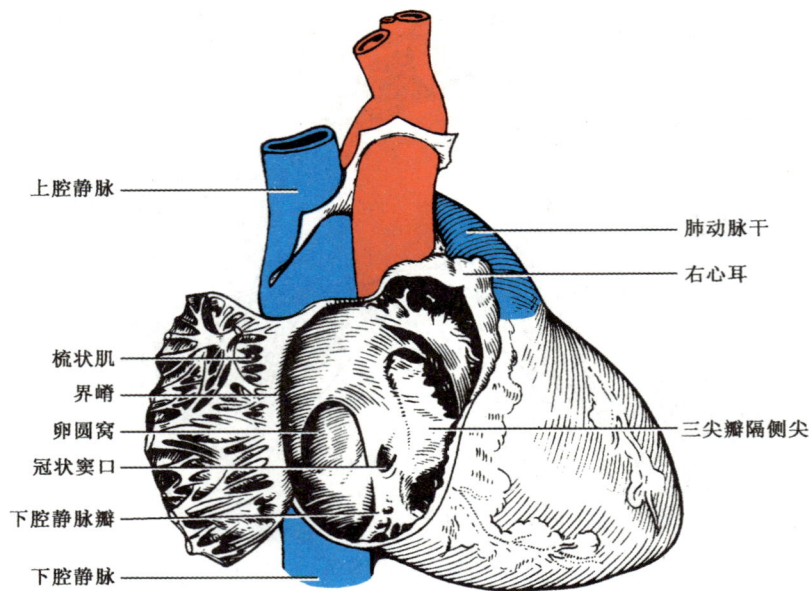

图 6-9　右心房

在房间隔右侧面的下部有一卵圆形的浅窝，称为**卵圆窝 fossa ovalis**（图 6-9）。胎儿时期此处为卵圆孔，左、右心房借此孔相通。出生后此孔逐渐封闭，遗留的凹陷称为卵圆窝。如果出生后 1 年左右此孔仍未封闭，是常见的先天性心脏病之一。

2. 右心室 right ventricle 位于右心房的前下方，有出入两口：入口即右房室口，口周围的纤维环上附有 3 片三角形的瓣膜，称为**三尖瓣 tricuspid valve**，又称**右房室瓣**，垂向右心室，按位置分别称为**前尖**、**后尖**和**隔侧尖**。室壁上有 3 个突起的乳头肌，乳头肌尖端有数条腱索，分别连于相邻两个瓣膜的边缘上（图 6-10，

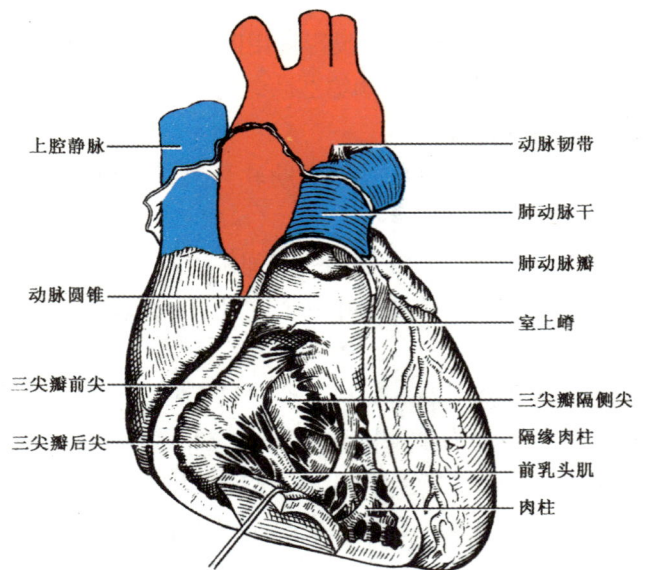

图 6-10　右心室

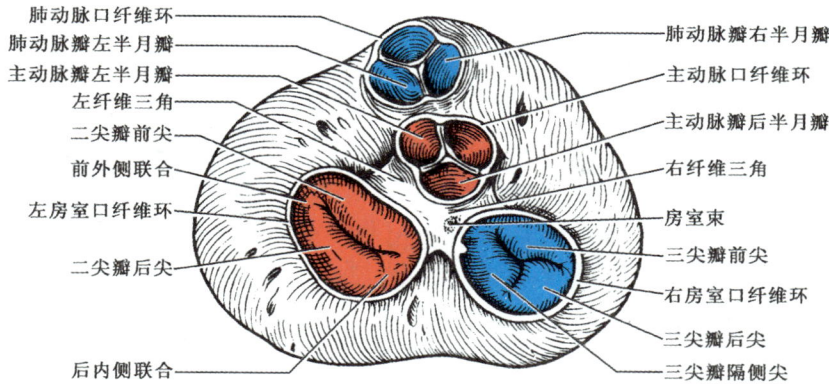

图 6-11　心瓣膜和纤维环（上面观）

图 6-11）。右房室口纤维环、三尖瓣、腱索和乳头肌在结构和功能上是一个整体，称为**三尖瓣复合体**。当心室收缩时，三尖瓣受血流推挤，封闭右房室口，由于腱索的牵引，瓣膜不致翻向右心房，可防止血液从右心室向右心房逆流。

右心室向左上方延伸的部分逐渐变细，形似倒置的漏斗，称为**动脉圆锥**。其上端即右心室的出口，称为**肺动脉口**，口周围附有 3 个袋口向上的半月形瓣膜，称为**肺动脉瓣 pulmonary valve**（图 6-11）。当右心室收缩时，血流冲开肺动脉瓣，进入肺动脉；当右心室舒张时，瓣膜袋口被血液充盈而关闭，防止血液从肺动脉向右心室逆流。

3. 左心房 left atrium　位于右心房的左后方，构成心底的大部，其向右前方突出的部分称为**左心耳**。左心房有 4 个入口和 1 个出口：入口均为**肺静脉口**，即左上、左下肺静脉口和右上、右下肺静脉口；出口是前下方的**左房室口**，左心房的血液由此流向左心室（图 6-12）。

4. 左心室 left ventricle　位于右心室的左后方，构成心尖及心左缘。左心室有出入两口：入口即左房室口，口周围的纤维环上有两片近似三角形

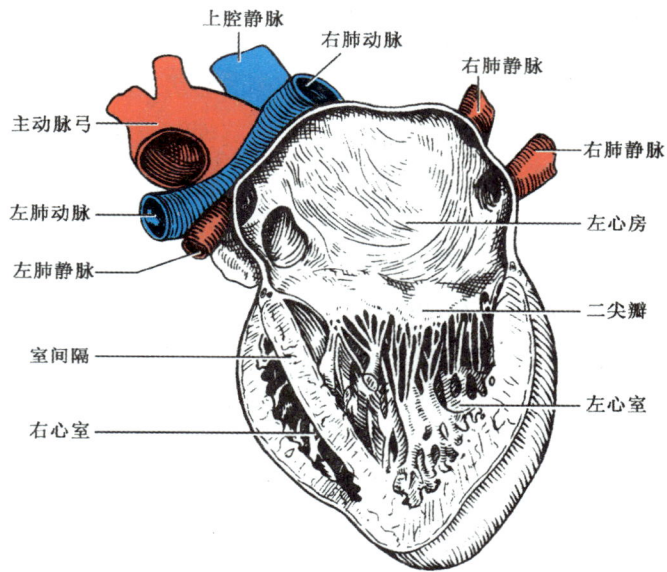

图 6-12　左心房和左心室

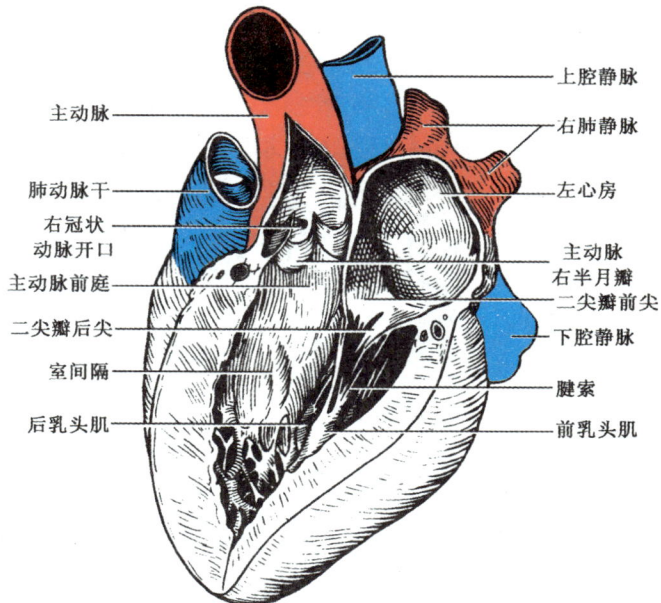

图 6-13　左心室

的瓣膜，称为**二尖瓣 mitral valve**，又称**左房室瓣**，按位置分别称为**前尖**和**后尖**。瓣膜的边缘也有数条腱索连到乳头肌上。左心室的乳头肌较右心室的强大，有前、后两个（图6-13）。左房室口纤维环、二尖瓣、腱索和乳头肌在结构和功能上是一个整体，称为**二尖瓣复合体**，防止血液从左心室向左心房逆流。出口位于前内侧部，称为**主动脉口**，口周围也有3个袋口向上的半月形瓣膜，称为**主动脉瓣 aortic valve**（图6-11）。其功能与肺动脉瓣相似，防止血液从主动脉向左心室逆流。

心像一个"血泵"，瓣膜类似闸门，它们保证了心内血液的定向流动。两侧的心房和心室分别是同步收缩与舒张，当心室收缩时，二尖瓣和三尖瓣关闭，主动脉瓣和肺动脉瓣开放，血液由心室射入动脉；当心室舒张时，二尖瓣和三尖瓣开放，主动脉瓣和肺动脉瓣关闭，血液由心房流入心室（图6-14）。

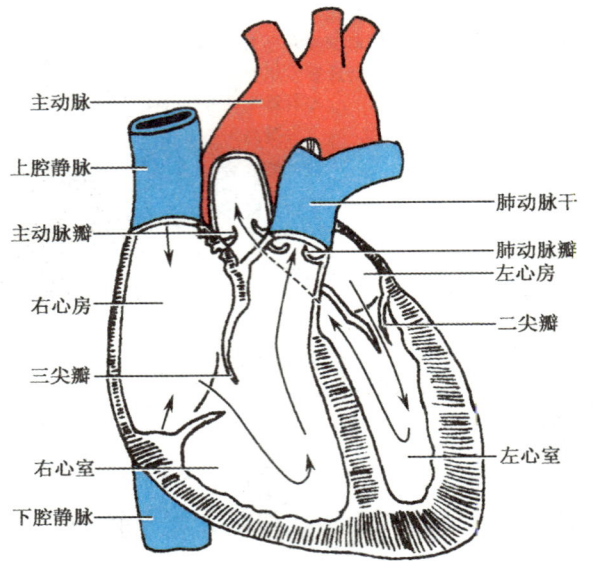

图6-14　心各腔的血流方向

（五）心的构造

1. 心壁　由心内膜、心肌和心外膜构成。

（1）**心内膜 endocardium**　是衬于心房和心室壁内面的一层光滑的薄膜，与血管的内膜相连续。心的各瓣膜就是由心内膜向心腔折叠并夹有一层致密结缔组织而构成的。心内膜为风湿性疾病易侵犯的部位，易引起结缔组织增生，使瓣膜发生变形、粘连等，从而引起瓣膜关闭不全、瓣膜狭窄等病理变化。

（2）**心肌 myocardium**（图6-15）是构成心壁的主体，由心肌细胞构成，可分为心房肌

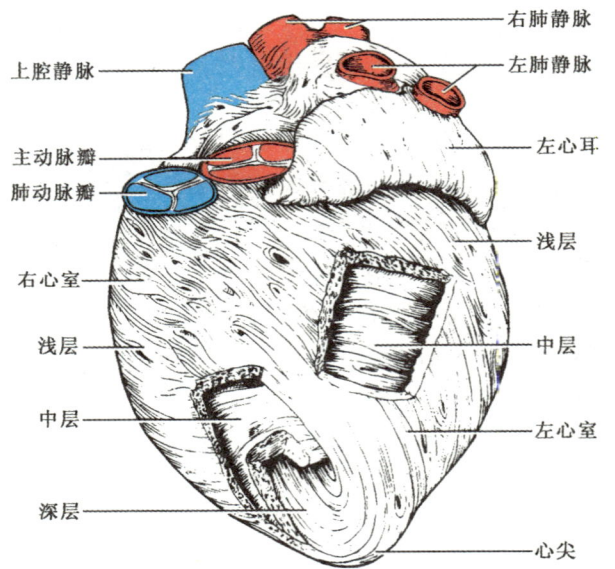

图6-15　心肌

和心室肌。心房肌较薄，心室肌较厚，尤以左心室肌最发达。心室肌一般分为浅、中、深三层，浅层肌斜行，中层肌环行，深层肌纵行。心房肌与心室肌不相连续，它们被房室口周围的纤维环隔开，因此心房肌和心室肌不会同时收缩。

（3）**心外膜 epicardium**　是包在心肌外面的一层光滑的浆膜，即浆膜心包的脏层。

2. 房间隔和室间隔（图6-16）　**房间隔**位于左、右心房之间，由两层心内膜中间夹心房肌纤维和结缔组织构成，厚1～4mm，卵圆窝处最薄，厚约1mm。**室间隔**位于左、右心室之间，可分为膜部和肌部两部分。室间隔下方大部分是由心肌构成的**肌部**；上方紧靠主动脉口下方的一小部分缺乏肌质，称为**膜部**，此处是室间隔缺损的好发部位。室间隔缺损属于先天性心脏病之一。

（六）心的传导系统

心的传导系统由特殊分化的心肌纤维构成，它的主要功能是产生兴奋、传导冲动和维持心的正常节律性搏动，包括窦房结、房室结、房室束、左右束支和 Purkinje 纤维网（图 6-17）。

1. 窦房结 sinuatrial node 位于上腔静脉与右心耳之间心外膜的深面，呈椭圆形，是心的正常起搏点。

2. 房室结 atrioventricular node 位于冠状窦口与右房室口之间心内膜的深面，呈扁椭圆形，从前下方发出房室束，进入室间隔。房室结的主要功能是将窦房结传来的冲动传向心室，保证心房收缩后再开始心室的收缩。房室结是重要的次级起搏点，许多复杂的心律失常在该处发生。

关于窦房结产生的兴奋是如何传导到心房肌和房室结的问题至今尚无定论。近来有些学者认为窦房结与房室结之间有结间束相连，能将窦房结产生的冲动传至心房肌和房室结。通常认为结间束包括前结间束、中结间束和后结间束。

3. 房室束 atrioventricular bundle 又称 **His 束**，自房室结发出后进入室间隔膜部，至室间隔肌部上缘分为左、右束支。房室束是连接心房和心室的唯一通路。

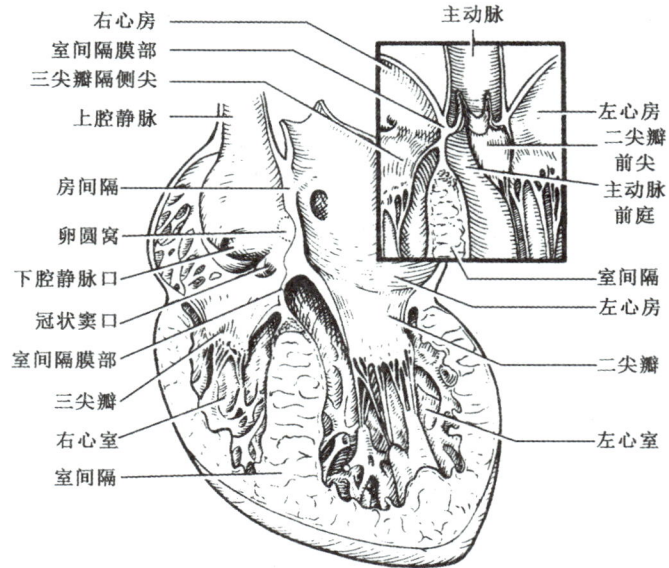

图 6-16　房间隔和室间隔

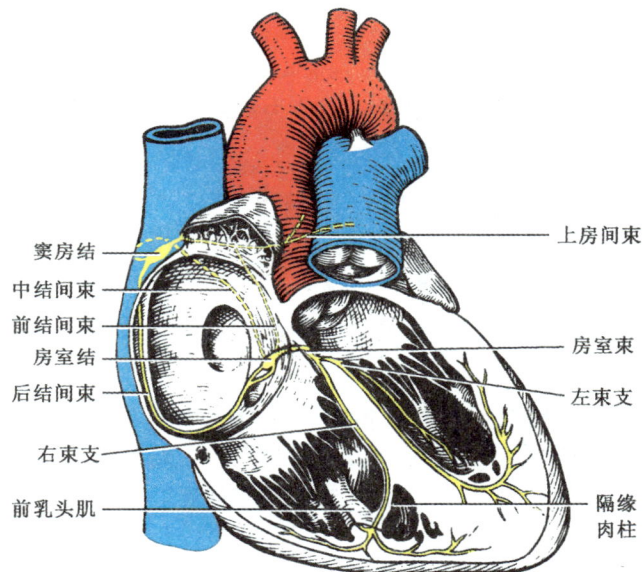

图 6-17　心的传导系统

4. 左、右束支 分别沿室间隔左、右侧心内膜深面下行至左、右心室。左束支在下行中又分为前支和后支，分别分布于左心室的前壁和后壁。左、右束支在心室的心内膜深面分散成许多细小的分支，交织成网，称为 **Purkinje 纤维网**，与心室的心肌细胞相连。

心的自动节律性兴奋由窦房结开始，借纤维传到左、右心房，使心房肌收缩；同时兴奋又借结间束传到房室结，再经房室束、左右束支、Purkinje 纤维网至心室肌，使心室肌也开始收缩。如果心传导系统功能失调，就会导致心律失常。

（七）心的血管

1. 动脉 心的动脉主要来自左、右冠状动脉（图 6-5，图 6-6）。

（1）左冠状动脉 left coronary artery 起自升主动脉起始部的左侧壁，在肺动脉干与左心耳之间左行，随即分为前室间支和旋支。**前室间支**沿前室间沟下行，绕过心尖右侧，至后室间沟下部与右冠状动脉的后室间支吻合。**旋支**，又称**左旋支**，沿冠状沟左行，绕过心左缘至左心室膈面。左冠状动脉分支分布于左心房、左心室、室间隔前 2/3 和右心室前壁一部分。

（2）右冠状动脉 right coronary artery　起自升主动脉起始部的右侧壁，经右心耳与肺动脉干之间进入冠状沟向右行，绕过心右缘至冠状沟后部分为后室间支和右旋支。**后室间支**沿后室间沟下行，至其下部与前室间支末梢吻合。**右旋支**较细小，继续向左行。右冠状动脉分支分布于右心房、右心室、室间隔后 1/3 和左心室膈面一部分，此外还分布于窦房结和房室结。

2. 静脉　心的静脉大部分都汇集于冠状窦，再经冠状窦口注入右心房；小部分直接注入心腔。**冠状窦** coronary sinus 位于心膈面的冠状沟内，左心房和左心室之间，其主要属支有三条（图 6-5，图 6-6）。

（1）心大静脉　起自心尖，沿前室间沟上行至冠状沟，向左行绕至心膈面，注入冠状窦的左端。

（2）心中静脉　起自心尖，沿后室间沟上行至冠状沟，注入冠状窦的右端。

（3）心小静脉　在冠状沟内与右冠状动脉伴行，向左注入冠状窦的右端。

（八）心包

心包 pericardium 为包裹心和出入心大血管根部的纤维浆膜囊，可分为纤维心包和浆膜心包两部分（图 6-18）。

1. 纤维心包 fibrous pericardium　为心包外层，是坚韧的结缔组织囊，上方与出入心的大血管外膜相移行，下方与膈的中心腱愈着。纤维心包可防止心过度扩张，以保持血容量相对恒定。

2. 浆膜心包 serous pericardium　薄而光滑，位于纤维心包的内面，可分为脏、壁两层。脏层紧贴在心肌的表面，即心外膜；壁层贴在纤维心包的内面。脏、壁两层在出入心的大血管根部相互移行，两层之间的潜在性腔隙称为**心包腔**，内含少量浆液，起润滑作用，可减少心搏动时的摩擦。

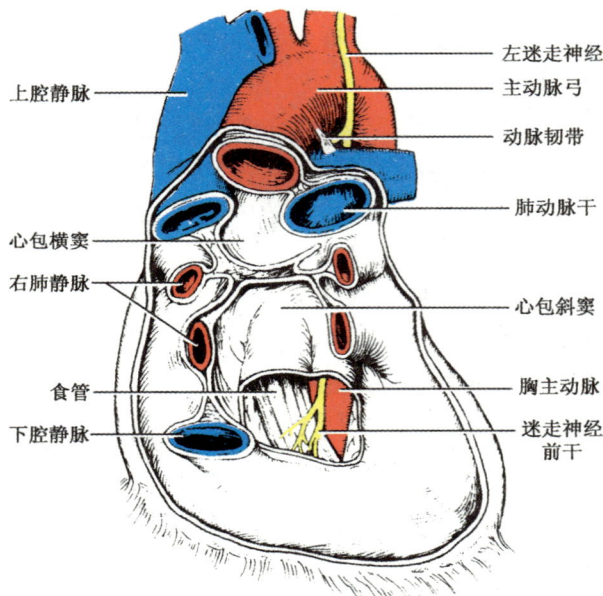

图 6-18　心包

二、肺循环的血管

（一）肺循环的动脉

肺动脉干 pulmonary trunk 位于心包内，为一粗短的动脉干，起自右心室的肺动脉口，在升主动脉前方向左后上方斜行，至主动脉弓下方分为左、右肺动脉（图 6-5，图 6-6）。

左肺动脉 left pulmonary artery 较短，在左主支气管前方横行至左肺门处分为上、下两支，分别进入左肺上、下叶。

右肺动脉 right pulmonary artery 比左肺动脉稍长，经升主动脉和上腔静脉的后方向右横行，至右肺门处分为 3 支，分别进入右肺上、中、下叶。

左、右肺动脉在肺内反复分支，与支气管的分支相伴行，最后在肺泡壁上形成毛细血管网。

在肺动脉干分叉处稍左侧，有一结缔组织索连于主动脉弓下缘，称为**动脉韧带 arterial ligament**（图 6-10），它是胚胎时期动脉导管闭锁后的遗迹。动脉导管在胎儿时期将肺动脉干中血液导入主动脉，出生后不久即闭锁。如出生 6 个月后仍未闭锁，则称为动脉导管未闭，属于先天性心脏病之一。

（二）肺循环的静脉

肺静脉 pulmonary vein 左、右各有两条，分别为左上、左下肺静脉和右上、右下肺静脉（图 6-6，图 6-12）。这些静脉均起自肺门，向内侧穿过纤维心包，注入左心房后部两侧。肺静脉将含氧饱和的动脉血运送到左心房。

三、体循环的血管

（一）体循环的动脉

1. 主动脉 aorta　为体循环的动脉主干，由左心室发出，按行程可分为升主动脉、主动脉弓和降主动脉三部分（图 6-19，图 6-20）。

（1）升主动脉 ascending aorta　起自左心室主动脉口，向右前上方斜行，至右侧第 2 胸肋关节后方移行为主动脉弓。升主动脉起始部发出左、右冠状动脉。

（2）主动脉弓 aortic arch　续于升主动脉，呈凸向上的弓形，弯向左后方，至第 4 胸椎体下缘水平向下移行为降主动脉。在主动脉弓的凸侧由右向左依次发出头臂干、左颈总动脉和左锁骨下动脉三大分支。**头臂干 brachiocephalic trunk** 为一粗短的动脉干，向右上斜行至右胸锁关节后方，分为右颈总动脉和右锁骨下动脉。

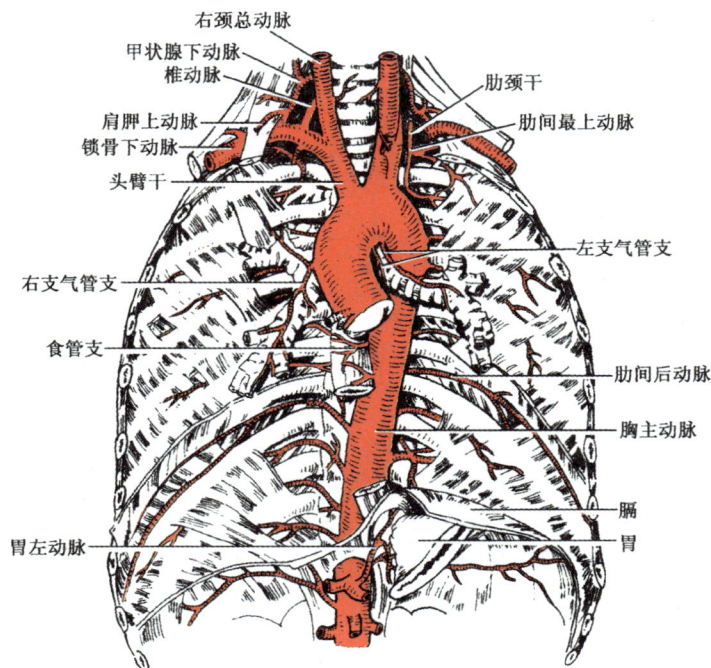

图 6-19　胸主动脉及其分支

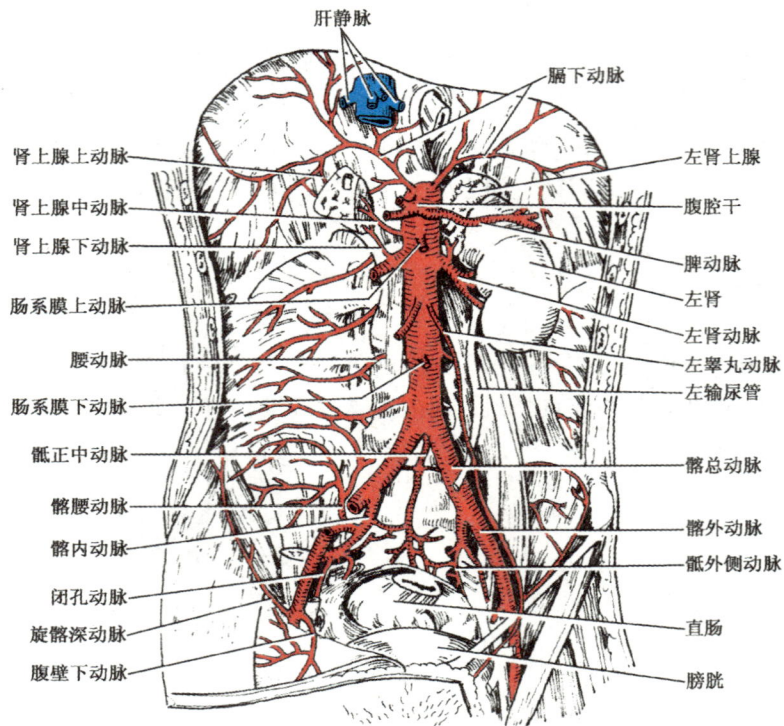

图 6-20　腹主动脉及其分支

（3）降主动脉 descending aorta　为主动脉最长的一段，续于主动脉弓，沿脊柱左前方下行，逐渐转至其前方，至第 12 胸椎高度穿过膈的主动脉裂孔至腹腔，沿脊柱左前方下行，至第 4 腰椎体下缘水平分为左、右髂总动脉。以膈为界，降主动脉位于主动脉裂孔以上的部分称为**胸主动脉 thoracic aorta**，位于主动脉裂孔以下的部分称为**腹主动脉 abdominal aorta**。

2. 头颈部的动脉

（1）颈总动脉 common carotid artery 是头颈部的动脉主干，左右各一。左颈总动脉起自主动脉弓，右颈总动脉起自头臂干。它们均经胸锁关节后方，沿食管、气管、喉的外侧上升，至甲状软骨上缘水平分为颈内动脉和颈外动脉（图 6-21）。颈总动脉的外侧有颈内静脉，两者之间的后方有迷走神经，三者共同被包裹在颈动脉鞘中。

在颈总动脉分叉处，有颈动脉窦和颈动脉小球两个重要结构。**颈动脉窦 carotid sinus** 为颈总动脉末端和颈内动脉起始部的膨大部分，窦壁内含有丰富的感觉神经末梢，可感受血压的变化，称为压力感受器。当血压改变（升高或降低）时，窦壁承受压力随之改变，可反射性地改变心率

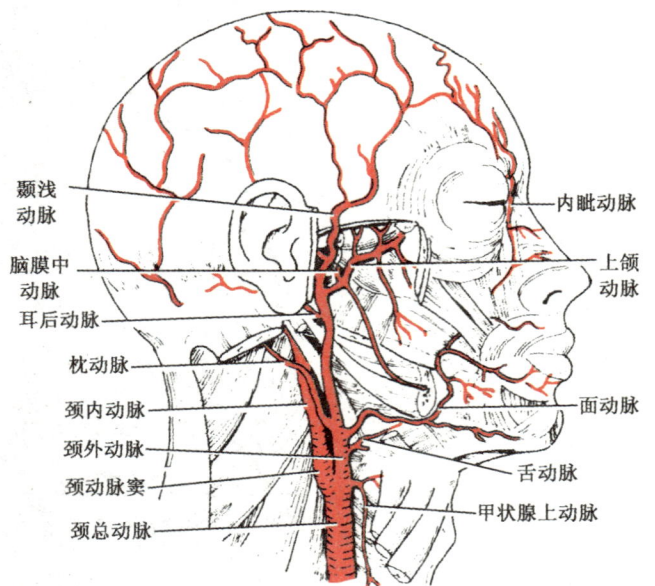

图 6-21　颈外动脉及其分支

和末梢血管口径，以调节血压。**颈动脉小球 carotid glomus** 是一个扁椭圆形小体，位于颈内动脉与颈外动脉分叉处的后方，借结缔组织连于动脉壁上，球内含有化学感受器，能感受血液中二氧化碳和氧浓度的变化。当血液中二氧化碳和氧浓度变化时，可反射性地调节呼吸运动，以保持血液中氧气和二氧化碳含量的平衡。

（2）颈外动脉 external carotid artery　自颈总动脉发出后，先行于颈内动脉内侧，后从前方跨至其外侧，上行穿腮腺达下颌颈处，分为颞浅动脉和上颌动脉两终支。颈外动脉的主要分支有（图 6-21）：

1）甲状腺上动脉 superior thyroid artery　自颈外动脉起始处发出，向前下方行至甲状腺侧叶上端，分支分布于甲状腺和喉。

2）舌动脉 lingual artery　在舌骨水平起自颈外动脉，向前内上方行至口腔底入舌，分支分布于舌、口腔底结构和腭扁桃体等。

3）面动脉 facial artery　在下颌角水平起自颈外动脉，向前上经下颌下腺深面，于咬肌止点前缘处绕过下颌体下缘，至面部沿口角、鼻翼外侧迂曲上行到眼内眦，易名为**内眦动脉**。面动脉沿途分支分布于腭扁桃体、下颌下腺和面部等。

4）颞浅动脉 superficial temporal artery　在外耳门前方上行，跨颧弓根部至颞部，分支分布于腮腺和颞、顶、额部的软组织。

5）上颌动脉 maxillary artery　在下颌颈的深面进入颞下窝，向前内行达上颌骨后面，沿途分支分布于牙及牙龈、鼻腔、腭、颊、咀嚼肌、外耳道、鼓室等处。其主要分支有**脑膜中动脉 middle meningeal artery**，该动脉向上穿棘孔进入颅腔，随即分为前后两支，分布于硬脑膜和颅骨。其中脑膜中动脉前支在翼点内面紧贴骨面走行，翼点骨折时此动脉易受损伤，形成硬膜外血肿。

（3）颈内动脉 internal carotid artery　由颈总动脉发出后，在颈部无分支，向上经颅底颈动脉管进入颅腔（图 6-21），分支分布于脑和视器（详见神经系统）。

（4）锁骨下动脉 subclavian artery　左锁骨下动脉起自主动脉弓，右锁骨下动脉起自头臂干，分别经胸锁关节的后方斜向外至颈根部，呈弓形经胸膜顶的前方，穿斜角肌间隙，至第 1 肋外缘移行为腋动脉。锁骨下动脉的主要分支有（图 6-22）：

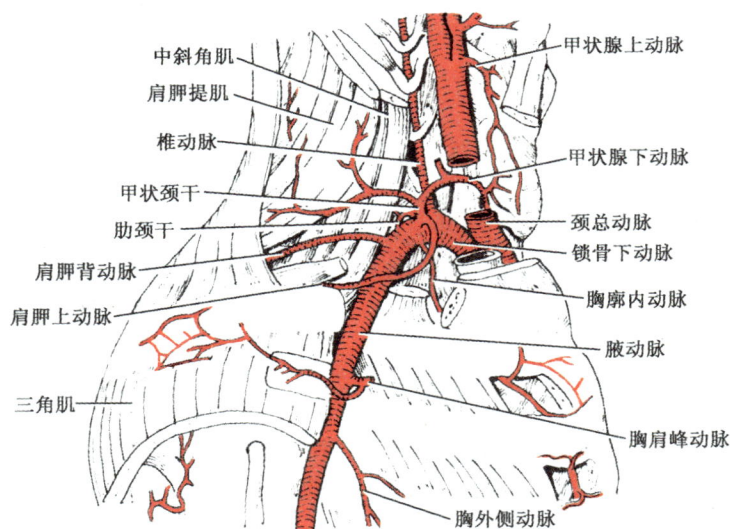

图 6-22　锁骨下动脉及其分支

1）椎动脉 vertebral artery　在前斜角肌内侧起自锁骨下动脉的上壁，向上穿第 6～1 颈椎横突孔，再经枕骨大孔入颅腔，分支分布于脊髓和脑（详见神经系统）。

2）胸廓内动脉 internal thoracic artery　起自锁骨下动脉的下壁，向下沿胸骨外侧缘约 1cm，贴第 1～7 肋软骨后面下行，行程中发出分支分布于胸前壁、心包、膈等处。其末支继续向下，穿膈至腹直肌鞘，移行为**腹壁上动脉 superior epigastric artery**，在脐附近与腹壁下动脉吻合，分布于膈和腹直肌。

3）甲状颈干 thyrocervical trunk   为一短干，在椎动脉外侧起自锁骨下动脉，其主要分支有营养甲状腺的**甲状腺下动脉**等。

3.上肢的动脉

（1）腋动脉 axillary artery   在第 1 肋外缘续于锁骨下动脉（图 6-23），在腋窝深部下行，至背阔肌下缘移行为肱动脉。腋动脉的主要分支有胸肩峰动脉、胸外侧动脉、肩胛下动脉和旋肱后动脉等，分布于肩关节、胸肌、背阔肌和乳房等。

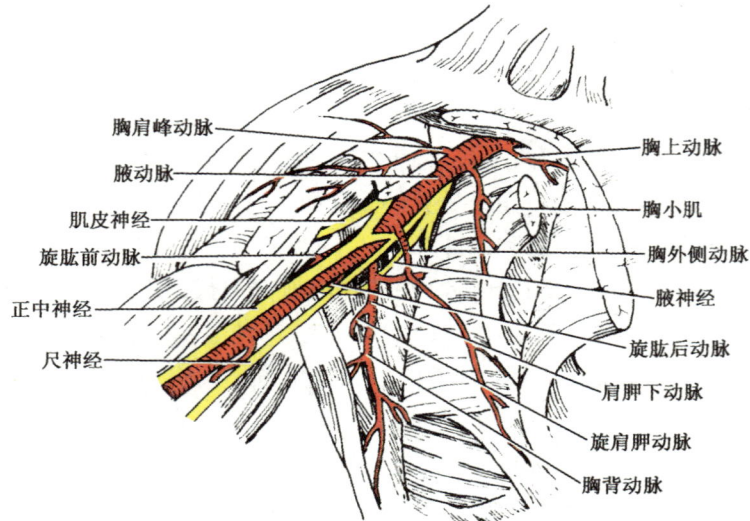

图 6-23   腋动脉及其分支

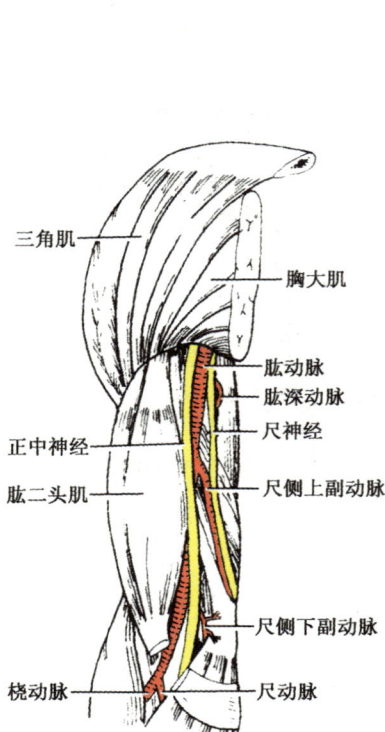

图 6-24   肱动脉及其分支

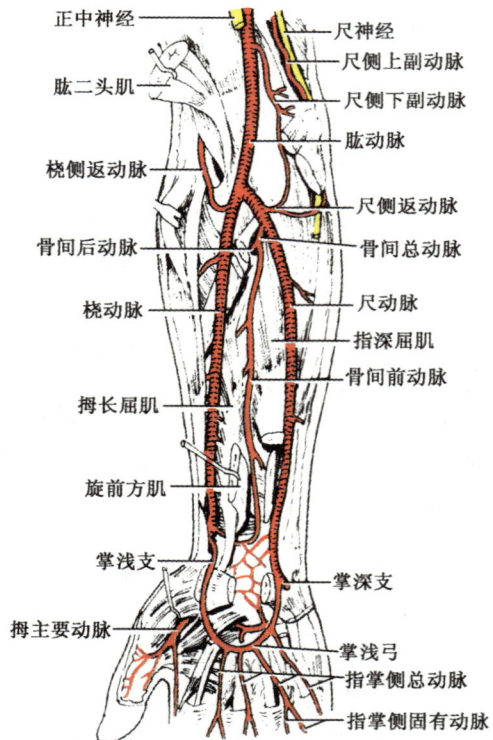

图 6-25   前臂的动脉（前面）

（2）肱动脉 brachial artery　在背阔肌下缘续于腋动脉，与正中神经伴行，沿肱二头肌内侧沟下行至肘窝，平桡骨颈水平分为尺动脉和桡动脉（图6-24，图6-25）。在肘窝稍上方，肱二头肌腱内侧处，肱动脉的位置表浅，可作为测量血压时的听诊部位。肱动脉行程中最主要的分支为与桡神经伴行的**肱深动脉 deep brachial artery**。

（3）桡动脉 radial artery　由肱动脉发出后，先行于肱桡肌和旋前圆肌之间，继而在肱桡肌腱和桡侧腕屈肌腱之间下行，位置表浅，可摸到其搏动（图6-25），为临床最常用的摸脉点。桡动脉在桡腕关节处绕桡骨茎突至手背，继而穿第1掌骨间隙至手掌深面（图6-26），末端与尺动脉掌深支吻合成掌深弓。桡动脉在行程中除分支分布于前臂桡侧肌和桡骨外，还发出以下主要分支。

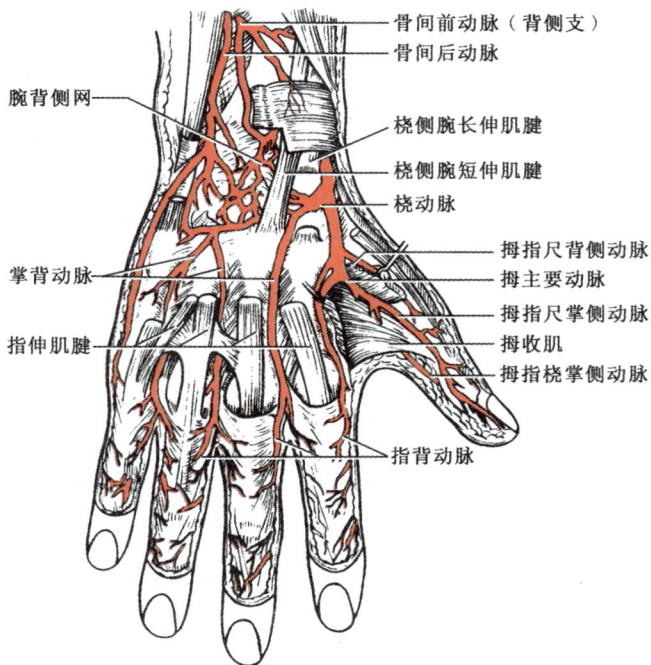

图6-26　手的动脉（后面）

1）掌浅支 superficial palmar branch　在桡腕关节处发出，穿鱼际肌或沿其表面至手掌，与尺动脉终支吻合成掌浅弓（图6-27）。

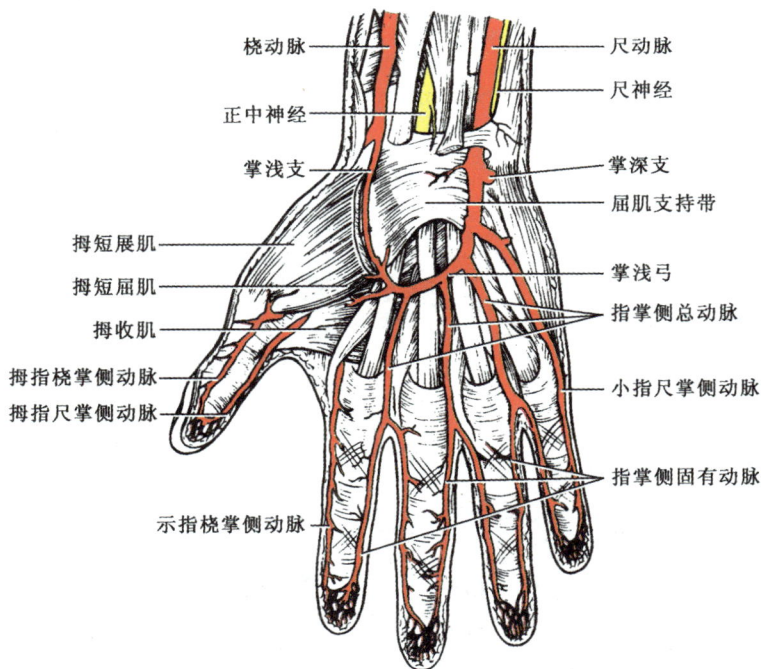

图6-27　手的动脉（前面浅层）

2）拇主要动脉 principal artery of thumb　在第1掌骨间隙内由桡动脉发出，分为3个分支，分布于拇指两侧和示指桡侧（图6-28）。

桡动脉可出现行程异常，其主干在前臂中部绕至桡骨背面下行。中医学中的"反关脉"即为此异常桡动脉。

（4）尺动脉 ulnar artery　在尺侧腕屈肌与指浅屈肌之间下行，经豌豆骨桡侧至手掌（图6-25～图6-28）。其终支与桡动脉掌浅支吻合成掌浅弓。尺动脉除在行程中分支分布于前臂尺侧肌和尺骨外，进入手掌后发出**掌深支 deep palmar branch**，穿小鱼际肌至手掌深面，与桡动脉终支吻合成掌深弓。

（5）掌浅弓 superficial palmar arch　由尺动脉终支与桡动脉掌浅支吻合而成，位于掌腱膜的深面。掌浅弓凸侧缘主要发出3条**指掌侧总动脉**，其下行至掌指关节附近，每支再分为2条**指掌侧固有动脉**，分别分布于第2～5指的相对缘（图6-27）。

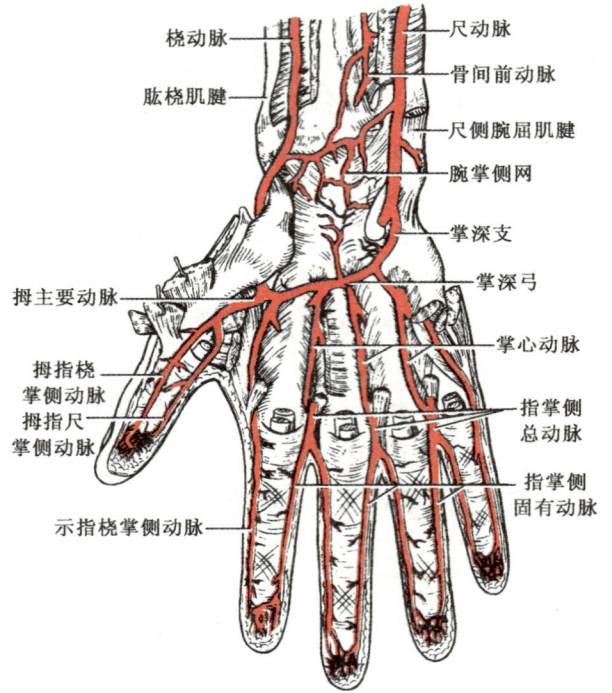

图6-28　手的动脉（前面深层）

（6）掌深弓 deep palmar arch　由桡动脉终支和尺动脉掌深支吻合而成，位于指深屈肌腱的深面。掌深弓凸侧发出3条**掌心动脉**，行至掌指关节附近分别注入相应的指掌侧总动脉（图6-28）。

4. 胸部的动脉　胸部的动脉主干为**胸主动脉 thoracic aorta**（图6-19），其分支有壁支和脏支两种。

（1）壁支　有9对**肋间后动脉 posterior intercostal arteries，**走行于第3～11肋间隙相应的

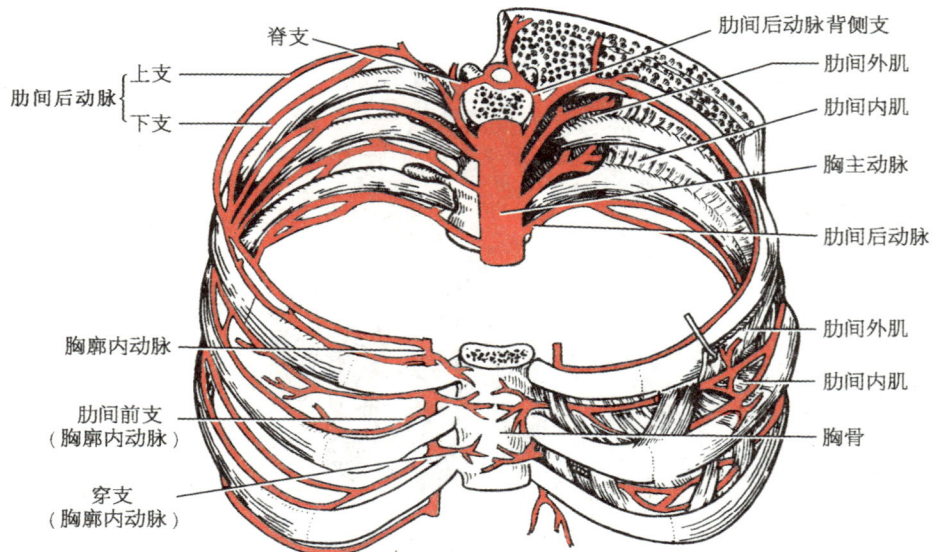

图6-29　胸壁的动脉

肋沟内，还有 1 对沿第 12 肋下缘走行的**肋下动脉**。第 1、第 2 肋间隙内的肋间后动脉来自锁骨下动脉的分支（图 6-19，图 6-29）。壁支主要分布于胸腹壁的肌和皮肤。

（2）脏支　包括支气管支、食管支和心包支，分布于气管、支气管、肺、食管和心包。

5. 腹部的动脉　腹部的动脉主干是**腹主动脉 abdominal aorta**（图 6-20），其分支有壁支和脏支两种。

（1）壁支　主要有腰动脉（4 对）、膈下动脉、骶正中动脉等（图 6-20），分布于腹后壁、脊髓、膈和盆腔后壁等处。

（2）脏支　包括成对的和不成对的两种。成对的脏支有肾上腺中动脉、肾动脉、睾丸动脉（女性为卵巢动脉）；不成对的脏支有腹腔干、肠系膜上动脉和肠系膜下动脉。

1）肾上腺中动脉 middle suprarenal artery　约平第 1 腰椎体高度起自腹主动脉的侧壁，分布于肾上腺（图 6-20）。

2）肾动脉 renal artery　约在第 1 腰椎下缘起自腹主动脉的侧壁，横行向外，至肾门分为 4～5 支入肾（图 6-20）。

3）睾丸动脉 testicular artery　细而长，在肾动脉起始处下方起自腹主动脉前壁，沿腰大肌表面斜行向外下，经腹股沟管进入阴囊，参与组成精索，分布于睾丸和附睾（图 6-20）。该动脉在女性为**卵巢动脉 ovarian artery**，经卵巢悬韧带下行进入盆腔，分布于卵巢和输卵管。

4）腹腔干 celiac trunk　为一粗短干，在膈主动脉裂孔稍下方起自腹主动脉的前壁，旋即分为胃左动脉、肝总动脉和脾动脉三大分支（图 6-30，图 6-31）。

①胃左动脉 left gastric artery：较细，先向左上方行至贲门附近，再沿胃小弯向右行，最后与胃右动脉吻合，沿途分支分布于食管腹部、贲门和胃小弯附近的胃壁。

②肝总动脉 common hepatic artery：向右行至十二指肠上部的上缘，进入肝十二指肠韧带，分为肝固有动脉和胃十二指肠动脉。

肝固有动脉 proper hepatic artery 在肝十二指肠韧带内沿胆总管左侧上行，至肝门附近分左支、右支入肝。右支在进入肝门前还发出**胆囊动脉 cystic artery**，分布于胆囊。在肝固有动脉起始部还发出**胃右动脉 right gastric artery**，经幽门上方进入胃小弯向左行，分布于胃小弯侧的胃

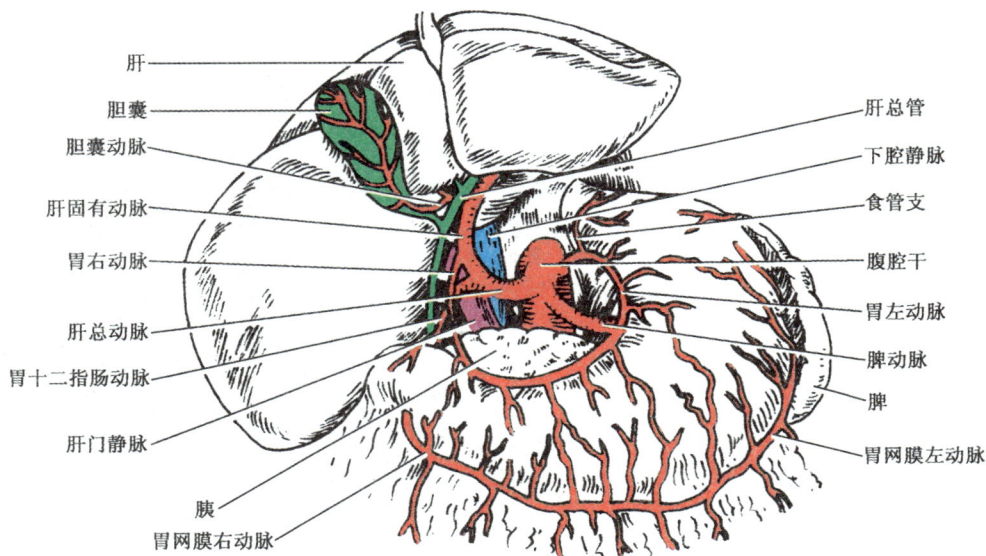

图 6-30　腹腔干及其分支（胃前面）

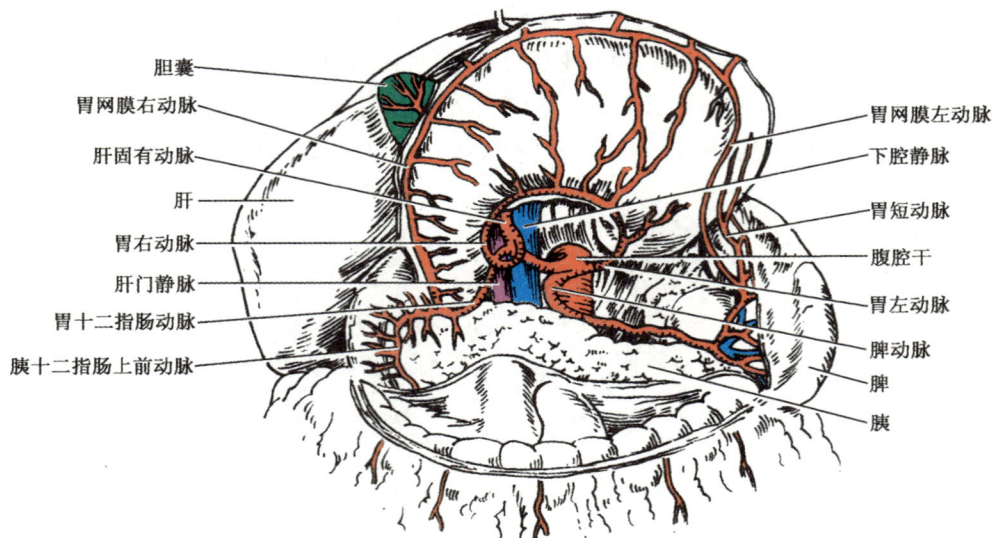

图 6-31　腹腔干及其分支（胃后面）

壁，与胃左动脉相吻合。

　　胃十二指肠动脉 gastroduodenal artery 经幽门后方至幽门下缘，分为**胃网膜右动脉 right gastroepiploic artery** 和**胰十二指肠上动脉**。前者沿胃大弯向左行，沿途分支分布于胃大弯侧的胃壁和大网膜，末端与胃网膜左动脉吻合；后者行于十二指肠降部与胰头之间，分支分布于胰头和十二指肠。

　　③**脾动脉 splenic artery**　较粗大，沿胰上缘左行至脾门，发出数条**脾支**入脾。行程中发出**胰支**，分布于胰体和胰尾。在进入脾门前还发出胃网膜左动脉和胃短动脉。**胃网膜左动脉 left gastroepiploic artery** 沿胃大弯向右行，末端与胃网膜右动脉吻合。**胃短动脉**有 3～5 支，经脾胃韧带至胃底。

　　5）**肠系膜上动脉 superior mesenteric artery**　在腹腔干稍下方，约平第 1 腰椎体高度起自腹主动脉的前壁，经胰头和胰体交界处的后方下行，跨过十二指肠水平部前面进入肠系膜根部。肠系膜上动脉的主要分支有（图 6-32）：

　　①**胰十二指肠下动脉**　行于胰头与十二指肠水平部之间，分支分布于胰和十二指肠，并与胰十二指肠上动脉吻合。

　　②**空肠动脉 jejunal arteries** 和**回肠动脉 ileal arteries**　共有 13～18 支，由肠系膜上动脉的左侧壁发出，行于肠系膜内，反复分支并吻合成多级动脉弓。回肠的动脉弓吻合级数多于空肠的动脉弓，最后一级弓发出直支进入肠壁，分布于空肠和

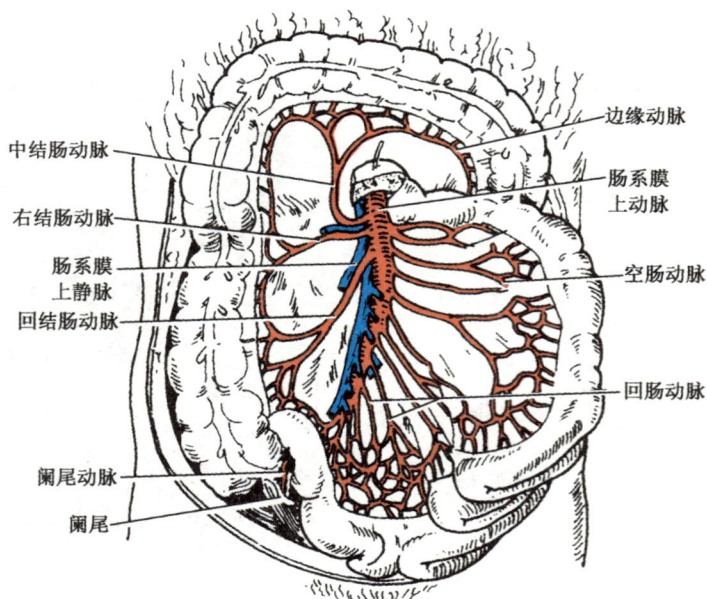

图 6-32　肠系膜上动脉及其分支

回肠。

③回结肠动脉 ileocolic artery 为肠系膜上动脉的右侧壁发出的最下一条分支，斜向右下行至盲肠附近，分支分布于回肠末端、盲肠、阑尾和升结肠。其中至阑尾的分支称为**阑尾动脉 appendicular artery**，该动脉经回肠后方进入阑尾系膜，分布于阑尾。

④右结肠动脉 right colic artery 在回结肠动脉上方起自肠系膜上动脉的右侧壁，横行向右至升结肠附近，分支分布于升结肠，并与回结肠动脉和中结肠动脉吻合。

⑤中结肠动脉 middle colic artery 在胰下缘处起自肠系膜上动脉的右侧壁，行于横结肠系膜内，分支分布于横结肠，并与右结肠动脉和左结肠动脉吻合。

6）肠系膜下动脉 inferior mesenteric artery 约在第 3 腰椎体水平起自腹主动脉的前壁，沿腹后壁行向左下，分支分布于降结肠、乙状结肠和直肠上部。肠系膜下动脉的主要分支有（图6-33）：

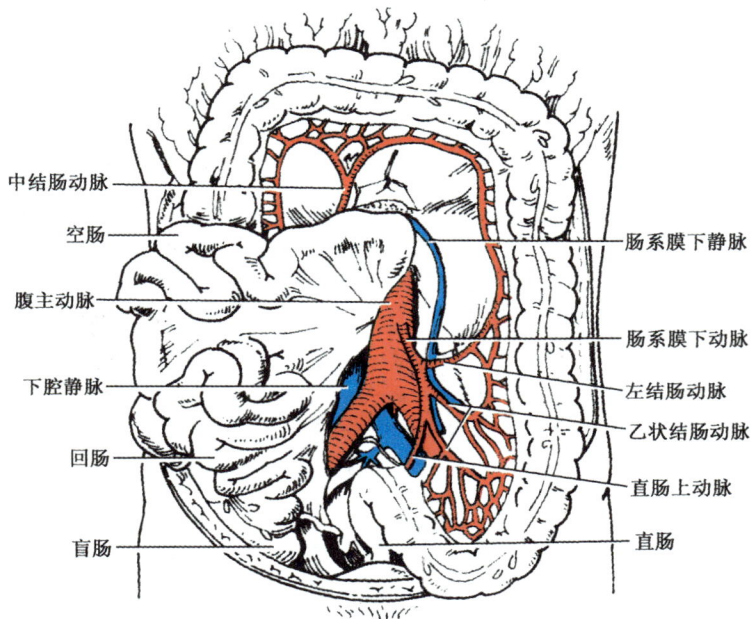

图 6-33 肠系膜下动脉及其分支

①左结肠动脉 left colic artery 横行向左至降结肠附近，分支分布于降结肠，并与中结肠动脉和乙状结肠动脉吻合。

②乙状结肠动脉 sigmoid arteries 有 2～3 支，斜向左下，进入乙状结肠系膜，分支分布于乙状结肠，并与左结肠动脉吻合。

③直肠上动脉 superior rectal artery 为肠系膜下动脉的终支，经乙状结肠系膜下行入盆腔，行于直肠后面，分支分布于直肠上部，并与直肠下动脉吻合。

6. 盆部的动脉

（1）髂总动脉 common iliac artery 左右各一，于第 4 腰椎体下缘起自腹主动脉，沿腰大肌内侧斜向外下，至骶髂关节前方分为髂内动脉和髂外动脉（图 6-34，图 6-35）。

（2）髂内动脉 internal iliac artery 为盆部动脉的主干。该动脉为一短干，斜向内下进入盆腔，其分支有脏支和壁支两种。

1）脏支 主要包括直肠下动脉、子宫动脉和阴部内动脉（图6-34，图6-35）。

① 直肠下动脉 inferior rectal artery 分布于直肠下部、肛管、前列腺（阴道）等处，与直肠上动脉和肛动脉吻合。

②子宫动脉 uterine artery 仅见于女性。沿盆腔侧壁下行，进入子宫阔韧带，在子宫颈外侧约2cm处从前上方跨过输尿管，再沿子宫两侧迂曲上行至子宫底，分支分布于子宫、卵巢、输卵管和阴道，与卵巢动脉吻合。

③阴部内动脉 internal pudendal artery 经梨状肌下孔出盆腔，再经坐骨小孔入坐骨肛门窝，发出肛动脉、阴茎背动脉（女性为阴蒂背动脉）、会阴动脉等分支，分布于肛门、会阴和外生殖器等（图6-36）。

2）壁支 主要包括闭孔动脉、臀上动脉和臀下动脉（图6-34，图6-35）。

①闭孔动脉 obturator artery 沿盆腔侧壁前行，穿闭孔膜出盆腔至大腿内侧，分支分布于大腿内侧群肌和髋关节。

②臀上动脉 superior gluteal artery 和臀下动脉 inferior gluteal artery 分别经梨状肌上孔和梨状肌下孔出盆腔至臀部，分支分布于臀肌和髋关节。

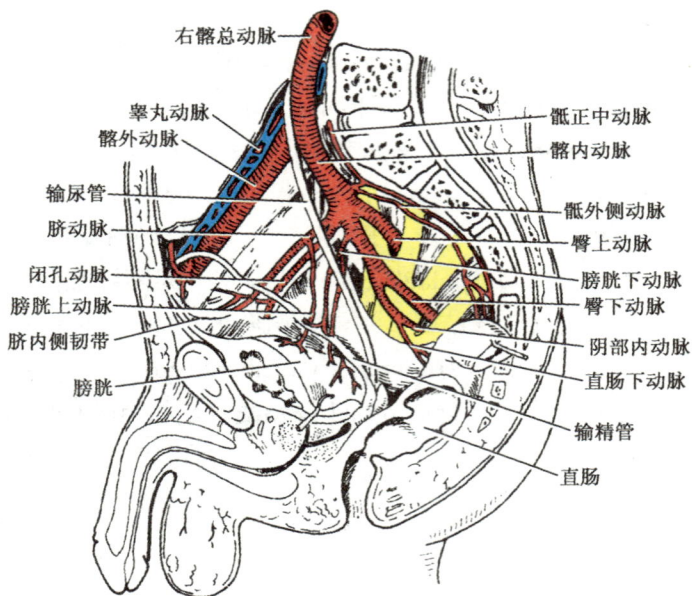

图6-34 髂内、外动脉及其分支（男性）

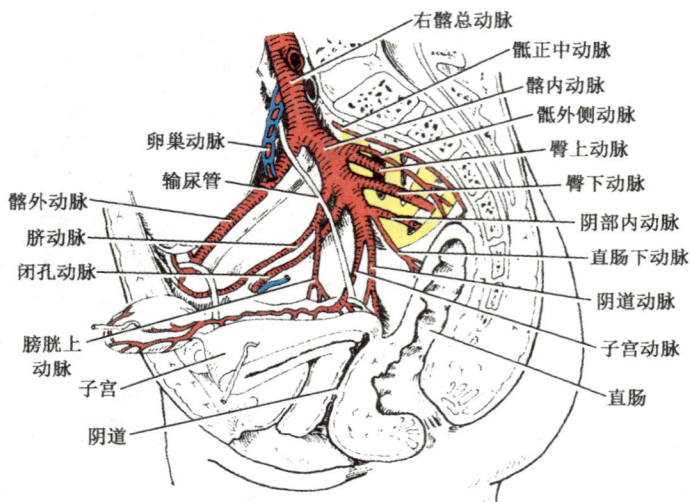

图6-35 髂内、外动脉及其分支（女性）

（3）髂外动脉 external iliac artery 自髂总动脉发出后，沿腰大肌内侧缘下行，经腹股沟韧带中点深面入股三角，移行为股动脉。髂外动脉在腹股沟韧带稍上方发出**腹壁下动脉 inferior epigastric artery**，进入腹直肌鞘，分布于腹直肌，与腹壁上动脉吻合。

7. 下肢的动脉

（1）股动脉 femoral artery 是下肢动脉的主干，在腹股沟韧带中点深面续自髂外动脉。在股三角底部，其内侧有股静脉，外侧有股神经伴行，向下经收肌管下行入腘窝，移行为腘动脉。股动脉的主要分支有**股深动脉 deep femoral artery**，该动脉自股动脉起始部下方2～5cm处发出，分支分布于大腿诸肌（图6-37）。

（2）腘动脉 popliteal artery 在收肌管续于股动脉，在腘窝深面下行（图6-38），至腘窝下角处分为胫前动脉和胫后动脉。腘动脉的分支主要分布于膝关节及附近肌。

（3）胫前动脉 anterior tibial artery
为腘动脉的终支之一，穿小腿骨间膜上方至小腿前面，在小腿前群肌之间下行，至踝关节前方移行为**足背动脉 dorsal artery of foot**（图 6-39）。胫前动脉在行程中发出分支，分布于小腿前群肌和足背。

足背动脉位置表浅，在踝关节前方续于胫前动脉，经拇长伸肌腱与趾长伸肌腱之间前行，在足背可摸到其搏动，中医称为趺阳脉。

（4）胫后动脉 posterior tibial artery　为腘动脉的另一终支，在小腿后面浅、深两层肌之间下行（图 6-38），经内踝后方入足底，分为**足底内侧动脉**和**足底外侧动脉**（图 6-40）。**腓动脉**为胫后动脉上部发出的重要分支。胫后动脉在行程中发出分支，分布于小腿后群肌、外侧群肌和足底。

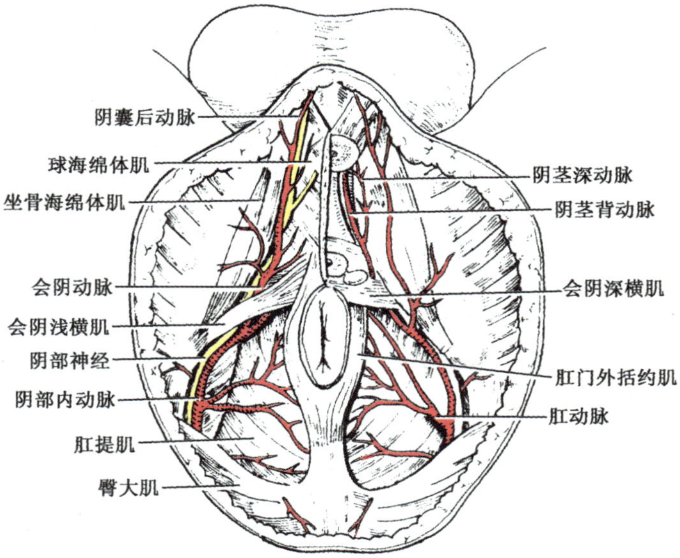

图 6-36　会阴部的动脉（男性）

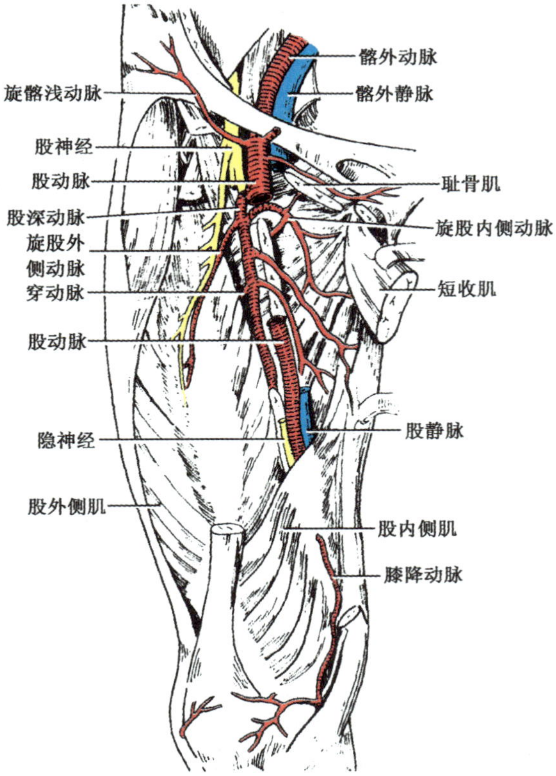

图 6-37　股动脉及其分支（前面）

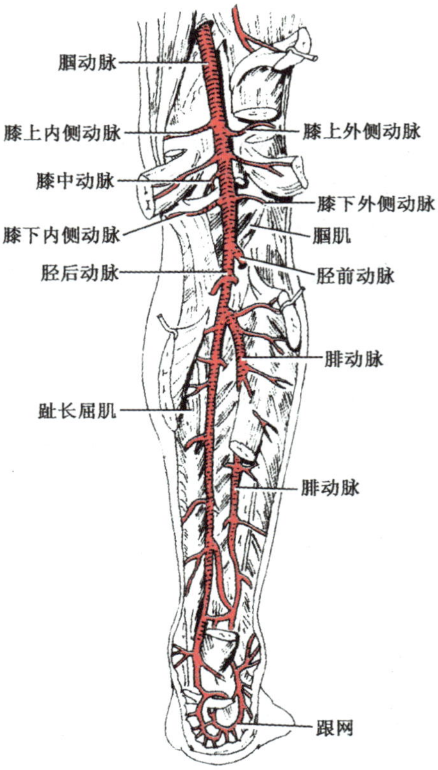

图 6-38　小腿的动脉（后面）

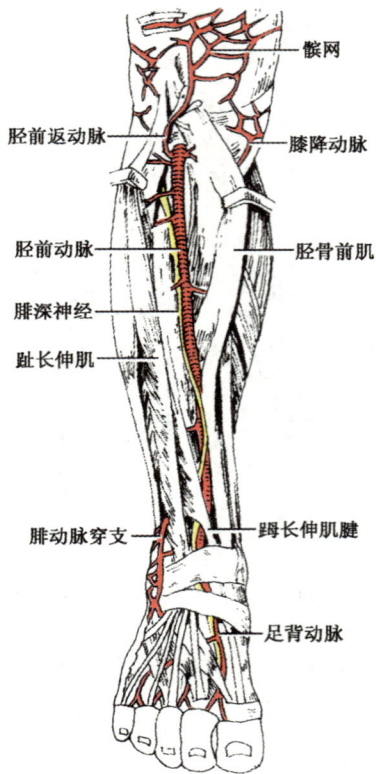

图 6-39　小腿的动脉（前面）

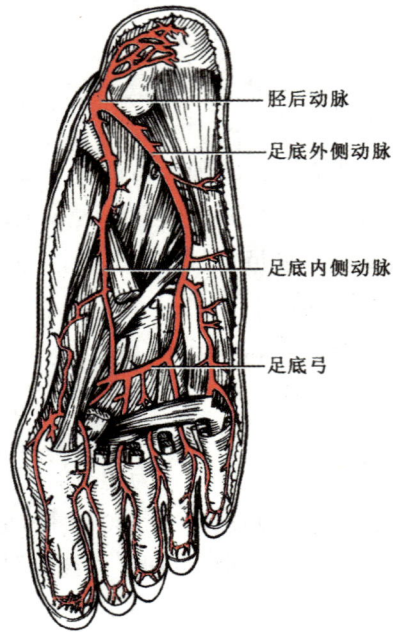

图 6-40　足底动脉

【附一】全身主要动脉的体表投影、摸脉点和止血部位

1. 颈总动脉和颈外动脉

（1）体表投影　下颌角与乳突尖连线的中点至胸锁关节的连线。以甲状软骨上缘为界，下方为颈总动脉，上方为颈外动脉。

（2）摸脉点和止血部位　于环状软骨外侧可摸到颈总动脉的搏动。将该动脉向后内方压在第6颈椎横突上，可使一侧头部止血。

2. 面动脉

（1）体表投影　咬肌下端前缘至目内眦的连线。

（2）摸脉点和止血部位　在咬肌前缘下颌体下缘处，可摸到面动脉的搏动。将该动脉压向下颌骨，可使眼裂以下面部止血。

3. 颞浅动脉

摸脉点和止血部位　在外耳门前方，颧弓后端可摸到颞浅动脉的搏动。将该动脉压向颧弓，可使颞部和头顶部止血。

4. 锁骨下动脉

（1）体表投影　胸锁关节至锁骨中点引一条凸向上的弧线，最高点距锁骨上缘 1.2cm。

（2）止血部位　于锁骨上窝中点向下将锁骨下动脉压在第1肋上，可使肩和上肢止血。

5. 腋动脉和肱动脉

（1）体表投影　上肢外展 90°，手掌向上，锁骨中点至肱骨内、外上髁连线中点稍下的连线。以背阔肌下缘为界，上方为腋动脉，下方为肱动脉。

（2）摸脉点和止血部位　在肱二头肌内侧沟可摸到肱动脉的搏动。将该动脉压向肱骨，可使压迫点以下的上肢止血。

6. 桡动脉

（1）体表投影　肱骨内、外上髁连线中点稍下方至桡骨茎突的连线。

（2）摸脉点　在腕上方，桡侧腕屈肌腱的桡侧，可摸到桡动脉的搏动。中医在此处切脉，也是临床上计数脉搏的部位。

7. 尺动脉

（1）体表投影　肱骨内上髁至豌豆骨桡侧缘连线的下 2/3 段为尺动脉下段的体表投影。自肱骨内、外上髁连线中点稍下方，向内下方引一条线，至上述连线的上、中 1/3 交点处，为尺动脉上段的体表投影。

（2）止血部位　在腕横纹两端同时向深部压住桡动脉和尺动脉，使手部止血。

8. 指掌侧固有动脉

止血部位　在手指根部两侧将指掌侧固有动脉压向指骨，可使手指止血。

9. 股动脉

（1）体表投影　大腿外展外旋，腹股沟中点至股骨内侧髁上方连线的上 2/3 为股动脉的体表投影。

（2）摸脉点和止血部位　在腹股沟中点稍下方可摸到股动脉的搏动。将该动脉压向耻骨上支，可使下肢止血。

10. 腘动脉

止血部位　在腘窝中加垫，屈膝包扎，可压迫腘动脉，使小腿和足部止血。

11. 胫前动脉和足背动脉

（1）体表投影　自胫骨粗隆与腓骨头连线中点起，经足背内、外踝前方连线的中点，至第 1 跖骨间隙近侧部连线。踝关节以上部分为胫前动脉的体表投影，踝关节以下部分为足背动脉的体表投影。

（2）摸脉点和止血部位　踇长伸肌腱外侧可摸到足背动脉的搏动。将该动脉向下压迫，可减轻足背出血。

12. 胫后动脉

（1）体表投影　腘窝稍下方至内踝和跟骨结节连线中点的连线。

（2）摸脉点和止血部位　在内踝与跟结节之间可摸到胫后动脉搏动。将该动脉压向深部，可减轻足底出血。

【附二】体循环的动脉流注表（以"A"表示动脉）

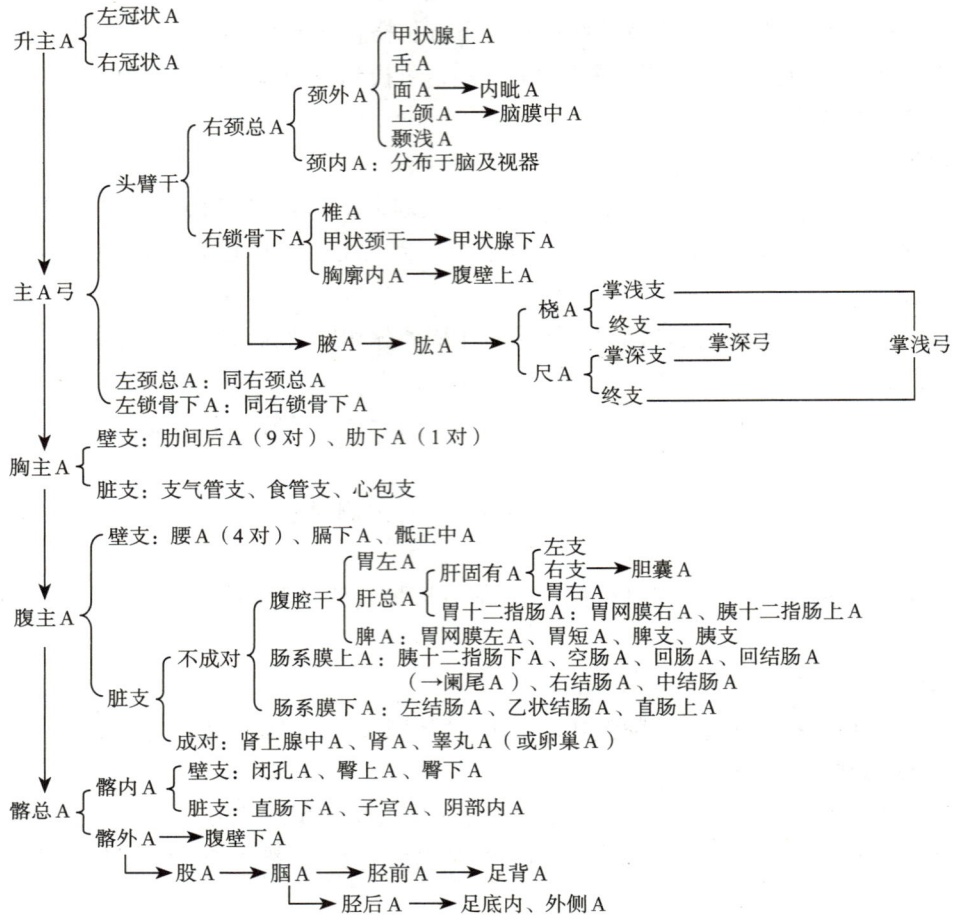

升主A —— 左冠状A、右冠状A

主A弓：
- 头臂干
  - 右颈总A
    - 颈外A：甲状腺上A、舌A、面A→内眦A、上颌A→脑膜中A、颞浅A
    - 颈内A：分布于脑及视器
  - 右锁骨下A：椎A、甲状颈干→甲状腺下A、胸廓内A→腹壁上A
    - 腋A→肱A
      - 桡A：掌浅支、终支→掌深弓
      - 尺A：掌深支→掌深弓、终支→掌浅弓
- 左颈总A：同右颈总A
- 左锁骨下A：同右锁骨下A

胸主A：
- 壁支：肋间后A（9对）、肋下A（1对）
- 脏支：支气管支、食管支、心包支

腹主A：
- 壁支：腰A（4对）、膈下A、骶正中A
- 脏支：
  - 不成对：
    - 腹腔干：胃左A、肝总A
      - 肝固有A：左支、右支→胆囊A、胃右A
      - 胃十二指肠：胃网膜右A、胰十二指肠上A
      - 脾A：胃网膜左A、胃短A、脾支、胰支
    - 肠系膜上A：胰十二指肠下A、空肠A、回肠A、回结肠A（→阑尾A）、右结肠A、中结肠A
    - 肠系膜下A：左结肠A、乙状结肠A、直肠上A
  - 成对：肾上腺中A、肾A、睾丸A（或卵巢A）

髂总A：
- 髂内A
  - 壁支：闭孔A、臀上A、臀下A
  - 脏支：直肠下A、子宫A、阴部内A
- 髂外A→腹壁下A
  - 股A→腘A
    - 胫前A→足背A
    - 胫后A→足底内、外侧A

（二）体循环的静脉

体循环的静脉包括上腔静脉系、下腔静脉系和心静脉系（见前述）。

1. 上腔静脉系　由上腔静脉及其属支组成，收集头颈部、上肢、胸部（心和肺除外）的静脉血。

上腔静脉 superior vena cava 由左、右头臂静脉在右侧第 1 胸肋结合处的后方汇合而成，沿升主动脉右侧下行，在平右侧第 3 胸肋关节处注入右心房。注入右心房之前，还接受奇静脉注入。

头臂静脉 brachiocephalic vein 左右各一，是收集头颈部及上肢静脉血的主干，由颈内静脉和锁骨下静脉在同侧胸锁关节的后方汇合而成。两静脉汇合处形成的夹角称为**静脉角 venous angle**，是淋巴导管的注入处。头臂静脉还收集椎静脉、胸廓内静脉、甲状腺下静脉等的静脉血。

（1）头颈部的静脉　主要有颈内静脉、颈外静脉和锁骨下静脉等（图 6-41，图 6-42）。

1）颈内静脉 internal jugular vein　于颈静脉孔处续于颅内乙状窦，在颈动脉鞘内沿颈内动脉、颈总动脉的外侧下行，至同侧胸锁关节的后方与锁骨下静脉汇合成头臂静脉。颈内静脉有颅内属支和颅外属支两种。

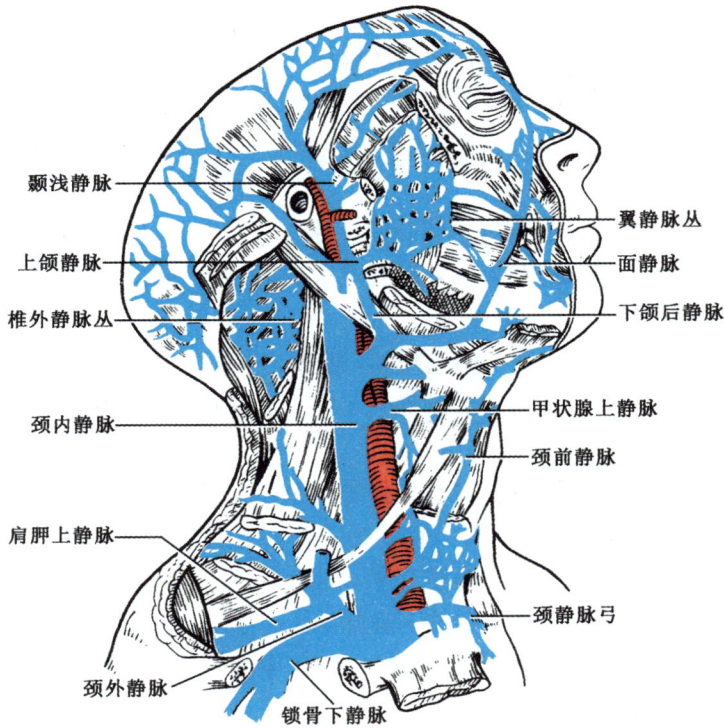

图 6-41　头颈部的静脉

颞浅静脉
上颌静脉
椎外静脉丛
颈内静脉
肩胛上静脉
颈外静脉
锁骨下静脉

翼静脉丛
面静脉
下颌后静脉
甲状腺上静脉
颈前静脉
颈静脉弓

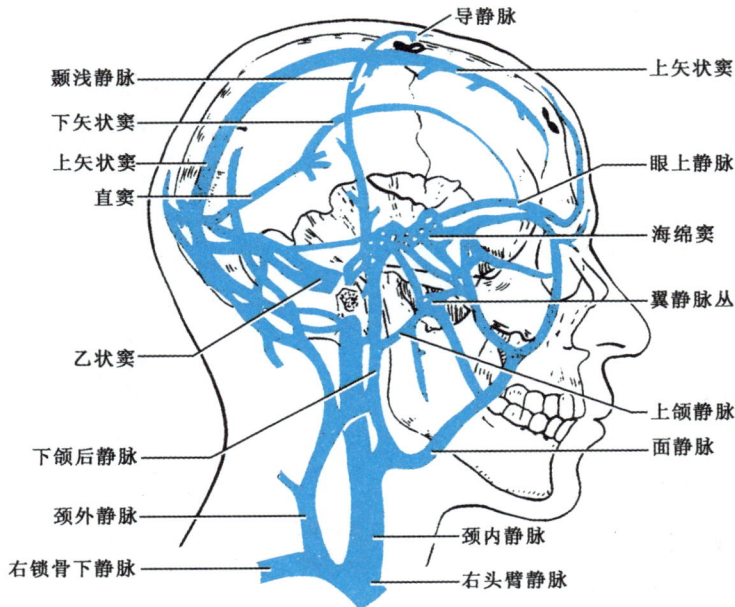

图 6-42　颅内、外静脉及其交通支

导静脉
颞浅静脉
下矢状窦
上矢状窦
直窦
乙状窦
下颌后静脉
颈外静脉
右锁骨下静脉

上矢状窦
眼上静脉
海绵窦
翼静脉丛
上颌静脉
面静脉
颈内静脉
右头臂静脉

①颅内属支　通过硬脑膜窦收集脑、脑膜等部位的静脉血（见神经系统）。

②颅外属支　收集咽、舌、甲状腺、面部和颈部的静脉血。这些静脉一部分直接注入颈内静脉，一部分先汇合成面静脉、下颌后静脉，再注入颈内静脉。

面静脉 facial vein 位置表浅，起自内眦静脉，在面动脉的后方下行，至下颌角下方与下颌后静脉前支汇成一短干，注入颈内静脉。面静脉经内眦静脉、眼静脉与颅内海绵窦相通，且缺乏静脉瓣。在面部，尤其是鼻根至两侧口角之间的三角形区域发生感染时，切忌挤压，以防细菌经上述途径逆行进入颅内，引起颅内感染。该三角区域称为面部的"危险三角"。

下颌后静脉 retromandibular vein 由颞浅静脉和上颌静脉在腮腺内汇合而成。在下颌角附近分前、后两支，前支与面静脉汇合后注入颈内静脉，后支与耳后静脉、枕静脉等汇合成颈外静脉。

2）颈外静脉 external jugular vein 由下颌后静脉的后支与耳后静脉、枕静脉等汇合而成，在胸锁乳突肌表面下行注入锁骨下静脉。颈外静脉浅居皮下，属于浅静脉。心脏疾病或上腔静脉压升高时，可见颈外静脉怒张。

3）锁骨下静脉 subclavian vein 由腋静脉越过第 1 肋外缘后延续而成，向内横过第 1 肋上面，至胸锁关节后方与颈内静脉汇合成头臂静脉。锁骨下静脉主要收集上肢、颈部浅层结构的静脉血。

（2）上肢的静脉 分深、浅两种，富有静脉瓣，深、浅静脉之间有许多交通支吻合。

1）上肢的深静脉 与同名动脉伴行，且多为两条。上肢的静脉血主要由浅静脉引流，故深静脉较细。两条肱静脉至腋窝处合成一条腋静脉。腋静脉位于腋动脉前内侧，收集上肢深、浅脉的全部静脉血，在第 1 肋外缘延续成锁骨下静脉。

2）上肢的浅静脉 包括贵要静脉、头静脉、肘正中静脉及其属支（图 6-43）。临床上常用手背静脉网、前臂和肘部前面的浅静脉进行采血、输液或注射药物等。

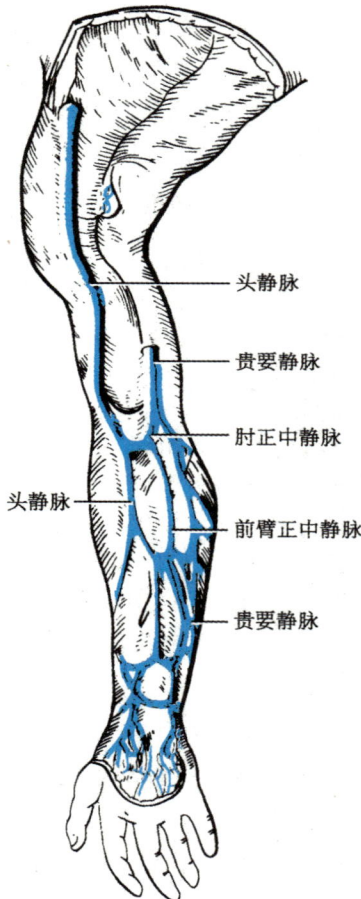

图 6-43 上肢的浅静脉

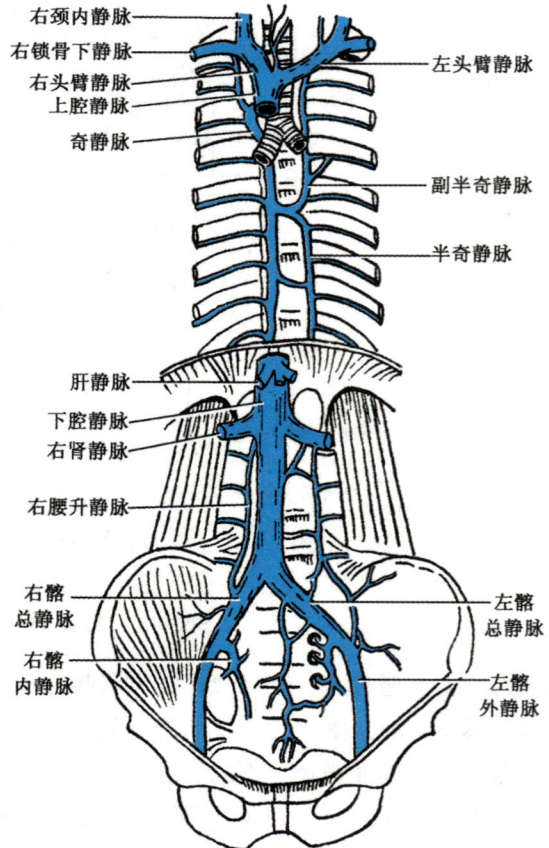

图 6-44 上、下腔静脉

①贵要静脉 basilic vein 起自手背静脉网的尺侧，逐渐转至前臂前面，沿前臂尺侧、肱二头肌内侧沟上行至臂中点平面，穿过深筋膜，注入肱静脉或腋静脉。收集手背和前臂尺侧浅层结构的静脉血。

②头静脉 cephalic vein 起自手背静脉网的桡侧，逐渐转至前臂前面，沿前臂桡侧、肱二头肌外侧沟上行，经三角肌和胸大肌间沟，穿过深筋膜，注入腋静脉或锁骨下静脉。收集手背和前臂桡侧浅层结构的静脉血。

③肘正中静脉 median cubital vein 位于肘窝皮下，一般为一条，起自头静脉，斜向内上方连于贵要静脉，但该静脉变异较多。

（3）胸部的静脉 主要有胸廓内静脉和奇静脉等。

1）胸廓内静脉 internal thoracic vein 由腹壁上静脉向上延续而成，与同名动脉伴行，向上注入头臂静脉，收集同名动脉分布区的静脉血。

2）奇静脉 azygos vein 由右腰升静脉向上穿过膈延续而成，沿食管后方和胸主动脉右侧上升，至第4胸椎体高度向前跨越右肺根上方，注入上腔静脉。奇静脉收集右肋间后静脉、半奇静脉、食管静脉、支气管静脉的血液（图6-44）。

①半奇静脉 hemiazygos vein 由左腰升静脉向上穿过膈延续而成，沿胸椎体左侧上升至第8胸椎体高度，向右横过脊柱前方注入奇静脉。半奇静脉收集左侧下部的肋间后静脉和副半奇静脉的血液。

②副半奇静脉 accessory hemiazygos vein 沿上部胸椎体左侧下行，注入半奇静脉，或跨过椎体前方，向右注入奇静脉。副半奇静脉收集左侧上部的肋间后静脉的血液。

2. 下腔静脉系 由下腔静脉及其属支组成，收集腹部、盆部和下肢的静脉血。

下腔静脉 inferior vena cava 是人体最大的静脉干，由左、右髂总静脉在第5腰椎体右侧汇合而成，沿腹主动脉的右侧上升，穿过膈的腔静脉孔，注入右心房（图6-44）。除左、右髂总静脉外，下腔静脉的属支还包括壁支和脏支。壁支主要有4对腰静脉，每侧4条腰静脉之间有纵行的腰升静脉相连。脏支收集腹腔脏器的静脉血。

髂总静脉 common iliac vein 由髂内静脉和髂外静脉在骶髂关节的前方汇合而成，斜向内上方至第5腰椎体右侧，左、右髂总静脉汇合成下腔静脉（图6-44）。

（1）下肢的静脉 分深、浅两种，富有静脉瓣，深、浅静脉之间有许多交通支吻合。

1）下肢的深静脉 与同名动脉伴行，

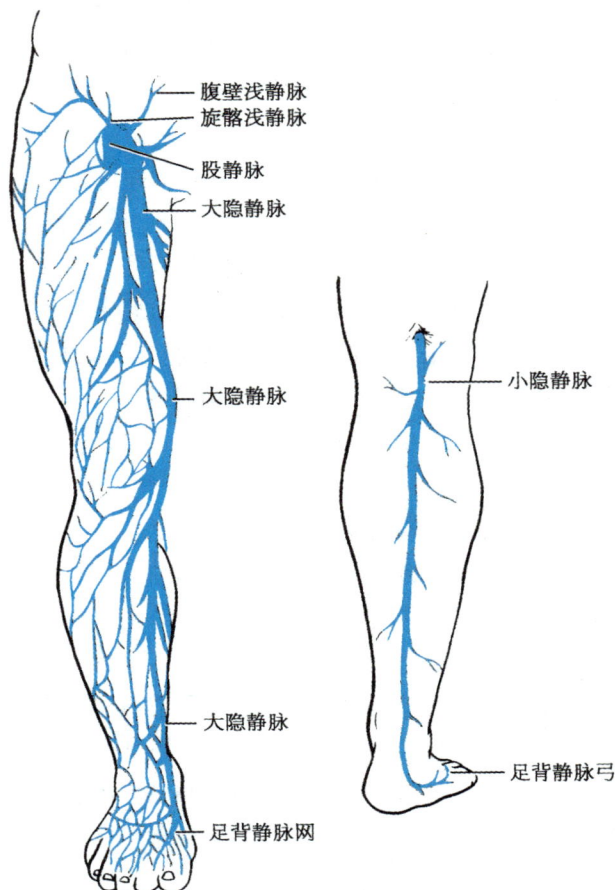

图 6-45　下肢的浅静脉

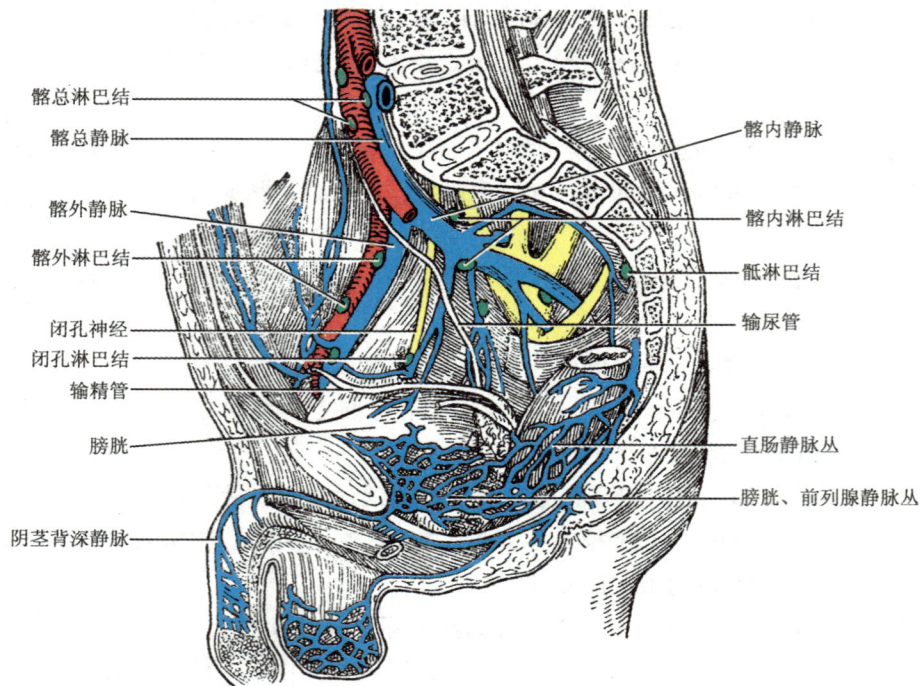

图6-46　盆部的静脉（男性）

膝部以下一条动脉有两条同名静脉伴行，上行至腘窝汇合成为一条腘静脉。腘静脉向上延续成股静脉，股静脉经腹股沟韧带深面延续成髂外静脉。

2）下肢的浅静脉　包括大隐静脉、小隐静脉及其属支（图6-45）。

①大隐静脉 great saphenous vein　起自足背静脉弓的内侧端，经内踝前方，沿小腿内侧上行，经股骨内侧髁的后方，沿大腿前内侧上行，至耻骨结节外下方3～4cm处，穿隐静脉裂孔，注入股静脉。在注入股静脉前，还接受腹壁浅静脉等5条属支注入。大隐静脉在内踝前方位置浅表而恒定，临床上常在此做静脉穿刺或切开。

②小隐静脉 small saphenous vein　起自足背静脉弓的外侧端，经外踝后方，沿小腿后面中线上行，至腘窝下角处穿深筋膜，注入腘静脉。

（2）盆部的静脉　主要有髂内静脉和髂外静脉等（图6-46）。

1）髂内静脉 internal iliac vein　其属支有壁支和脏支两种。

①壁支　主要有**臀上静脉**、**臀下静脉**和**闭孔静脉**，它们分别与同名动脉伴行，收集同名动脉分布区的静脉血。

②脏支　主要有**直肠下静脉**、**阴部内静脉**和**子宫静脉**，它们分别起自直肠静脉丛、阴部静脉丛、子宫阴道静脉丛。各静脉丛均位于脏器的周围，直肠静脉丛上部的血液经直肠上静脉注入肠系膜下静脉，直肠静脉丛下部的血液经直肠下静脉注入髂内静脉，肛管的血液经肛静脉、阴部内静脉注入髂内静脉（图6-47）。

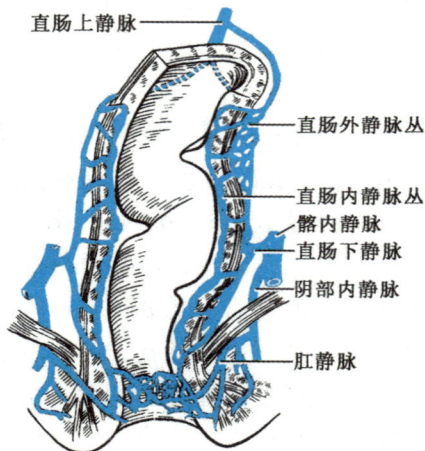

图6-47　直肠和肛管的静脉

2）**髂外静脉 external iliac vein**　由股静脉经腹股沟韧带深面向上延续而成，行向内上，与髂内静脉汇合成髂总静脉。髂外静脉收集腹壁下静脉等的血液。

（3）腹部的静脉

1）腹前壁的静脉　包括浅静脉和深静脉两种。

①腹前壁的浅静脉　有胸腹壁静脉和腹壁浅静脉。**胸腹壁静脉 thoracoepigastric vein** 由腹前壁脐以上浅静脉向上汇合而成，向外上方汇入**胸外侧静脉**，再注入腋静脉。**腹壁浅静脉 superficial epigastric vein** 由腹前壁脐以下浅静脉汇合而成，向外下注入大隐静脉。

②腹前壁的深静脉　有腹壁上静脉和腹壁下静脉。**腹壁上静脉 superior epigastric vein** 与同名动脉伴行，向上延续为胸廓内静脉，注入头臂静脉。**腹壁下静脉 inferior epigastric vein** 与同名动脉伴行，向外下注入髂外静脉。

2）腹腔脏器的静脉　可分为成对的静脉和不成对的静脉两种。

①成对的静脉　为来自腹腔成对脏器的静脉，有睾丸静脉（女性为卵巢静脉）、肾静脉和肾上腺静脉。起自睾丸和附睾的小静脉，呈蔓状缠绕睾丸动脉，该静脉称为**蔓状静脉丛**。蔓状静脉丛参与构成精索，经腹股沟管进入腹腔，汇合成**睾丸静脉 testicular vein**，右侧以锐角直接注入下腔静脉，左侧以直角注入左肾静脉。左侧睾丸静脉的注入形式是导致男性精索静脉曲张多发生在左侧的原因之一。**卵巢静脉 ovarian vein** 起自卵巢静脉丛，在卵巢悬韧带内上行，其注入部位与睾丸静脉相同。**肾静脉 renal vein** 起自肾门，经肾动脉前方横行向内侧，注入下腔静脉。**肾上腺静脉 suprarenal vein**，右侧直接注入下腔静脉，左侧注入左肾静脉。

②不成对的静脉　来自腹腔不成对脏器（肝除外）的静脉不直接注入下腔静脉，而是先汇合成肝门静脉，经肝门入肝，在肝内反复分支，最后注入肝血窦，与肝固有动脉的血液混合，再汇合成2～3条肝静脉注入下腔静脉。

（4）肝门静脉系　由肝门静脉及其属支组成，收集腹腔不成对脏器（肝除外），如胃、小肠、

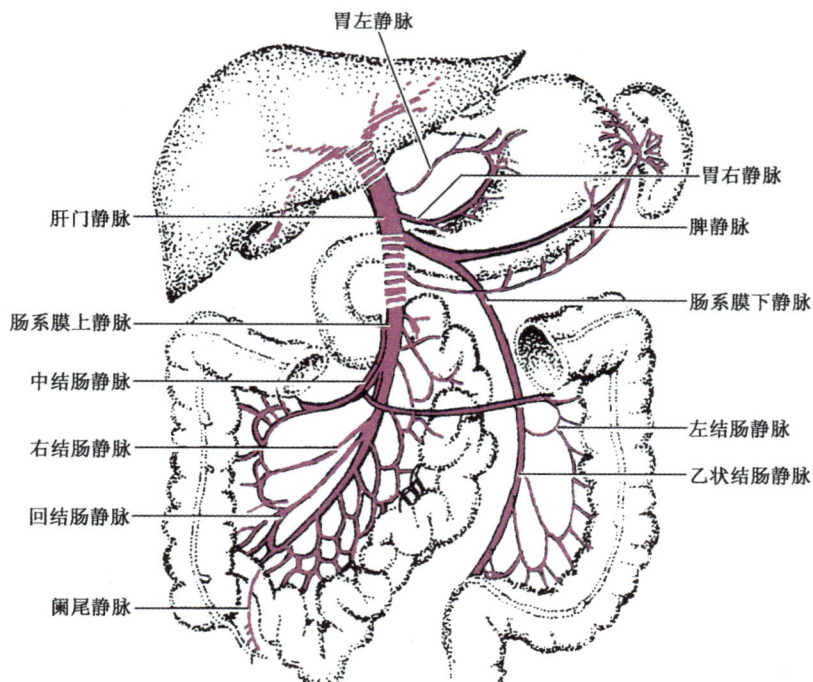

图 6-48　肝门静脉及其属支

大肠（至直肠中部）、胆囊、胰和脾等的静脉血。

1）肝门静脉 hepatic portal vein（图6-48）是一条粗短的静脉干，长6～8cm，由肠系膜上静脉和脾静脉在胰头后方汇合而成，向右上方进入肝十二指肠韧带内，至肝门分左、右两支，分别进入肝的左、右叶，在肝内反复分支，最终注入肝血窦。

2）肝门静脉的主要属支（图6-48，图6-49）

①肠系膜上静脉 superior mesenteric vein 伴于同名动脉的右侧上行，在胰头后方与脾静脉汇合成肝门静脉，收集范围与同名动脉分布范围相同。

②脾静脉 splenic vein 与脾动脉伴行向右，在胰头后方与肠系膜上静脉汇合成肝门静脉，收集范围与同名动脉分布范围相同，通常还收集肠系膜下静脉的静脉血。

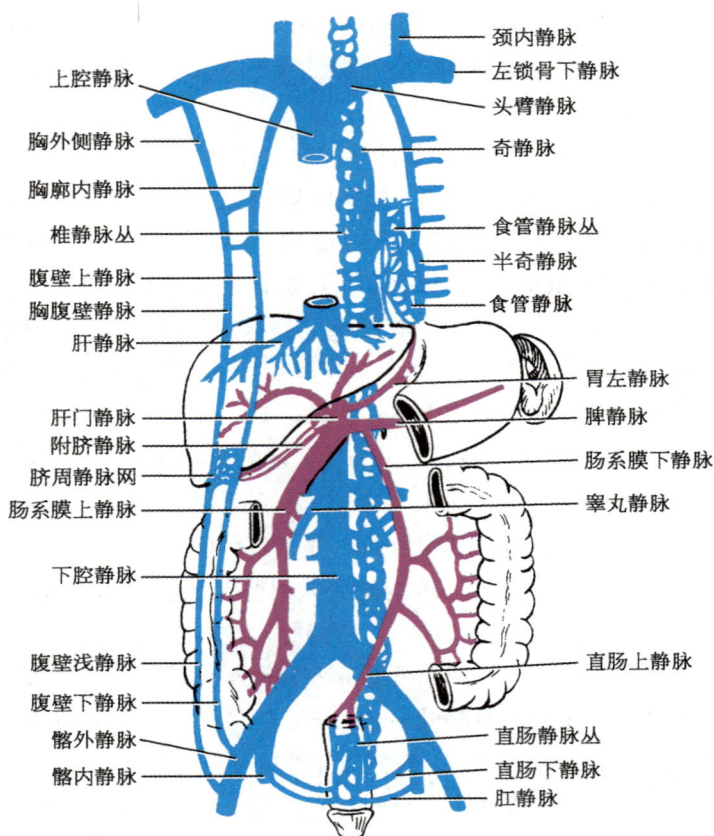

图6-49 肝门静脉与上、下腔静脉间的交通

③肠系膜下静脉 imferiror mesenteric vein 与同名动脉伴行，收集范围与同名动脉分布范围相同，注入脾静脉。

④胃左静脉 left gastric vein 与同名动脉伴行，收集范围与同名动脉分布范围相同，注入肝门静脉。

⑤胃右静脉 right gastric vein 与同名动脉伴行，向右汇入肝门静脉。

⑥附脐静脉 paraumbilical veins 左、右两支，起自脐周静脉网，沿肝圆韧带走行，注入肝门静脉。

⑦胆囊静脉 cystic vein 收集胆囊的静脉血，可注入肝门静脉或其右支。

3）肝门静脉的侧支循环 当肝门静脉的血液回流受阻（如肝硬化）时，肝门静脉的血液可经肝门静脉与上、下腔静脉之间的吻合支回流右心房，这种循环称为**肝门静脉的侧支循环**。正常情况下肝门静脉与上、下腔静脉之间的吻合支细小，血流量很少；当肝门静脉回流受阻，压力增高时，这些吻合支高度扩张，血流量增加，起疏导作用。

肝门静脉的侧支循环主要有以下三条途径（图6-49）：

①通过食管静脉丛 肝门静脉→胃左静脉→食管静脉丛→食管静脉→奇静脉→上腔静脉。

②通过直肠静脉丛 肝门静脉→脾静脉→肠系膜下静脉→直肠上静脉→直肠静脉丛→直肠下静脉、肛静脉→髂内静脉→髂总静脉→下腔静脉。

③通过脐周静脉网 肝门静脉→附脐静脉→脐周静脉网→上、下两条途径回流：

向上 {
胸腹壁静脉 ——→ 胸外侧静脉 ——→ 腋静脉 ——→ 锁骨下静脉 ——→ 头臂静脉 ——→ 上腔静脉
腹壁上静脉 ——→ 胸廓内静脉 ——————————————————↑
}

向下 {
腹壁浅静脉 ——→ 大隐静脉 ——→ 股静脉 ——→ 髂外静脉 ——→ 髂总静脉 ——→ 下腔静脉
腹壁下静脉 ——————————————————↑
}

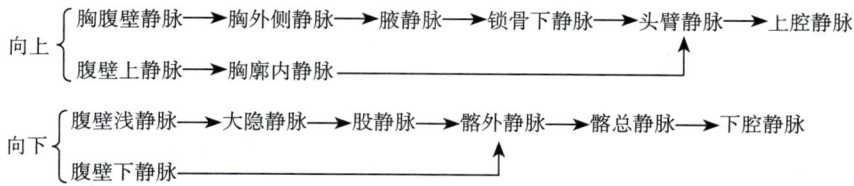

　　大量血液经上述途径回流，可引起食管静脉丛、直肠静脉丛和脐周静脉网高度曲张，一旦食管静脉丛和直肠静脉丛破裂，会引起呕血和便血。当肝门静脉的侧支循环失代偿时，可引起收集静脉血范围的器官淤血，出现脾肿大和腹水。

【附一】上腔静脉系流注表（以"V"表示静脉）

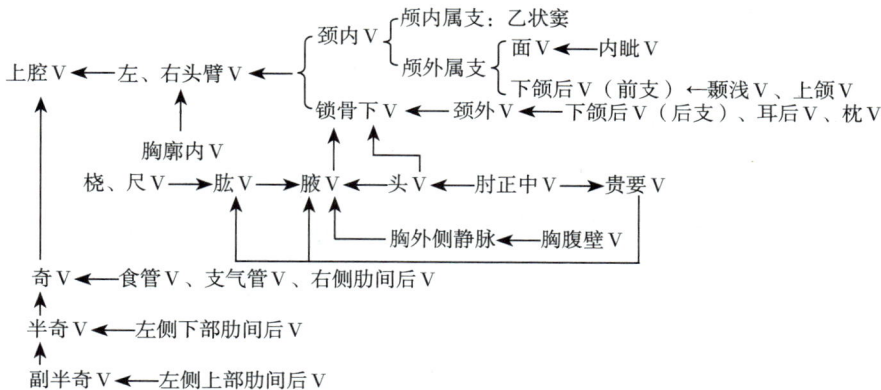

上腔V ◄—— 左、右头臂V ◄ {
　颈内V { 颅内属支：乙状窦
　　　　　颅外属支 { 面V ◄—— 内眦V
　　　　　　　　　　下颌后V（前支）◄— 颞浅V、上颌V
　锁骨下V ◄—— 颈外V ◄—— 下颌后V（后支）、耳后V、枕V
}

胸廓内V ↑
桡、尺V ——→ 肱V ——→ 腋V ◄—— 头V ◄—— 肘正中V ——→ 贵要V
　　　　　　　　　　　↑　胸外侧静脉 ◄—— 胸腹壁V
奇V ◄—— 食管V、支气管V、右侧肋间后V
半奇V ◄—— 左侧下部肋间后V
副半奇V ◄—— 左侧上部肋间后V

【附二】下腔静脉系流注表

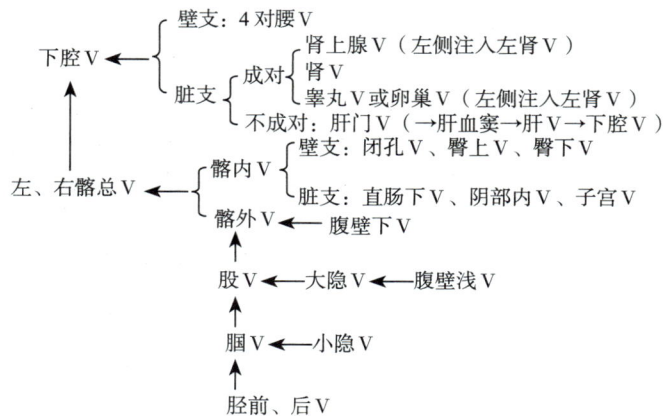

下腔V ◄ {
　壁支：4对腰V
　脏支 {
　　成对 { 肾上腺V（左侧注入左肾V）
　　　　　肾V
　　　　　睾丸V或卵巢V（左侧注入左肾V）
　　不成对：肝门V（→肝血窦→肝V→下腔V）
}

左、右髂总V ◄ {
　髂内V {
　　壁支：闭孔V、臀上V、臀下V
　　脏支：直肠下V、阴部内V、子宫V
　髂外V ◄—— 腹壁下V
}
股V ◄—— 大隐V ◄—— 腹壁浅V
腘V ◄—— 小隐V
胫前、后V

第三节　淋巴系统

一、淋巴管道

　　根据淋巴管道的结构和功能特点，可分为毛细淋巴管、淋巴管、淋巴干和淋巴导管（图6-50）。

（一）毛细淋巴管

毛细淋巴管 lymphatic capillary（图 6-51）是淋巴管道的起始部，以膨大的盲端起始于组织间隙。其管壁由单层内皮细胞构成，内皮细胞之间的间隙较大，无基膜和外周细胞，内皮细胞外

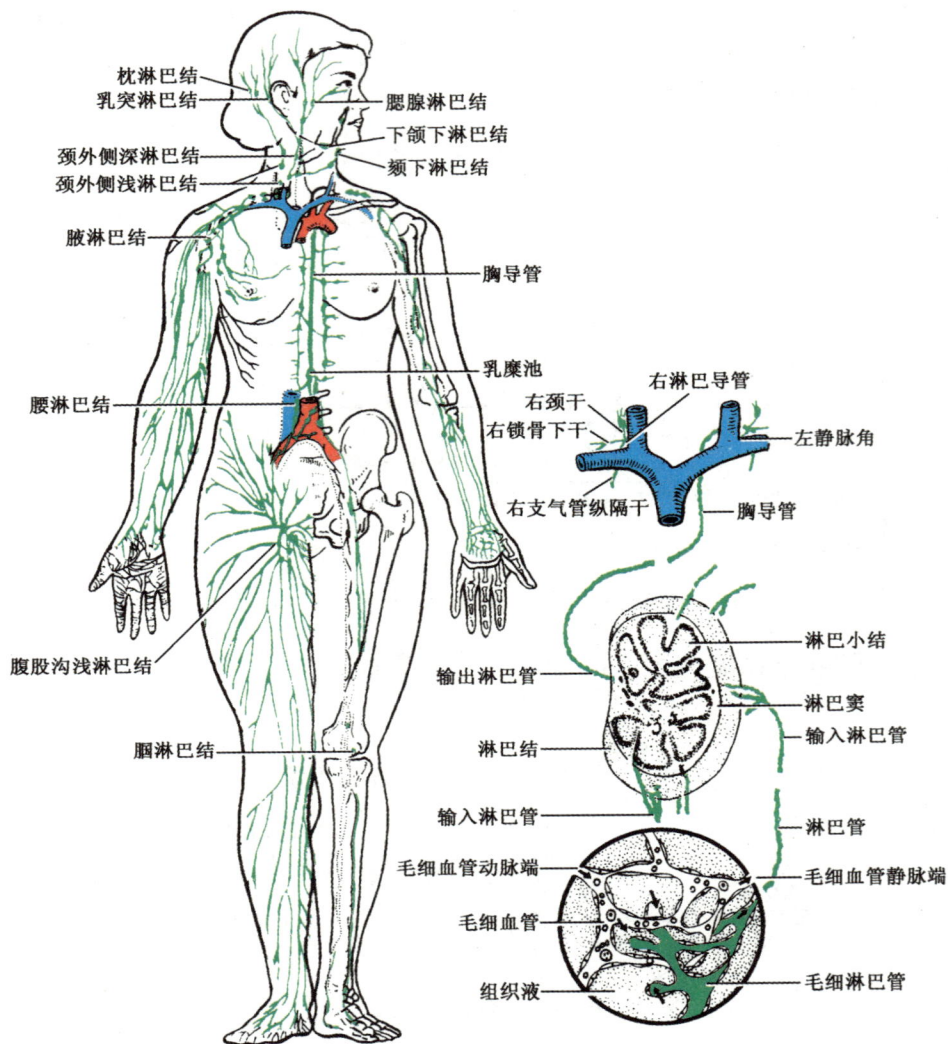

图 6-50 全身浅、深淋巴管和淋巴结

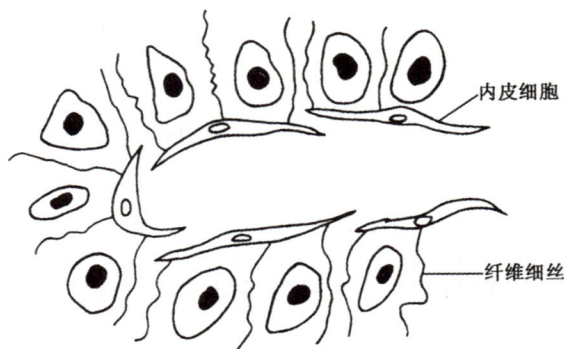

图 6-51 毛细淋巴管的结构

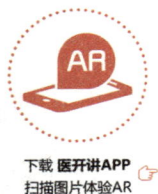

面有纤维细丝牵拉，使毛细淋巴管处于扩张状态，因此毛细淋巴管壁的通透性较大。一些不易透过毛细血管的大分子物质，如蛋白质、细菌、异物、癌细胞等较易进入毛细淋巴管。毛细淋巴管分布广泛，除上皮、角膜、晶状体、牙釉质、软骨等处无毛细淋巴管外，遍及全身各处。

（二）淋巴管

淋巴管 lymphatic vessel（图 6-50）由毛细淋巴管汇合而成，管壁内面有丰富的瓣膜，可分为浅淋巴管和深淋巴管两种。浅淋巴管位于浅筋膜内，与浅静脉伴行；深淋巴管位于深筋膜深面，多与深部的血管、神经等伴行。浅、深淋巴管之间存在着广泛的交通。

（三）淋巴干

淋巴干 lymphatic trunk（图 6-52）由淋巴管汇合而成。全身各部的浅、深淋巴管汇合成 9 条淋巴干，它包括：收集头颈部淋巴的左、右颈干，收集上肢淋巴的左、右锁骨下干，收集胸部淋巴的左、右支气管纵隔干，收集下肢、盆部及腹部成对脏器淋巴的左、右腰干，以及收集腹部不成对脏器淋巴的肠干。

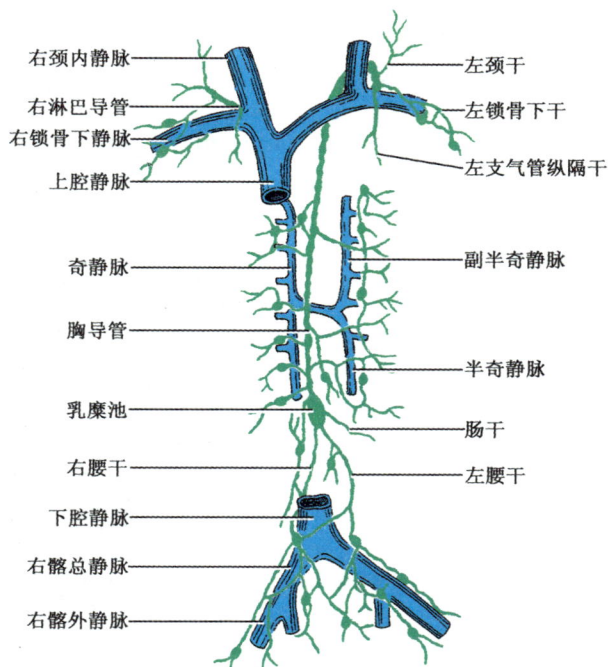

图 6-52　淋巴干和淋巴导管

（四）淋巴导管

9 条淋巴干汇集成 2 条**淋巴导管 lymphatic duct**，即胸导管和右淋巴导管，分别注入左、右静脉角。

1. 胸导管 thoracic duct（图 6-52）　为全身最粗大的淋巴管道，长 30～40cm。其下端起自乳糜池。**乳糜池 cisterna chyli** 通常在第 1 腰椎体的前面，是由左、右腰干及肠干汇合而成的梭形膨大。胸导管起始后，经主动脉裂孔入胸腔，沿脊柱右前方上行，至第 5 胸椎体高度向左侧斜行，然后沿脊柱左前方上行，出胸廓上口至左颈根部，呈弓形弯曲注入左静脉角。胸导管在注入左静脉角之前还接受左颈干、左锁骨下干和左支气管纵隔干。胸导管收集双下肢、盆部、腹部、左半胸部、左上肢和左半头颈部的淋巴，即全身 3/4 部位的淋巴。

2. 右淋巴导管 right lymphatic duct（图 6-52）　为一短干，长约 1.5cm，由右颈干、右支气管纵隔干和右锁骨下干汇合而成，在右颈根部注入右静脉角。右淋巴导管收集右半头颈部、右上肢、右半胸部的淋巴，即全身 1/4 部位的淋巴。

二、淋巴结

淋巴在向心流动中要通过一系列的淋巴结。**淋巴结 lymph node**（图 6-50）为圆形或椭圆形、大小不等的小体，一侧凸隆，另一侧凹陷，凹陷中央处为**淋巴结门**。与淋巴结凸侧相连的淋巴管称为**输入淋巴管**，数目较多。淋巴结门有输出淋巴管、血管和神经出入，**输出淋巴管**为出淋巴结门的淋巴管，数目较少。淋巴结一般成群分布于较隐蔽的部位和胸腹腔大血管附近。淋巴结的主要功能是滤过淋巴和参与免疫反应。当人体某个部位或器官受到细菌、病毒、寄生虫或癌细胞侵犯时，会导致该部位的淋巴结肿大。故了解局部淋巴结的位置、收集范围和引流去向，对临床诊断和治疗有一定意义。

三、全身各部的主要淋巴结

（一）头颈部的淋巴结

1. 下颌下淋巴结 submandibular lymph nodes（图 6-53，图 6-54） 位于下颌下腺附近，收

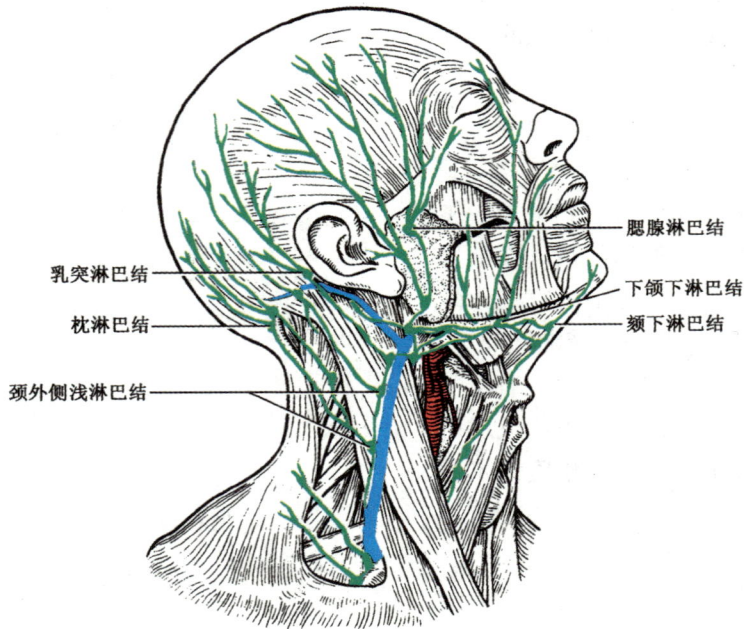

图 6-53 头颈部的浅淋巴管和淋巴结

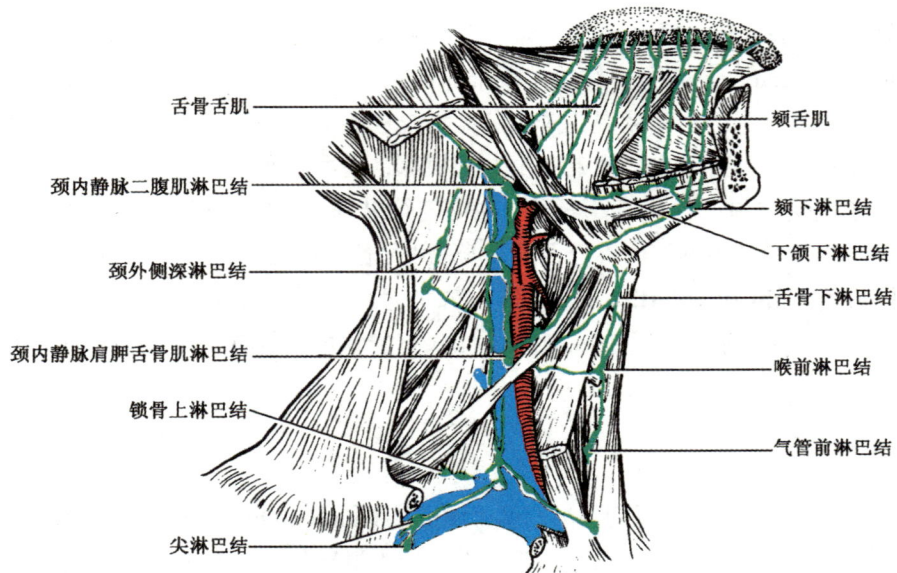

图 6-54 颈深部的淋巴管和淋巴结

集面部和口腔器官的淋巴管，其输出淋巴管注入颈外侧深淋巴结。面部和口腔感染时，常引起该淋巴结肿大。

2. 颈外侧浅淋巴结 superficial lateral cervical lymph nodes（图 6-53） 沿颈外静脉排列，收集枕部、耳后部、腮腺周围以及颈外侧浅层结构的淋巴管，其输出淋巴管注入颈外侧深淋巴结。颈外侧浅淋巴结是淋巴结结核（中医称为瘰疬）的好发部位。

3. 颈外侧深淋巴结 deep lateral cervical lymph nodes（图 6-54） 为沿颈内静脉排列的一条纵行淋巴结链。该链上部的淋巴结位于鼻咽部和舌根后方，患鼻咽癌或舌根癌时，癌细胞首先转移至该淋巴结。该链下部的淋巴结主要位于颈内静脉下段周围，还有部分延伸到锁骨上方，称为**锁骨上淋巴结 supraclavicular lymph nodes**。患胃癌或食管癌时，癌细胞可经胸导管逆流转移至左锁骨上淋巴结。颈外侧深淋巴结收集头颈部淋巴结的输出淋巴管，其输出淋巴管汇合成颈干。

（二）上肢的淋巴结

上肢的浅、深淋巴管分别与浅静脉和深血管伴行，直接或间接地注入腋淋巴结。**腋淋巴结 axillary lymph nodes**（图 6-55）位于腋窝的疏松结缔组织内，有 15～20 个，沿血管排列，按位置可分为五群：胸肌淋巴结、外侧淋巴结、肩胛下淋巴结、中央淋巴结和尖淋巴结。它们收集胸前外侧壁和肩背部的淋巴管以及上肢的浅、深淋巴管。腋淋巴结的输出淋巴管汇合成锁骨下干。

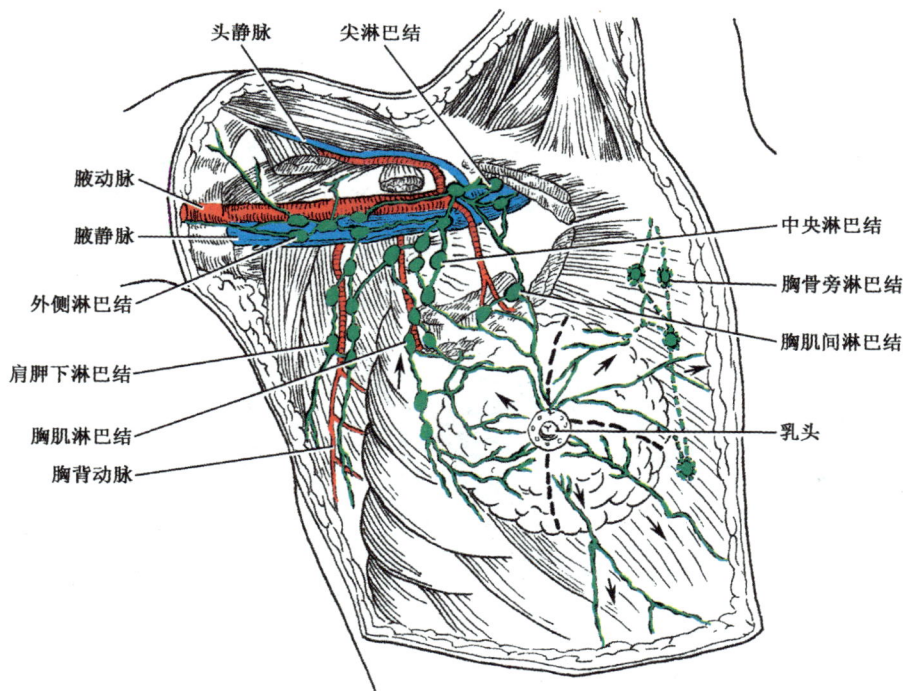

图 6-55　腋淋巴结和乳房淋巴管

（三）胸部的淋巴结

胸部的淋巴结（图 6-56）主要有**支气管肺淋巴结 bronchopulmonary lymph nodes**，位于肺

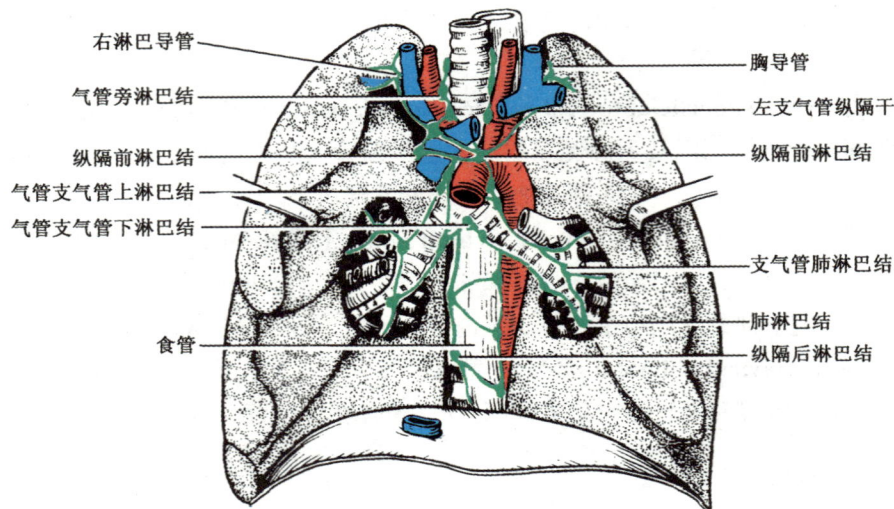

图 6-56   气管、支气管和肺的淋巴结

门处，又称肺门淋巴结，收集肺浅层和肺内的淋巴管，其输出淋巴管注入气管支气管淋巴结。**气管支气管淋巴结 tracheobronchial lymph nodes** 位于气管杈的上、下方，其输出淋巴管注入气管旁淋巴结。**气管旁淋巴结 paratracheal lymph nodes** 位于气管的两侧，其输出淋巴管与胸壁、纵隔的淋巴管汇合成支气管纵隔干。

（四）下肢的淋巴结

下肢的浅、深淋巴管分别与浅静脉和深血管伴行，直接或间接地注入腹股沟浅淋巴结和深淋巴结。

1. 腹股沟浅淋巴结 superficial inguinal lymph nodes（图 6-57）位于腹股沟韧带下方，大腿阔筋膜浅面，收集腹前外侧壁下部、外生殖器和下肢的浅淋巴管，其输出淋巴管注入腹股沟深淋巴结。

2. 腹股沟深淋巴结 deep inguinal lymph nodes（图 6-57）位于股静脉根部的周围，收集腹

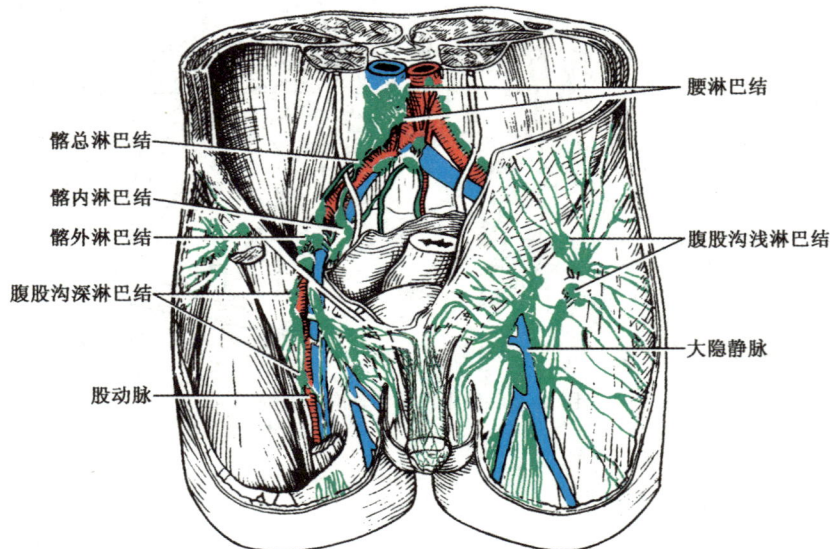

图 6-57   腹股沟及盆部的淋巴结

股沟浅淋巴结的输出淋巴管和下肢的深淋巴管，其输出淋巴管注入髂外淋巴结。

（五）盆部的淋巴结

1. 髂外淋巴结 external iliac lymph nodes（图 6-57） 位于髂外血管的周围，收集腹股沟深淋巴结的输出淋巴管和腹前壁下部的深淋巴管，其输出淋巴管注入髂总淋巴结。

2. 髂内淋巴结 internal iliac lymph nodes（图 6-57） 位于髂内血管的周围，收集盆腔脏器、会阴和臀部等处的淋巴管，其输出淋巴管注入髂总淋巴结。

3. 髂总淋巴结 common iliac lymph nodes（图 6-57） 位于髂总血管的周围，收集髂内、外淋巴结的输出淋巴管，其输出淋巴管注入腰淋巴结。

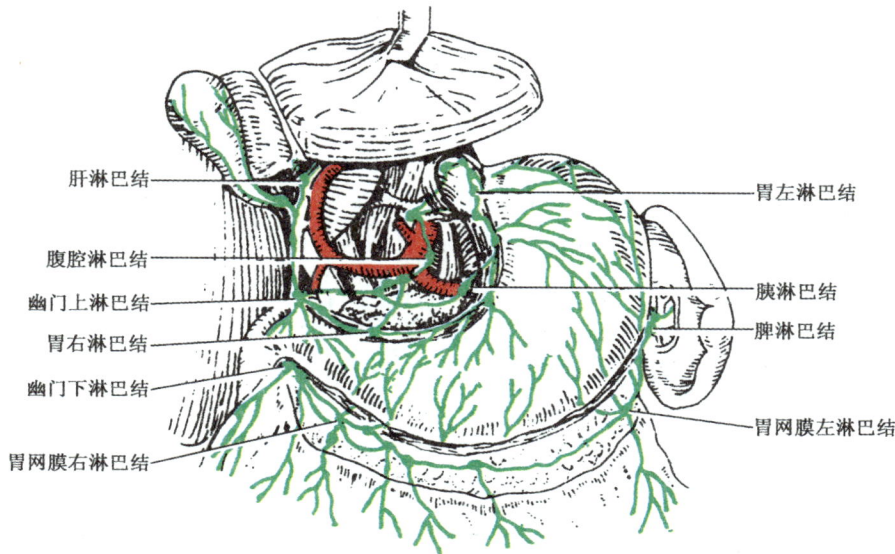

图 6-58　沿腹腔干及其分支排列的淋巴结

（六）腹部的淋巴结

1. 腰淋巴结 lumbar lymph nodes（图 6-57） 位于腹主动脉和下腔静脉周围，收集腹后壁和腹腔成对脏器的淋巴管以及髂总淋巴结的输出淋巴管，其输出淋巴管汇合成左、右腰干。

2. 腹腔淋巴结 celiac lymph nodes（图 6-58） 位于腹腔干的周围，收集腹腔干分支分布范围的淋巴管。

3. 肠系膜上淋巴结 superior mesenteric lymph nodes（图 6-59） 位于肠系膜上动脉根部的周围，收集肠系膜上动脉分布范围的淋巴管。

4. 肠系膜下淋巴结 inferior mesenteric

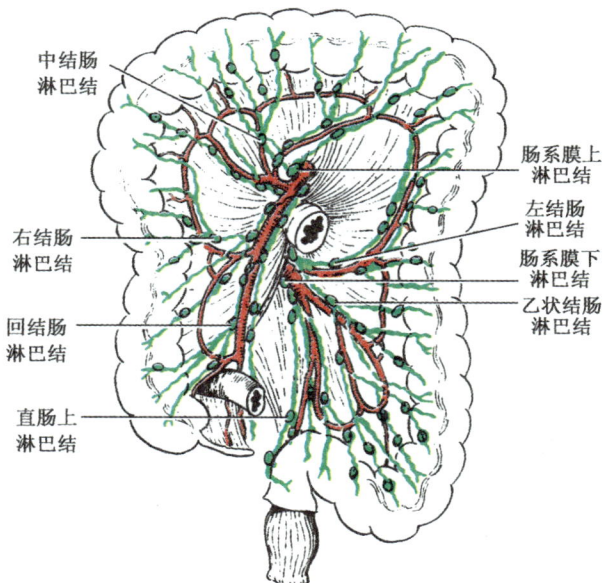

图 6-59　沿肠系膜上、下动脉排列的淋巴结

lymph nodes（图 6-59） 位于肠系膜下动脉根部的周围，收集肠系膜下动脉分布范围的淋巴管。

　　腹腔淋巴结、肠系膜上淋巴结和肠系膜下淋巴结的输出淋巴管汇合成一条肠干。

四、脾

　　脾 spleen（图 6-60）是人体内最大的淋巴器官，位于左季肋区，与第 9～11 肋相对，其长轴与第 10 肋一致。正常情况下，脾在左肋弓下不能触及。脾呈椭圆形，血管丰富，颜色暗红，质软而脆，受暴力打击时易破裂。

　　脾可分为膈脏两面、前后两端和上下两缘。膈面凸隆光滑，朝向膈。脏面凹陷，中央处有血管、神经等出入，称为**脾门 splenic hilum**。前端较宽，朝向前外下方，达腋中线。后端钝圆，朝向后内上方，距后正中线 4～5cm。上缘较锐利，朝向前上方，有 2～3 个切迹，称为**脾切迹 splenic notch**，可作为触诊脾的标志。下缘较圆钝，朝向后下方。在脾的附近，特别是胃脾韧带和大网膜中存在**副脾 accessory spleen**，出现率为 10%～40%，其位置、大小和数目不定。脾功能亢进行脾切除术时，应将副脾一并切除。

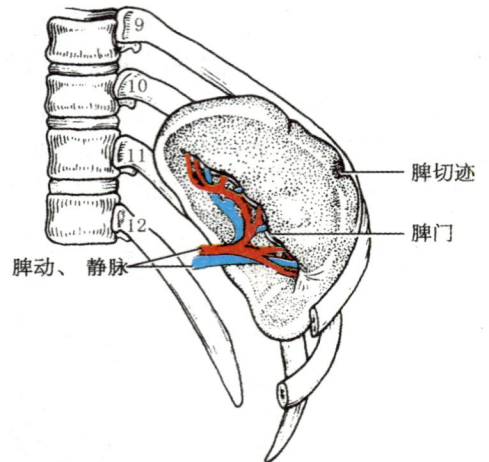

图 6-60　脾的位置

　　脾的主要功能是清除衰老的红细胞和参与机体的免疫反应，并有储血功能。胚胎时期，脾尚有造血能力。

复习思考题

　　1. 保持心内血液定向流动的结构有哪些？当心脏收缩或舒张时，分别处于什么状态？

　　2. 自股动脉插管到冠状动脉进行冠状动脉造影，其途径如何？

　　3. 右侧手背桡侧静脉点滴抗生素治疗阑尾炎患者，药物是经何途径到达阑尾的？

　　4. 下肢大隐静脉内血栓脱落，最后梗塞于肺，此血栓通过哪些途径到达肺的？

第一节 概 述

内分泌系统 endocrine system 是神经系统以外的另一个重要调节系统，由内分泌腺和内分泌组织组成。**内分泌腺 endocrine gland** 无排泄管，又称无管腺。其分泌物称为**激素 hormone**，直接进入血液或淋巴，借循环系统输送到特定的靶器官发挥作用。

一、内分泌系统的组成

内分泌系统可分为两大类：①内分泌腺：为形态结构上独立存在的、肉眼可见的内分泌器官，如甲状腺、甲状旁腺、肾上腺、垂体、胸腺和松果体等；②内分泌组织：指分散在其他器官内的内分泌细胞团，如胰内的胰岛细胞、睾丸内的间质细胞、卵巢内的卵泡和黄体等（图7-1）。本章只介绍内分泌腺，内分泌组织在组织学和生理学中叙述。

二、内分泌系统的主要功能

内分泌腺所分泌的激素对机体的新陈代谢、生长发育、生殖功能和维持机体内环境的稳定有重要的调节作用。

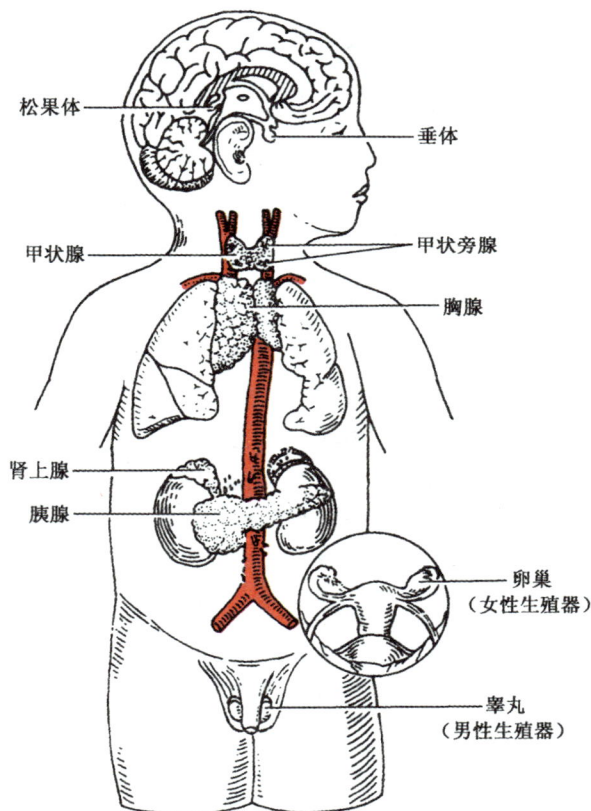

图7-1 内分泌系统概观

第二节　内分泌腺

一、甲状腺

甲状腺 thyroid gland 呈 "H" 形，分左右两叶和中间连接两叶的甲状腺峡。有时自甲状腺峡向上伸出一**锥状叶**。左、右叶贴于喉下部和气管上部的两侧。甲状腺峡多位于第 2～4 气管软骨环前面，临床急救行气管切开术时，应尽量避开甲状腺峡（图 7-2，图 7-3）。甲状腺前面有舌骨下肌群等遮盖，后外侧有颈总动脉、迷走神经和颈内静脉等。甲状腺借结缔组织和韧带连于喉和气管软骨，故吞咽时，甲状腺可随喉的活动而上下移动。

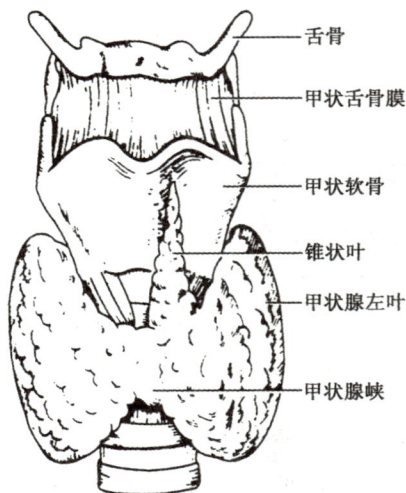

图 7-2　甲状腺（前面）

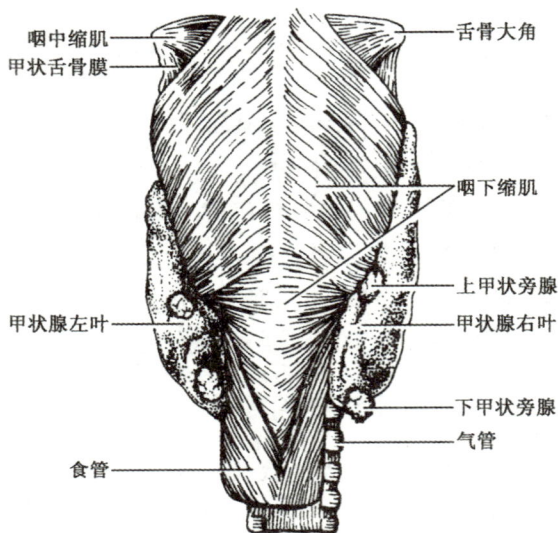

图 7-3　甲状腺和甲状旁腺（后面）

甲状腺分泌甲状腺激素，其主要功能是促进机体的新陈代谢，维持机体的正常生长发育，尤其对骨骼和神经系统的发育极为重要。若小儿甲状腺功能低下，可引起"呆小症"。

二、甲状旁腺

甲状旁腺 parathyroid gland 为扁椭圆形、黄豆大小的腺体。一般有上下两对，上甲状旁腺位置较恒定，在甲状腺左右叶后方上、中 1/3 交界处的结缔组织内；下甲状旁腺多位于甲状腺左右叶后下端甲状腺下动脉的附近（图 7-3）。

甲状旁腺分泌甲状旁腺激素，其主要功能是参与调节体内钙、磷的代谢，维持血钙平衡。在行甲状腺切除术时，若误将甲状旁腺切除，可引起血钙降低，出现手足抽搐等症状。

三、肾上腺

肾上腺 suprarenal gland 是人体重要的内分泌腺，左右各一，右侧呈三角形，左侧近似半月形，分别位于左、右肾上端的内上方（图 7-4）。

肾上腺实质可分为表面的皮质和内部的髓质两部分。肾上腺皮质可分泌盐皮质激素、糖皮质激素和性激素，分别调节人体的水盐代谢、碳水化合物代谢和影响第二性征。肾上腺髓质分泌肾上腺素和去甲肾上腺素，主要功能是使心跳加快、心肌收缩力加强和小动脉收缩，从而参与维持血压稳定和调节内脏平滑肌的活动。

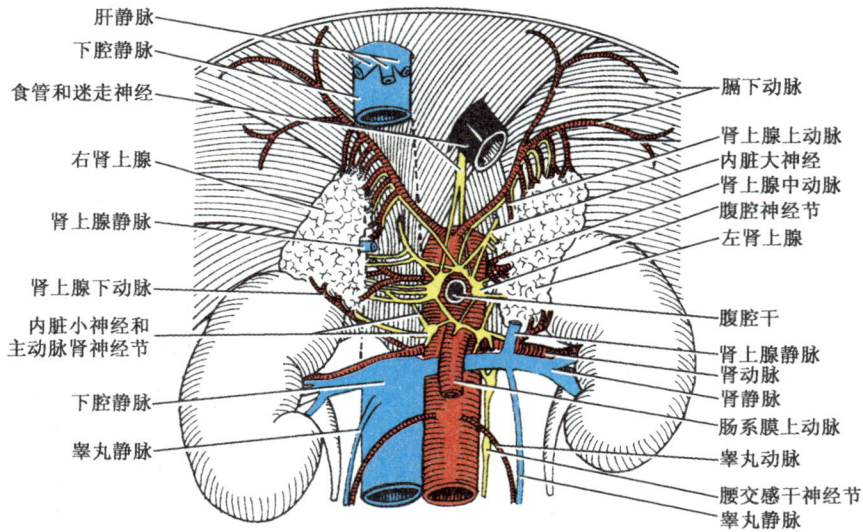

图 7-4 肾上腺

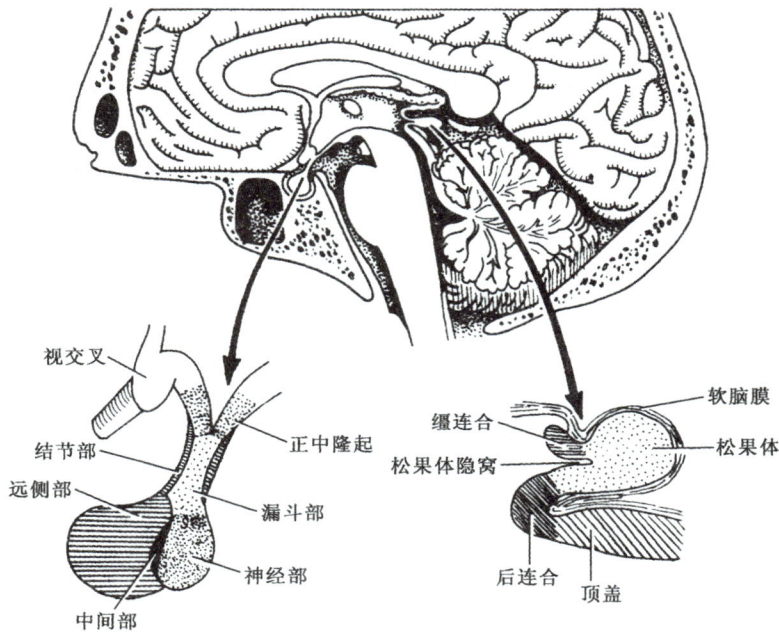

图 7-5 垂体和松果体

四、垂体

垂体 hypophysis 呈椭圆形，位于颅中窝的垂体窝内，借漏斗连于下丘脑（图 7-1，图 7-5）。一般女性的垂体较男性的大，妊娠期更为明显。垂体可分为腺垂体和神经垂体两部分。**腺垂体**可分为远侧部、结节部和中间部，**神经垂体**可分为神经部和漏斗。

腺垂体的远侧部和结节部又合称**垂体前叶**，能分泌多种激素，如生长激素、促甲状腺激素、促肾上腺皮质激素、促性腺激素、催乳激素以及黑色素细胞刺激素等。生长激素可促进肌与内脏生长及多种代谢过程，尤其是刺激骺软骨生长，使骨长长。幼儿时期，若生长激素分泌不足，可引起"侏儒症"；分泌过多时，在骨骼发育成熟前可引起"巨人症"，在骨骼发育成熟后可引起肢端肥大症。腺垂体的中间部和神经垂体的神经部合称**垂体后叶**，能储存和释放视上核、室旁核的神经内分泌细胞合成的抗利尿激素（加压素）和催产素。

五、松果体

松果体 pineal body 为位于背侧丘脑后上方的椭圆形小体（图 7-1，图 7-5）。在儿童期较发达，从 7 岁左右开始退化，成年后可出现钙化。

松果体能合成和分泌褪黑激素，具有抑制生殖、抗紧张、抗衰老、增强免疫力、促进睡眠等作用。在儿童期如发生病变，则可出现性早熟或生殖系统过度发育。

六、胸腺

胸腺 thymus 位于上纵隔的前部，可分为大小不等的左右两叶（图 7-6），既是淋巴器官，又是内分泌器官。胸腺在新生儿及幼儿时期较大，性成熟后开始萎缩，逐渐变小，老年后退化。

胸腺的主要功能是形成初始 T 淋巴细胞，发育成熟后运送至周围淋巴器官，参与细胞免疫；分泌胸腺激素，诱导 T 淋巴细胞分裂和分化，使其具有免疫应答能力。

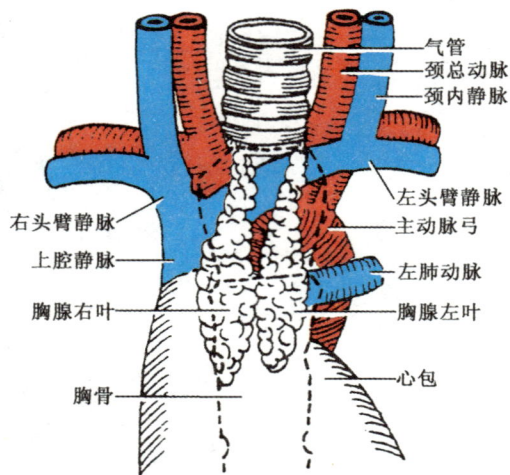

气管
颈总动脉
颈内静脉
右头臂静脉
上腔静脉
胸腺右叶
胸骨
左头臂静脉
主动脉弓
左肺动脉
胸腺左叶
心包

图 7-6　胸腺

复习思考题

1. 试述甲状腺的位置、形态、分部及功能。
2. 试述垂体的位置、分叶及功能。
3. 肾上腺位于何处？主要可分泌哪些激素？

扫一扫，查阅本章数字资源，含PPT、音视频、图片等

第一节　概　述

一、感觉器的组成

感觉器 sensory organs 是感受器及其副器的总称。**感受器 receptor** 是机体接受内外环境各种刺激的结构。感受器的种类繁多，结构简繁不一。有的感受器结构简单，如位于皮肤内接受痛觉刺激的游离神经末梢。有些感受器则极为复杂，具有对感受器起保护、支持、运动等作用的副器，如视器和前庭蜗器等。

二、感觉器的功能

感觉器的功能是接受机体内外环境的刺激，并将相应刺激转变为神经冲动。该神经冲动经过感觉传导通路传至大脑皮质，产生相应的感觉，从而建立机体与内外界环境之间的联系。感受器是机体探索世界和认识世界的基础。

根据感受器的部位和接受刺激的来源不同，将其分为三类：①**外感受器**：分布在皮肤、嗅黏膜、味蕾、视器和蜗器等处，接受来自外界环境的刺激，如触、压、痛、温度、光、声、嗅、味等。②**内感受器**：分布在内脏、心血管等处，接受来自体内环境的物理和化学刺激，如压力、渗透压、温度、离子和化合物浓度的变化等。③**本体感受器**：分布在肌、肌腱、关节、韧带和前庭器等处，接受机体运动和平衡变化时产生的刺激。

根据感受器特化程度的不同，将其分为两类：①**一般感受器**：分布于全身各部，如分布于皮肤的痛觉、温度觉、触觉和压觉感受器；分布于肌、肌腱、关节、内脏及心血管的本体感受器。②**特殊感受器**：分布于头部，包括视觉、听觉、嗅觉、味觉和平衡觉感受器。

第二节　视　器

视器 visual organ 即眼，由眼球和眼副器构成。眼球的功能是接受光波的刺激，并将其转变为神经冲动，经视觉传导通路传至大脑视觉中枢，产生视觉。眼副器包括眼睑、结膜、泪器和眼球外肌等，对眼球起支持、保护和运动作用。

一、眼球

眼球 eyeball 由眼球壁和眼球内容物组成，为视器的主要部分，位于眼眶内，其后端借视神经连于间脑。

（一）眼球壁

眼球壁由外向内依次为纤维膜、血管膜和视网膜三层（图8-1）。

1. 纤维膜 位于眼球壁的最外面，由致密结缔组织构成，对维持眼球外形和保护眼球内容物起重要作用。可分为角膜和巩膜两部分。

（1）角膜 cornea 位于眼球正前方，占眼球纤维膜的前1/6，无色透明，曲度较大，有屈光作用。角膜无血管，但有大量的感觉神经末梢，感觉极为敏锐。

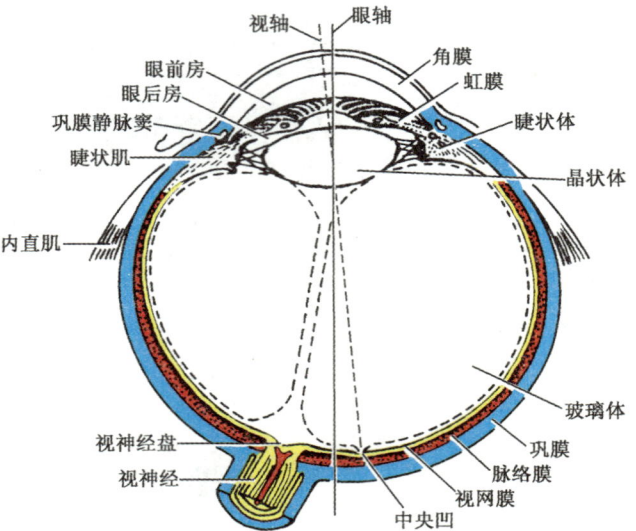

图8-1 眼球的水平切面（右侧）

思政元素

角膜捐献

角膜移植是指用正常的眼角膜替换患者病变的角膜，使患眼复明或治疗某些角膜疾患的治疗方法。

角膜移植适合于各种原因造成的角膜混浊或水肿而严重影响视力的病变，如反复发作的病毒性角膜炎引起的角膜混浊，化学物烧伤导致的角膜混浊，角膜溃疡范围较大、侵犯较深，药物治疗失败有穿孔危险等患者。角膜移植材料皆来自于他人捐献，根据其来源可分为活体捐献与遗体捐献。活体捐献是指活人，因外伤、视神经疾患、颅内疾患等原因导致失明而角膜完好无损者，自愿、无偿捐献其眼角膜；遗体捐献是指捐献者本人生前自愿或去世后经家属同意，死亡后无偿捐献其角膜。角膜来源十分有限，随着人们思想的转变，越来越多的人愿意去世后捐献眼角膜，而作为未来的医务工作者有义务向人民大众广泛宣传角膜捐献与移植有关知识，促进器官捐献和移植事业的健康发展。

角膜捐献者须生前办好相关手续，可以到所在地的红十字会或眼库索取登记表格。捐献者年龄5～60岁为好，如用作医学科研则不受年龄和疾病的限制。

（2）巩膜 sclera 占眼球纤维膜的后5/6，呈乳白色，不透明，厚而坚韧，有保护眼球内容物的作用。巩膜与角膜交界处深面有一环形的小管，称为**巩膜静脉窦 sinus venosus sclerae**，是房水回流的通道。巩膜后方有视神经穿出，并与视神经的鞘膜相延续。

2. 血管膜 位于眼球纤维膜内面，含有大量的血管和色素细胞，自前向后可分为虹膜、睫状体和脉络膜三部分。

（1）虹膜 iris（图8-2） 位于眼球血管膜的最前部，呈圆盘状，中央有一孔，称为**瞳孔 pupil**，可随光线强弱而缩小和散大。虹膜的颜色与虹膜所含色素细胞多少有关，故有明显的种

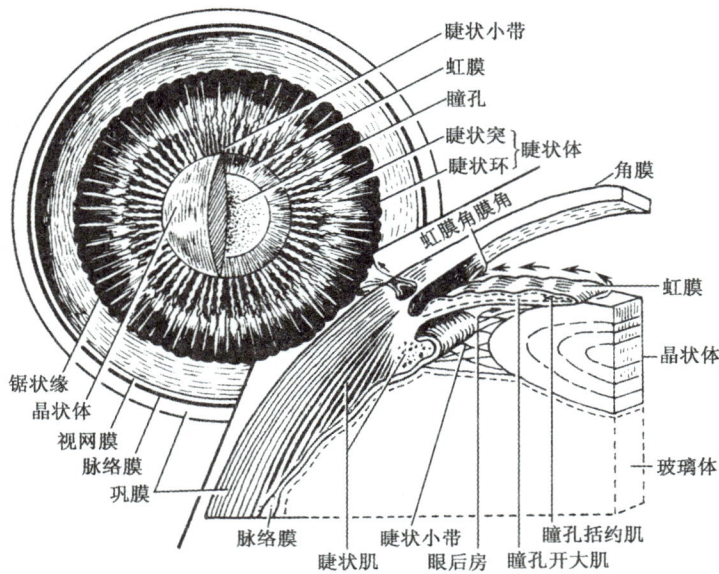

图 8-2 虹膜和睫状体

族差异。黄种人呈棕褐色，而白种人呈浅黄色或浅蓝色。

虹膜内有两种排列方向不同的平滑肌纤维：一种环绕于瞳孔周围，称为**瞳孔括约肌**，收缩时使瞳孔缩小，由副交感神经支配；另一种以瞳孔为中心呈放射状排列，称为**瞳孔开大肌**，收缩时使瞳孔开大，由交感神经支配。

（2）**睫状体 ciliary body**（图 8-2） 位于巩膜与角膜移行部的内面，为虹膜后外方的环形增厚部分。其后部平坦光滑，称为**睫状环**；前部有许多向内突出的皱襞，称为**睫状突**，睫状突借睫状小带与晶状体相连。睫状体内的平滑肌称为**睫状肌**，由副交感神经支配。睫状体具有产生房水和调节晶状体曲度的作用。

（3）**脉络膜 choroid** 占眼球血管膜的后 2/3，前端连于睫状体，后方有视神经通过。此膜富有血管和色素细胞，外面与巩膜疏松相连，内面与视网膜的色素上皮层紧密相贴，有营养眼球内组织并吸收眼内分散光线的作用。

3. 视网膜 retina 位于眼球血管膜的内面，由前向后可分为虹膜部、睫状体部和视部三部分。虹膜部和睫状体部位于虹膜和睫状体的内面，无感光作用，称为**视网膜盲部**。**视网膜视部**位于脉络膜内面，有感光作用。在视神经起始处有一境界清楚呈圆盘状的结构，称为**视神经盘 optic disc**，其中央有视网膜中央血管穿过，无感光作用，故又称**生理盲点**。在视神经盘的颞侧约 0.35cm 处，有一黄色小区，称为**黄斑 macula lutea**。黄斑的中央凹陷称为**中央凹**，该处无血管，是感光最敏锐的地方（图 8-3）。视网膜视部的组织结构复杂，分内、外两层（图 8-4）：外层为

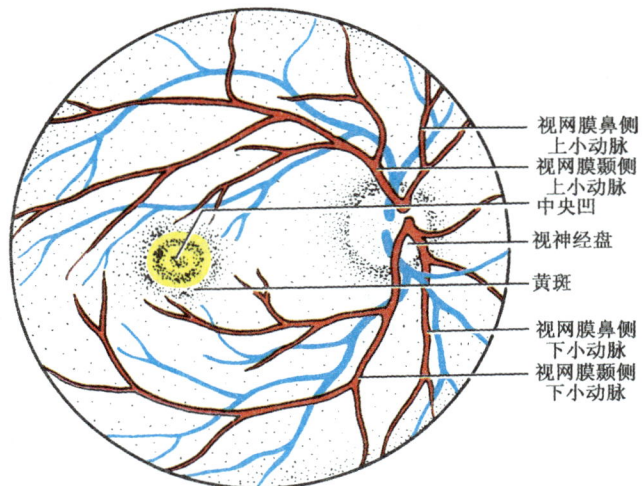

图 8-3 右侧眼底

色素上皮层，紧贴脉络膜，由大量的单层色素上皮细胞组成；内层为神经层，由三层神经细胞组成。三层神经细胞包括：①外层接受光刺激的**感光细胞**（**视杆细胞**和**视锥细胞**）；②中层传递神经冲动的**双极细胞**；③内层**节细胞**，节细胞的轴突向神经盘处汇集，穿脉络膜和巩膜后构成视神经。视网膜内、外两层之间连结疏松，在病理情况下两层分离，便形成视网膜剥离症。

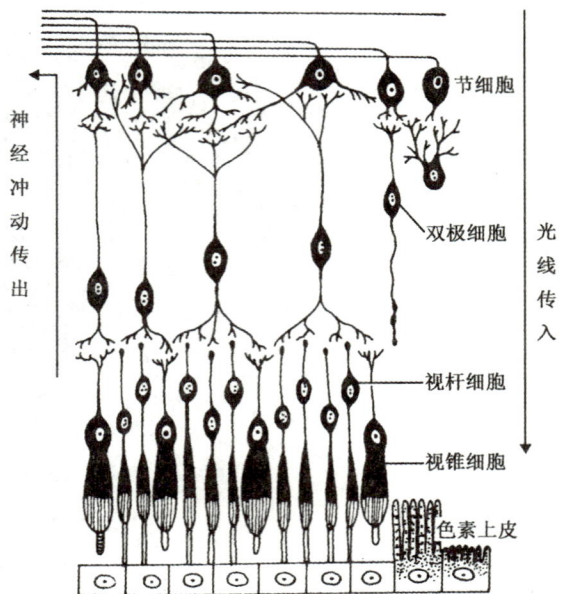

图 8-4　视网膜的组织结构（示意图）

（二）眼球内容物

眼球内容物包括房水、晶状体和玻璃体（图 8-1，图 8-2）。这些结构和角膜一样，透明而无血管，具有屈光作用，合称眼的**屈光系统**或**屈光装置**，对维持正常视力有重要作用。

1. 房水 aqueous humor　为无色透明的液体，由睫状体产生，充满于眼房内。**眼房 chamber of eyeball** 是眼球内角膜和晶状体之间的空隙，被虹膜分为**眼前房**和**眼后房**，两房借瞳孔相通。在眼前房的周缘，虹膜与角膜交界处的环形间隙称为**虹膜角膜角**，又称**前房角**。房水除有屈光作用外，还有营养角膜和晶状体以及维持眼内压的作用。

房水由睫状体产生后，自眼后房经瞳孔至眼前房，然后经虹膜角膜角入巩膜静脉窦，最后汇入眼静脉。房水不断循环更新，若房水产生过多或回流受阻，可造成眼内压增高，压迫视网膜，影响视力，临床上称为青光眼。

2. 晶状体 lens　位于虹膜和玻璃体之间，呈双凸透镜状，后面较前面隆凸，无色透明，富有弹性，无血管和神经分布。晶状体外面包着一层透明而富有弹性的被膜，称为**晶状体囊**，其周缘借睫状小带连于睫状突上。当视近物时，睫状肌收缩，向前内牵引睫状突使之变厚，睫状小带松弛，此时晶状体依靠其自身的弹性变凸，曲度增大，屈光能力增强，使物像清晰聚焦于视网膜上。视远物时，则与上述情况相反。

若眼轴较长或屈光装置的屈光率过强，物像落在视网膜之前，称之为近视。反之，若眼轴较短或屈光装置的屈光率过弱，物像落在视网膜之后，称之为远视。中年以后，晶状体逐渐硬化而弹性减退，睫状肌也逐渐萎缩，调节功能减低，看近物时模糊不清，看远物时则较清晰，称为老花眼。若晶状体混浊，影响视力，临床上称之为白内障。

3. 玻璃体 vitreous body　是无色透明的胶状体，充满于晶状体与视网膜之间，除有屈光作用外，还有支撑视网膜的作用。若支撑作用减弱，则易导致视网膜剥离。若玻璃体发生混浊，可造成不同程度的视力障碍。

二、眼副器

眼副器 accessory organs of eye 包括眼睑、结膜、泪器、眼球外肌和眶内结缔组织等结构。

（一）眼睑

眼睑 eyelids（图 8-5）位于眼球的前方，为能活动的皮肤皱襞，俗称**眼皮**，可分为**上睑**和**下睑**。两眼睑之间的裂隙称为**睑裂**。睑裂的外侧端称为**外眦**，较锐利；内侧端称为**内眦**，较圆钝。眼睑的游离缘称为**睑缘**。上、下睑缘均生有**睫毛**，睫毛根部有睫毛腺。睫毛腺若发生急性炎症，称为麦粒肿。

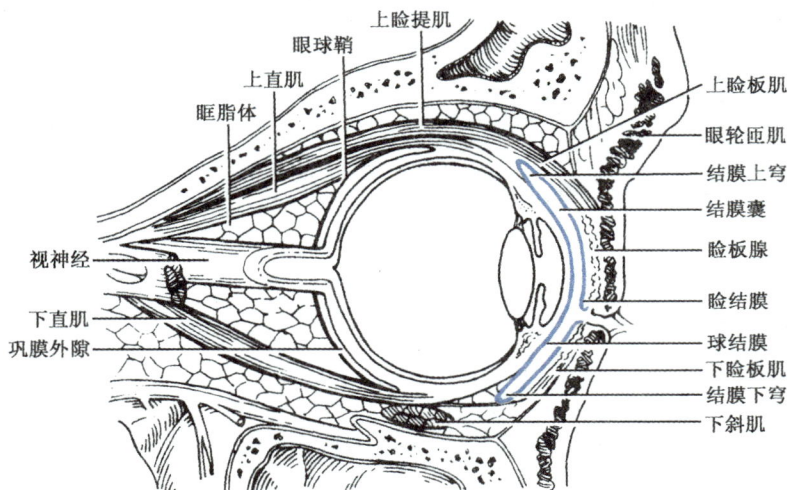

图 8-5　眶（矢状切面）

眼睑由浅至深分为皮肤、皮下组织、肌层、睑板和结膜 5 层。眼睑的皮肤细薄，皮下组织疏松。肌层主要为眼轮匝肌和上睑提肌。睑板由致密结缔组织构成，呈半月形，**分上睑板**和**下睑板**。睑板内有许多**睑板腺**，与睑缘呈垂直排列，并开口于睑缘。睑板腺分泌物有润滑睑缘，防止泪液外流的作用。若睑板腺管阻塞，可发生囊肿，称为霰粒肿。

（二）结膜

结膜 conjunctiva（图 8-5）是一层薄而透明的黏膜，覆盖在眼球的前面和眼睑的内面，富含血管，表面光滑。按其所在部位可分为三部分：

1. 睑结膜 palpebral conjunctiva　覆盖于上、下睑内面，与睑板紧密连结。

2. 球结膜 bulbar conjunctiva　覆盖于巩膜前面，于角膜缘移行为角膜上皮。球结膜与巩膜连结疏松，故易发生球结膜下水肿与出血。

3. 结膜穹隆 conjunctival fornix　位于睑结膜与球结膜互相移行处，其返折处分别形成**结膜上穹**和**结膜下穹**。上、下睑闭合时，整个结膜形成的囊状腔隙，称为**结膜囊**，通过睑裂与外界相通。沙眼和结膜炎是临床眼科常见的结膜疾病。

（三）泪器

泪器 lacrimal apparatus 由分泌泪液的泪腺和排泄泪液的泪道组成（图 8-6）。

1. 泪腺 lacrimal gland　位于眼眶外上方的泪腺窝内，其排泄管开口于结膜上穹。泪腺分泌的泪液具有冲洗结膜囊内异物、维持眼球表面洁净、保持角膜湿润、抑制细菌生长的作用。

2. 泪道 lacrimal duct　由泪点、泪小管、泪囊和鼻泪管组成。

（1）泪点 lacrimal punctum　在上、下睑缘内侧端处各有一隆起，称为**泪乳头**，其中央有一小孔，称为泪点，为泪小管的开口，是泪道的起始部分。

（2）泪小管 lacrimal ductule　为连接泪点与泪囊的小管，分上泪小管和下泪小管。每一泪小管最初分别向上、下走行，继而近乎直角转向内侧汇合，开口于泪囊。

（3）泪囊 lacrimal sac　为一膜性囊，位于泪囊窝内。其上端为盲端，在内眦上方；下端移行于鼻泪管。

（4）鼻泪管 nasolacrimal duct　为一续于泪囊的膜性管道，长约 1.2cm。上部位于骨性鼻泪管内；下部在鼻腔外侧壁的黏膜内，开口于下鼻道的外侧壁。

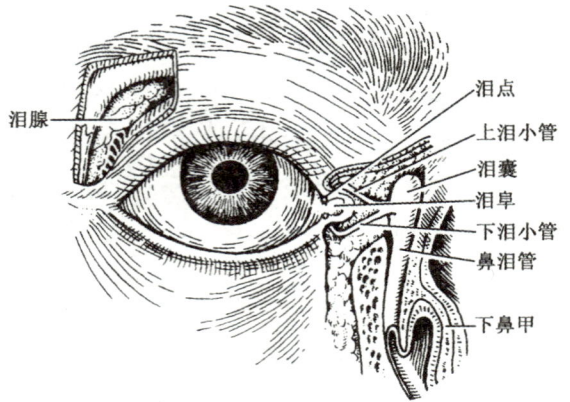

图 8-6　泪器

（四）眼球外肌

眼球外肌 ocular muscles 为视器的运动装置，包括运动眼球和眼睑的肌，均属骨骼肌（图 8-7）。

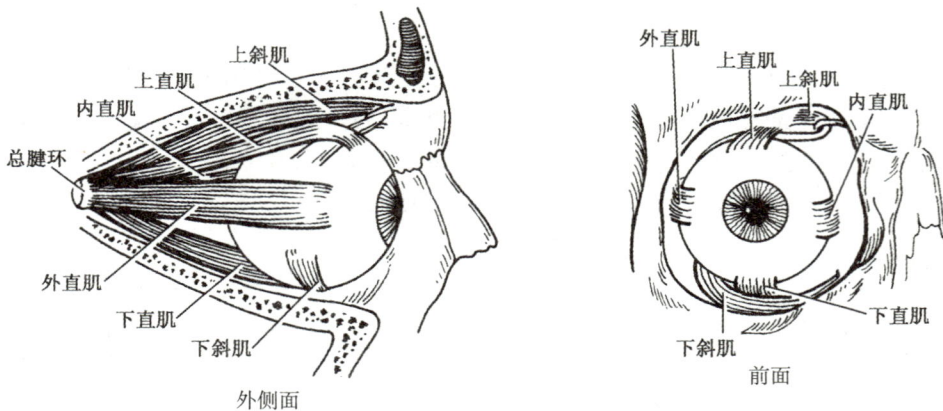

图 8-7　眼球外肌（右眼）

运动眼球的肌有 4 块直肌和 2 块斜肌。直肌包括上直肌、下直肌、内直肌和外直肌，它们共同起自视神经管周围的总腱环，沿眼球壁向前行，分别止于巩膜的上、下、内侧、外侧。**上直肌**使瞳孔转向上内；**下直肌**使瞳孔转向下内；**内直肌**使瞳孔转向内侧；**外直肌**使瞳孔转向外侧。斜肌包括上斜肌和下斜肌。**上斜肌**起自总腱环，以纤细的腱通过眶内壁前上方的滑车，转向后外，止于眼球后外侧赤道后方的巩膜，可使瞳孔转向下外；**下斜肌**起自眶下壁的前内侧，斜向后外，止于眼球下面赤道后方的巩膜，可使瞳孔转向上外。

眼球的运动灵活多样，而且任何一种运动都是两眼肌肉协同作用的结果。如向右侧视物时，是右眼的外直肌和左眼的内直肌同时收缩。当运动眼球的某一肌肉瘫痪而引起作用力不平衡时，可出现斜视或复视现象。

运动眼睑的肌是**上睑提肌**，起自视神经管前上方的眶壁，在上直肌上方前行，前端以腱膜止于上睑的皮肤和上睑板。该肌收缩可上提上睑，开大睑裂。

三、眼的血管

（一）眼的动脉

眼的血液供应，主要来自眼动脉。**眼动脉 ophthalmic artery** 自颈内动脉发出后，在视神经下方经视神经管入眶，先行于视神经外侧，然后转至其上方，沿上斜肌和上直肌之间前行，至内眦附近终于**滑车上动脉**。在眶内发出分支营养眼球、眼球外肌、泪腺和眼睑等，其主要分支为视网膜中央动脉（图 8-8）。

视网膜中央动脉 central artery of retina 在眼球后方穿入视神经内，行于视神经中央，经视神经盘穿出，分成 4 支（图 8-4）：**视网膜鼻侧上、下小动脉**和**视网膜颞侧上、下小动脉**，营养视网膜的内层。临床常用眼底镜直接观察这些血管，以帮助诊断某些疾病。视网膜中央动脉及其分支均有同名静脉伴行。视网膜中央动脉是终动脉，在视网膜内的分支之间无吻合，一旦该动脉阻塞时可导致眼全盲。

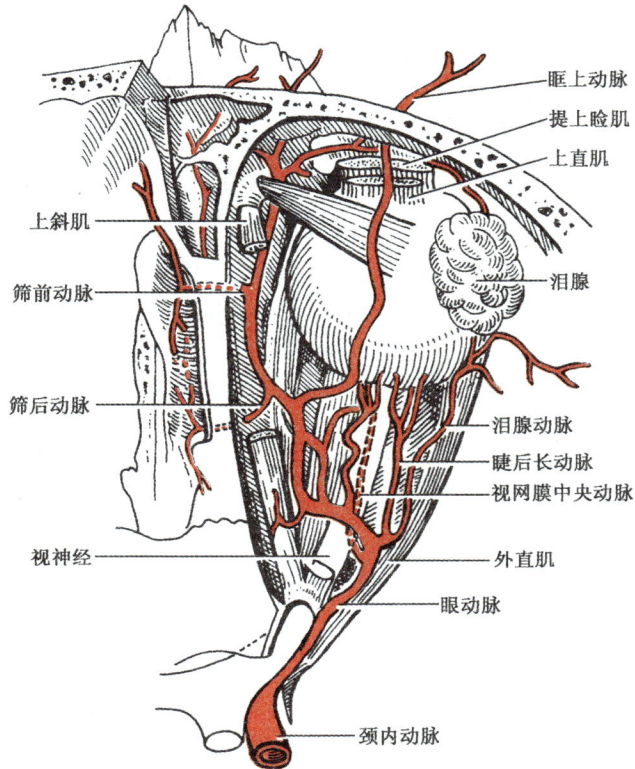

图 8-8　眼的动脉

（二）眼的静脉

眼的静脉主要有**眼上静脉**和**眼下静脉**，收集包括眼球和眼副器的静脉血，向后经眶上裂进入颅腔，注入**海绵窦**。眼静脉无瓣膜，在内眦处向前与面静脉有吻合，向后注入海绵窦，故面部感染可经眼静脉侵入海绵窦，引起颅内感染。

第三节　前庭蜗器

前庭蜗器 vestibulocochlear organ 又称**耳**，包括外耳、中耳和内耳三部分（图 8-9）。其中外耳和中耳是收集和传导声波的装置，内耳有接受头部位置变动、重力变化和运动速度刺激的位觉感受器和接受声波刺激的听觉感受器。

一、外耳

外耳 external ear 包括耳郭、外耳道和鼓膜三部分。

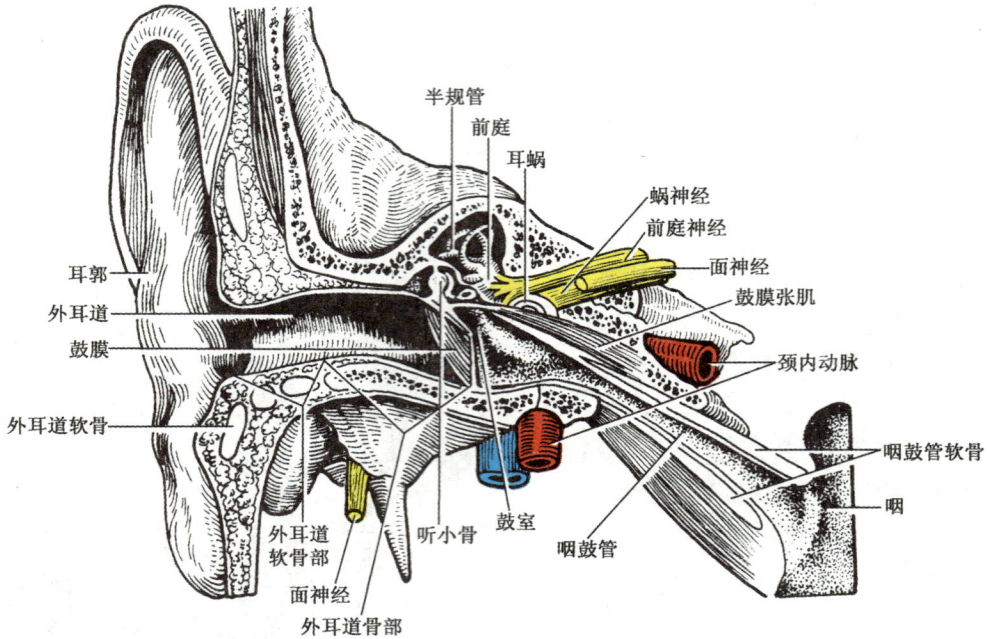

图 8-9 前庭蜗器全貌

（一）耳郭

耳郭 auricle 位于头部的两侧，分前外和后内两面（图 8-10）。前外面凹陷，有一大孔为**外耳门**，后内面隆凸。耳郭的上方大部分以弹性软骨为支架，外覆皮肤及少量皮下组织；下方的小部分无软骨，由结缔组织、脂肪和皮肤构成，称为**耳垂**，为临床常用采血部位。耳郭有收集声波的作用。

耳郭的游离缘卷曲，称为**耳轮**，以**耳轮脚**起于外耳门的上方，其下端连于耳垂。耳轮前方有一与其平行的弓状隆起，称为**对耳轮**。对耳轮向上分叉，形成**对耳轮上脚**和**对耳轮下脚**，两脚之间的浅窝称为**三角窝**。在耳轮与对耳轮之间的弧形浅沟，称为**耳舟**。在对耳轮的前方有一深凹，称为**耳甲**，它被耳轮脚分为上、下两部，上部称为**耳甲艇**，下部称为**耳甲腔**。耳甲腔的前方有一突起，称为**耳屏**。对耳轮下端的突起，

图 8-10 耳郭

称为**对耳屏**。耳屏与对耳屏之间有**耳屏间切迹**。耳甲腔向内经外耳门通外耳道。耳郭的外部形态为针灸耳穴定位的标志，人体各脏器和各部位在耳郭上都有一定的代表区（图 8-11）。

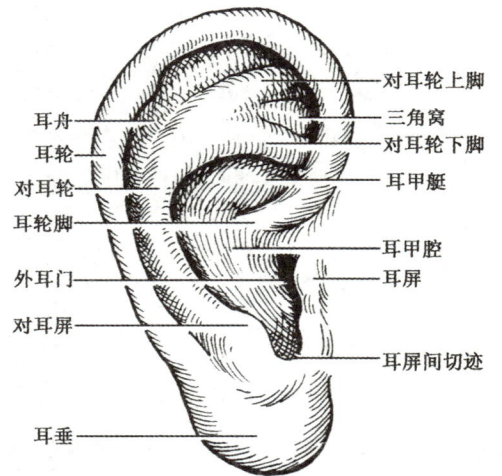

（二）外耳道

外耳道 external acoustic meatus 是自外耳门至鼓膜之间的弯曲管道，成人长约 2.5cm。可分为外侧 1/3 的**软骨部**和内侧 2/3 的**骨部**（图 8-9）。由于外耳道软骨部指向后内上方，骨部弯向前内下方，且外耳道软骨部可以牵动，故作外耳道检查时，可将耳郭拉向后上方，使外耳道变直，

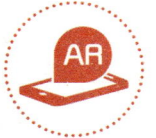

便于观察鼓膜。婴儿外耳道短而直，鼓膜近于水平位，检查时应将耳郭拉向后下方。

外耳道的皮肤较薄，含有毛囊、皮脂腺和耵聍腺。耵聍腺分泌黏稠液体为耵聍，干燥后结成块。外耳道皮下组织少，皮肤与软骨膜、骨膜结合紧密，不易移动，同时感觉神经末梢丰富，所以外耳道疖肿时疼痛剧烈。

（三）鼓膜

鼓膜 tympanic membrane 为椭圆形半透明的薄膜，位于外耳道底与鼓室之间。其位置向前外下倾斜，与外耳道底约成45°角（图8-9）。鼓膜的上1/4薄而松弛，呈淡红色，称为**松弛部**；下3/4坚实紧张，呈灰白色，称为**紧张部**。鼓膜形似漏斗，其中心向内凹陷，称为**鼓膜脐**，其前下方有一个三角形反光区，称为**光锥**（图8-12）。

二、中耳

中耳 middle ear 主要包括鼓室、咽鼓管、乳突窦和乳突小房，位于外耳与内耳之间，是声波传导的主要部分（图8-9）。

（一）鼓室

鼓室 tympanic cavity 是颞骨岩部内含气的不规则小腔，为中耳最主要的部分，位于鼓膜与内耳外侧壁之间，借鼓膜与外耳道分隔，通过前庭窗和蜗窗与内耳相连，并经咽鼓管通鼻咽部，经乳突窦与乳突小房相通。鼓室由6个壁围成，内有听小骨等。

1. 鼓室的壁（图8-13，图8-14）

（1）上壁 又称**盖壁**，借一薄层骨板与颅中窝分隔。

（2）下壁 又称**颈静脉壁**，借一薄层骨板与颈内静脉起始部分隔。

（3）前壁 又称**颈动脉壁**，即颈动脉管的后壁。此壁甚薄，借一薄层骨板与颈内动脉分隔。

（4）后壁 又称**乳突壁**，上部有乳突窦的入口，借乳突窦与乳突小房相通。

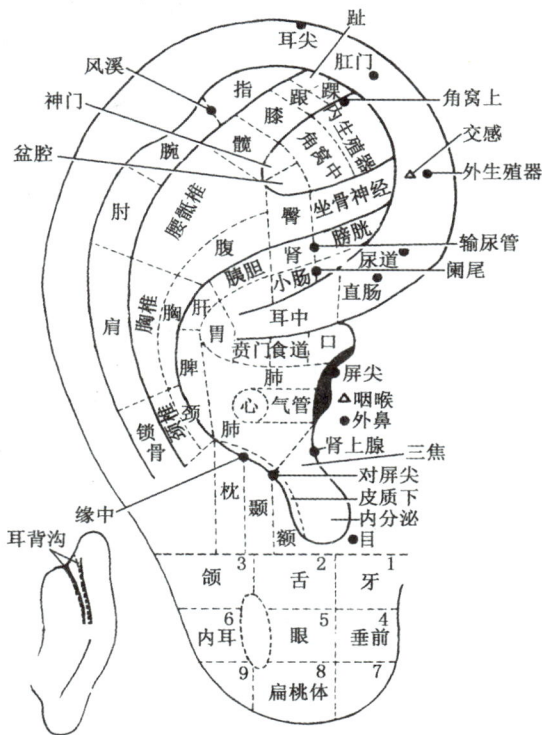
图8-11 耳穴

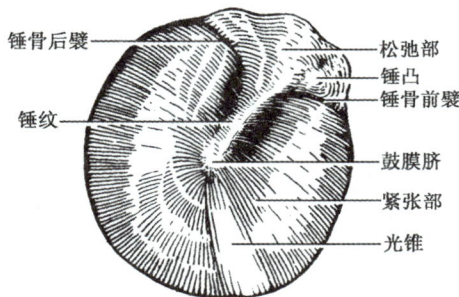
图8-12 鼓膜

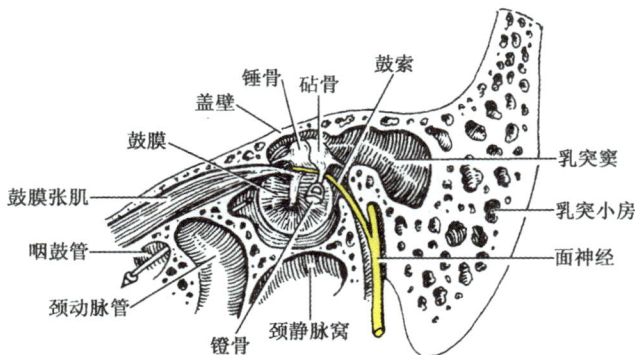
图8-13 鼓室外侧壁

（5）**外侧壁** 又称**鼓膜壁**，大部分由鼓膜构成，借鼓膜与外耳道相隔。中耳炎可并发鼓膜穿孔，常见穿孔部位在鼓膜紧张部的下半。

（6）**内侧壁** 又称**迷路壁**，为内耳的外侧壁。此壁中部隆凸，称为**岬**。岬的后上方有卵圆形小孔，称为**前庭窗**，被镫骨底封闭。岬的后下方有一圆形小孔，称为**蜗窗**，由**第二鼓膜**封闭。在前庭窗的后上方有一弓形隆起，称为**面神经管凸**，内有面神经通过。面神经管壁甚薄，中耳炎或手术时易伤及面神经。

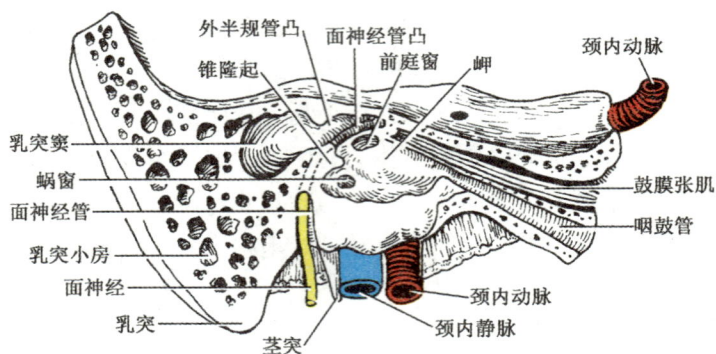

图 8-14 鼓室内侧壁

2. 鼓室的内容物（图 8-15） 主要有 3 块听小骨，由外侧至内侧依次为**锤骨**、**砧骨**和**镫骨**，三骨借关节相连而成**听骨链**。锤骨柄附着于鼓膜的内面，镫骨底封闭前庭窗。当声波振动鼓膜时，通过听小骨的杠杆系统，使镫骨底在前庭窗上来回摆动，将声波的振动传入内耳。

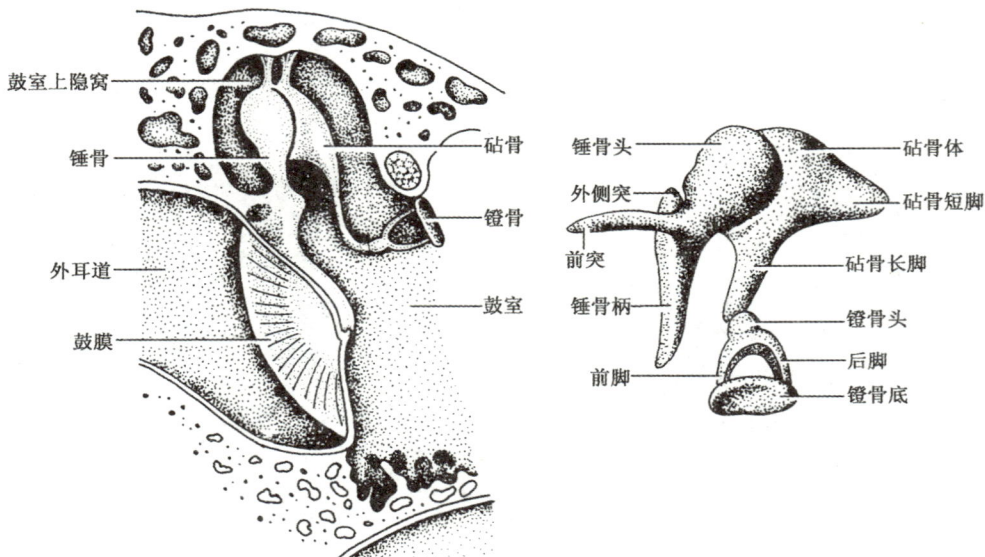

图 8-15 听小骨

（二）咽鼓管

咽鼓管 pharyngotympanic tube 是连通鼓室和鼻咽部的管道。其功能是使鼓室的气压与外界的大气压相等，以维持鼓膜内外的压力平衡。咽鼓管可分为骨部和软骨部。骨部占全长外侧的 1/3，向后外侧开口于鼓室前壁的**咽鼓管鼓室口**。软骨部占全长内侧的 2/3，向前内侧开口于鼻咽部侧壁的**咽鼓管咽口**（图 8-9）。平时咽鼓管咽口处于关闭状态，仅在用力张口或吞咽时暂时开放，空气进入鼓室。由于婴幼儿咽鼓管短而宽，近似水平位，故咽部感染可经咽鼓管侵入鼓室，引起中耳炎。

（三）乳突窦和乳突小房

乳突窦和乳突小房是鼓室向后的延伸部分。**乳突窦 mastoid antrum** 是鼓室后上方的较大腔隙，向前开口于鼓室，向后与乳突小房相通。**乳突小房 mastoid cells** 为颞骨乳突部内的许多含气小腔隙，腔内覆盖黏膜，且与乳突窦和鼓室的黏膜相连续，故中耳炎可经乳突窦侵入乳突小房，引起乳突炎（图 8-13，图 8-14）。

三、内耳

内耳 internal ear 位于颞骨岩部的骨质内，在鼓室与内耳道底之间（图 8-9）。由构造复杂的管腔组成，故又称**迷路**，是前庭蜗器的主要部分，内有位觉和听觉感受器。迷路分为骨迷路和膜迷路两部分。膜迷路内含有内淋巴，膜迷路与骨迷路之间的间隙内充满外淋巴，内、外淋巴互不相通。

（一）骨迷路

骨迷路 bony labyrinth 为颞骨岩部内的骨性隧道，可分为耳蜗、前庭和骨半规管三部分，依次由前内向后外沿颞骨岩部长轴排列，三者形状各异，但彼此相通（图 8-16）。

1. 前庭 vestibule 位于骨迷路的中部，为近似椭圆形的腔隙。前庭的后上方有 5 个小孔与 3 个骨半规管相通，前下方有一大孔通耳蜗。前庭的外侧壁即鼓室的内侧壁，有靠上方的前庭窗和靠下方的蜗窗。前庭的内侧壁即内耳道底，有前庭蜗神经通过。

2. 骨半规管 bony semicircular canals 位于前庭的后外方，为 3 个呈 "C" 形互相垂直的骨管，即**前骨半规管**、**后骨半规管**和**外骨半规管**。每个半规管有两个骨脚，其中一个骨脚膨大，称为**骨壶腹**，另一个骨脚细小，称为**单骨脚**。前、后骨半规管的单骨脚合成一个**总骨脚**，因此 3 个骨半规管只有 5 个开口通于前庭。

3. 耳蜗 cochlea 位于前庭的前内方，为一卷曲的骨管，形似蜗牛壳。耳蜗的顶端称为**蜗顶**，朝向

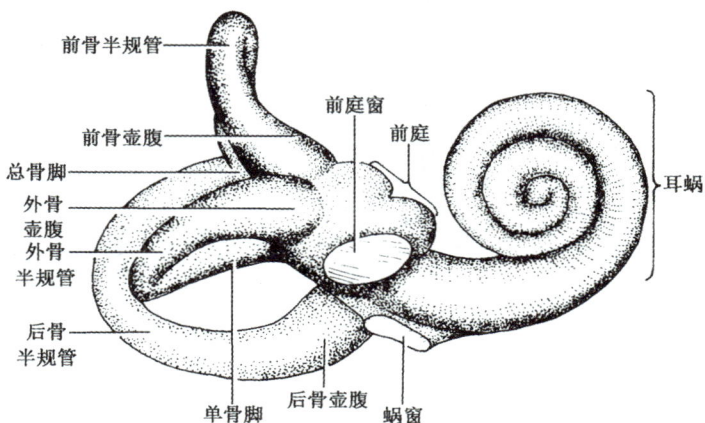

图 8-16 骨迷路（右侧，前面观）

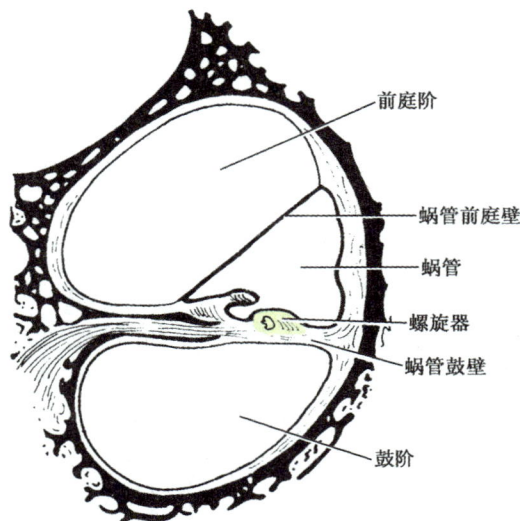

图 8-17 蜗螺旋管横切面

前外方。底端称为**蜗底**，朝向后内方，对着内耳道底。耳蜗由**蜗螺旋管**环绕蜗轴卷两圈半构成。**蜗轴**位于耳蜗的中央，为蜗顶至蜗底之间锥体形的骨松质，有血管和神经穿行其间。自蜗轴发出的骨螺旋板突入蜗螺旋管，与蜗管基底膜一起将蜗螺旋管分隔为上、下两半。上半称为**前庭阶**，下半称为**鼓阶**。前庭阶通前庭窗，鼓阶通蜗窗。前庭阶与鼓阶在蜗顶处借蜗孔彼此相通（图8-17）。

（二）膜迷路

膜迷路 membranous labyrinth 是套在骨迷路内的膜性囊管，可分为椭圆囊、球囊、膜半规管和蜗管（图8-18），它们之间相互连通，其内充满内淋巴。

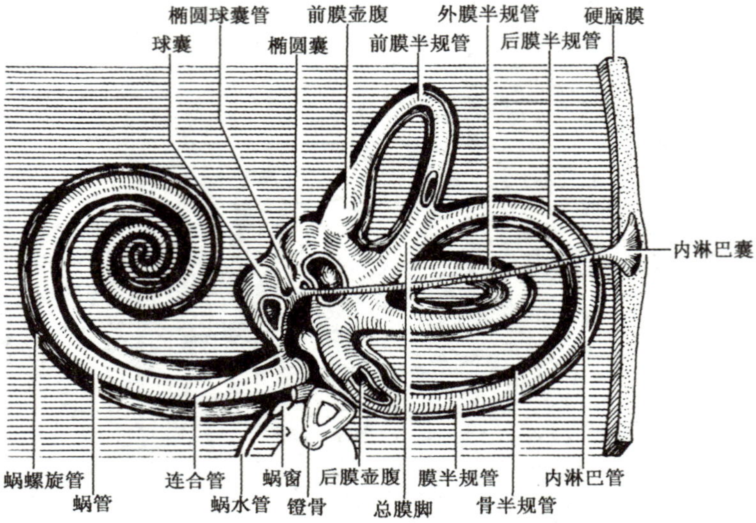

图 8-18 内耳模式图（右侧，后面观）

1. 椭圆囊 utricle 和球囊 saccule 位于前庭内，椭圆囊在后上方，球囊在前下方。椭圆囊后壁有5个开口与膜半规管相通，前壁有椭圆球囊管连通球囊。椭圆囊底部有**椭圆囊斑**。球囊较椭圆囊小，下端以连合管连通蜗管，球囊的前壁有**球囊斑**。

2. 膜半规管 semicircular ducts 位于骨半规管内，形似骨半规管。在3个骨壶腹内也有相应膨大的3个膜壶腹，在每个膜壶腹壁上各有一隆起，称为**壶腹嵴**。

椭圆囊斑、球囊斑和壶腹嵴是位觉感受器，其中椭圆囊斑和球囊斑能感受头部静止的位置和直线变速运动的刺激，壶腹嵴能感受头部旋转变速运动的刺激。

3. 蜗管 cochlear duct 位于耳蜗内。蜗管的顶端为盲端，下端借连合管通球囊。在沿蜗轴的垂直切面上蜗管呈三角形，有3个壁。其外侧壁为蜗螺旋管内表面骨膜的增厚部分，含丰富的血管；上壁为蜗管前庭壁（前庭膜），将前庭阶和蜗管分开；下壁为骨螺旋板和蜗管鼓壁，蜗管鼓壁又称**基底膜**，与鼓阶相隔。在基底膜上有**螺旋器 spiral organ**，又称 Corti 器，是听觉感受器（图8-17）。螺旋器由支持细胞和毛细胞组成，其上面有盖膜（覆膜）。毛细胞为感受声波刺激的细胞。当蜗管内淋巴流动引起盖膜震动时，可以引起毛细胞兴奋并产生神经冲动，经蜗神经传至大脑皮质，产生听觉。

声波传导至内耳有空气传导和骨传导两种途径，在正常情况下以空气传导为主。①**空气传**

导：声波→外耳道→鼓膜→听骨链→前庭窗→前庭阶的外淋巴→前庭膜→蜗管的内淋巴→螺旋器→蜗神经→大脑皮质听觉中枢。第一鼓膜穿孔或中耳炎导致听小骨粘连等，都可以引起听力下降，但不会导致听觉完全丧失，因为声波还可以经第二鼓膜传至内耳。其途径是：声波→外耳道→鼓室→蜗窗（第二鼓膜）→鼓阶的外淋巴→基底膜→螺旋器→蜗神经→大脑皮质听觉中枢。
②**骨传导**：声波经颅骨（骨迷路）传入内耳，引起蜗管的内淋巴波动，从而刺激螺旋器产生较弱的听觉。在正常情况下，骨传导意义不大，但在听力检查中，对于鉴别传导性耳聋与神经性耳聋则极为重要。

复习思考题

1. 试述房水的产生及循环途径。
2. 视近物与视远物时，晶状体的调节是如何实现的？
3. 为何婴幼儿在患上呼吸道感染后较易继发中耳炎？
4. 声波是如何传到大脑并产生听觉的？

第九章

神经系统

第一节 概 述

一、神经系统的组成和主要功能

神经系统 nervous system 由脑、脊髓以及与其相连的脑神经和脊神经组成。神经系统是人体结构和功能最复杂的系统，其主要功能是调节和控制人体各系统的功能活动，并在各系统功能活动的协调中发挥重要作用，使机体成为一个有机的整体。例如，当进行剧烈运动时，骨骼肌活动加强、耗氧量增加，因而呼吸加深加快以增加供氧，同时心跳加快、血液循环加速以促进氧的运输。由此可见，当运动系统功能加强时，呼吸系统和循环系统的功能也随之发生相应的变化，这些变化都是在神经系统的协调下完成的。此外，神经系统通过调整机体功能活动，使机体适应外界环境的变化。例如，当环境温度变化时，神经系统可通过调节骨骼肌的活动、周围小血管的舒缩、汗腺的分泌等方式增加或减少热量的散发，以维持体温在正常水平。

人类在长期的进化发展过程中，神经系统特别是大脑皮质得到了高度的发展，产生了语言和思维功能。因此，人类不仅能被动地适应外界环境的变化，而且能主动地认识和改造客观世界，使自然界为人类服务。

二、神经系统的区分

神经系统无论在结构和功能上都是一个不可分割的整体，为了学习方便，可从不同角度将其区分。

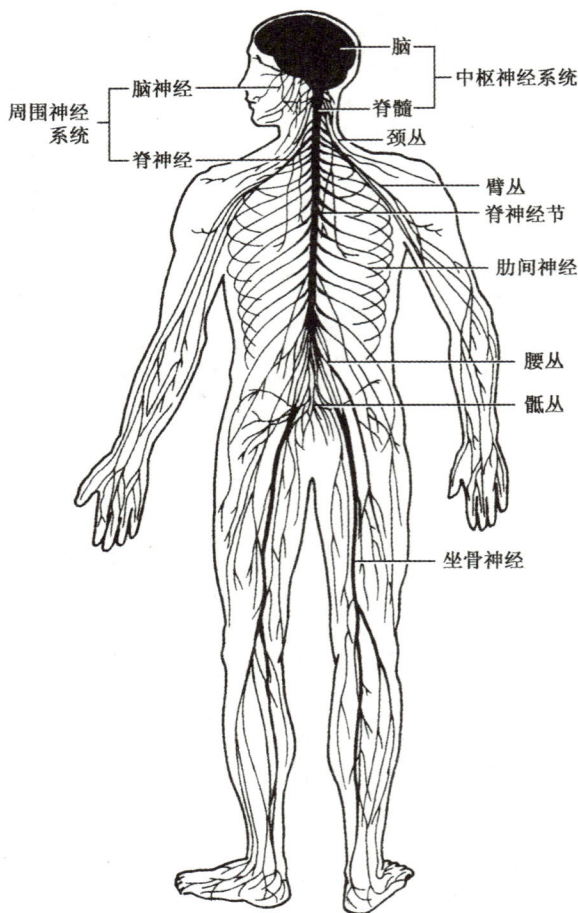

图 9-1 人的神经系统

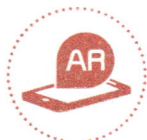

按位置和功能不同，神经系统可分为中枢神经系统和周围神经系统（图 9-1）。①**中枢神经系统 central nervous system**：包括脑和脊髓。脑位于颅腔内，脊髓位于椎管内，它们在神经系统的调节功能中起主导作用。②**周围神经系统 peripheral nervous system**：包括与脑相连的 12 对脑神经和与脊髓相连的 31 对脊神经。脑神经和脊神经在中枢神经系统与感受器或效应器之间起神经冲动传导作用。

周围神经按其功能又分为感觉神经和运动神经。感觉神经将神经冲动自感受器传向中枢，故又称**传入神经**；运动神经将神经冲动自中枢传向周围的效应器，故又称**传出神经**。

按分布对象不同，神经系统可分为**躯体神经系统 somatic nervous system** 和**内脏神经系统 visceral nervous system**，它们的中枢部都在脑和脊髓，周围部则根据其分布对象不同分为躯体神经和内脏神经。

躯体神经 somatic nerves 主要分布于皮肤和运动系统（骨、骨连结和骨骼肌），可分为**躯体感觉神经**和**躯体运动神经**，前者主要传导皮肤和运动系统的感觉冲动，后者支配骨骼肌运动。

内脏神经 visceral nerves 主要分布于内脏、心血管和腺体，又可分为**内脏感觉神经和内脏运动神经**。前者传导内脏、心血管和腺体的感觉冲动，后者支配心肌、平滑肌的运动和腺体的分泌。内脏运动神经根据其功能不同，又分为**交感神经**和**副交感神经**。

三、神经组织

神经系统主要由神经组织构成，神经组织主要由神经细胞和神经胶质组成。

（一）神经细胞

神经细胞 nerve cell 又称**神经元 neuron**，是神经系统结构和功能的基本单位，具有感受刺激、整合信息和传导神经冲动的作用。分化成熟的神经元不再分裂增殖，因此中枢神经系统损伤所导致的功能障碍往往是不可逆的。

1. 神经元的构造 每个神经元都可分为胞体和突起两部分（图 9-2）。

（1）胞体 为神经元的代谢中心，与其他细胞一样，由细胞膜、细胞核和细胞质组成。细胞质内除含有一般细胞器外，还有神经细胞所特有的**尼氏体 nissl body** 和**神经原纤维 neurofibril**。胞体的形态和大小有很大差异，形态有圆形、梭形、锥体形等，直径 5 ~ 150μm。胞体主要位于中枢神经系统的灰质和周围神经系统的神经节内。

（2）突起 分为**树突 dendrite** 和**轴突 axon**。每个神经元可有一个或多个树突，而轴突只有一个。树突的功能是将感受器接受的刺激或上一级神经元的神经冲动传入胞体。轴突的功能是将冲动由胞体传出至下一级神经元或效应器。因此，神经冲动是由神经元单向传导的。

2. 神经元的分类 神经元的分类方法有多种。根据神经元突起的数目可分为（图 9-3）：①**假单极神经元**

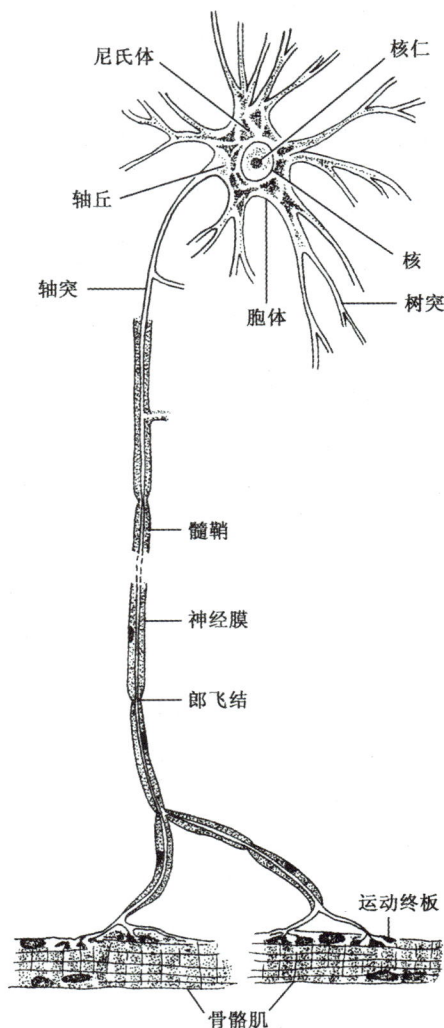

图 9-2 神经元

pseudounipolar neuron：胞体只发出一个突起，但该突起很快分为两支：一支至周围（皮肤、运动系统和内脏等处）的一般感受器，称为**周围突**；另一支进入脑或脊髓，称为**中枢突**。假单极神经元胞体主要位于脑神经节或脊神经节内。②双极神经元 bipolar neuron：胞体的两端各发出一个突起，其中一个为周围突，另一个为中枢突。双极神经元胞体主要位于视网膜、鼻腔黏膜嗅部、内耳前庭神经节和蜗神经节内。③多极神经元 multipolar neuron：有多个树突和一个轴突，胞体主要位于脑和脊髓内，部分存在于内脏神经节内。

根据神经元功能可分为：①**感觉神经元 sensory neuron**（又称传入神经元）：将机体内外环境刺激引起的神经冲动传入中枢。假单极和双极神经元属于此类。②**运动神经元 motor neuron**（又称**传出神经元**）：将神经冲动从中枢传向身体各部，支配骨骼肌、心肌和平滑肌的运动以及控制腺体的分泌。③**联络神经元 association neuron**（又称**中间神经元**）：在感觉神经元与运动神经元之间起联络作用，其胞体和突起均在中枢内。联络神经元的数量很多，约占神经元总数的99%。运动神经元和联络神经元为多极神经元。

此外，还可根据神经元合成、分泌的神经递质不同，将神经元分为胆碱能神经元、单胺能神经元、氨基酸能神经元、肽能神经元等。

3. 神经纤维　神经元的长突起以及包裹在其外面的**髓鞘 myelin sheath** 和神经膜构成**神经纤维 nerve fiber**。长突起主要为轴突和长树突（周围突）。髓鞘和神经膜由神经胶质细胞（在中枢神经系统为少突胶质细胞，在周围神经系统为施万细胞）构成，具有绝缘作用。具有髓鞘和神经膜的神经纤维称为**有髓纤维**，仅有神经膜包裹的神经纤维称为**无髓纤维**。神经纤维末端的细小分支称为**神经末梢**。神经纤维和神经末梢均有感觉和运动之分。

4. 神经元之间的联系　神经系统的调节和控制功能是通过许多神经元相互联系而共同完成的，神经元与神经元之间发生着定向的信息传递，这种信息传递通过突触来完成。所谓**突触 synapse** 是神经元之间或神经元与效应器细胞之间传递信息的特化的接触区域（图9-4）。最多见的突触方式是一个神经元的轴突末梢与另一个神经元的胞体或树突接触，分别称为轴—体突触和轴—树突触。此外，还有轴—轴突触、树—树突触等。一般而言，突触的结构包括**突触前膜**、**突触间隙**和**突触后膜**三部分。当神经冲动传到轴突末梢时，此处突触小泡内的神经递质经突触前膜释放到突触间隙，神经递质作用于突触后膜，使其电位发生变化而产生神经冲动。

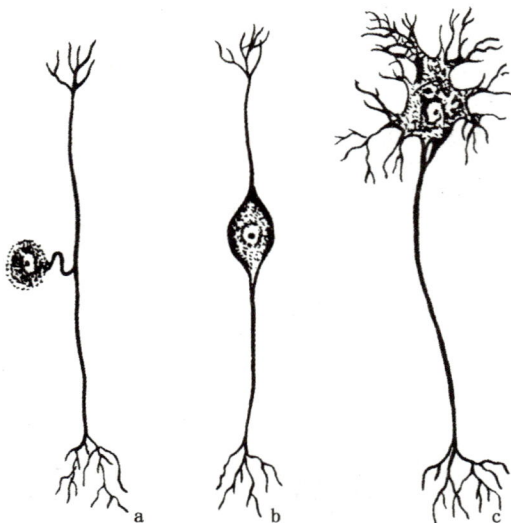

图9-3　神经元的分类

a. 假单极神经元；b. 双极神经元；c. 多极神经元

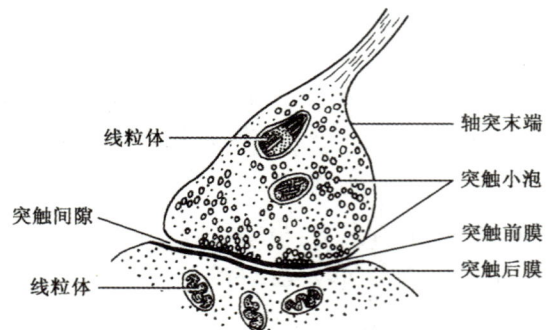

图9-4　突触的电子显微镜构造模式图

（二）神经胶质

神经胶质 neuroglia 又称**神经胶质细胞 glial cell**，是神经组织中的另一大类细胞。这类细胞没有传递神经冲动的功能，广泛分布于中枢神经系统和周围神经系统，对神经元具有支持、营养、保护、修复和形成髓鞘等作用。神经胶质细胞具有增殖功能，中枢神经系统损伤时可由神经胶质增生形成神经胶质瘢痕。神经胶质细胞一般较小，但数量众多，包括星形胶质细胞、少突胶质细胞、小胶质细胞、室管膜细胞和施万细胞等（图9–5）。

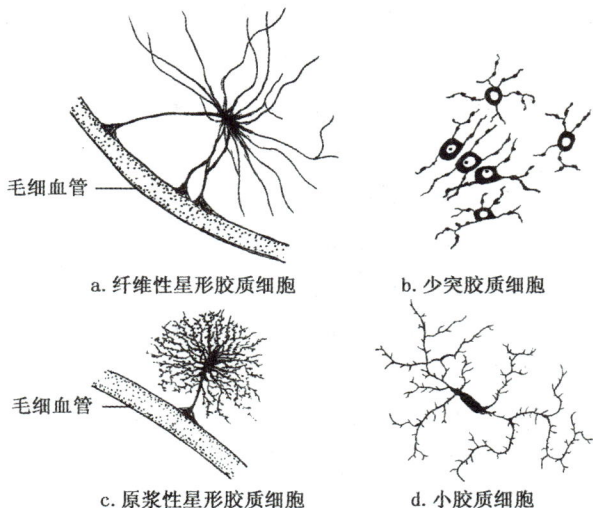

a.纤维性星形胶质细胞　　b.少突胶质细胞

c.原浆性星形胶质细胞　　d.小胶质细胞

图 9-5 神经胶质细胞

四、神经系统的活动方式

神经系统的功能活动十分复杂，但其基本活动方式是反射。**反射 reflex** 是机体在神经系统的调节下对内外环境的刺激所做出的反应。反射活动的形态结构基础是**反射弧 reflex arc**（图 9-6）。最简单的反射弧只有感觉和运动两个神经元参与，如膝跳反射。一般来说，反射弧都在感觉和运动神经元之间有不同数目的中间神经元。一个反射弧所涉及的中间神经元越多，引起的反射越复杂。但无论反射多复杂，反射弧一般都由五个部分组成：感受器→传入神经→反射中枢→传出神经→效应器。反射弧中任何一个环节发生障碍，反射活动将减弱或消失。临床上常通过一些检查反射的方法协助诊断神经系统疾病。

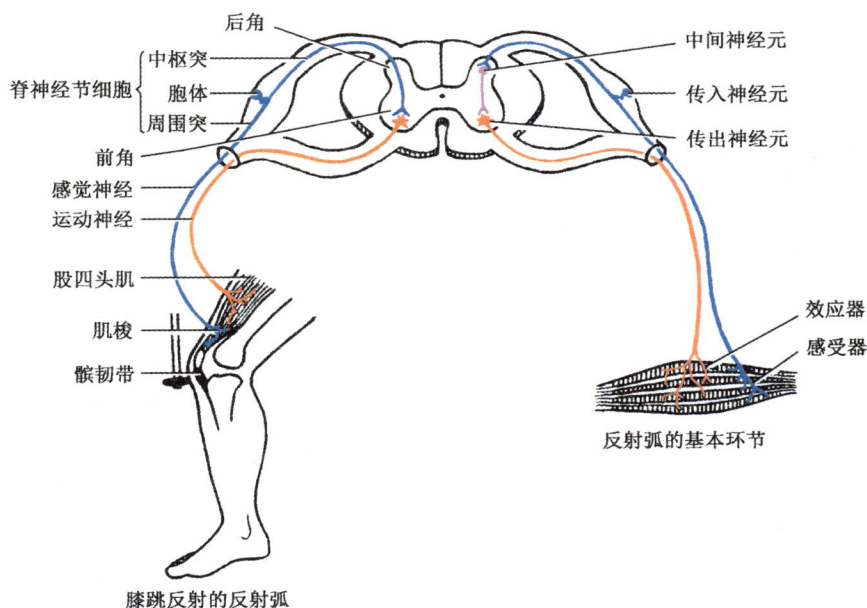

膝跳反射的反射弧

反射弧的基本环节

图 9-6 反射弧

五、神经系统的常用术语

在中枢和周围神经系统中，神经元的胞体和突起因聚集部位和排列方式不同而有不同的术语。

1. 灰质和白质

（1）灰质 gray matter 在中枢神经系统内，神经元胞体及其树突聚集的部位，色泽灰暗，称为灰质。位于大脑和小脑表层的灰质分别称为大脑皮质和小脑皮质。

（2）白质 white matter 在中枢神经系统内，神经元轴突聚集的部位，因多数轴突具有髓鞘，色泽亮白，称为白质。位于大脑和小脑深部的白质分别称为大脑髓质和小脑髓质。

2. 神经核和神经节

（1）神经核 nucleus 在中枢神经系统内，形态和功能相同的神经元胞体聚集成团或柱，称为神经核。

（2）神经节 ganglion 在周围神经系统中，神经元胞体聚集的地方，外形略膨大，称为神经节，如脑神经节、脊神经节等。

3. 纤维束和神经

（1）纤维束 fasciculus 在中枢神经系统内，起止、行程和功能相同的神经纤维集合成束，称为纤维束或传导束。

（2）神经 nerve 在周围神经系统中，神经纤维集合成大小、粗细不等的集束，由不同数目的集束再集合成一条神经。在每条神经纤维、每个集束及整条神经的周围，都包有结缔组织被膜，分别称为神经内膜、神经束膜和神经外膜。

第二节　脊髓和脊神经

一、脊髓

（一）脊髓的位置和外形

1. 脊髓的位置 脊髓 spinal cord 位于椎管内，其上端在枕骨大孔处与延髓相连，下端在成人一般平第 1 腰椎体下缘，在新生儿平第 3 腰椎。脊髓下端与终丝相连（图 9-7，图 9-8）。**终丝 filum terminale** 由软脊膜延续而成，其内无神经组织，向下终止于尾骨后面的骨膜，有固定脊髓的作用。

2. 脊髓的外形 脊髓呈前后稍扁的圆柱形，外包被膜，成人脊髓全长约 45cm。脊髓全长粗细不等，有两个梭形膨大。上方的称为**颈膨大 cervical enlargement**，位于第 4 颈髓节段至第 1 胸髓节段（$C_4 \sim T_1$）；下方的称为**腰骶膨大 lumbosacral enlargement**，位于第 2 腰髓节段至第 3 骶髓节段（$L_2 \sim S_3$）。脊髓在腰骶膨大以下变细，呈圆锥状，称为**脊髓圆锥 conus medullaris**（图 9-8）。

脊髓表面有 6 条纵沟（图 9-8）。前面正中的沟较深称为**前正中裂 anterior median fissure**，后面正中的沟较浅称为**后正中沟 posterior median sulcus**。在前正中裂两侧各有一条前外侧沟，为脊神经前根根丝穿出处；在后正中沟两侧各有一条后外侧沟，为脊神经后根根丝穿入处。经前外侧沟穿出的根丝形成 31 对**前根 anterior root**，经后外侧沟穿入的根丝形成 31 对**后根 posterior**

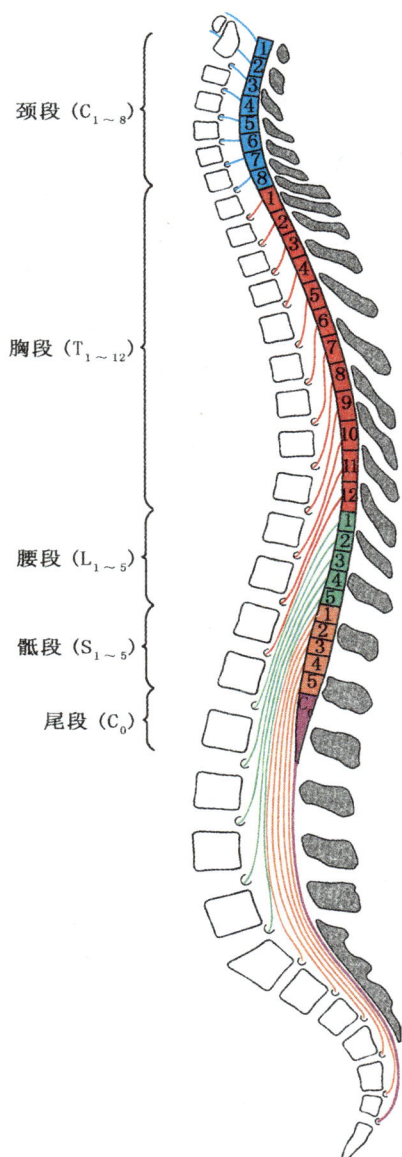

图 9-7　脊髓的节段

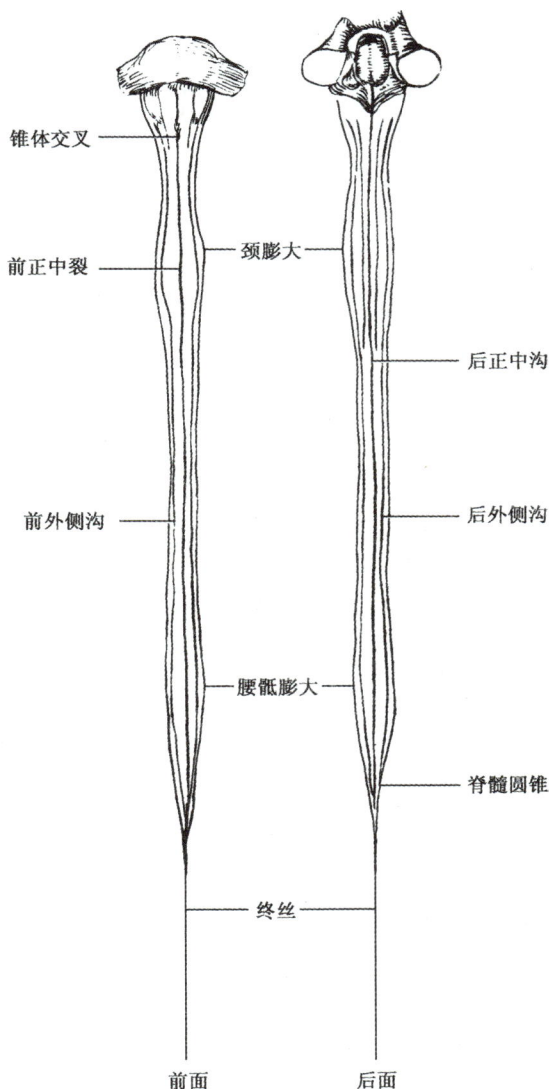

图 9-8　脊髓的外形

root。在后根上有膨大的**脊神经节 spinal ganglia**（图 9-9），内含有**脊神经节细胞**，属假单极神经元。前、后根在椎间孔处汇合成脊神经，由椎间孔出椎管。

　　与每对脊神经前、后根相连的一段脊髓，称为一个**脊髓节段 segments of spinal cord**。脊髓共分为 31 个节段（图 9-7）：8 个颈髓节段（$C_{1\sim8}$）、12 个胸髓节段（$T_{1\sim12}$）、5 个腰髓节段（$L_{1\sim5}$）、5 个骶髓节段（$S_{1\sim5}$）和 1 个尾髓节段（C_0）。

　　在胚胎 3 个月以前，脊髓和椎管的长度大致相等，所有脊神经根几乎都与脊髓呈直角伸向相应的椎间孔。从胚胎第 4 个月起，脊髓的生长速度比脊柱缓慢，脊髓长度短于椎管。由于脊髓上端连接延髓，位置固定，结果使脊髓节段的位置由上向下逐渐高出相应的椎骨，神经根向下斜行一段距离才达相应的椎间孔。腰、骶、尾髓节段的神经根在未出相应的椎间孔之前，在椎管内垂直下行，围绕终丝形成**马尾 cauda equina**。成年人一般在第 1 腰椎以下已无脊髓，只有浸泡在脑脊液中的马尾和终丝，故临床上常在第 3 腰椎以下的棘突之间进行腰椎穿刺。

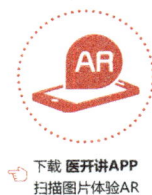

3. 脊髓节段与椎骨的对应关系　脊髓和脊柱的长度不等，脊髓的节段和脊柱的椎骨不完全对应。了解某段脊髓平对某节椎骨的相应位置，具有临床实用意义。脊髓节段与椎骨的对应关系大致如下：在成人上部颈髓节段（$C_{1 \sim 4}$）大致与同序数椎骨平对，下部颈髓节段（$C_{5 \sim 8}$）和上部胸髓节段（$T_{1 \sim 4}$）约与同序数椎骨的上 1 个椎体平对，中部胸髓节段（$T_{5 \sim 8}$）约与同序数椎骨的上 2 个椎体平对，下部胸髓节段（$T_{9 \sim 12}$）约与同序数椎骨的上 3 个椎体平对，腰髓节段约平对第 10 ～ 12 胸椎体，骶、尾髓节段约平对第 1 腰椎体（图 9-7）。

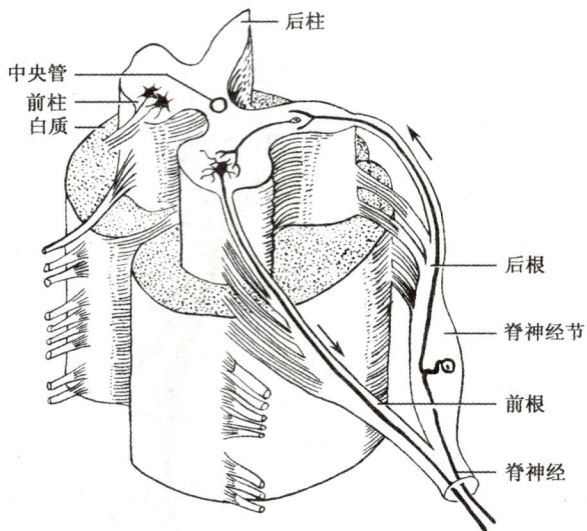

图 9-9　脊髓内部结构及脊神经根示意图

（二）脊髓的内部结构

脊髓由灰质和白质两部分组成。灰质在内部，白质在周围（图 9-9，图 9-10）。

1. 灰质 gray matter　在水平切面上呈 "H" 形，其中间横行部分称为**灰质连合 gray commissure**，灰质连合中央有一细小的**中央管 central canal**，纵贯脊髓全长。每侧灰质前部扩大，称为**前角 anterior horn**。后部狭细，称为**后角 posterior horn**。前、后角之间的区域称为**中间带 intermediate zone**。从第 1 胸髓节段至第 3 腰髓节段，中间带向外侧突出，称为**侧角 lateral horn**。前角、后角和侧角在脊髓内上下连续纵贯成柱，分别称为前柱、后柱和侧柱。

（1）前角　主要含运动神经元，统称为**前角运动细胞**，它们成群排列，其轴突经前根和脊神经直达躯干和四肢的骨骼肌。此外，前角还有一类小型的抑制性中间神经元。

图 9-10　脊髓节段及内部结构（胸髓）

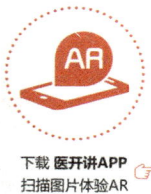

前角运动细胞可分为大型的 α 运动神经元和小型的 γ 运动神经元。前者支配肌梭外的肌纤维，引起骨骼肌收缩。后者支配肌梭内的肌纤维，调节肌纤维的张力。抑制性中间神经元主要为**闰绍细胞 Renshaw cell**，它们与 α 运动神经元形成负反馈回路，对其起抑制作用。

（2）中间带　侧角内含中小型多极神经元，通称为**侧角细胞**，是交感神经的低级中枢，它们的轴突经相应前根、白交通支进入交感干。在第 2 ～ 4 骶髓节段的中间带外侧部有骶副交感核，属副交感神经的低级中枢，是至盆腔脏器的副交感节前神经元胞体的所在处。

（3）后角　内含多极神经元，组成较复杂，分群较多，统称为**后角细胞**。后角细胞主要接受

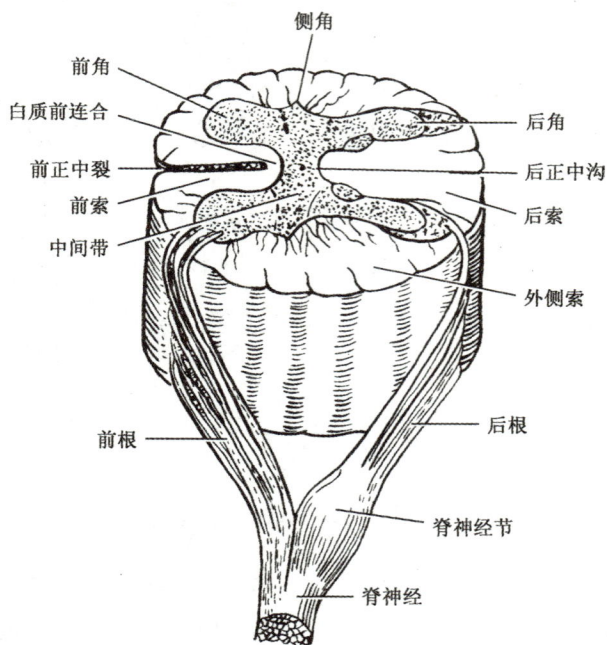

后根的各种感觉纤维，其轴突主要有两种去向：一些后角细胞的轴突进入对侧或同侧的白质，形成上行纤维束，将后根传入的感觉神经冲动传至脑；一些后角细胞的轴突在脊髓内形成固有束，起节段内或节段间的联络作用。

（4）Rexed脊髓灰质板层　Rexed依据猫脊髓灰质的细胞构筑，将灰质分为10个板层。Rexed分层模式已被广泛应用于对人和其他高等哺乳动物脊髓灰质构筑的描述（图9-11，图9-12）。

2. 白质 white matter　在灰质周围，每侧白质借脊髓的纵沟分为3个索。前正中裂与前外侧沟之间称为**前索 anterior funiculus**；前、后外侧沟之间称为**外侧索 lateral funiculus**；后外侧沟与后正中沟之间称为**后索 posterior funiculus**。灰质连合与前正中裂底之间的白质，称为**白质前连合 anterior white commissure**，由左、右纤维交叉组成（图9-10）。脊髓白质主要由许多纤维束（传导束）构成，纤维束可分为长距离的上、下行纤维束和短的固有束。

（1）上行纤维束（感觉传导束）

1）薄束 fasciculus gracilis 和楔束 fasciculus cuneatus　位于脊髓的后索。薄束在后正中沟两旁，纵贯脊髓全长；楔束在薄束的外侧，仅见于第4胸髓节段以上（图9-13）。两束都由脊神经节细胞的中枢突经后根入同侧后索上延而成。这些脊神经节细胞的周围突，随脊神经至躯干和四肢的肌、腱、关节及皮肤等处的感受器。薄束和楔束传导来自同侧躯干和四肢的本体感觉、精细触觉的神经冲动，到脑内经过两次中继，传至对侧大脑皮质，引起本体感觉（肌、腱、关节的位置觉、运动觉及震动觉）和精细触觉（两点辨别觉和实体觉）。薄束起自同侧第5胸髓节段以下的脊神经节细胞，主要传导下半身来的冲动；楔束起自同侧第4胸髓节段以上的脊神经节细胞，主要传导上半身（头部除外）来的冲动。

薄束、楔束的纤维在后索内有明确的定位，由内侧向外侧，依次由来自骶、腰、胸和颈髓节段的纤维排列而成。本体感觉临床上又称深感觉。当脊髓后索病变时，深感觉的信息不能上传至大脑皮质。患者闭目时，不能确定患侧肢体的位置、姿势和运动方向；站立时身体摇晃倾斜，走路如踩棉花状；精细触觉也丧失。

2）脊髓丘脑束 spinothalamic tract　包括**脊髓丘脑侧束 lateral spinothalamic tract** 和**脊髓丘脑前束 anterior spinothalamic tract**（图9-13）。前者位于脊髓的外侧索前部，传导躯干和四肢的痛觉、温度觉，后者位于脊髓的前索，传导躯干和四肢的粗触觉、压觉。脊髓丘脑束主要起自对侧的后角细胞，这些细胞发出的轴突上升1～2节段后，经白质前连合交叉至对侧外侧索及前索上行，传导痛觉和温度觉的纤维组成脊髓丘脑侧束，传导粗触觉和压觉的纤维组成脊髓丘脑前束，经脑干止于背侧丘脑，中继后上行止于大脑皮质。

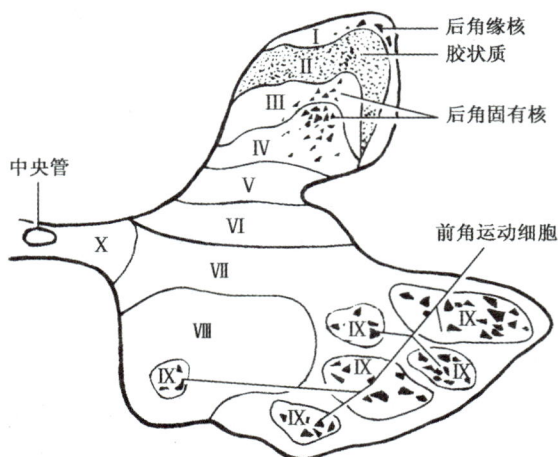

图9-11　人类脊髓的灰质板层（颈髓）

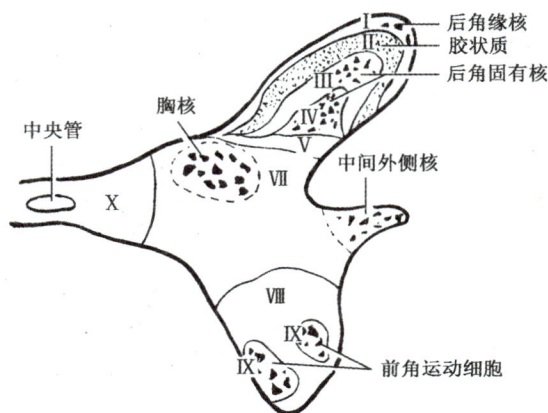

图9-12　人类脊髓的灰质板层（胸髓）

全身皮肤和面部黏膜的痛觉、温度觉、触觉及压觉，临床上称为浅感觉。一侧脊髓丘脑束受损，受损平面 1～2 节段以下对侧躯干和四肢皮肤的痛觉、温度觉减退或消失。因后索完好，故触觉无明显障碍。

脊髓丘脑束的纤维在脊髓内也有明确定位，由外侧向内侧、由浅入深依次为来自骶、腰、胸、颈髓节段的纤维。因此，当脊髓内病变不断进展时，浅感觉障碍自身体上部逐渐向下扩展。反之，脊髓外病变引起的浅感觉障碍自身体下部逐步向上扩展。

3）脊髓小脑束 spinocerebellar tract　主要包括**脊髓小脑后束 posterior spinocerebellar tract**和**脊髓小脑前束 anterior spinocerebellar tract**，分别位于脊髓外侧索周边的后部和前部（图9-13），主要传导下肢和躯干下部非意识性的本体感觉至小脑，参与协调下肢的运动和姿势。

（2）下行纤维束（运动传导束）

1）皮质脊髓束 corticospinal tract　包括皮质脊髓侧束和皮质脊髓前束，分别位于脊髓的外侧索和前索（图9-13），管理躯干和四肢骨骼肌的随意运动。它们起自大脑皮质躯体运动中枢的运动神经元，纤维下行至延髓下端的锥体交叉处，其中大部分纤维交叉至对侧的脊髓外侧索，形成**皮质脊髓侧束 lateral corticospinal tract**，下行可达骶髓，沿途陆续分支，间接或直接止于脊髓各节段的前角运动细胞；小部分不交叉的纤维，沿同侧脊髓前索下行，形成**皮质脊髓前束 anterior corticospinal tract**，其中大部分纤维陆续经白质前连合交叉至对侧，小部分纤维不交叉，间接或直接止于颈髓和上胸髓节段的前角运动细胞。

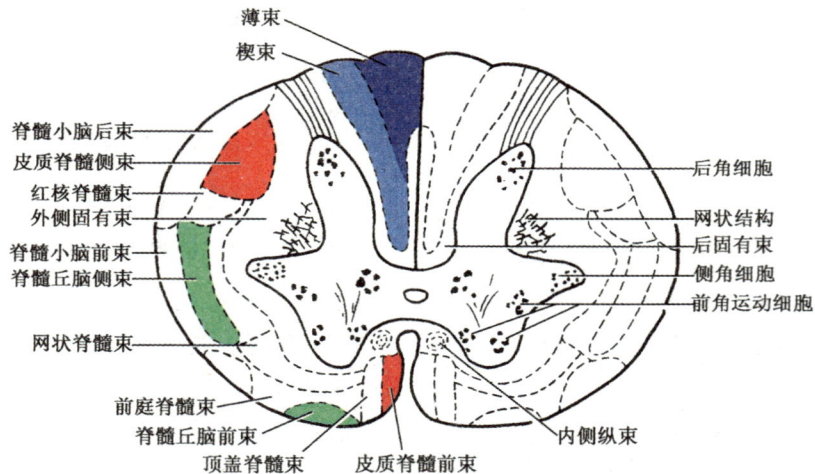

图 9-13　脊髓的内部结构（胸髓）

皮质脊髓侧束的纤维排列同样有明确定位，由外侧向内侧依次为至骶、腰、胸、颈髓节段的纤维。一侧皮质脊髓束损伤时，受损平面以下的同侧肢体骨骼肌出现痉挛性瘫痪，而躯干肌不瘫痪。

2）红核脊髓束 rubrospinal tract　位于脊髓的外侧索，皮质脊髓侧束的前方（图9-13）。此束起自中脑红核，纤维发出后立即交叉下行至脊髓，经脊髓灰质的中间神经元中继至前角运动细胞。其功能主要是兴奋屈肌运动神经元，抑制伸肌运动神经元。

3）前庭脊髓束 vestibulospinal tract　位于脊髓的前索（图9-13），起自脑干前庭神经核，大部分纤维止于脊髓灰质的中间神经元，再至前角运动细胞。其功能主要是兴奋伸肌运动神经元，抑制屈肌运动神经元。

4）网状脊髓束 reticulospinal tract　位于脊髓的外侧索和前索（图9-13），起自脑干网状结构，下行止于脊髓灰质的中间神经元，对脊髓前角 α 、 γ 运动神经元产生兴奋或抑制影响。

（3）固有束 fasciculus proprius　位于白质最内侧紧靠灰质的边缘处，由灰质各层中间神经元的轴突组成。这些神经元的轴突向同侧或对侧走出灰质，分叉形成升支和降支，在白质内上升或下降若干节段后再进入灰质，联系本节段或邻位几个节段的运动神经元，是参与节段内反射或节段间反射的结构基础。

（三）脊髓的功能

脊髓是神经系统的低级中枢，是高级中枢功能的基础，具有传导和反射功能。

1. 传导功能　脊髓是感觉和运动神经冲动传导的重要通路，其结构基础是脊髓内的上、下行纤维束。除头面部外，全身的浅、深感觉和大部分内脏感觉冲动，都须经脊髓白质的上行纤维束才能传导到脑。由脑发出的冲动也要通过脊髓白质的下行纤维束才能支配躯干、四肢骨骼肌以及部分内脏的活动。如果脊髓白质损伤，将导致损伤平面以下出现运动和感觉的功能障碍（详见传导通路）。

2. 反射功能　脊髓内有多种低级反射中枢，可执行一些简单的反射活动，包括躯体反射和内脏反射等。

（1）躯体反射　即引起骨骼肌收缩的反射。由于感受器部位不同，又分为浅反射和深反射。

1）浅反射　是刺激皮肤、黏膜的感受器，引起骨骼肌收缩的反射，如腹壁反射。临床上常用的浅反射见表 9-1。

表 9-1　浅反射

名称	检查法	反应	传入神经	中枢	传出神经	效应器
腹壁反射	划腹壁皮肤	腹肌收缩	肋间神经和肋下神经	$T_{7 \sim 12}$	肋间神经和肋下神经	腹肌
提睾反射	划大腿内侧皮肤	睾丸上提	闭孔神经	$L_{1 \sim 2}$	生殖股神经	提睾肌
足底反射	划足底皮肤	足趾跖屈	胫神经和坐骨神经	$S_{1 \sim 2}$	坐骨神经和胫神经	趾屈肌

2）深反射　是刺激肌、腱的感受器，引起骨骼肌收缩的反射。这一刺激使肌、腱受到突然的牵拉而引起被牵拉肌的反射性收缩，所以又称**牵张反射**。如膝跳反射，就是叩击髌韧带引起股四头肌收缩产生伸小腿动作。临床上常用的深反射见表 9-2。

人体在安静状态时，骨骼肌不是完全松弛，而是始终有肌纤维轻度收缩，使肌保持一定的紧张度，称为**肌张力**。肌张力可通过脊髓反射活动来维持，也属牵张反射（深反射）。即肌的感受器（肌梭）经常由于重力牵拉受到刺激，通过脊髓节段反射使被牵拉肌紧张性收缩，保持肌张力。

（2）内脏反射　脊髓的中间带内有交感神经和副交感神经的低级中枢，如瞳孔开大中枢（$T_{1 \sim 2}$），血管舒缩和发汗中枢（$T_1 \sim L_3$），以及排尿和排便中枢（$S_{2 \sim 4}$）等。这些中枢执行的内脏反射活动也是通过脊髓反射弧完成的，并受到大脑皮质的控制。如排尿反射，当排尿反射弧任一部分被中断时，可出现尿潴留；当颈髓、胸髓节段横断性损伤后，可引起反射性排尿亢进，出现尿失禁。

思政元素

经穴 – 脏腑相关理论的神经机制

　　中医学博大精深，中医学在临床实践中最早发现人体体表与内脏之间、穴位与内脏之间存在着特定的联系。在《灵枢·海论》中就有"夫十二经脉者，内属于府藏，外络于肢节"的描述，提出了经穴 – 脏腑相关理论，这是中医经络学说的核心内容之一。在针灸临床中也发现针刺体表穴位有很好的治疗内脏疾病、调节内脏功能以及抑制内脏疼痛的效果，因此经穴 – 脏腑相关理论的研究一直受到国内外学者的广泛关注。

　　20 世纪 50 年代以来，特别是中西医结合科研人员在研究针刺麻醉和针灸治疗作用机制的过程中，进行了大量的临床和基础研究工作，探讨了刺激体表穴位对内脏功能的调整作用和内脏疾病在体表出现的某些特异性反应，研究发现经穴 – 脏腑相关理论可能包含神经系统的躯体 – 内脏反射、内脏 – 躯体反射机制。希望同学们认真学习，继承、发展和创新中医学理论，为护佑人类的健康发挥更大的作用。

二、脊神经

　　脊神经 spinal nerves 共 31 对，即颈神经 8 对，胸神经 12 对，腰神经 5 对，骶神经 5 对，尾神经 1 对。第 1 ~ 7 颈神经在相应椎骨上方的椎间孔穿出椎管，第 8 颈神经在第 7 颈椎与第 1 胸椎之间的椎间孔穿出椎管，所有胸神经和腰神经分别在同序数椎骨下方的椎间孔穿出椎管，第 1 ~ 4 骶神经在相应的骶前后孔穿出骶管，第 5 骶神经和尾神经由骶管裂孔穿出（图 9-7）。

　　每对脊神经都是由前根和后根在椎间孔处合并而成。脊神经前根含有躯体运动和内脏运动两种纤维，属于运动性的；脊神经后根含有躯体感觉和内脏感觉两种纤维，属于感觉性的。所以脊神经是混合性的，均含有四种纤维成分（图 9-14）。

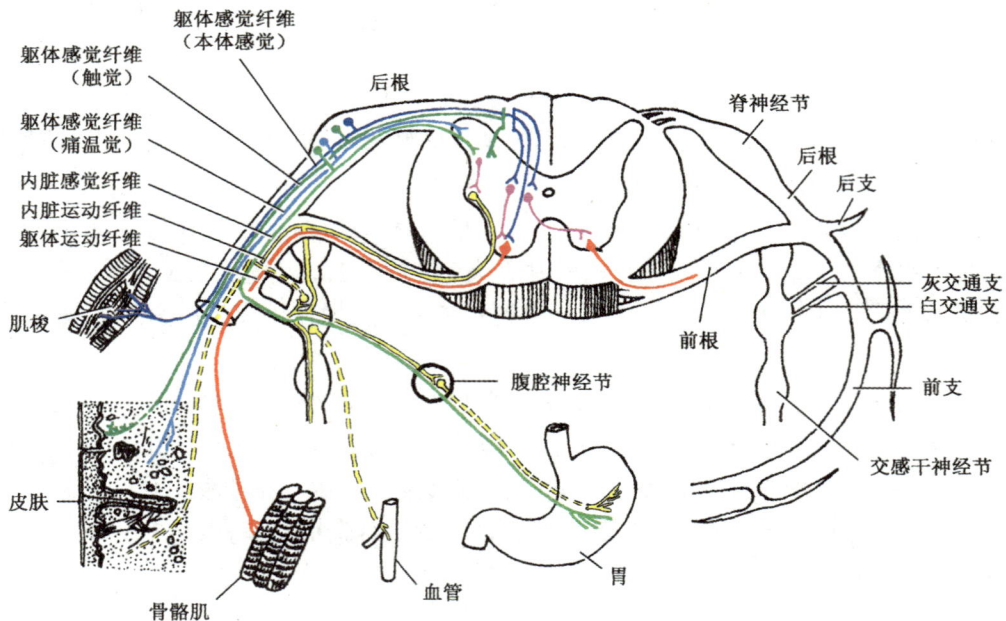

图 9-14　脊神经的纤维成分

（1）躯体感觉纤维　来源于脊神经节细胞，其周围突分布于躯干和四肢的皮肤、骨骼肌、肌腱、关节，中枢突经脊神经后根将浅感觉和深感觉冲动传入中枢。

（2）内脏感觉纤维　来源于脊神经节细胞，其周围突分布于内脏、心血管和腺体，中枢突经脊神经后根将这些结构的感觉冲动传入中枢。

（3）躯体运动纤维　来源于脊髓前角运动细胞，支配躯干和四肢骨骼肌的运动。

（4）内脏运动纤维　来源于脊髓侧角细胞和骶副交感核，支配平滑肌和心肌的运动以及控制腺体的分泌。

脊神经出椎间孔后立即分为前支和后支。前支和后支都是混合性的。

（一）后支

后支 posterior branch 一般较相应的前支细而短，经相邻椎骨横突之间或骶后孔向后走行，呈节段性地分布于枕、项、背、腰、骶和臀部的皮肤以及脊柱两侧深部的骨骼肌（图9-15）。脊神经后支形成的皮神经主要有：

1. 枕大神经 greater occipital nerve　为第2颈神经后支，较粗大，穿斜方肌腱至皮下，分布于枕部皮肤。

2. 臀上皮神经 superior clunial nerves　为第1～3腰神经后支，在髂嵴上方竖脊肌外侧缘处穿至皮下，分布于臀上部皮肤。

3. 臀中皮神经 middle clunial nerves　为第1～3骶神经后支，穿过臀大肌起始部达皮下，分布于臀中部皮肤。

（二）前支

前支 anterior branch 粗大，分布于躯干前外侧和四肢的骨骼肌、皮肤。除胸神经前支保持明显的节段性外，其余各部脊神经的前支分别交织成神经丛，再分支分布于相应的区域。脊神经前支形成的神经丛有颈丛、臂丛、腰丛和骶丛。

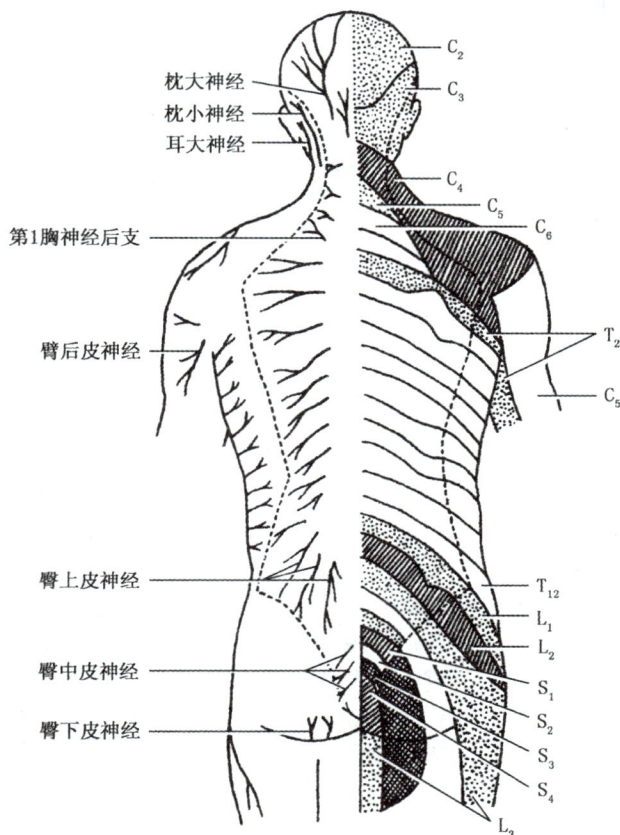

图9-15　脊神经的皮支

1. 颈丛 cervical plexus　由第1～4颈神经前支组成，位于胸锁乳突肌上部的深面（图9-16），发出皮支和肌支。

（1）皮支　均在胸锁乳突肌后缘中点附近穿出，位置表浅，行向各方，其穿出部位是颈部皮肤浸润麻醉的一个阻滞点。主要皮支有：**枕小神经 lesser occipital nerve**、**耳大神经 great auricular nerve**、**颈横神经 transverse nerve of neck** 和**锁骨上神经 supraclavicular nerves**（图9-17），分布于枕部、耳部、颈前部和肩部的皮肤。

（2）肌支

1）膈神经 phrenic nerve　是颈丛中最重要的分支，沿前斜角肌前面下行，在锁骨下动、静

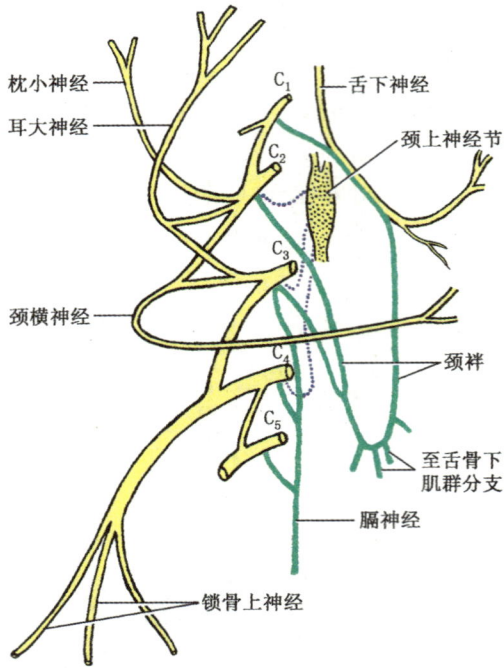

图 9-16　颈丛

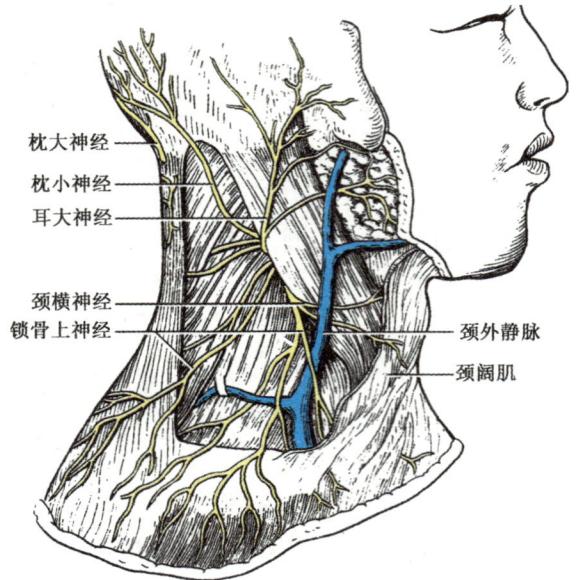

图 9-17　颈丛的皮支

脉之间经胸廓上口入胸腔，沿肺根前方、心包的两侧下行至膈。膈神经中的运动纤维支配膈肌，感觉纤维主要分布于胸膜、心包以及膈下面的部分腹膜。右侧膈神经的感觉纤维还分布到肝和胆囊表面的腹膜等处（图 9-18）。

　　膈神经损伤可引起同侧半膈肌瘫痪，导致腹式呼吸减弱或消失，严重者有窒息感。膈神经受刺激时可发生呃逆。

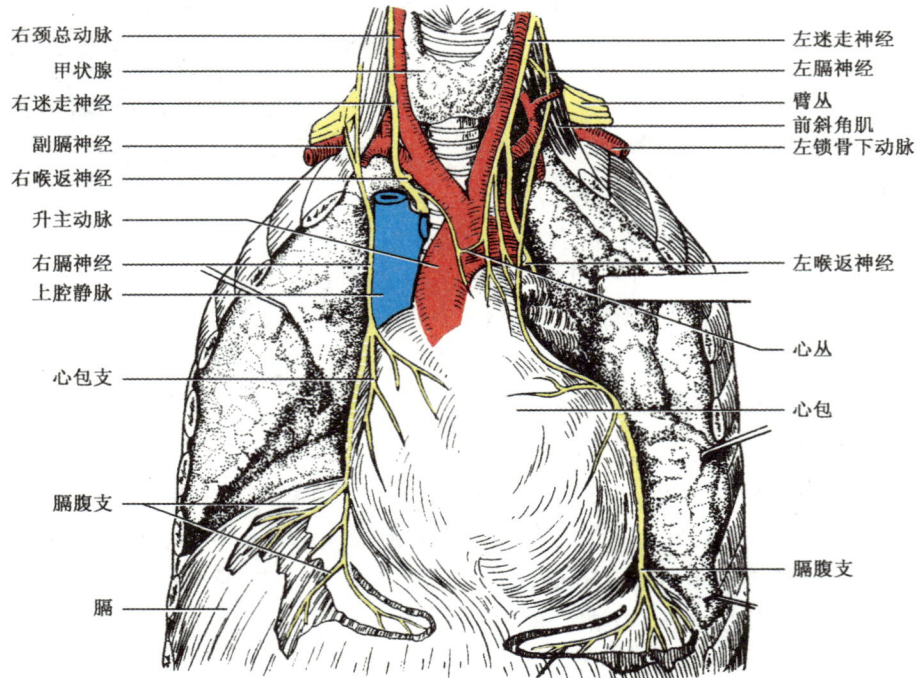

图 9-18　膈神经

2）颈丛深支 主要支配颈部深肌，如椎前肌和斜角肌群。

2. 臂丛 brachial plexus 由第 5 ～ 8 颈神经前支和第 1 胸神经前支的大部分组成。在颈根部

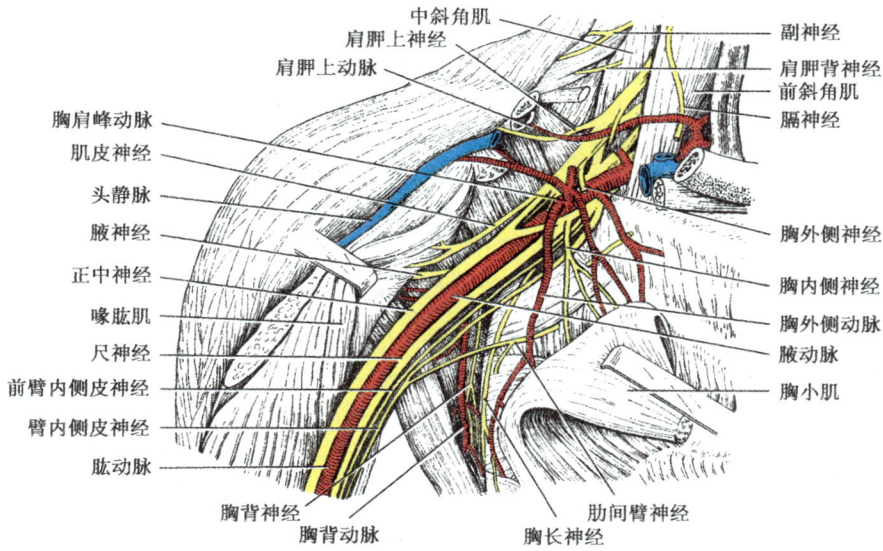

图 9-19 臂丛及其分支

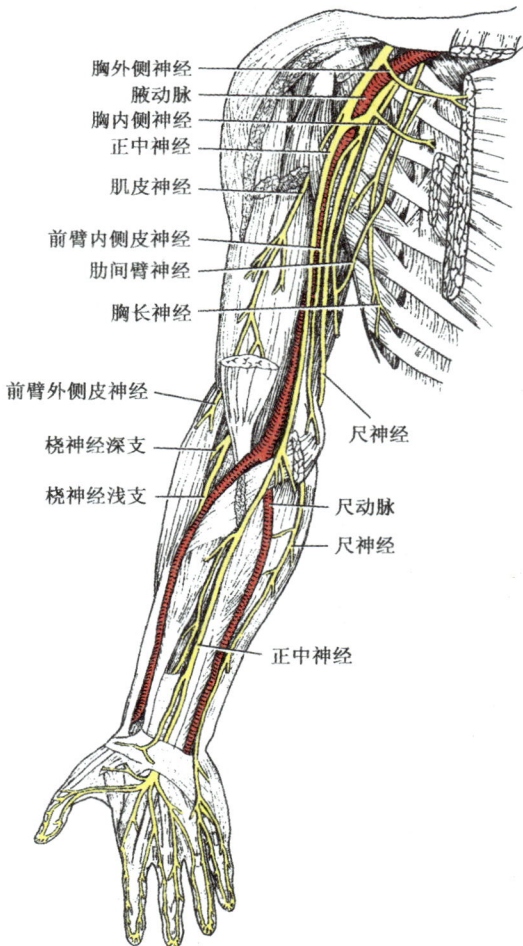

图 9-20 上肢前面的神经

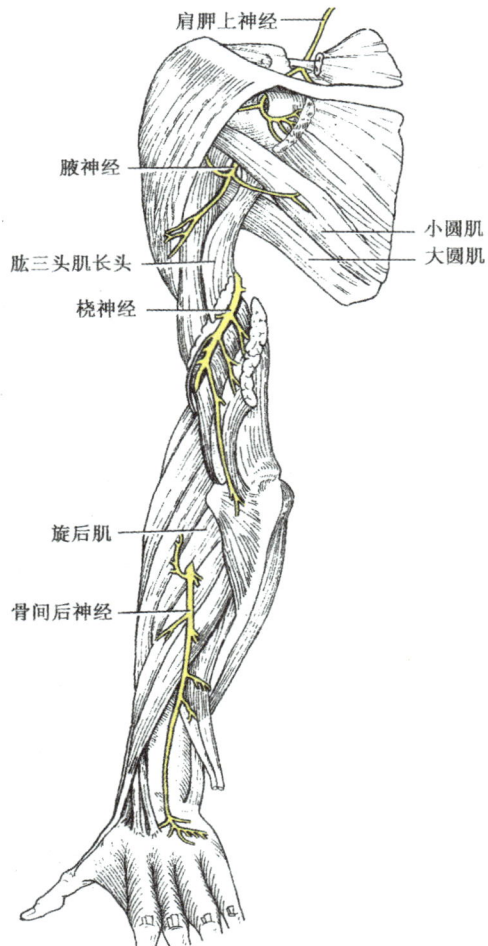

图 9-21 上肢后面的神经

先经斜角肌间隙穿出，行于锁骨下动脉的后上方，再经锁骨后方进入腋窝（图9-19）。因此，臂丛可以锁骨为界，分为锁骨上部和锁骨下部。锁骨上部分支是一些短的肌支，分布于颈部、胸壁和肩部的肌。锁骨下部在腋窝内围绕腋动脉，形成内侧束、外侧束和后束，再发出分支。锁骨下部主要分支如下（图9-19，图9-20，图9-21）：

（1）肌皮神经 musculocutaneous nerve 发自臂丛外侧束，向外斜穿喙肱肌，在肱二头肌与肱肌之间下行，发出肌支，支配肱二头肌、喙肱肌和肱肌；其皮支在肘关节稍上方穿出深筋膜，延续为**前臂外侧皮神经**，分布于前臂外侧皮肤。

（2）正中神经 median nerve 由臂丛内侧束和外侧束的内、外侧根汇合而成。在臂部沿肱二头肌内侧沟随肱动脉下行至肘窝，从肘窝向下行于前臂的正中，位于指浅、深屈肌之间，继而在桡侧腕屈肌腱和掌长肌腱之间的深面进入腕管，经掌腱膜深面至手掌。

1）正中神经的分支 ①肌支：支配除肱桡肌、尺侧腕屈肌、指深屈肌尺侧半以外的前臂前群肌以及手肌外侧大部分（除拇收肌以外的鱼际肌和第1、第2蚓状肌）。②皮支：分布于手掌桡侧2/3区、桡侧3个半指掌面以及桡侧3个半指中远节指背的皮肤（图9-22，图9-24）。

2）正中神经的体表投影 自肱动脉起始端搏动点至肘部肱骨内、外上髁间连线中点稍内侧，再由此向下至腕掌侧横纹中点。

在前臂和腕部外伤时，正中神经易受到损伤。正中神经损伤后主要表现为：前臂不能旋前（旋前肌瘫痪），屈腕能力减弱，拇指、示指不能屈曲（屈腕屈指肌瘫痪），形似手枪，故称为"手枪手"，拇指不能对掌，鱼际肌萎缩（鱼际肌瘫痪）；感觉障碍以桡侧3指远节最明显（图

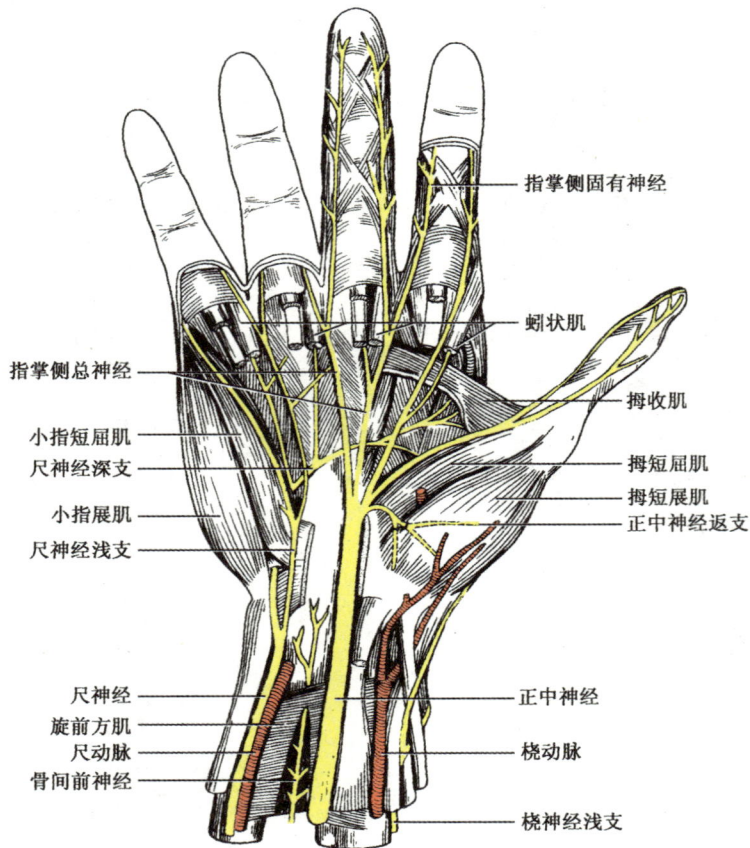

图9-22 手掌面的神经

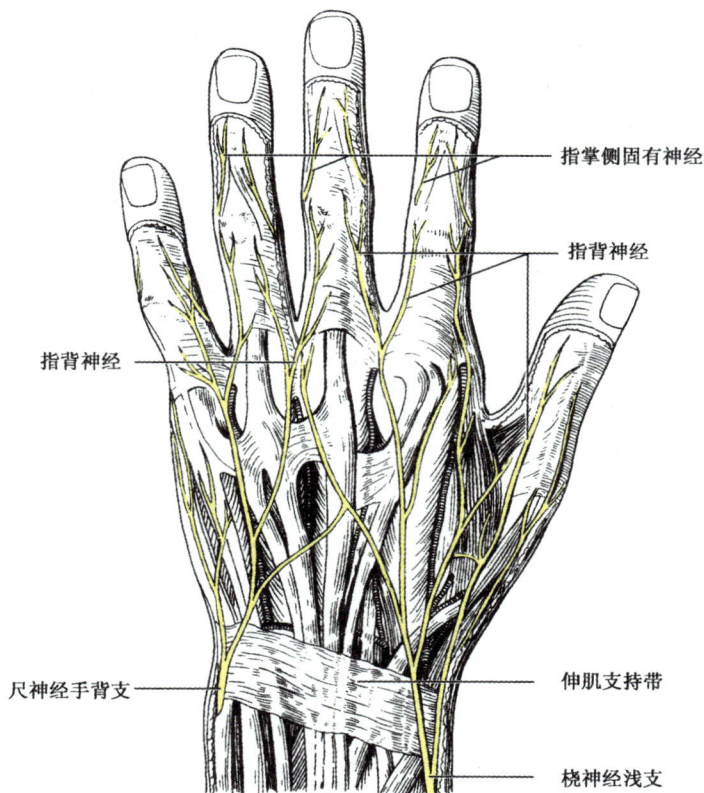

指掌侧固有神经

指背神经

指背神经

尺神经手背支

伸肌支持带

桡神经浅支

图 9-23　手背面的神经

9-25）。

（3）尺神经 ulnar nerve　发自臂丛的内侧束，沿肱二头肌内侧沟随肱动脉下行，至臂中部离开此动脉转向后下，经肱骨内上髁后方的尺神经沟至前臂，在尺侧腕屈肌深面随尺动脉内侧下行，于豌豆骨外侧入手掌。

1）尺神经的分支　①肌支：支配尺侧腕屈肌、指深屈肌的尺侧半以及手肌内侧大部分（小鱼际肌、拇收肌、骨间肌和第 3、第 4 蚓状肌）。②皮支：在手掌面，分布于手掌尺侧 1/3 区和尺侧 1 个半指的皮肤；在手背面，分布于手背尺侧 1/2 区和尺侧 2 个半指的皮肤（第 3、第 4 指毗邻侧只分布于近节指背皮肤）（图 9-22，图 9-23，图 9-24）。

2）尺神经的体表投影　自肱动脉起始端搏动点至肱骨内上髁后方，再由此至豌豆骨外侧缘。

在肱骨内上髁后方的尺神经沟和豌豆骨外侧处外伤时，尺神经易受到损伤。尺神经损伤后主要表现为：屈腕能力减弱（屈腕、屈指肌瘫痪），拇指不能内收（拇收肌瘫痪），各指不能互相并拢，第 4、第 5 指的掌指关节过伸而指骨间关节屈曲（骨间肌，第 3、第 4 蚓状肌瘫痪）形似鹰爪，故称为"爪形手"，小鱼际肌

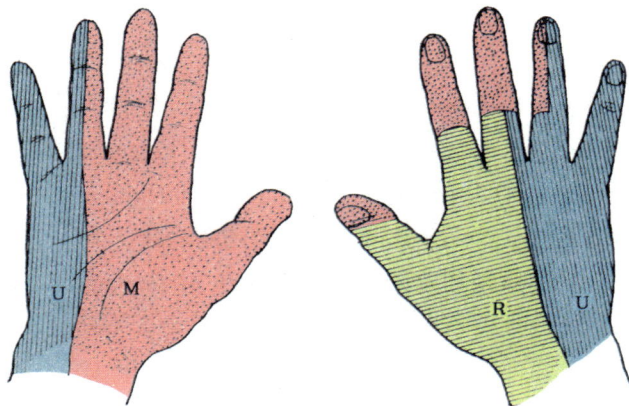

图 9-24　手皮肤的神经分布

U. 尺神经；R. 桡神经；M. 正中神经

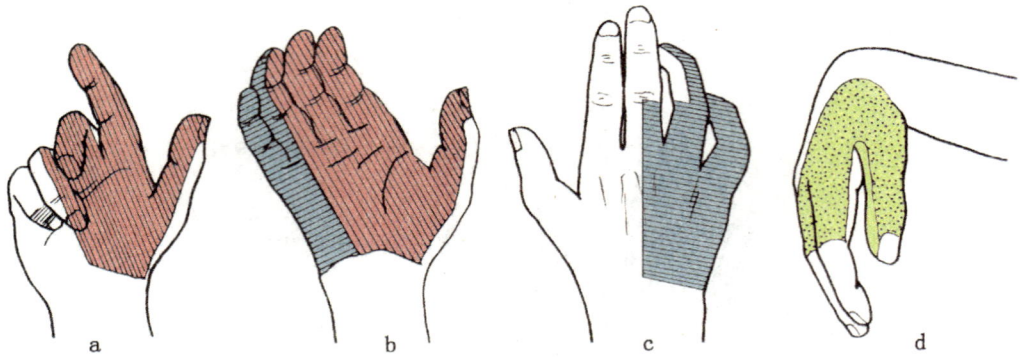

图 9-25　桡、尺、正中神经损伤时的手形及皮肤感觉丧失区

a. "手枪手"（正中神经损伤）；b. "猿手"（正中神经与尺神经合并损伤）；

c. "爪形手"（尺神经损伤）；d. 垂腕（桡神经损伤）

萎缩平坦；感觉障碍以手的内侧缘为主。尺神经与正中神经合并损伤时，由于小鱼际肌和鱼际肌、骨间肌、蚓状肌均萎缩，手掌更显平坦，类似"猿手"（图 9-25）。

（4）桡神经 radial nerve　发自臂丛的后束，先位于腋动脉的后方，后经肱三头肌深面，紧贴肱骨体中部后面，沿桡神经沟行向外下，至肱骨外上髁前方分为浅、深两终支。在臂部发出分支：其中肌支支配肱三头肌、肘肌、肱桡肌和桡侧腕长伸肌；臂后皮神经在腋窝发出，分布于臂后区的皮肤；臂外侧下皮神经在三角肌止点远侧浅出，分布于臂下外侧部的皮肤；前臂后皮神经自臂中部外侧浅出，下行至前臂后面，分布于前臂后面的皮肤。

1）桡神经浅支 superficial branch　为皮支，与桡动脉伴行，至前臂下 1/3 转向手背，分布于手背桡侧半和桡侧 2 个半指近节指背的皮肤（图 9-23，图 9-24）。

2）桡神经深支 deep branch　为肌支，穿旋后肌至前臂后面，改名为骨间后神经，分支支配前臂后群肌。

在肱骨中段和桡骨颈处骨折时，桡神经易受到损伤。桡神经本干损伤时，主要表现为：不能伸腕、伸指，呈垂腕姿态；感觉障碍以手背第 1、第 2 掌骨之间的皮肤最明显（图 9-25）。

（5）腋神经 axillary nerve　发自臂丛的后束，绕过肱骨外科颈行向后外，肌支支配三角肌和小圆肌，皮支分布于肩部和臂外侧上部的皮肤（图 9-21）。

肱骨外科颈骨折、肩关节脱位和使用腋杖不当时，易损伤腋神经。腋神经损伤后主要表现为：三角肌瘫痪，上肢不能外展，肩部失去圆隆状而呈"方形肩"；肩部和臂外侧上部的皮肤感觉障碍。

（6）胸背神经 thoracodorsal nerve　发自臂丛的后束，沿肩胛骨外侧缘下降，支配背阔肌。

（7）臂内侧皮神经 medial brachial cutaneous nerve　发自臂丛的内侧束，分布于臂内侧皮肤。

（8）前臂内侧皮神经 medial antebrachial cutaneous nerve　发自臂丛的内侧束，沿肱二头肌内侧沟下行至前臂，分布于前臂内侧的皮肤。

3. 胸神经前支 anterior branch of thoracic nerves　共 12 对。除第 1 对的大部分和第 12 对的小部分分别加入臂丛和腰丛外，其余皆不成丛。第 1～11 对胸神经前支分别位于相应的肋间隙内，称为**肋间神经 intercostal nerves**。第 12 对胸神经前支位于第 12 肋的下方，故称为**肋下神经 subcostal nerve**。肋间神经在肋间内、外肌之间与肋间血管一起沿肋沟走行，自上而下按静脉、动脉、神经的次序排列。上 6 对肋间神经分支分布于相应的肋间肌、胸壁皮肤和壁胸膜。第

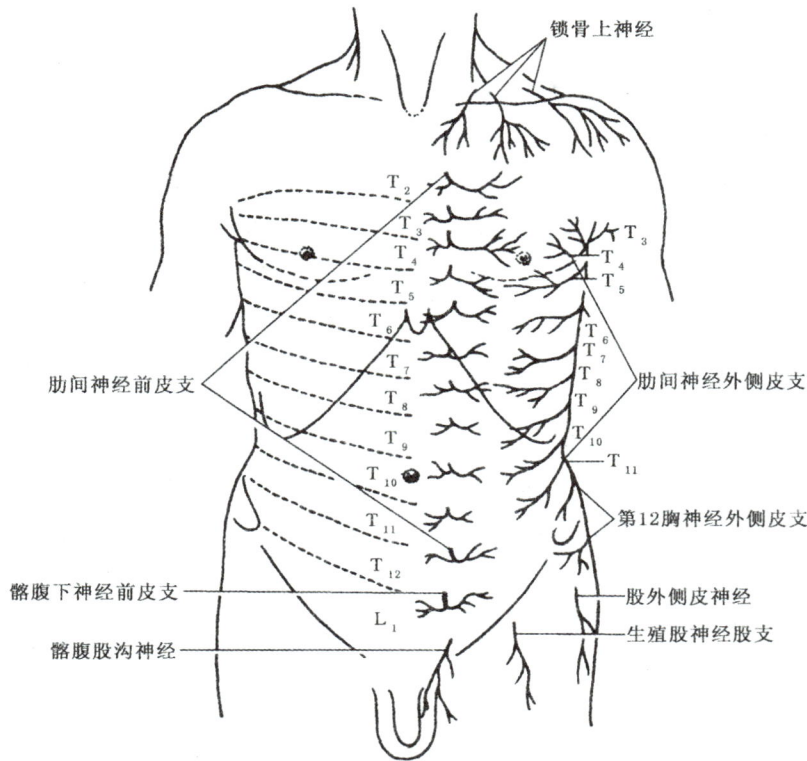

图 9-26　躯干的皮神经（前面）

7～11 对肋间神经除分布于相应的肋间肌、胸壁皮肤和壁胸膜外，斜向前下，和肋下神经一起行于腹内斜肌和腹横肌之间，分布于腹前外侧壁肌、腹壁皮肤和壁腹膜（图 9-26）。

4. 腰丛 lumbar plexus　由第 12 胸神经前支的一部分、第 1～3 腰神经前支和第 4 腰神经前支的一部分组成，位于腰大肌深面、腰椎横突的前方（图 9-27）。其主要分支如下：

（1）髂腹下神经 iliohypogastric nerve　自腰大肌外侧缘穿出后，经肾后面和腰方肌前面行向外下方，在髂嵴上方入腹内斜肌与腹横肌之间至腹前壁，在腹股沟管浅环上方穿腹外斜肌腱膜达皮下，沿途发出肌支支配附近的腹壁肌，并发出皮支分布于附近皮肤（图 9-26）。

（2）髂腹股沟神经 ilioinguinal nerve　在髂腹下神经下方与其并行，进入腹股沟管伴随精索或子宫圆韧带出腹股沟管浅环。其肌支支配附近的腹壁肌，皮支分布于腹股沟部、阴囊或大阴唇的皮肤（图 9-26）。在腹股沟疝修补术中，应避免损伤上述两神经。

（3）股外侧皮神经 lateral femoral cutaneous nerve　自腰大肌外侧缘穿出后，行向前外侧，横过髂肌表面至髂前上棘内侧，经腹股沟韧带深面达

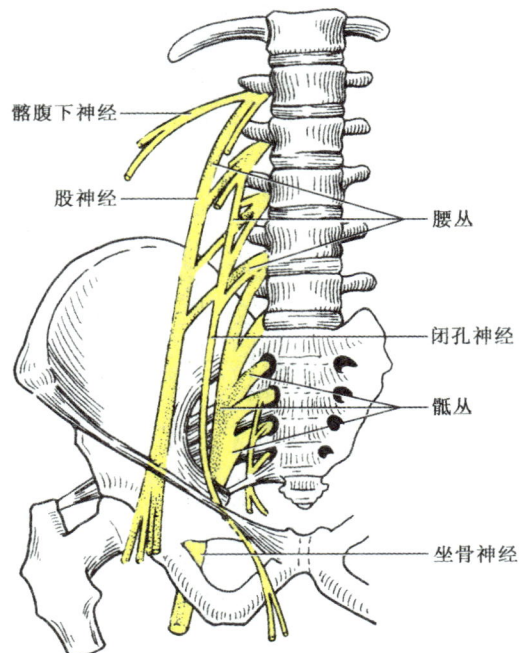

图 9-27　腰丛和骶丛

股部，分布于大腿外侧面的皮肤（图 9-26）。

（4）**股神经 femoral nerve**   是腰丛最大的分支（图 9-28），自腰大肌外侧缘穿出后，沿腰大肌和髂肌之间下行，经腹股沟韧带深面股动脉外侧进入大腿前面的股三角内。股神经在股三角内分出数支，其肌支主要支配大腿前群肌，皮支分布于大腿和膝关节前面的皮肤。皮支中最长的为**隐神经 saphenous nerve**，与大隐静脉伴行，向下分布于小腿内侧面及足内侧缘的皮肤。

股神经损伤后主要表现为：不能伸小腿（因股四头肌瘫痪），行走困难，膝跳反射消失；大腿前面和小腿内侧面等处皮肤感觉障碍。

（5）**闭孔神经 obturator nerve**   自腰大肌内侧缘穿出，伴闭孔动脉沿盆腔侧壁向前下行，穿闭膜管出盆腔至大腿内侧。其肌支支配大腿内侧群肌，皮支主要分布于大腿内侧面的皮肤（图9-28）。

5. 骶丛 sacral plexus   由第4腰神经前支的一部分、第5腰神经前支以及全部骶、尾神经前支组成，位于盆腔内，在骶骨和梨状肌的前面（图9-27）。其主要分支如下（图9-29）：

（1）**臀上神经 superior gluteal nerve**   伴臀上动、静脉，经梨状肌上孔出盆腔，主要支配臀中肌和臀小肌。

（2）**臀下神经 inferior gluteal nerve**   伴臀下动、静脉，经梨状肌下孔出盆腔，支配臀大肌。

（3）**股后皮神经 posterior femoral cutaneous nerve**   伴臀下神经，经梨状肌下孔出盆腔，分布

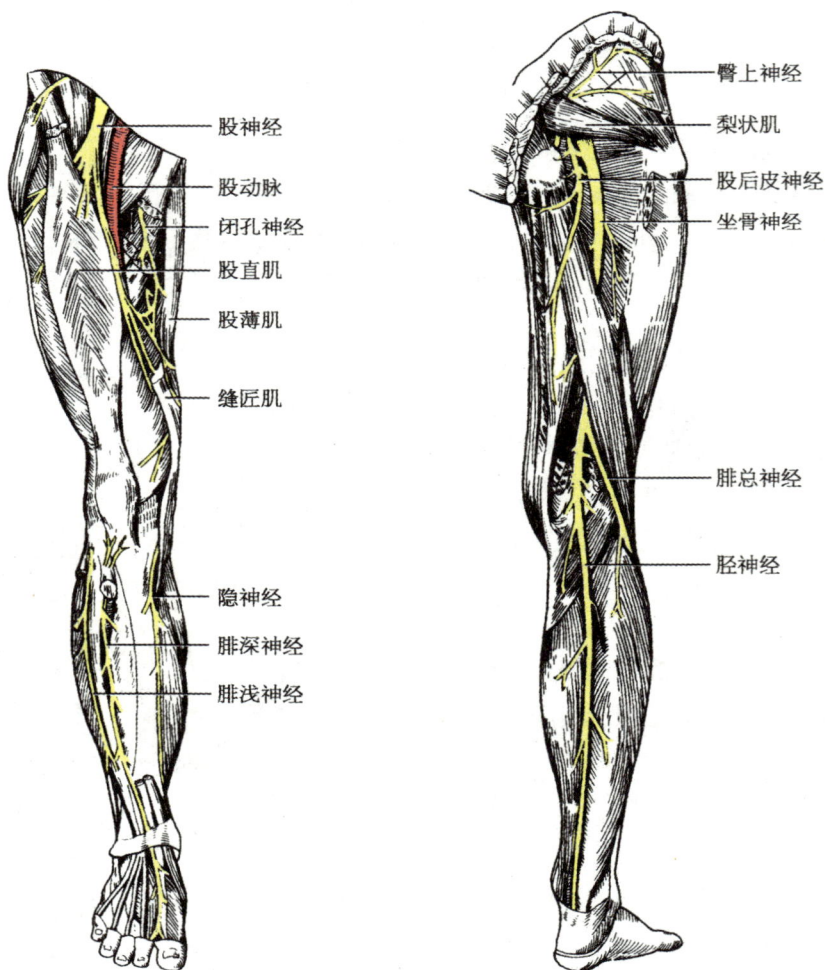

图 9-28   下肢前面的神经   图 9-29   下肢后面的神经

于臀部、大腿后面和腘窝的皮肤。

（4）阴部神经 pudendal nerve　伴阴部内动、静脉，经梨状肌下孔出盆腔，绕坐骨棘，经坐骨小孔入坐骨肛门窝，分支分布于会阴部、外生殖器的肌和皮肤（图9-30）。主要分支有：①肛神经 anal nerves：分布于肛门外括约肌和肛门部皮肤；②会阴神经 perineal nerves：分布于会阴诸肌和阴囊（或大阴唇）皮肤；③阴茎背神经 dorsal nerve of penis：沿阴茎背侧前行达阴茎头，分布于阴茎的海绵体及皮肤。做包皮环切术时，需阻滞麻醉此神经。女性为阴蒂背神经 dorsal nerve of clitoris，分布于阴蒂的海绵体及皮肤。

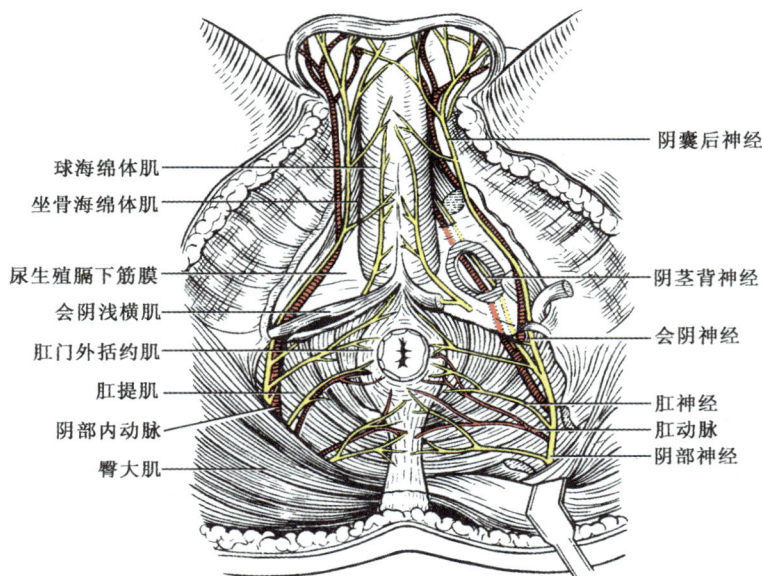

图 9-30　阴部神经（男性）

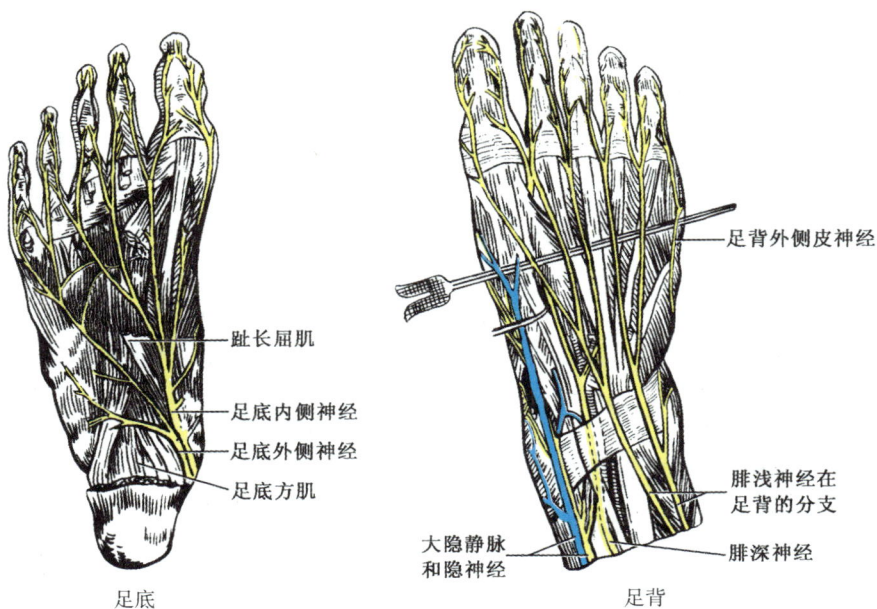

图 9-31　足的神经

（5）坐骨神经 sciatic nerve   是全身最粗大、最长的神经。经梨状肌下孔出盆腔至臀大肌深面，在股骨大转子与坐骨结节之间下行至大腿后面，继而行于股二头肌长头深面，一般在腘窝上角附近分为胫神经和腓总神经。坐骨神经在大腿后面发出肌支支配大腿后群肌。

坐骨神经干的体表投影：自坐骨结节与大转子连线的中点稍内侧至股骨内、外侧髁连线的中点作一直线，此线的上 2/3 为坐骨神经干在大腿后面的投影线。坐骨神经痛时，常在此线上出现压痛。

1）胫神经 tibial nerve   为坐骨神经干的直接延续，沿腘窝中线下行至小腿后区，在比目鱼肌深面伴胫后动、静脉下行，通过内踝后方至足底，分为**足底内侧神经 medial plantar nerve** 和**足底外侧神经 lateral plantar nerve**。胫神经分支主要分布于小腿后群肌和足底肌，以及小腿后面和足底的皮肤（图 9-31）。

胫神经损伤后主要表现为：足不能跖屈，不能以足尖站立，足底内翻力弱，由于拮抗肌的牵拉，出现背屈和外翻位，呈"钩状足"畸形（图 9-32）；感觉障碍主要在足底皮肤。

2）腓总神经 common peroneal nerve   自坐骨神经发出后，沿腘窝上外侧界向外下方走行，绕腓骨颈至小腿前面，分为腓浅神经和腓深神经（图 9-28）。

①腓浅神经 superficial peroneal nerve   在小腿外侧群肌与前群肌之间下行，沿途发出肌支支配腓骨长肌和腓骨短肌；终支于小腿中、下 1/3 交界处浅出为皮支，分布于小腿前外侧面下部和足背、趾背的皮肤（图 9-31）。

②腓深神经 deep peroneal nerve   在小腿前群肌之间伴胫前动脉下行，沿途发出肌支支配小腿前群肌和足背肌；终支为皮支，分布于第 1、第 2 趾相对缘的皮肤。

在腓骨颈处骨折时，易损伤腓总神经。腓总神经损伤后主要表现为：足不能背屈，不能外翻，不能伸趾，由于重力和小腿后群肌的过度牵拉，出现足下垂并内翻，呈"马蹄"内翻足畸形（图 9-32），患者走路时呈跨阈步态；感觉障碍以小腿前外侧面下部和足背皮肤为明显。

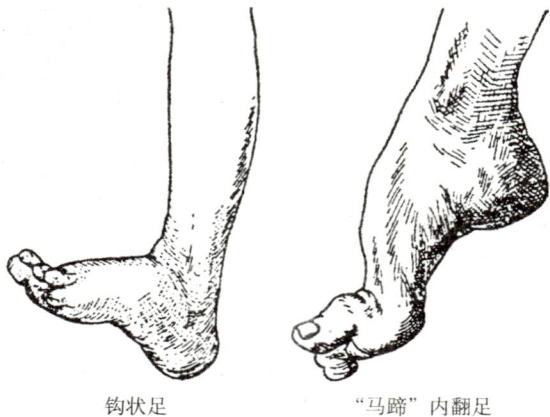

钩状足   "马蹄"内翻足

图 9-32   胫神经和腓总神经损伤后的畸形足

三、脊髓的节段性支配

脊髓分 31 个节段，每一节段前角发出的躯体运动纤维经相应的前根和脊神经，支配躯体一定部位的骨骼肌运动。同样，每一节段的后角通过相应的后根及脊神经的传入纤维，管理躯体一定部位的皮肤感觉。

（一）脊髓对肌的节段性支配

脊髓对肌的节段性支配，概括地说，第 1～4 颈髓节段支配颈肌和膈；第 5 颈髓节段至第 1 胸髓节段支配上肢肌；第 2 胸髓节段至第 1 腰髓节段支配躯干肌；第 2 腰髓节段至第 2 骶髓节段支配下肢肌；第 3～5 骶髓节段及尾髓节段主要支配会阴肌。每块肌多由相邻几个脊髓节段共同支配（表 9-3）。

表 9–3　脊髓对主要肌的节段性支配

肌	神经丛	周围神经	脊髓节段
膈	颈丛	膈神经	$C_{3\sim5}$
肱二头肌	臂丛	肌皮神经	$C_{5\sim6}$
肱三头肌	臂丛	桡神经	$C_{6\sim8}$
肋间肌、腹前外侧群肌		肋间神经和肋下神经	$T_{1\sim12}$
股四头肌	腰丛	股神经	$L_{2\sim4}$
小腿三头肌	骶丛	胫神经	$L_5\sim S_2$

（二）脊髓对皮肤的节段性支配

脊髓对皮肤的节段性支配，以躯干部最为典型，自后正中线至前正中线较有规律地形成连续横行的环带。例如，第 2 胸髓节段支配胸骨角平面的皮肤，第 4 胸髓节段支配（男性）乳头平

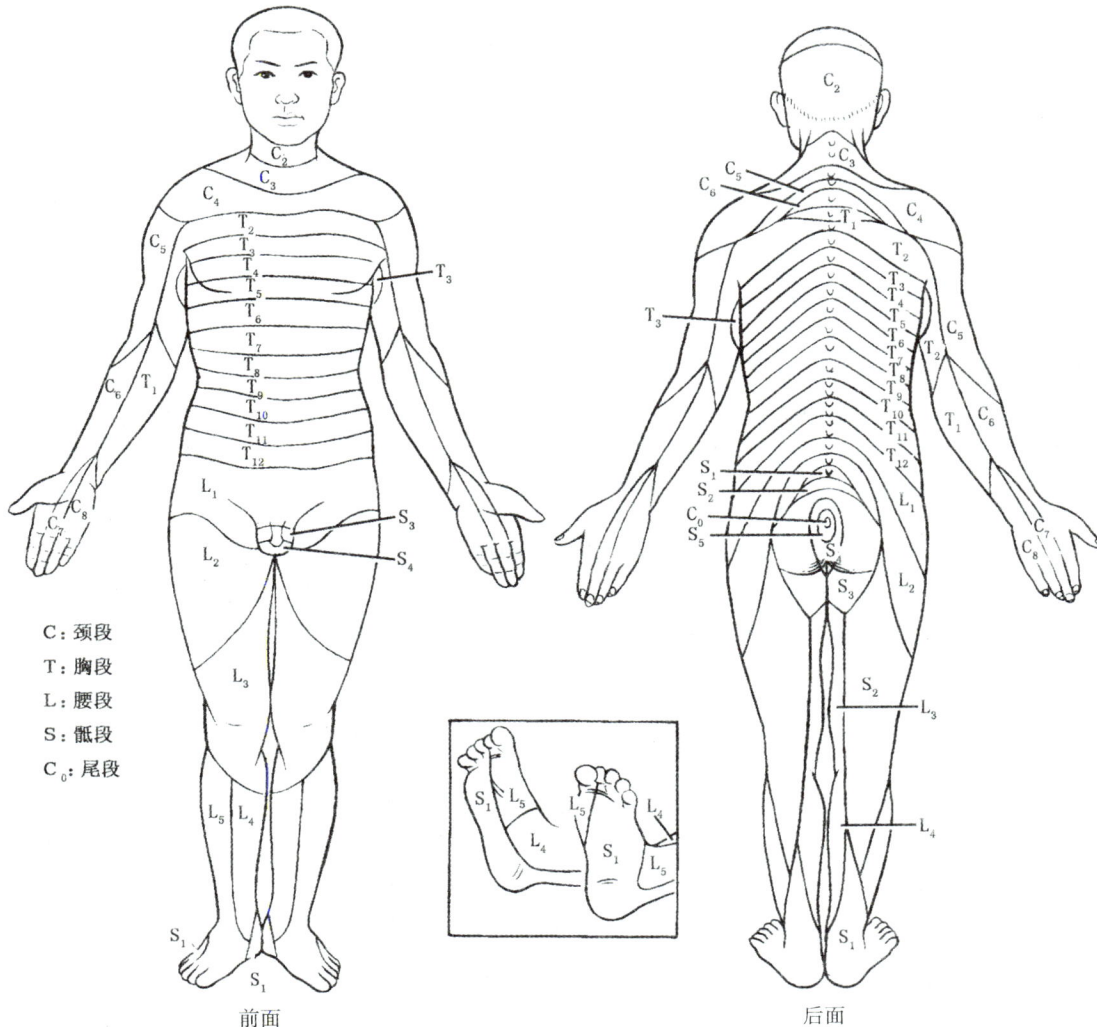

C：颈段
T：胸段
L：腰段
S：骶段
C_0：尾段

前面　　后面

图 9–33　皮肤的节段性支配

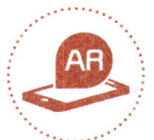

面的皮肤，第 6 胸髓节段支配剑突平面的皮肤，第 10 胸髓节段支配脐平面的皮肤（图 9-33，表 9-4）。了解皮肤的节段性支配有助于对脊髓损伤的定位诊断。

表 9-4 脊髓对皮肤的节段性支配

脊髓节段	皮肤区域	脊髓节段	皮肤区域
C_2	枕部和颈部	T_8	季肋部平面
$C_{3\sim4}$	颈部和肩部	T_{10}	脐平面
C_5	臂外侧面	$T_{12}\sim L_1$	耻骨部和腹股沟部平面
$C_{6\sim7}$	前臂和手的外侧面	$L_{2\sim3}$	大腿前面
$C_8\sim T_1$	手和前臂的内侧面	$L_{4\sim5}$	小腿内、外侧面和足的内侧半
T_2	臂内侧面、腋窝和胸骨角平面	$S_{1\sim3}$	足外侧半和大腿、小腿后面
T_4	乳头平面（男性）	$S_{4\sim5}$	会阴部
T_6	剑突平面		

第三节 脑和脑神经

一、脑

脑 brain 位于颅腔内，由端脑、间脑、中脑、脑桥、延髓和小脑六个部分组成。通常将中脑、脑桥和延髓合称为脑干。成人的脑平均重量约为 1400g。

（一）脑干

脑干 brain stem 位于颅后窝的斜坡上，自下而上依次为延髓、脑桥和中脑。延髓下续脊髓，中脑上接间脑。延髓和脑桥的背侧面与小脑相连，其间的腔隙为**第四脑室**。第四脑室向上经中脑水管与第三脑室相通，向下与延髓及脊髓的中央管相续（图 9-34，图 9-35）。

1. 脑干的外形

（1）延髓的外形（图 9-36，图 9-37）　**延髓 medulla oblongata** 位于脑干的下部，形似倒置的圆锥体。延髓下端在平枕骨大孔处与脊髓相续；上端在腹侧面借横行的**延髓脑桥沟**与脑桥分界，在背侧面以第四脑室底横行的**髓纹**与脑桥为界。延髓下部的外形与脊髓相似，脊髓表面所有的纵沟都延伸到延髓。

在延髓腹侧面，前正中裂的两旁有纵行的隆起，称为**锥体 pyramid**，由大脑皮质发出的锥体束构成。在锥体下端锥体束的纤维大部分左、右交叉，形成发辫状的**锥体交叉 decussation of pyramid**。在锥体外侧的卵圆形隆起称为**橄榄 olive**，其内有下橄榄核。橄榄与锥体之间的前外侧沟内连有舌下神经根丝。在橄榄的背外侧，自上而下依次连有舌咽神经、迷走神经和副神经根丝。

在延髓背侧面，下部形似脊髓，上部构成第四脑室底的下部。在后正中沟的两侧各有两个隆起，内侧的为**薄束结节 gracile tubercle**，外侧的为**楔束结节 cuneate tubercle**，其深面分别有薄束核和楔束核，分别是薄束和楔束的终止核。楔束结节外上方有稍隆起的**小脑下脚 inferior**

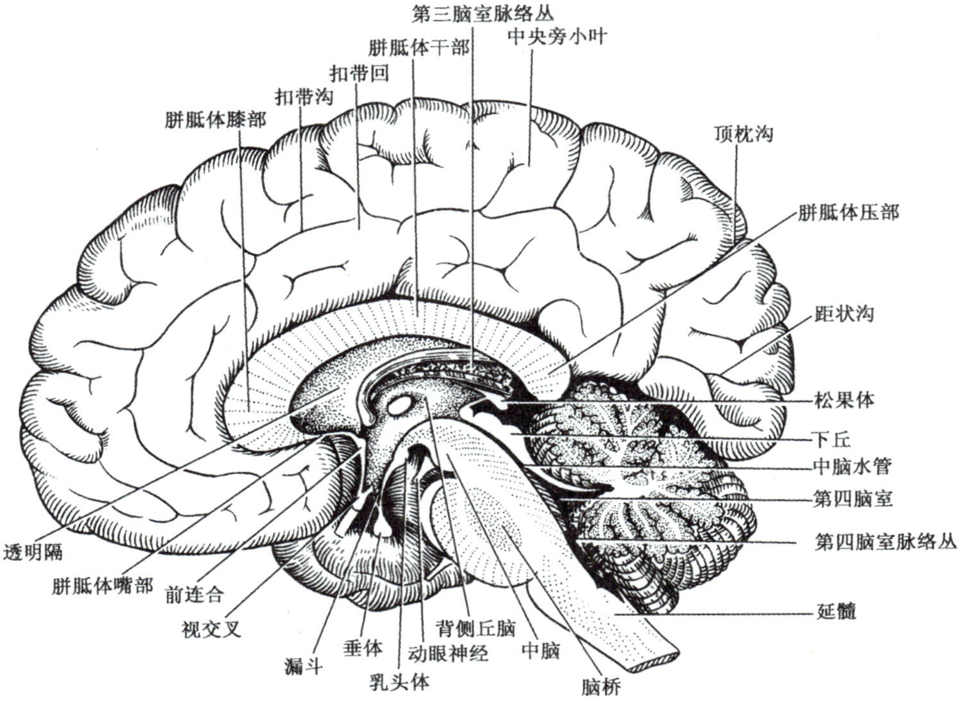

图 9-34 脑的正中矢状切面

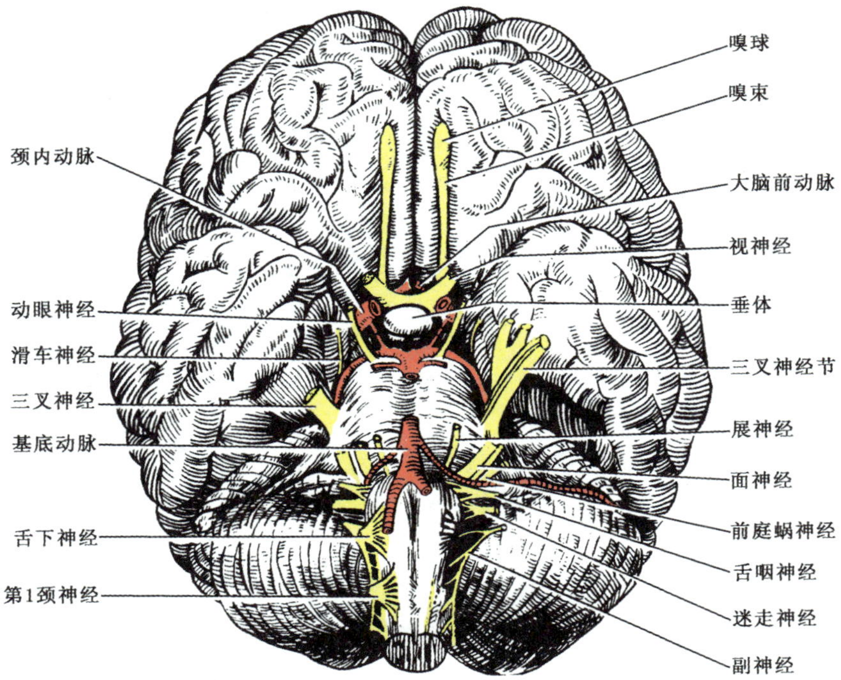

第三脑室脉络丛
胼胝体干部
中央旁小叶
胼胝体膝部
扣带沟
扣带回
顶枕沟
胼胝体压部
距状沟
松果体
下丘
中脑水管
第四脑室
第四脑室脉络丛
延髓
透明隔
胼胝体嘴部
前连合
视交叉
漏斗
垂体
乳头体
背侧丘脑
动眼神经
中脑
脑桥

图 9-35 脑的底面

嗅球
嗅束
颈内动脉
大脑前动脉
视神经
垂体
动眼神经
滑车神经
三叉神经
基底动脉
三叉神经节
展神经
面神经
前庭蜗神经
舌下神经
第1颈神经
舌咽神经
迷走神经
副神经

cerebellar peduncle，主要由脊髓和延髓进入小脑的纤维束构成。

（2）脑桥的外形（图9-36，图9-37）**脑桥 pons** 位于脑干的中部。其腹侧面膨隆宽阔，称为**基底部**；其正中线上有一浅沟，称为**基底沟 basilar sulcus**。脑桥基底部向两侧逐渐变窄，移行为**小脑中脚 middle cerebellar peduncle**，主要由脑桥进入小脑的纤维束构成。在基底部与小脑中脚交界处连有粗大的三叉神经根丝。在延髓脑桥沟中，从内侧向外侧依次连有展神经、面神经和前庭蜗神经根丝。延髓脑桥沟外侧部与小脑的结合处称为**脑桥小脑三角**，为前庭蜗神经瘤好发部位。

脑桥背侧面构成第四脑室底的上部，此处的外侧缘分别为左、右**小脑上脚 superior cerebellar peduncle**，主要由小脑进入中脑的纤维束构成。

菱形窝 rhomboid fossa 即第四脑室底，呈菱形凹陷。它由延髓上部背侧面和脑桥背侧面共同构成。其上外侧界为小脑上脚，下外侧界为薄束结节、楔束结节和小脑下脚。

（3）中脑的外形（图9-36，图9-37）**中脑 midbrain** 位于脑干的上部，内部有一细长管道，称为**中脑水管**，该管向上、向下分别与第三脑室、第四脑室相通。其腹侧面有一对纵行粗大的柱状隆起，称为**大脑脚 cerebral peduncle**，内有锥体束等纤维束通过。大脑脚之间的凹窝称为**脚间窝 interpeduncular fossa**，内有动眼神经根丝出脑。

中脑背侧面有两对圆形隆起，上方的一对称为**上丘 superior colliculus**，是视觉皮质下反射中枢；下方的一对称为**下丘 inferior colliculus**，是听觉皮质下反射中枢。在下丘的下方，有滑车神经根丝出脑。上丘与下丘合称为**四叠体**。

2.脑干的内部结构　与脊髓相似，脑干的内部结构主要也由灰质和白质构成，但比脊髓复杂，同时还出现大范围的网状结构。脑干的灰质不是连续的纵柱状，而是分散成大小不等的团块

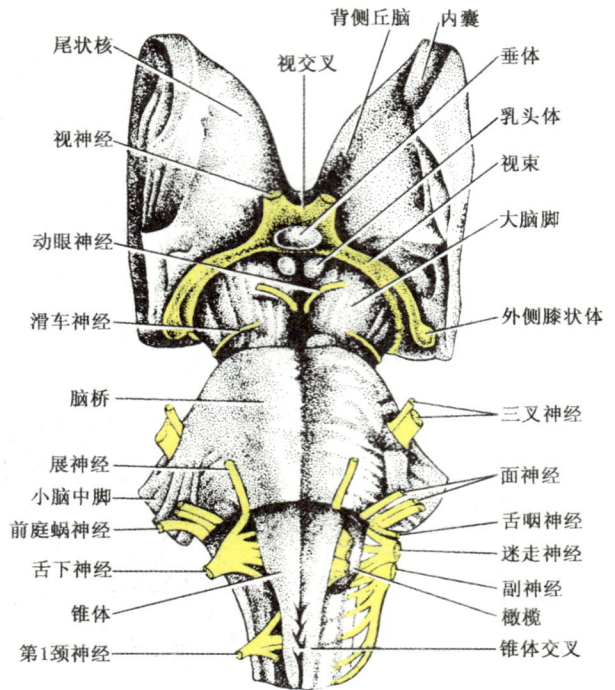

图9-36　脑干的腹侧面

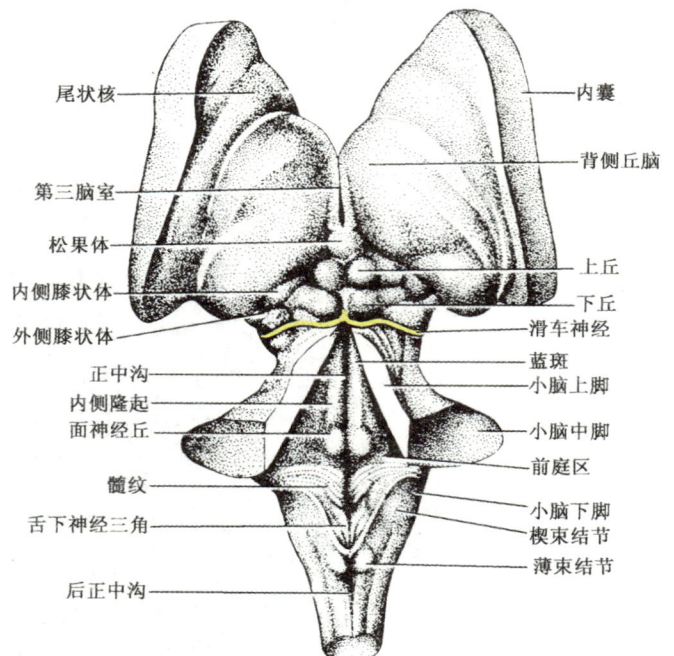

图9-37　脑干的背侧面

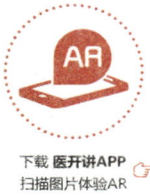

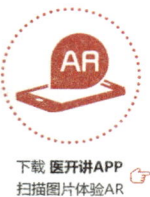

状或短柱状的神经核。脑干的神经核可分为两大类：一类是与第Ⅲ～Ⅻ对脑神经直接相连的**脑神经核**；另一类不与脑神经直接相连，统称为**非脑神经核**。脑干的白质大都是脊髓纤维束的延续，但是其位置、走向发生迁移，并出现一些新的纤维束。

（1）脑干的神经核

1）脑神经核（图9-38，表9-5）分为运动核和感觉核。运动核又分为躯体运动核和内脏运动核，它们分别相当于脊髓灰质的前柱和侧柱。感觉核相当于脊髓灰质的后柱。感觉核又分为躯体感觉核和内脏感觉核。这四种脑神经核都位于脑干的背侧面，其中躯体运动核在最内侧，由此向外侧依次为内脏运动核、内脏感觉核和躯体感觉核。在生物进化过程中，头面部特殊感受器（视器、前庭蜗器、味器）以及由鳃弓衍化的骨骼肌（咀嚼肌、面肌、咽喉肌等）的出现使脑神经核的性质发生了较复杂的分化，增加了特殊躯体感觉核、特殊内脏感觉核和特殊内脏运动核3种类型的脑神经核，因此脑神经核共有7种。为学习的方便，本教科书将脑神经核简化为4种。

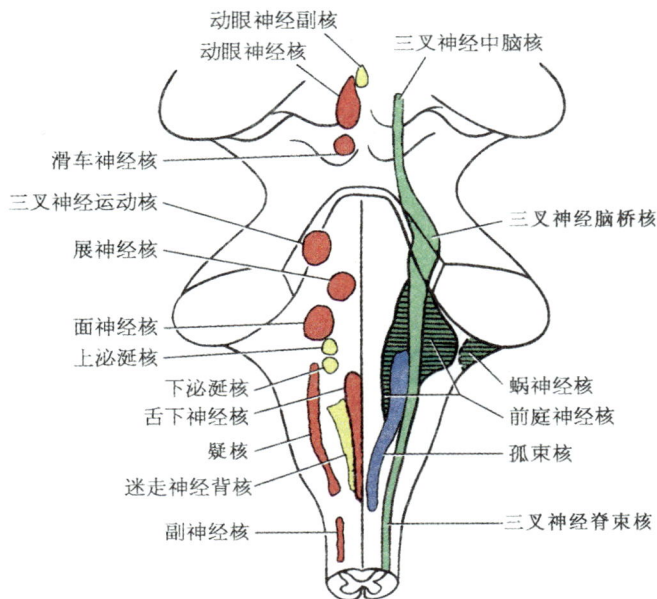

图9-38　脑神经核在脑干背侧面的投影

①躯体运动核：主要由躯体运动神经元的胞体组成，其轴突组成脑神经中的躯体运动纤维，分布于头颈部的骨骼肌，管理其随意运动。其重要者：在中脑有**动眼神经核 nucleus of oculomotor nerve** 支配大部分眼球外肌；脑桥有**三叉神经运动核 motor nucleus of trigeminal nerve** 支配咀嚼肌，**面神经核 nucleus of facial nerve** 支配面肌；延髓有**疑核 nucleus ambiguous** 支配咽喉肌，**舌下神经核 nucleus of hypoglossal nerve** 支配舌肌。

②内脏运动核：皆属副交感核，其轴突组成脑神经中的副交感纤维，支配心肌、平滑肌的运动和腺体的分泌。其重要者：在中脑有**动眼神经副核 accessory nucleus of oculomotor nerve** 支配睫状肌和瞳孔括约肌；延髓有**迷走神经背核 dorsal nucleus of vagus nerve** 支配颈部、胸腔和大部分腹腔器官的心肌、平滑肌的运动和腺体的分泌。

③躯体感觉核：接受脑神经中的躯体感觉纤维。其重要者：脑桥有**三叉神经脑桥核 pontine nucleus of trigeminal nerve**，主要接受面部皮肤和口鼻腔黏膜的触觉、压觉冲动；还有**三叉神经脊束核 spinal nucleus of trigeminal nerve**，是三叉神经脑桥核的延续，向下贯穿延髓全长，主要接受面部皮肤和口鼻腔黏膜的痛觉、温度觉冲动；中脑有**三叉神经中脑核 mesencephalic nucleus of trigeminal nerve**，是三叉神经脑桥核向中脑的延续，主要接受咀嚼肌和表情肌的本体感觉冲动。

④内脏感觉核：为位于延髓的**孤束核 nucleus of solitary tract**，接受脑神经中的内脏感觉纤维。来自舌、咽、喉及胸腹腔脏器的内脏感觉纤维皆终止于孤束核，其中味觉纤维终止于孤束核的上端。

表 9-5 脑神经核的名称、位置和功能

类别	名称	位置	功能
躯体运动核	动眼神经核	中脑	支配上直肌、内直肌、下直肌、下斜肌、上睑提肌
	滑车神经核	中脑	支配上斜肌
	展神经核	脑桥	支配外直肌
	舌下神经核	延髓	支配舌肌
	三叉神经运动核	脑桥	支配咀嚼肌
	面神经核	脑桥	支配面肌
	疑核	延髓	支配咽喉肌
	副神经核	延髓下部、第1～5颈髓节段	支配胸锁乳突肌、斜方肌
内脏运动核	动眼神经副核	中脑	支配睫状肌和瞳孔括约肌
	上泌涎核	脑桥	支配泪腺、下颌下腺和舌下腺的分泌
	下泌涎核	延髓	支配腮腺的分泌
	迷走神经背核	延髓	支配大部分胸腹腔脏器的活动
内脏感觉核	孤束核	延髓	上端接受味觉，其余大部分接受咽喉、胸腹腔的一般内脏感觉冲动
躯体感觉核	三叉神经中脑核	中脑	主要接受咀嚼肌和表情肌的本体感觉
	三叉神经脑桥核	脑桥	主要接受面部皮肤和口鼻腔黏膜的触觉、压觉
	三叉神经脊束核	脑桥和延髓	主要接受面部皮肤和口鼻腔黏膜的痛觉、温度觉
	前庭神经核	脑桥和延髓	接受内耳的平衡觉冲动
	蜗神经核		接受内耳的听觉冲动

2）非脑神经核

①薄束核 gracile nucleus 和楔束核 cuneate nucleus 位于延髓背侧面的薄束结节和楔束结节内，分别接受薄束和楔束的纤维，是传导躯干和四肢意识性本体感觉、精细触觉冲动的中继核。

②中缝核 rapheal nuclei 位于脑干中线及其附近，是自延髓延伸至中脑上端的小核团群，主要包括中缝大核、中缝隐核、中缝苍白核、脑桥中缝核及中缝背核等，是脑内 5- 羟色胺能神经元的集中处，有广泛的传入和传出纤维联系，与镇痛、睡眠等调节功能有关。据研究报告，针刺镇痛作用的机制之一是激活了中缝核至脊髓的下行抑制系统。由于中缝核与脑干网状结构关系密切，一些学者将它们归属于脑干网状结构。

③下橄榄核 inferior olivary nucleus 位于延髓橄榄的深面，主要接受大脑皮质、脊髓和中脑等发出的纤维，其发出的纤维走向对侧，经小脑下脚入小脑。下橄榄核可能是大脑皮质、红核等与小脑之间纤维联系的重要中继站，参与小脑对运动的调控。

④上橄榄核 superior olivary nucleus 位于脑桥中下部的被盖内，主要接受来双侧蜗腹侧前核的纤维，其发出的上行纤维加入双侧外侧丘系。此核群与蜗腹侧前核一起，根据双耳传导声波的时间差和强度差，共同参与声音的空间定位。

⑤脑桥核 pontine nucleus　由大量散在分布于脑桥基底部大小不等的神经元组成，接受来自同侧大脑皮质广泛区域的皮质脑桥纤维，发出脑桥小脑纤维，越过中线至对侧，形成粗大的小脑中脚，进入小脑。脑桥核是大脑皮质向小脑传递信息的重要中继站。

⑥黑质 substantia nigra　是紧靠大脑脚底的灰质带，为含黑色素的细胞团，细胞内富含多巴胺。黑质细胞合成的多巴胺通过其轴突输送至纹状体。黑质的多巴胺缺乏可导致运动减少，肌张力过高，是引起震颤麻痹（帕金森病）的主要病因。

⑦红核 red nucleus　位于中脑上丘水平的被盖中央部，主要接受小脑的纤维，这些纤维主要构成小脑上脚。红核的传出纤维主要有红核脊髓束，交叉后下行，终止于脊髓灰质前角运动细胞。红核参与躯体运动的控制。

（2）脑干的纤维束

1）锥体束 pyramidal tract　是自大脑皮质躯体运动中枢发出的支配骨骼肌随意运动的传导束。在脑干内，向下行经大脑脚、脑桥基底部及延髓锥体。锥体束一部分纤维终止于脑干躯体运动核，称为**皮质核束**（又称皮质脑干束）；另一部分纤维终止于脊髓前角运动细胞，称为皮质脊髓束。皮质脊髓束大部分纤维在锥体下端交叉（锥体交叉）到对侧脊髓外侧索，称为皮质脊髓侧束；小部分纤维不交叉，下行于同侧脊髓前索，称为皮质脊髓前束。

2）内侧丘系 medial lemniscus　由薄束核、楔束核发出的纤维呈弓形走向延髓中央管的腹侧，在中线上左右交叉，形成内侧丘系交叉；交叉后的纤维折向上行，组成内侧丘系。内侧丘系先行于正中线两旁，继而偏向外侧，终止于背侧丘脑的腹后外侧核。

3）脊髓丘脑束 spinothalamic tract　为脊髓丘脑侧束和脊髓丘脑前束在脑干的延续，两者在脑干内逐渐靠近，又称**脊髓丘系**。脊髓丘脑束在内侧丘系的背外侧上行，终止于背侧丘脑的腹后外侧核。

4）三叉丘脑束 trigeminothalamic tract　又称**三叉丘系**，由对侧三叉神经脊束核和脑桥核发出的纤维越过中线、转而上行集合而成。三叉丘脑束在内侧丘系的背外侧上行，终止于背侧丘脑的腹后内侧核。

（3）脑干的网状结构　脑干内除上述各种神经核和纤维束外，在脑干中央区还有较分散的神经纤维纵横交织成网，网眼内散在着神经元，这个区域称为**脑干网状结构 reticular formation of brain stem**。脑干网状结构向上延伸到背侧丘脑。网状结构中神经元的形态、大小各异，其树突和胞体接受脑干上行纤维束发出的侧支；其轴突多分叉形成升、降支，从升、降支发出大量侧支终止于脑干的核团，升支向上可分布于间脑、大脑和小脑。脑干网状结构可接受来自各种感觉传导束的信息，其传出纤维可联系中枢各级水平。网状结构是中枢神经系统内一个重要的整合机构，参与躯体、内脏及觉醒等多种功能活动。

（二）小脑

1. 小脑的位置和外形　小脑 cerebellum 位于颅后窝内，在大脑半球枕叶的下方，脑桥与延髓的背侧面。小脑借三对脚与脑干相连：小脑上脚与中脑相连，小脑中脚与脑桥相连，小脑下脚与延髓相连。小脑脚均由出入小脑的纤维束组成。

小脑在外形上可分为中间的**小脑蚓 vermis**

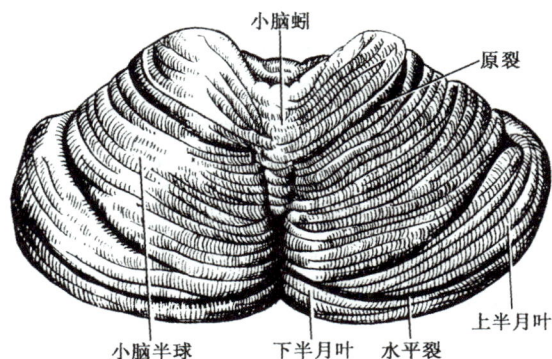

图 9-39　小脑上面

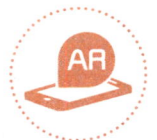

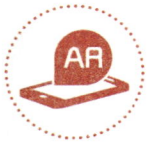

和两侧的**小脑半球 cerebellar hemisphere**（图 9-39，图 9-40）。小脑上面平坦，下面隆凸。两半球下面靠近小脑蚓的椭圆形隆起称为**小脑扁桃体 tonsil of cerebellum**。它靠近枕骨大孔，腹侧邻近延髓，当颅内压增高时，小脑扁桃体可被挤入枕骨大孔内，压迫延髓而危及生命，临床上称为小脑扁桃体疝或枕骨大孔疝。小脑半球和蚓部表面被许多横行的浅沟分割成许多薄的小脑叶片。

2. 小脑的构造　小脑表面的一层灰质称为**小脑皮质 cerebellar cortex**，皮质深面的白质称为**小脑髓质**，髓质内埋有四对灰质团块，称为**小脑核**（图 9-41）。

（1）小脑皮质　由神经元的胞体和树突组成。根据细胞构筑不同，小脑皮质可分为三层，由浅入深分别是**分子层**、**梨状细胞层**和**颗粒层**。

（2）小脑髓质　由三类纤维构成：①小脑皮质与小脑核之间的往返纤维；②小脑叶片间或小脑各叶之间的联络纤维；③小脑的传入和传出纤维。传入和传出纤维组成小脑上脚、中脚和下脚。

（3）小脑核　为深埋于小脑髓质内的灰质团块，共 4 对，从外侧向内侧依次为**齿状核**、**栓状核**、**球状核**和**顶核**。其中齿状核最大，形如皱缩的口袋状，袋口朝向前内。

3. 小脑的功能　小脑主要是一个与运动调节有关的中枢，其主要功能是维持身体平衡、调节肌张力和协调随意运动。小脑损伤后的临床表现为：平衡失调，站立不稳，走路时抬腿过高，迈步过大；取物时，手指过度伸开；令患者作指鼻试验等，动作不准确。

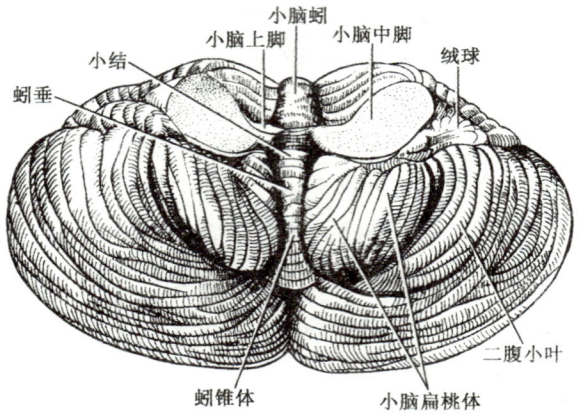

图 9-40　小脑下面

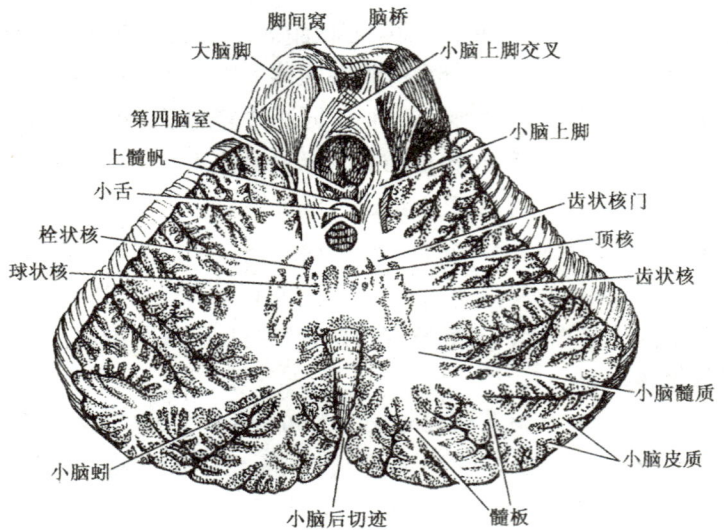

图 9-41　小脑水平切面

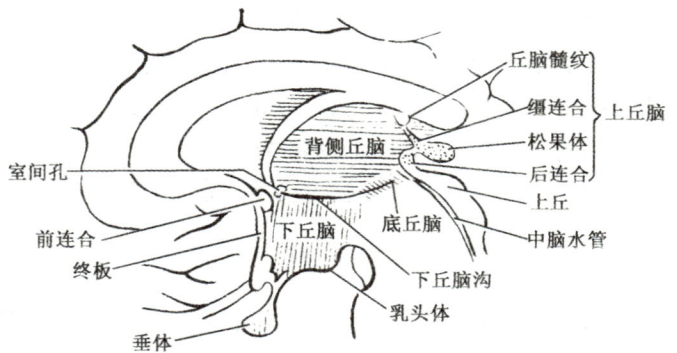

图 9-42　脑正中矢状切面（示间脑的位置和分部）

（三）间脑

间脑 diencephalon 位于中脑的前上方，由于大脑半球高度发达，间脑除腹侧面的一部分露于脑底外，其余皆被大脑半球所掩盖。间脑的外侧与大脑半球愈合。左、右间脑之间有一矢状位的间隙，称为**第三脑室**，向下通中脑水管，向上经室间孔与侧脑室相通。

间脑主要包括背侧丘脑、后丘脑和下丘脑三部分：

1. 背侧丘脑 dorsal thalamus 又称**丘脑**，位于间脑的后上部，是一对卵圆形的灰质团块，其外侧紧贴大脑半球的

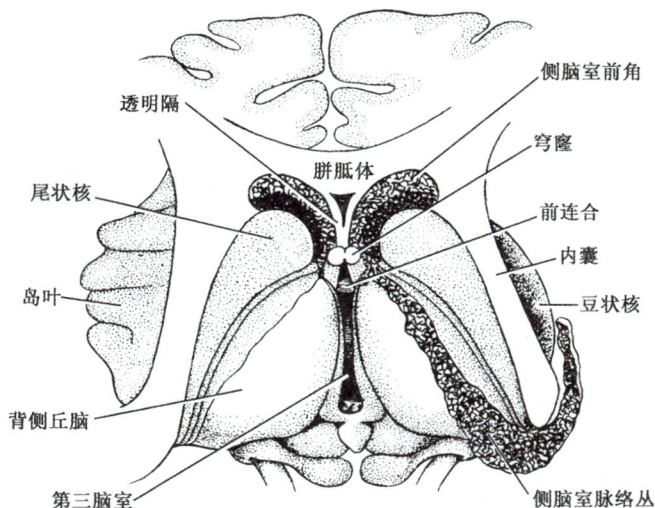

图 9-43 间脑的背面观

内囊，前下方邻接下丘脑，其内侧面构成第三脑室侧壁的后上部。背侧丘脑以下丘脑沟与下丘脑分界（图 9-42，图 9-43）。

背侧丘脑由一些灰质核团组成，其内部有一呈"Y"形的内髓板，将背侧丘脑分隔为位于前部的**前核群**、内侧部的**内侧核群**和外侧部的**外侧核群**。外侧核群分为位于背侧部的背侧核群和腹侧部的腹侧核群。背侧核群从前向后分为背外侧核、后外侧核和枕，腹侧核群由前向后分为腹前核、腹外侧核和腹后核（含腹后内侧核和腹后外侧核）（图 9-44）。腹侧核群中的**腹后核 ventral posterior nucleus** 是躯体感觉传导通路的中继站，来自全身绝大部分的深、浅感觉传导通路都在此中继，再由此发出纤维投射到大脑皮质躯体感觉中枢。此外，在丘脑内侧面，第三脑室侧壁上的薄层灰质与丘脑间黏合内的核团，合称为**中线核**；内髓板内有若干**板内核**；在外侧核群与内囊之间的薄层灰质，称为**丘脑网状核**。

背侧丘脑不仅是感觉传导通路的中继站，而且是一个复杂的分析器，一般认为痛觉在丘脑即开始产生。一侧背侧丘脑受损时，可引起对侧半身感觉丧失、过敏或伴有剧烈的自发疼痛等表现。

2. 后丘脑 metathalamus 为位于背侧丘脑后部外下方的一对小隆起，分别称为**内侧膝状体 medial geniculate body** 和**外侧膝状体 lateral geniculate body**（图 9-44）。它们分别是听觉和视觉传导通路的中继站。内侧膝状体接受听觉纤维，发出听辐射，投射至颞叶的听觉中枢。外侧膝状

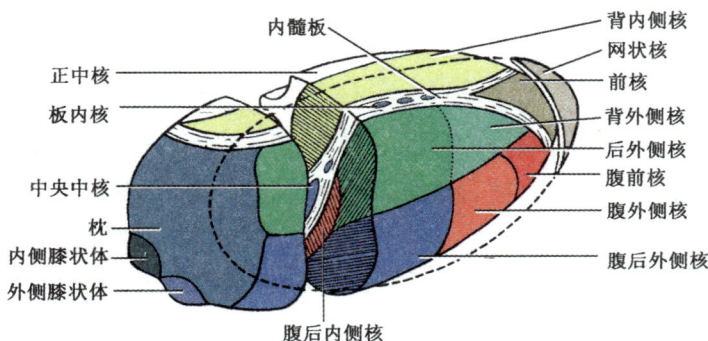

图 9-44 背侧丘脑各核团模式图（右侧）

体接受视束纤维，发出视辐射，投射至枕叶的视觉中枢。

3. 下丘脑 hypothalamus　位于背侧丘脑的前下方，构成第三脑室的底和侧壁的下部（图9-42）。在脑底面，下丘脑的结构从前至后有**视交叉 optic chiasma**、**灰结节 tuber cinereum**、**乳头体 mamillary body**。灰结节向下方伸出一细蒂，称为**漏斗 infundibulum**。漏斗下连垂体。

下丘脑内含有许多核团，但多数核团界限不明显，界线清楚的有**视上核 supraoptic nucleus**和**室旁核 paraventricular nucleus**。下丘脑的纤维联系十分广泛，对内脏活动和内分泌活动等起着重要的调节作用。所以，下丘脑是重要的皮质下内脏活动中枢。

下丘脑内一些神经元既是神经细胞又是内分泌细胞，既可以传导神经冲动，又可以合成和分泌激素。根据神经内分泌细胞的大小，分成大细胞分泌系统和小细胞分泌系统。大细胞分泌系统主要集中在视上核和室旁核，其细胞的轴突组成**视上垂体束 supraopticohypophseal tract** 和**室旁垂体束 paraventriculohypophyseal tract**，两传导束均行至垂体后叶，其末梢止于毛细血管周围。视上核和室旁核细胞产生的加压素和催产素沿其轴突输送到末梢，达垂体后叶，释放入血。小细胞分泌系统散在于下丘脑，如位于漏斗入口的弓状核，含有多种激素，统称为促垂体激素，如促甲状腺素释放激素等。这些激素通过垂体门静脉

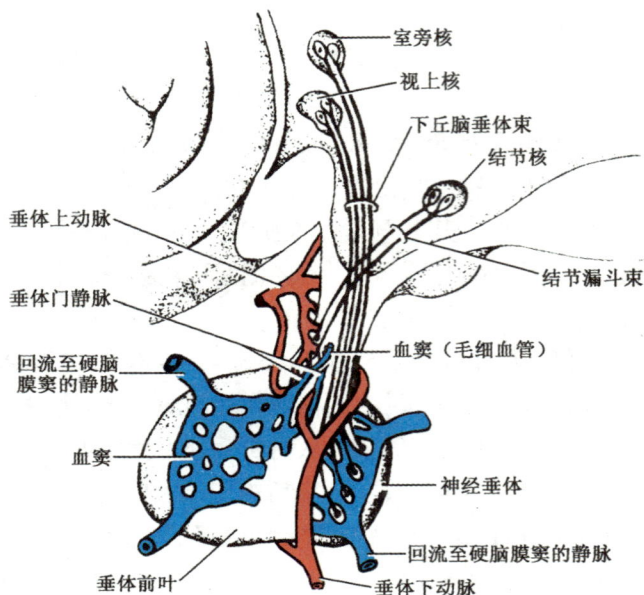

图 9-45　下丘脑垂体束及垂体门静脉系

系统输送到垂体前叶，对垂体前叶各种腺细胞的激素分泌起促进或抑制作用（图9-45）。

下丘脑的功能主要包括：①神经内分泌调节：下丘脑是控制内分泌的重要结构，通过其与垂体的密切联系，将神经调节与激素调节融为一体；②内脏神经调节：下丘脑是调节交感与副交感活动的主要皮质下中枢，下丘脑前内侧区使副交感神经系统兴奋，下丘脑后外侧区则使交感神经系统兴奋；③体温调节：下丘脑前区对体温升高敏感，损毁此区导致高热，而下丘脑后区对体温降低敏感，损毁此区导致变温症（体温随环境改变）；④食物摄入调节：通过下丘脑饱食中枢（下丘脑腹内侧核）和摄食中枢（下丘脑外侧部）调节摄食行为；⑤昼夜节律调节：视交叉上核接受来自视网膜的冲动，进而调节昼夜节律。⑥情绪活动调节：有研究表明，下丘脑参与情感、学习与记忆等脑的高级神经活动。

（四）端脑

端脑 telencephalon 通常又称**大脑 cerebrum**，由左、右大脑半球构成。人类大脑半球高度发育，掩盖了间脑、中脑以及小脑的上面。左、右半球之间的裂隙为**大脑纵裂**，裂底有连接两半球的横行纤维，称为**胼胝体**。大脑与小脑之间的裂隙为**大脑横裂**。

1. 大脑半球的外形　大脑半球 **cerebral hemisphere** 可分为上外侧面、内侧面和下面。大脑半球表面凹凸不平，有许多深浅不一的沟，沟与沟之间的隆起，称为**大脑回 cerebral gyri**。

（1）**大脑半球的分叶**　大脑半球被三条较重要的沟分为五个叶（图 9-46）。三条沟是中央沟、外侧沟和顶枕沟。**中央沟 central sulcus** 在半球上外侧面，自半球上缘中点稍后，向前下斜行，几乎达外侧沟。**外侧沟 lateral sulcus** 位于半球的上外侧面，较深，由前向后斜行。**顶枕沟parietooccipital sulcus** 位于半球内侧面的后部，由前下向后上，并略转至半球上外侧面。

　　五个叶是额叶、顶叶、枕叶、颞叶和岛叶。**额叶 frontal lobe** 在外侧沟以上和中央沟之前。**顶叶 parietal lobe** 在中央沟与顶枕沟之间。**枕叶 occipital lobe** 在顶枕沟以后。**颞叶 temporal lobe** 在外侧沟以下。**岛叶 insular lobe** 在外侧沟的深处。

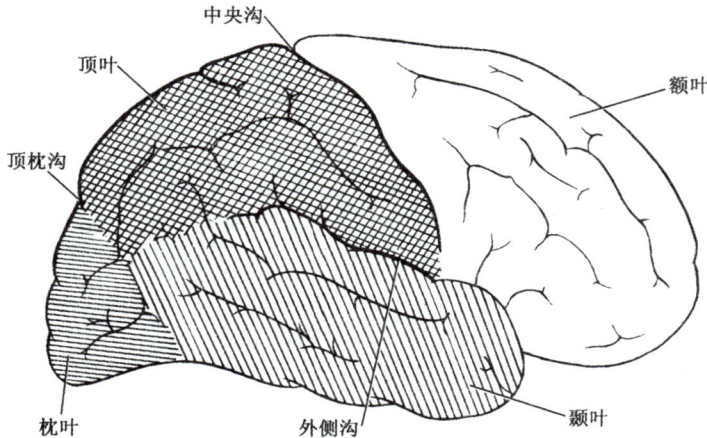

图 9-46　大脑半球的分叶（右侧）

（2）**大脑半球上外侧面主要的沟和回**（图 9-47）　在中央沟的前方有一条与之平行的中央前沟，两者之间为**中央前回 precentral gyrus**。自中央前沟向前，有上、下两条略平行的沟，为额上沟和额下沟，两沟将额叶皮质自上而下分为额上回、额中回和额下回。在中央沟的后方有一条与其平行的中央后沟，两沟之间为**中央后回 postcentral gyrus**。在顶叶下部，围绕外侧沟末端周围的脑回为**缘上回 supramarginal gyrus**，围绕颞上沟末端的脑回为**角回 angular gyrus**。在外侧沟的下方有与之平行的**颞上沟和颞下沟**，两沟将颞叶皮质分为**颞上回、颞中回和颞下回**。在外侧

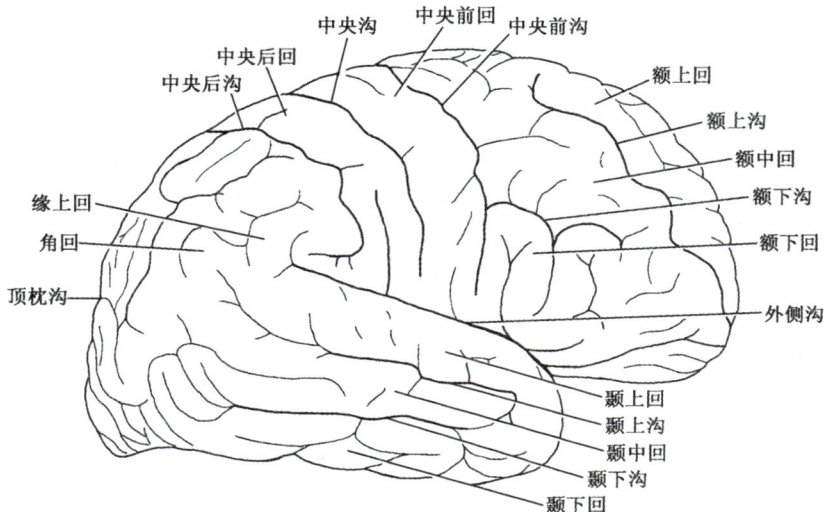

图 9-47　大脑半球的上外侧面（右侧）

沟深处的颞上回的上壁，有几条短而横行的脑回，称为**颞横回 transverse temporal gyrus**。

（3）大脑半球内侧面主要的沟和回（图 9-48） 中央前、后回自半球上外侧面延续到半球内侧面的部分共同组成**中央旁小叶 paracentral lobule**。在胼胝体的后方，有一条向后走向枕叶后端的深沟，称为**距状沟 calcarine sulcus**，此沟与顶枕沟中部相遇。在胼胝体与半球上缘之间，有一略与两者平行的沟，称为**扣带沟 cingulate sulcus**。扣带沟与胼胝体之间的脑回为**扣带回 cingulate gyrus**，其后端变窄并弯向前方，连接**海马旁回 parahippocampal gyrus**。海马旁回的前端弯成钩形的回折部分，称为**钩 uncus**。在海马旁回的内侧为海马沟，在沟的上方有呈锯齿状的**齿状回 dentate gyrus**。从侧脑室内面看，在齿状回的外侧，侧脑室下角底壁上有一弓形隆起，称为**海马 hippocampus**，海马和齿状回构成**海马结构**。扣带回、海马旁回、齿状回以及海马等结构几乎呈环形围于大脑与间脑交接处的边缘，故称为**边缘叶 limbic lobe**。

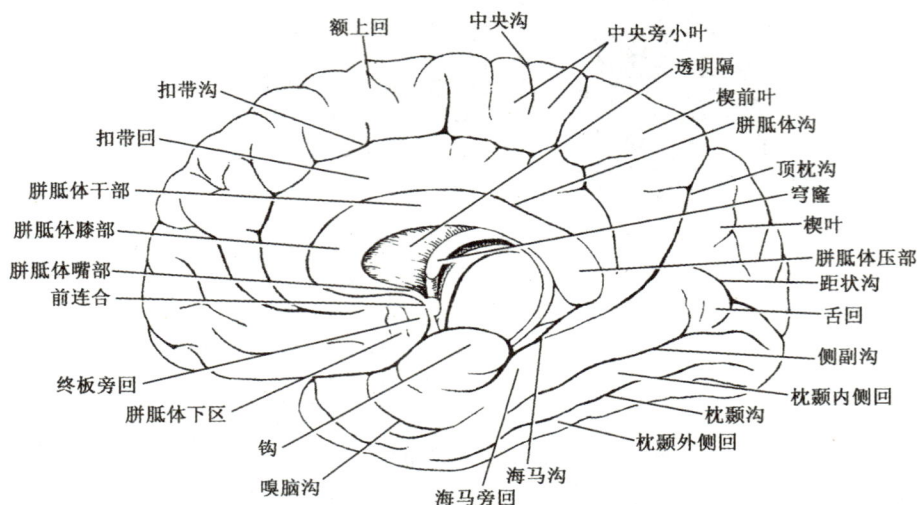

图 9-48 大脑半球的内侧面（右侧）

（4）大脑半球的下面 在额叶下面的前内侧有一椭圆形的**嗅球**，内有嗅球细胞，接受嗅神经的纤维，它的后端变细为**嗅束**，嗅束向后扩大为**嗅三角**（图 9-35）。

2. 大脑半球的内部结构 大脑半球表面的一层灰质称为**大脑皮质 cerebral cortex**，皮质深面的白质称为**大脑髓质 cerebral medullary substance**，白质深部的灰质团块称为**基底核 basal nuclei**。大脑半球内的腔隙称为**侧脑室 lateral ventricle**。

（1）大脑皮质

1）大脑皮质的结构和分区 大脑皮质的沟与回扩大了皮质的表面积，人类大脑皮质的表面积约为 2200cm²，其中约 1/3 露在表面，另 2/3 在沟的底和壁上。大脑皮质由各种神经元、神经纤维和神经胶质构成。

依据进化次序，大脑皮质可分为原皮质（海马和齿状回）、旧皮质（嗅脑）和新皮质（占大脑皮质的 96% 以上）。大脑皮质神经元是以分层方式排列的，原皮质和旧皮质分为 3 层，新皮质分为 6 层，而过渡区的中间皮质可分为 4 ~ 6 层。新皮质由浅入深的 6 层结构是：分子层（细胞稀少，主要含深层神经元的树突和多种神经纤维）、外颗粒层（主要是颗粒细胞）、外锥体细胞层（主要是中小型锥体细胞）、内颗粒层（主要是星形细胞）、内锥体细胞层（主要是大中型锥体细胞，中央前回有巨型锥体细胞，即 Betz 细胞）和多形细胞层（主要是梭形细胞和 Martinotti

细胞）。

分 6 层的新皮质只是大脑皮质的基本构筑形式，但不同区域皮质厚薄、纤维疏密和细胞成分均有不同，学者们依据大脑皮质的细胞构筑将全部皮质分为若干区，现广泛采用的是 **Brodmann 分区法**，该法将大脑皮质分为 52 个区。

大脑皮质是高级神经活动的物质基础。神经元间的联系极为复杂，皮质的每一部分既是一些上行纤维束的终点，又是一些下行纤维束的起点，传入纤维与传出纤维之间有各种联络神经元，形成复杂而广泛的神经回路。大脑皮质对传入的各种冲动进行分析整合，做出反应，从而构成思维和语言活动的物质基础。

2）大脑皮质的功能定位 临床观察和实验研究证明，人的大脑皮质有许多不同的功能区，又称**中枢**（图9-49，图9-50）。这些中枢是执行某种功能的核心部分，重要者如下：

①躯体运动中枢：位于中央前回和中央旁小叶前部（4、6 区）。该中枢发出纤维组成锥体束，至脑神经躯体运动核和脊髓前角，管理骨骼肌的随意运动。其特点是：管理对侧的上下肢肌、面下部表情肌和舌肌，其余的骨骼肌受双侧支配；有一定的局部定位关系，即中央前回上部与中央旁小叶前部支配下肢肌，中央前回中部支配上肢肌和躯干肌，中央前回下部支配头颈肌，因此其与身体各部的关系，犹如头朝下、足朝上的倒置人形，但头面部的投影依然是正立位；身体各部在皮质的代表区大小与运动的精细复杂程度相关，如口和手在皮质的代表区所占的面积较其他部分（如躯干）在皮质的代表区所占的面积相对大很多（图 9-51）。

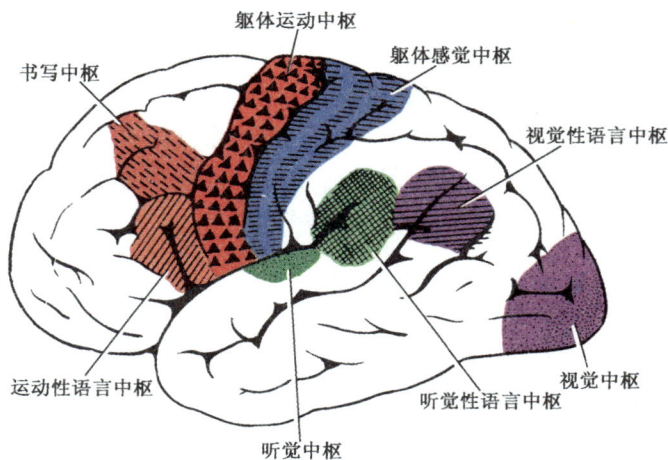
图 9-49 大脑皮质中枢（上外侧面，左侧）

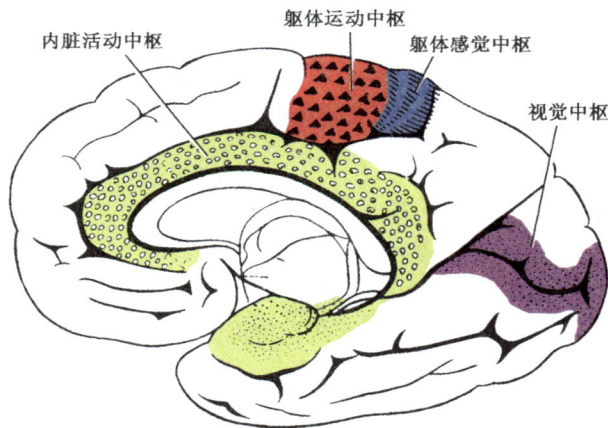
图 9-50 大脑皮质中枢（内侧面，右侧）

②躯体感觉中枢：位于中央后回和中央旁小叶后部（1、2、3 区）。该中枢接受背侧丘脑发出的纤维，管理躯体浅、深感觉。其特点是：接受对侧半身的浅、深感觉冲动；感觉冲动传入的皮质投射也是倒置的，和躯体运动中枢相似；代表区的大小与身体各部感觉的灵敏程度相关，如手指、唇等感觉灵敏部位的代表区面积大，而躯干的代表区面积小（图 9-52）。

③视觉中枢：位于枕叶内侧面距状沟上、下的皮质（17 区）。一侧视觉中枢接受同侧视网膜颞侧半和对侧视网膜鼻侧半的视觉冲动。

④听觉中枢：在颞叶的颞横回（41、42 区）。每侧听觉中枢都接受来自两耳的听觉冲动。

因此，一侧听觉中枢受损，不会引起全聋。

⑤语言中枢：是人类大脑皮质所特有的，通常存在于优势半球。绝大多数人的优势半球位于左侧大脑半球，有说话、听话、书写和阅读四种语言中枢。

运动性语言中枢（说话中枢）：位于额下回后部（44、45区），又称Broca区。此中枢受损，患者丧失说话能力，可以听懂他人的语言，与发音有关的肌肉并未瘫痪，尚能发音，临床上称为运动性失语症。

书写中枢：位于额中回后部（6、8区），紧靠中央前回的上肢代表区。此中枢受损，患者失去写字、绘画等能力，但上肢的其他运动功能不受影响，临床上称为失写症。

视觉性语言中枢（阅读中枢）：位于顶叶的角回（39区）。此中枢受损，患者视觉无障碍，但看不懂已认识的文字，不理解句意，从而不能阅读，称为失读症。

听觉性语言中枢（听话中枢）：在颞上回后部（22区）。此中枢受损，患者听觉无障碍，也能说话，但不能理解他人讲话的意思，故不能正确回答问题，临床上称为感觉性失语症。

⑥嗅觉中枢：在海马旁回、钩的内侧部及其附近。

⑦内脏活动中枢：一般认为在边缘叶。

（2）基底核　包括尾状核、豆状核和杏仁体等（图9-53）。

1）尾状核 caudate nucleus　长而弯曲，蜷伏于背侧丘脑的背外侧，分为头、体、尾三部分。尾状核头在背侧丘脑的前外侧，尾状核体在背侧丘脑的背外侧，尾状核尾向前下伸入颞叶，末端连接杏仁体。

2）豆状核 lentiform nucleus　位于岛叶的深部、背侧丘脑的外侧，它被白质分成内、外侧两部分。内侧部分色泽较浅，称为**苍白球 globus pallidus**，是纹状体中古老的部分，又称**旧纹状体**。外侧部分色泽较深，称为**壳 putamen**。豆状核的壳和尾状核在进化上较新，合称为**新纹**

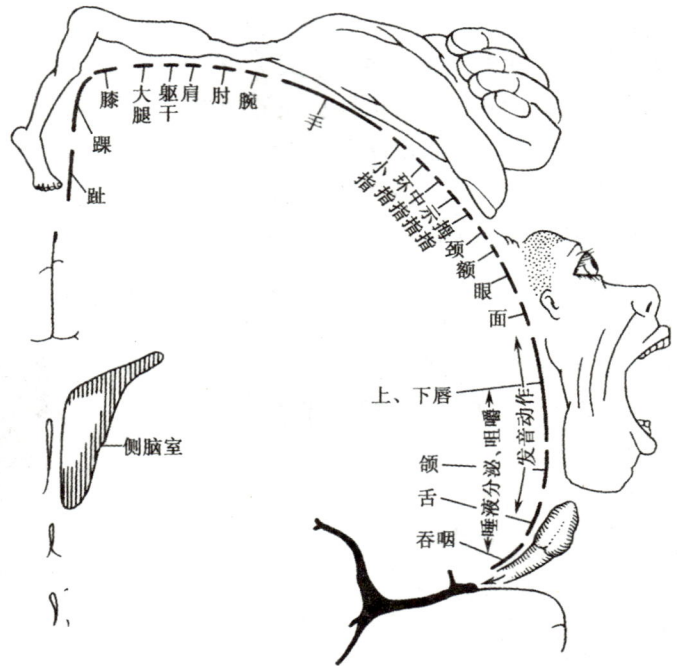

图 9-51　人体各部运动中枢的投影

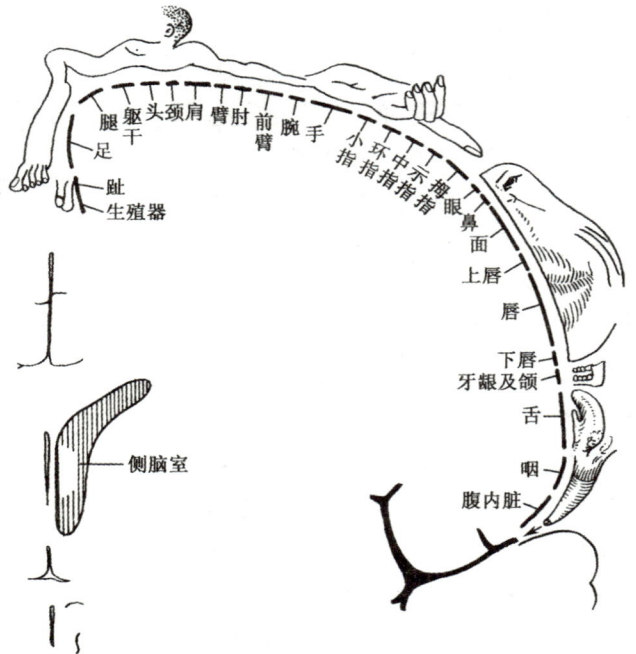

图 9-52　人体各部感觉中枢的投影

状体。

纹状体 corpus striatum 由尾状核与豆状核组成，是人类锥体外系的重要组成部分，在调节躯体运动中起重要作用。

3）**杏仁体 amygdaloid body** 在海马旁回钩的深面，与尾状核尾的末端相连。为边缘系统的皮质下中枢，与调节内脏活动和情绪等功能有关。

（3）**大脑髓质** 由大量的神经纤维构成，这些纤维的长短和方向不一，可分为三类：

1）**联络纤维 association fibers** 是同侧半球皮质各部之间相互联系的纤维。

2）**连合纤维 commissural fibers** 是连接左、右大脑半球皮质的横行纤维，其主要者为胼胝体。

3）**投射纤维 projection fibers** 是大脑皮质各功能区与皮质下各结构之间的上、下行纤维束，它们大部分都经过内囊。

内囊 internal capsule 是位于背侧丘脑、尾状核与豆状核之间的上、下行纤维聚集而成的白质区。在大脑半球的水平切面上，呈"＞＜"形，可分为内囊前肢、内囊膝和内囊后肢三部分。**内囊前肢**位于尾状核与豆状核之间。**内囊后肢**较长，位于豆状核与背侧丘脑之间。前、后肢相接部，称为**内囊膝**。

经内囊前肢的投射纤维束主要有额桥束；经内囊膝的投射纤维束有皮质核束；经内囊后肢的投射纤维束主要有皮质脊髓束、丘脑皮质束（丘脑中央辐射）、顶枕颞桥束，在后肢的后部还有视辐射和听辐射通过（图 9-54，图 9-55）。当一侧内囊损伤广泛时，患者会出现对侧偏身运动障碍（含上下肢肌、舌肌及睑裂以下表情肌运动障碍，因皮质脊髓束、皮质核束受损），对侧偏身感觉丧失（因丘脑皮质束受损）和双眼对侧半视野偏盲（因视辐射受损），即所谓的"三偏"症状。

（4）**边缘系统 limbic system** 是由边

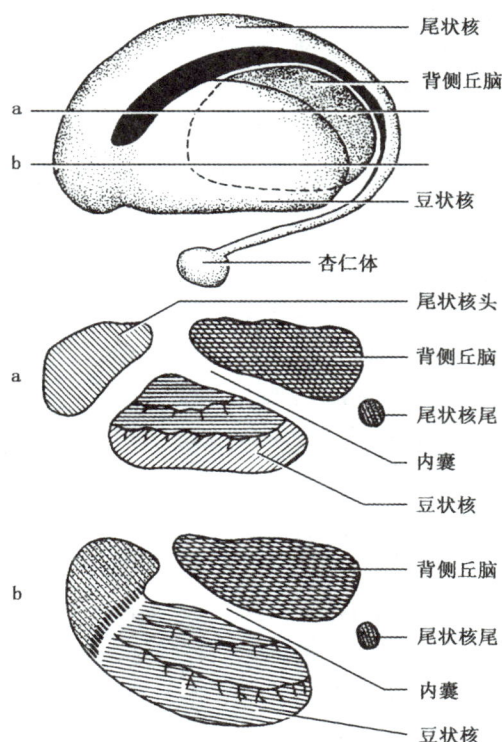

图 9-53 纹状体和背侧丘脑示意图

（下两图是上图 a、b 的水平切面）

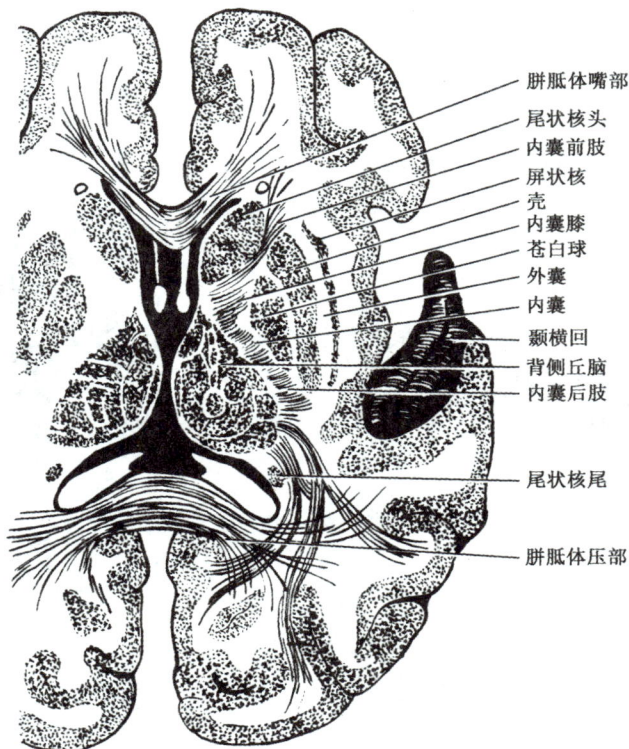

图 9-54 大脑半球的水平切面

缘叶与相关的皮质及皮质下结构组成。边缘叶是指位于胼胝体周围和侧脑室下角底壁的一圈弧形结构，包括隔区、扣带回、海马旁回和海马结构等。相关皮质是指额叶眶部、岛叶和颞极。相关皮质下结构是指杏仁体、隔核、下丘脑、丘脑前核和中脑被盖等。边缘系统在种系发生上比较古老，其纤维联系广泛，功能复杂。边缘系统的功能主要与嗅觉、内脏活动、情绪行为、学习记忆等密切相关。

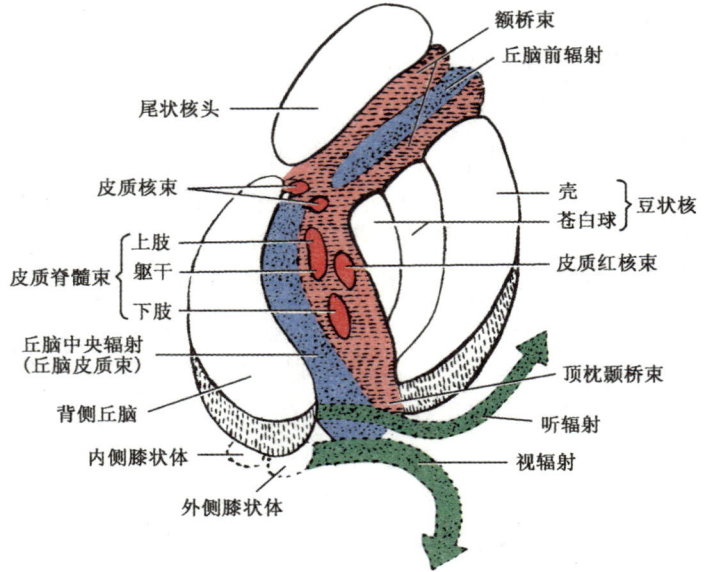

图 9-55 内囊模式图

二、脑神经

脑神经 cranial nerves 是与脑相连的周围神经，共 12 对。脑神经的顺序通常用罗马数字表示。其顺序和名称如下：Ⅰ嗅神经，Ⅱ视神经，Ⅲ动眼神经，Ⅳ滑车神经，Ⅴ三叉神经，Ⅵ展神经，Ⅶ面神经，Ⅷ前庭蜗神经，Ⅸ舌咽神经，Ⅹ迷走神经，Ⅺ副神经，Ⅻ舌下神经。脑神经的第Ⅰ对与端脑相连，第Ⅱ对与间脑相连，第Ⅲ、第Ⅳ对与中脑相连，第Ⅴ～Ⅷ对与脑桥相连，第Ⅸ～Ⅻ对与延髓相连。脑神经分别经颅底不同的孔、管或裂出入颅腔，主要分布于头颈部，但第Ⅹ对脑神经还分布于胸、腹腔器官（图 9-56）。

脑神经的纤维成分较脊神经复杂，除了脊神经具有的四种纤维成分外，还有分布于头部特殊感受器的特殊躯体感觉纤维和特殊内脏感觉纤维，以及支配由鳃弓衍化的横纹肌（咀嚼肌、面肌和咽喉肌等）运动的特殊内脏运动纤维。因此脑神经的纤维成分共有七种，本教材将其简化为四种（图 9-56，图 9-57）：

1. 躯体感觉纤维 传导来自

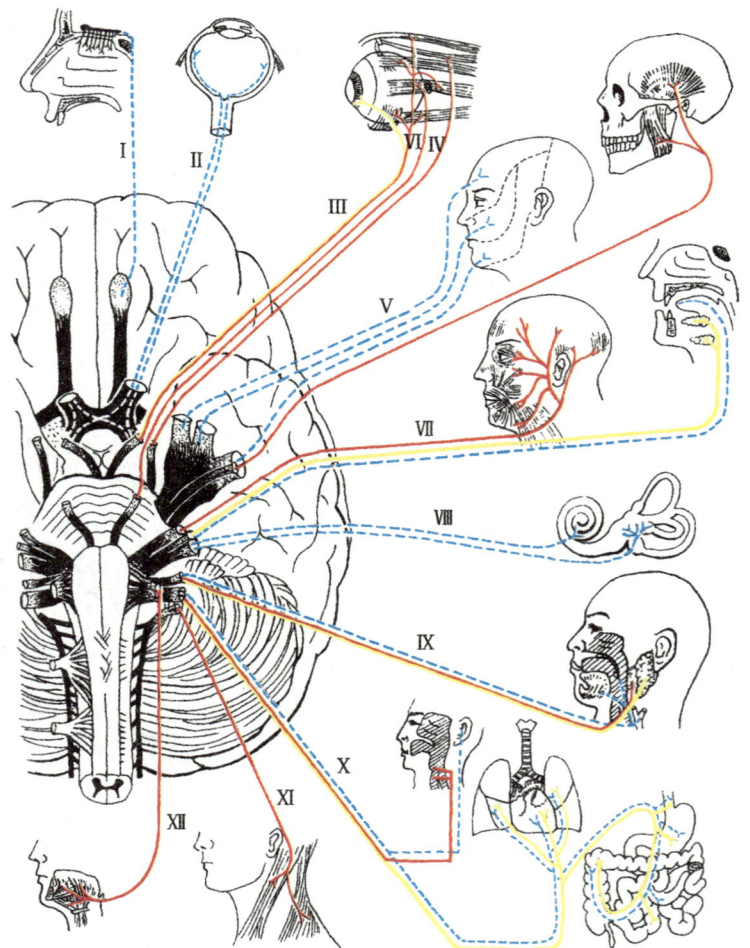

图 9-56 脑神经

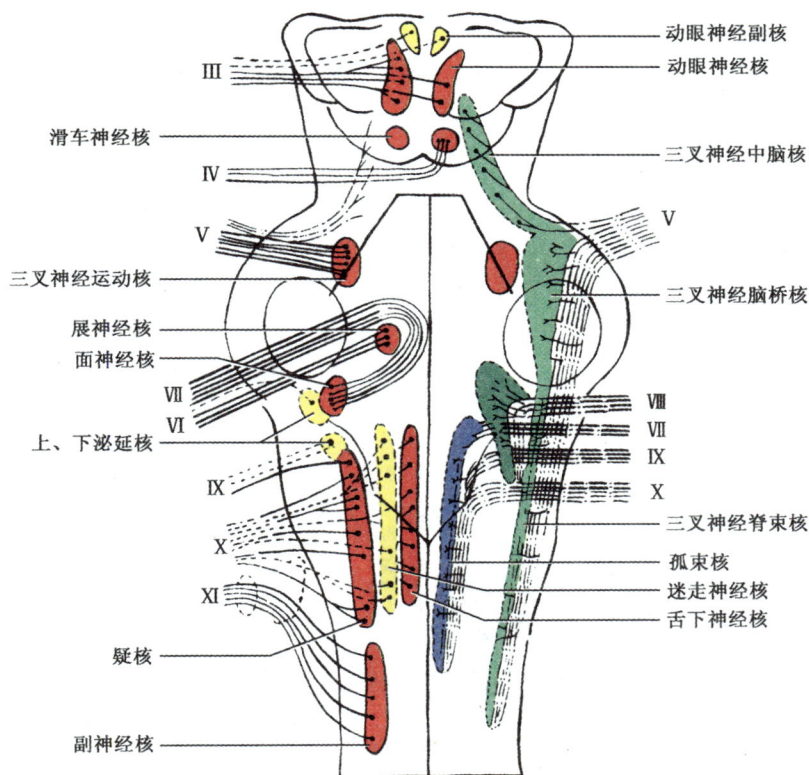

图 9-57 神经核及其纤维示意图

头面部皮肤、肌、腱，口鼻腔黏膜以及视器、前庭蜗器的感觉冲动。

2. 内脏感觉纤维 传导来自内脏、心血管、腺体以及嗅器、味蕾的感觉冲动。

3. 躯体运动纤维 发自脑神经躯体运动核，支配眼球外肌、舌肌、咀嚼肌、面肌和咽喉肌等头颈部骨骼肌。

4. 内脏运动纤维 发自脑神经内脏运动核，属副交感纤维，支配心肌、平滑肌的运动和腺体的分泌。

脑神经与脊神经的不同之处主要有：①每对脊神经均含有四种纤维成分，都是混合性神经；每对脑神经的纤维成分不尽相同，可分为感觉性、运动性和混合性脑神经三种。Ⅰ、Ⅱ、Ⅷ对脑神经只含感觉纤维，为感觉性脑神经；Ⅲ、Ⅳ、Ⅵ、Ⅺ、Ⅻ对脑神经只含运动纤维，为运动性脑神经；Ⅴ、Ⅶ、Ⅸ、Ⅹ对脑神经既含感觉纤维，又含运动纤维，为混合性脑神经。②脊神经中的内脏运动纤维有交感和副交感成分；脑神经中的内脏运动纤维属副交感成分，仅存在于Ⅲ、Ⅶ、Ⅸ、Ⅹ对脑神经中。

（一）嗅神经

嗅神经 olfactory nerve 传导嗅觉冲动，由

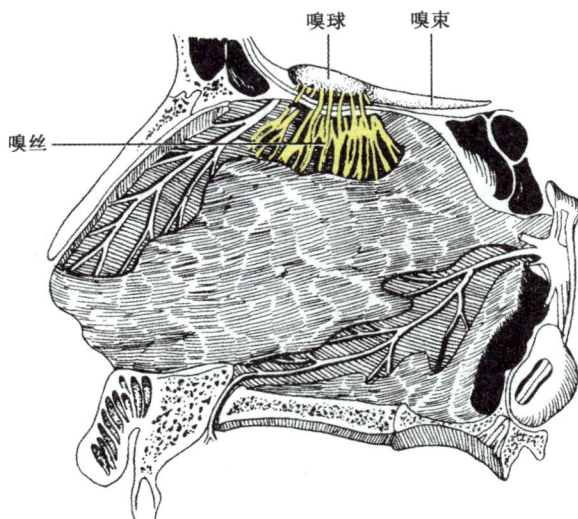

图 9-58 嗅神经

鼻黏膜嗅部嗅细胞的中枢突组成。嗅细胞为双极神经元，其周围突分布于鼻黏膜嗅部，中枢突聚集成 20 多条嗅丝（即嗅神经），穿筛孔入颅，终止于嗅球（图 9-58）。

（二）视神经

视神经 optic nerve 传导视觉冲动，由视网膜节细胞的轴突在视神经盘处聚集后穿过巩膜而成。视神经自眼球后部行向后内方，穿视神经管入颅中窝。两侧的视神经在垂体的前上方形成视交叉，视神经的纤维在视交叉重新组合后分为左、右视束，绕过大脑脚外侧，向后止于间脑的外侧膝状体（图 9-59）。

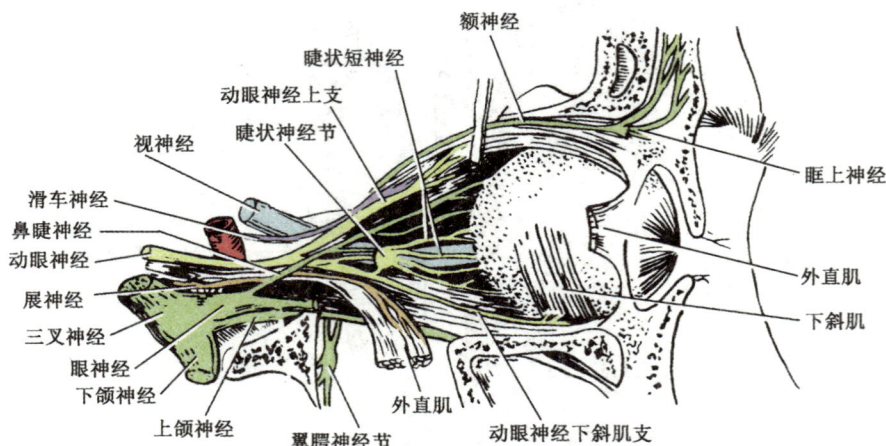

图 9-59　眶内神经（外侧面观）

（三）动眼神经

动眼神经 oculomotor nerve 含躯体运动纤维和内脏运动纤维（副交感纤维），前者发自中脑动眼神经核，后者发自动眼神经副核。动眼神经在脚间窝出脑，向前经眶上裂入眶，其躯体运动纤维支配上睑提肌、上直肌、内直肌、下直肌和下斜肌，而副交感纤维进入**睫状神经节**（位于视神经外侧）交换神经元后，节后纤维入眼球，支配睫状肌和瞳孔括约肌（图 9-59）。

动眼神经损伤时，其支配的眼球外肌麻痹，出现眼睑下垂，眼外斜视，眼球不能向内、上、下方运动，并有瞳孔散大、瞳孔对光反射消失等症状。

（四）滑车神经

滑车神经 trochlear nerve 起自中脑对侧的滑车神经核，由下丘下方出脑，绕大脑脚外侧向前，经眶上裂入眶，支配上斜肌（图 9-59）。

（五）三叉神经

三叉神经 trigeminal nerve 为最粗大的脑神经，是含躯体感觉和躯体运动两种纤维的混合性脑神经。其躯体感觉纤维的胞体位于**三叉神经节**（位于三叉神经压迹处）内，该节由假单极神经元组成，其中枢突集中组成粗大的三叉神经感觉根，在脑桥基底部与小脑中脚交界处入脑，止于三叉神经脑桥核和三叉神经脊束核，其周围突组成三叉神经的三大分支：眼神经、上颌神经和下颌神经。由三大分支再发出的分支分布于头面部皮肤、眼、鼻腔和口腔的大部分黏膜以及牙齿、脑膜等处，传导痛觉、温度觉、触觉及压觉。躯体运动纤维发自脑桥的三叉神经运动核，出脑桥后，紧贴三叉神经节下面进入下颌神经内，分布于咀嚼肌（图 9-60，图 9-61，图 9-62）。

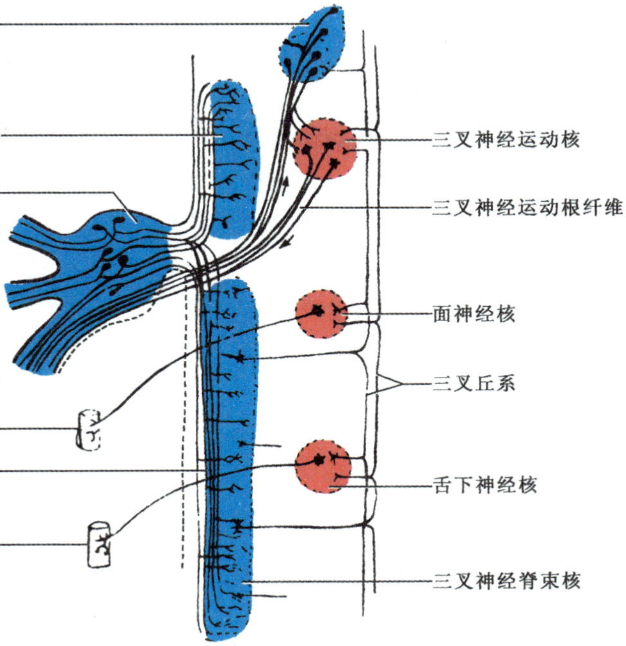

图 9-60　三叉神经核团及其与中枢联系

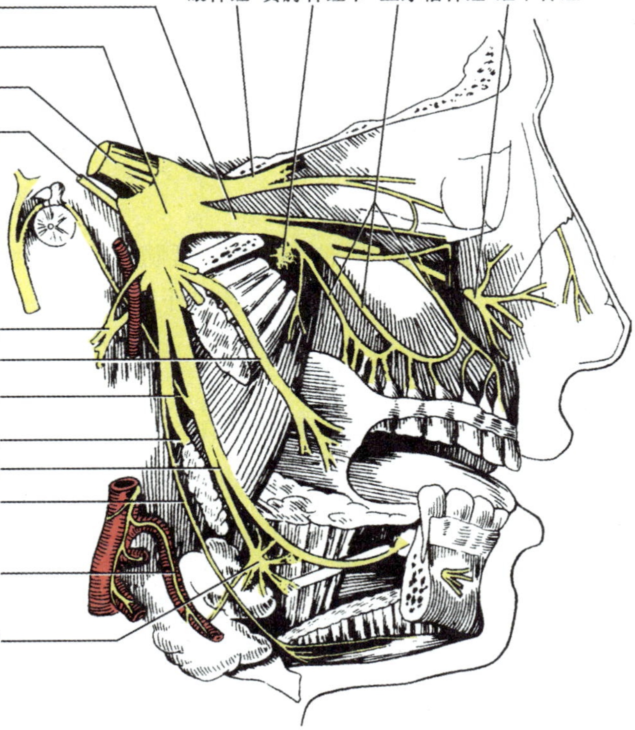

图 9-61　三叉神经

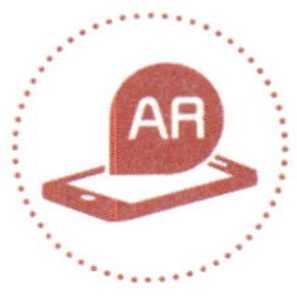

1. 眼神经 ophthalmic nerve　含躯体感觉纤维，是三支中最小的一支，经眶上裂入眶，分布于泪腺、眼球、部分鼻腔黏膜，以及上睑、鼻背和额部的皮肤。眼神经分支中分布于额部皮肤的一个终支为**眶上神经**，沿眶上壁下面前行，经眶上切迹（孔）至额部皮肤。

2. 上颌神经 maxillary nerve　含躯体感觉纤维，由圆孔出颅后，经眶下裂入眶。主干的终末支延续为**眶下神经**，沿眶下壁的眶下沟、眶下管前行，出眶下孔至面部，分成数支，主要分布于睑裂与口裂之间的面部皮肤。

上颌神经在穿出眶下孔以前，沿途发出分支分布于上颌牙齿、牙龈，以及上颌窦和鼻腔的黏膜等处。

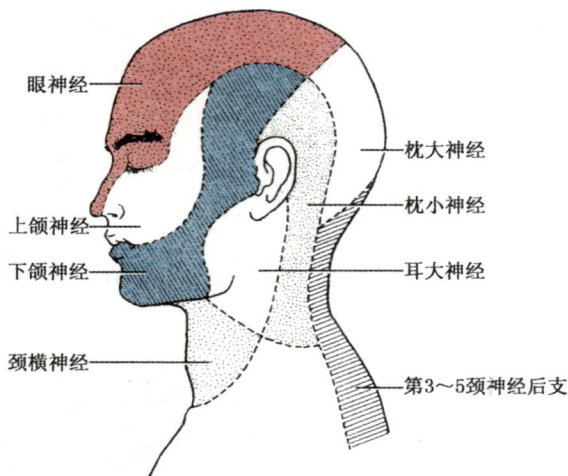

图 9-62　头面部皮神经分布示意图

3. 下颌神经 mandibular nerve　为混合性神经，含有躯体感觉和躯体运动纤维，经卵圆孔出颅，立即分为许多分支。其躯体感觉纤维主要分布于下颌牙齿、牙龈、颊和舌前 2/3 的黏膜，以及耳颞区和口裂以下的面部皮肤；躯体运动纤维支配咀嚼肌。下颌神经的分支中较重要者如下：

（1）舌神经 lingual nerve　由下颌神经分出，呈弓形越过下颌下腺上方，向前入舌内，分布于舌前 2/3 黏膜。舌神经在行程中有来自面神经的鼓索加入，鼓索含副交感纤维和味觉纤维。

（2）下牙槽神经 inferior alveolar nerve　在舌神经后方经下颌孔入下颌管，在管内发出分支分布于下颌牙齿和牙龈。下牙槽神经的终支自颏孔穿出为**颏神经**，分布于口裂以下的面部皮肤。

（3）耳颞神经 auriculotemporal nerve　以两根起自下颌神经，夹持脑膜中动脉向后合成一干，穿入腮腺实质内，行程中发出分支分布于耳屏前部、外耳道和颞区的皮肤。

一侧三叉神经完全损伤时，可导致同侧面部皮肤、眼以及口、鼻腔黏膜感觉丧失，角膜反射消失，咀嚼肌瘫痪，张口时下颌偏向患侧。

（六）展神经

展神经 abducent nerve 起自脑桥展神经核，在延髓脑桥沟中线外侧出脑前行，经眶上裂入眶，支配外直肌（图 9-59）。展神经损伤时，可导致外直肌麻痹，出现内斜视。

（七）面神经

面神经 facial nerve 为混合性脑神经，主要含有三种纤维成分：①躯体运动纤维，支配面肌；②内脏感觉（味觉）纤维，分布于舌前 2/3 的味蕾，传导味觉；③内脏运动纤维（副交感纤维），分布于泪腺、下颌下腺和舌下腺，支配其分泌。

躯体运动纤维占面神经纤维的大部分，起自脑桥面神经核。面神经在脑桥小脑三角处，自延髓脑桥沟的外侧部出脑，与前庭蜗神经伴行，经内耳门进入内耳道，至内耳道底即与前庭蜗神经分开，穿内耳道骨壁进入与中耳鼓室相邻的面神经管，经茎乳孔出颅，穿入腮腺，在腮腺内发出分支，呈扇形分布于面肌（图 9-63，图 9-64）。

在面神经管内有膨大的**膝神经节**，为味觉纤维的胞体所在处，该节由假单极神经元组成，其中枢突入脑后，止于孤束核，周围突随舌神经分布于舌前 2/3 黏膜的味蕾。面神经在面神经管内

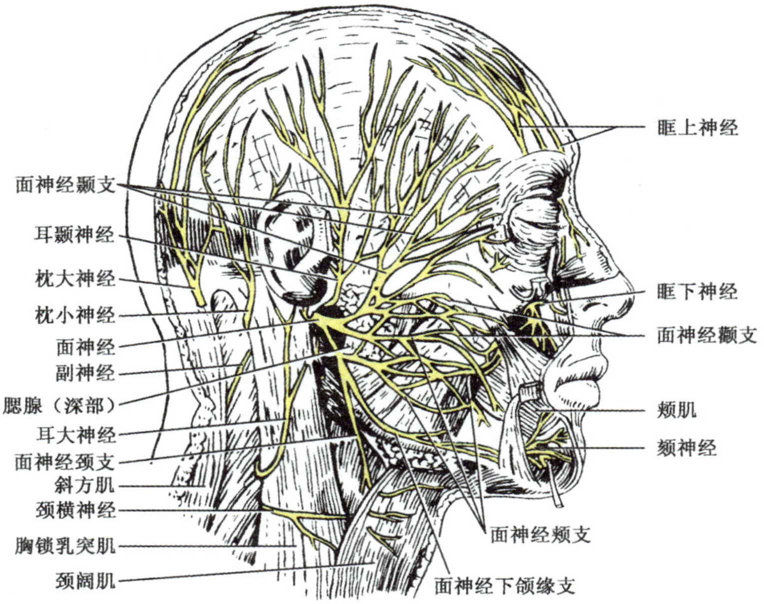

图 9-63　面神经及其分支

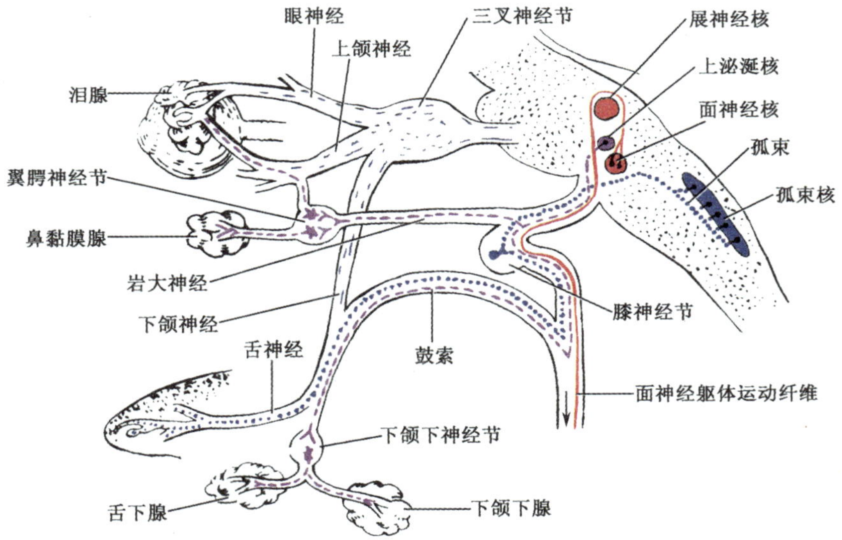

图 9-64　面神经在面神经管内的走行

发出一分支称为**鼓索 chorda tympani**（图 9-64），鼓索穿过鼓室加入舌神经。鼓索内含副交感节前纤维和味觉纤维。起自脑桥上泌涎核的副交感纤维，分别进入**下颌下神经节**（位于舌神经下方）和**翼腭神经节**（位于翼腭窝）交换神经元后，节后纤维支配下颌下腺、舌下腺和泪腺、鼻腔黏膜腺的分泌。

面神经在颅外损伤时，仅累及躯体运动纤维，造成患侧面肌瘫痪，出现患侧额纹消失、不能闭眼、鼻唇沟变浅、角膜反射消失以及口角歪向健侧等症状（图 9-65）。面神经在面神经管内损伤时，除上述面肌瘫痪症状外，还出现舌前 2/3 味觉丧失，舌下腺、下颌下腺及泪腺等分泌障碍。

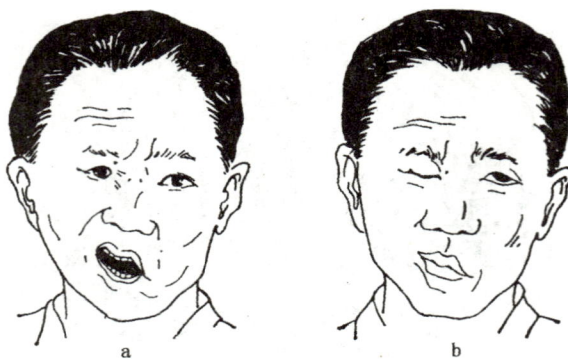

图 9-65   左侧面神经麻痹

a.露牙时症状更为显著，健侧口角吊起，患侧鼻唇沟纹变浅
或消失，睑裂变大；b.闭眼时，健侧可闭眼，患侧不能闭眼

【附】角膜反射

当用棉花轻触一侧角膜时，引起两眼同时闭合，此现象称为**角膜反射**。此反射由三叉神经和面神经共同完成。其传导通路是：角膜→三叉神经的眼神经→三叉神经脑桥核和脊束核→两侧面神经核→两侧面神经→两侧眼轮匝肌。

（八）前庭蜗神经

前庭蜗神经 vestibulocochlear nerve 又称位听神经，由前庭神经和蜗神经两部分组成。**前庭神经 vestibular nerve** 传导平衡觉，**蜗神经 cochlear nerve** 传导听觉，两者合成一干进入内耳道，经内耳门入颅，在脑桥小脑三角经延髓脑桥沟的外侧端进入脑桥。

前庭神经的胞体位于内耳道底的**前庭神经节**，该节由双极神经元组成，其周围突分布于内耳的椭圆囊斑、球囊斑和壶腹嵴，中枢突聚集成前庭神经，出内耳门入脑，止于脑干前庭神经核及小脑（图 9-66）。

蜗神经的胞体位于内耳蜗轴内的**蜗神经节**，该节由双极神经元组成，其周围突分布于螺旋器，中枢突聚集成蜗神经，与前庭神经同行入脑，终止于脑干蜗神经核（图 9-66）。

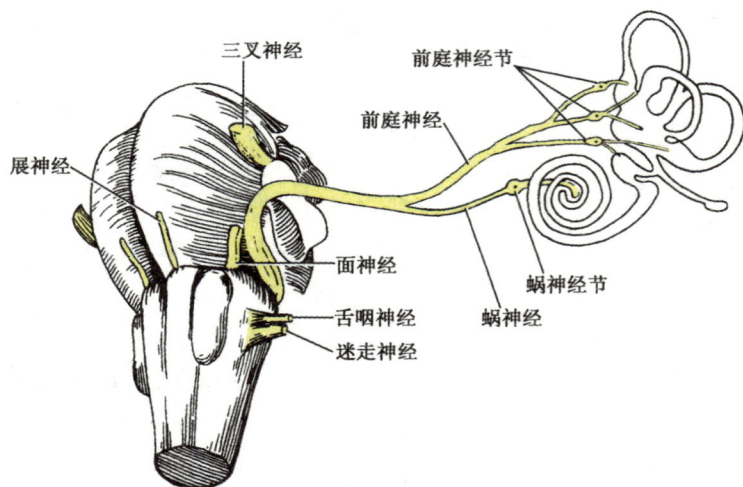

图 9-66   前庭蜗神经

（九）舌咽神经

舌咽神经 glossopharyngeal nerve 为混合性脑神经，主要有三种纤维成分：①内脏感觉纤维，

分布于舌后 1/3 的黏膜和味蕾，咽、咽鼓管和鼓室等处黏膜，以及颈动脉窦和颈动脉小球，传导味觉和一般感觉；②躯体运动纤维，支配部分咽肌；③内脏运动纤维（副交感纤维），分布于腮腺，支配腮腺的分泌。

内脏感觉纤维的胞体位于颈静脉孔下方的**舌咽神经下神经节**，该节由假单极神经元组成，其周围突分布于舌后 1/3 的黏膜和味蕾，咽、咽鼓管和鼓室等处黏膜，以及颈动脉窦和颈动脉小球，中枢突止于孤束核。躯体运动纤维起自延髓疑核，支配部分咽肌。副交感节前纤维起自延髓下泌涎核，在**耳神经节**（位于卵圆孔下方）交换神经元，节后纤维经耳颞神经分布于腮腺，支配腮腺的分泌。

舌咽神经自延髓橄榄背侧出脑，经颈静脉孔出颅，神经干在颈静脉孔处形成膨大的上、下神经节。出颅后，舌咽神经沿颈内动、静脉之间下降，呈弓形向前达舌根（图 9-67）。

舌咽神经损伤时，表现为舌后 1/3 一般感觉和味觉消失，软腭、咽后壁等处一般感觉障碍，同侧咽肌无力，腮腺分泌障碍等。

（十）迷走神经

迷走神经 vagus nerve（图 9-68）是行程最长、分布最广的混合性脑神经，含有四种纤维成分：①内脏运动（副交感）纤维，起自延髓迷走神经背核，支配颈、胸、腹部脏器的心肌、平滑肌的运动和腺体的分泌；②躯体运动纤维，起自延髓疑核，支配咽喉肌；③内脏感觉纤维，其胞体位于**迷走神经下神经节**（位于颈静脉孔下方），该节由假单极神经元组成，其周围突分布于颈、胸、腹部脏器，中枢突止于孤束核；④躯体感觉纤维，胞体位于**迷走神经上神经节**

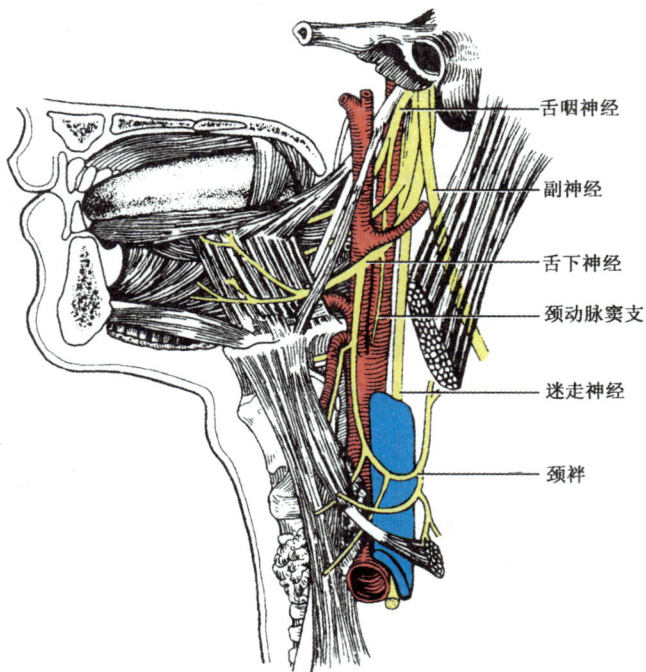

图 9-67 舌咽神经、舌下神经和副神经

舌咽神经
副神经
舌下神经
颈动脉窦支
迷走神经
颈袢

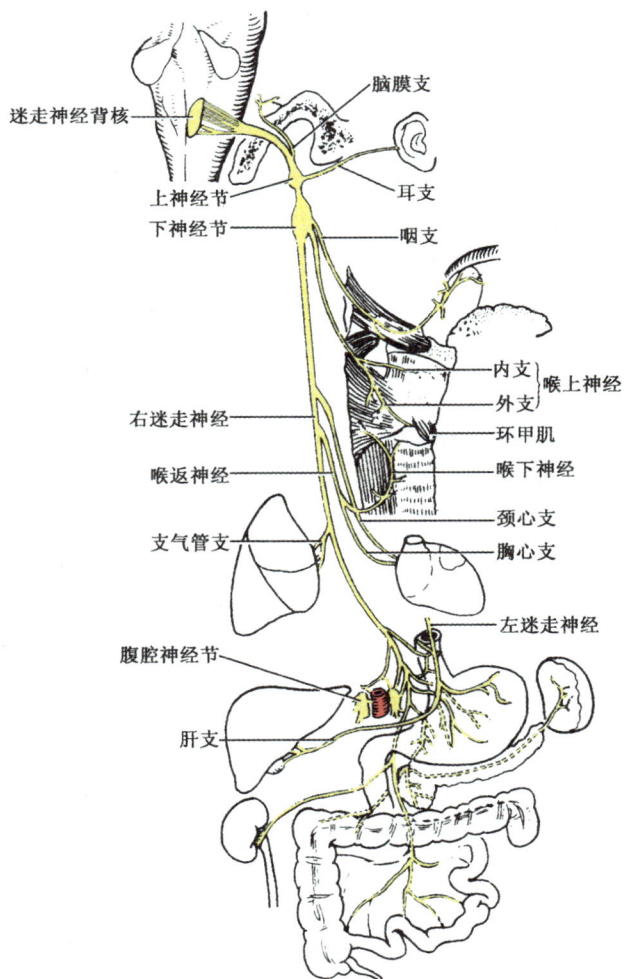

图 9-68 迷走神经

迷走神经背核
脑膜支
上神经节
耳支
下神经节
咽支
内支 喉上神经
外支
右迷走神经
环甲肌
喉返神经
喉下神经
颈心支
支气管支
胸心支
左迷走神经
腹腔神经节
肝支

（位于颈静脉孔内），其周围突分布于耳郭背侧面和外耳道的皮肤，中枢突止于三叉神经脊束核。

迷走神经在延髓橄榄背侧、舌咽神经下方出脑，经颈静脉孔出颅，神经干在颈静脉孔处形成膨大的上、下神经节。出颅后，迷走神经在颈动脉鞘内，于颈内（颈总）动脉与颈内静脉之间的后方下行，经胸廓上口入胸腔，在肺根后方沿食管下行。左、右迷走神经分别在食管前、后面形成食管前、后丛，在食管下端延续为迷走神经前、后干，前、后两干经食管裂孔入腹腔。

迷走神经沿途发出许多分支，其中重要分支如下：

1. 颈部分支

（1）喉上神经 superior laryngeal nerve　在迷走神经下神经节处分出，分布于咽、舌根、声门裂以上的喉黏膜及部分喉肌（环甲肌）。

（2）颈心支 cervical cardiac branches　在喉与气管两侧下行入胸腔，与交感神经一起构成**心丛**，调节心脏活动。其中分布于主动脉弓壁内者称为减压神经，能感受主动脉血压变化。

（3）咽支 pharyngeal branch　在迷走神经下神经节处分出，与舌咽神经的分支和交感神经咽支共同构成**咽丛**，分布于咽肌和咽部黏膜。

2. 胸部分支

（1）喉返神经 recurrent laryngeal nerve　为迷走神经入胸腔后发出的分支，左喉返神经勾绕主动脉弓，右喉返神经勾绕右锁骨下动脉，返回颈部，行于食管与气管之间的沟中，分别在甲状腺左右叶的深面入喉，终支称为**喉下神经**，管理大部分的喉肌运动和声门裂以下的喉黏膜感觉。

（2）支气管支和食管支　是迷走神经在胸部发出的若干小支，与交感神经分支共同构成**肺丛**和**食管丛**，由丛发出细支至气管、肺和食管，除支配这些器官的平滑肌运动和腺体分泌外，也传导这些脏器和胸膜的感觉冲动。

3. 腹部分支　迷走神经入腹腔后，前干发出**胃前支和肝支**。胃前支主要分布于胃前壁；肝支随肝固有动脉分布于肝、胆囊等处。迷走神经后干除发出**胃后支**至胃后壁，还发出**腹腔支**，与交感神经一起构成**腹腔丛**，随腹腔干和肠系膜上动脉等血管分布于肝、脾、胰、肾及结肠左曲以上的消化管，管理这些器官的运动、黏膜感觉以及腺体分泌。

（十一）副神经

副神经 accessory nerve 起自延髓疑核、延髓下部和第 1 ～ 5 颈髓节段的副神经核，在延髓橄榄背侧、迷走神经下方出脑，与舌咽神经、迷走神经一起经颈静脉孔出颅，行向后下，进入胸锁乳突肌和斜方肌，支配此两肌（图 9-67）。副神经损伤时，可导致患侧肩下垂，面不能转向对侧。

（十二）舌下神经

舌下神经 hypoglossal nerve 起自延髓舌下神经核，在延髓前外侧沟出脑，经舌下神经管出颅，支配全部舌内肌和大部分舌外肌（图 9-67）。

一侧舌下神经损伤时，可导致患侧舌肌瘫痪萎缩，伸舌时，舌尖偏向患侧。

以上 12 对脑神经总结见表 9-6。

表 9-6　12 对脑神经总结

名称	出入脑部位	出入颅部位	核的位置与名称	性质和分布	损伤后表现
嗅神经	大脑	筛孔		内脏感觉；鼻黏膜嗅部	嗅觉障碍
视神经	间脑	视神经管		躯体感觉；视网膜	视觉障碍
动眼神经	中脑脚间窝	眶上裂	中脑： 1. 动眼神经核 2. 动眼神经副核	躯体运动和副交感；提上睑肌，上、下、内直肌及下斜肌，瞳孔括约肌，睫状肌	眼睑下垂，外斜视，瞳孔散大，瞳孔对光反射消失
滑车神经	下丘下方	眶上裂	中脑：滑车神经核	躯体运动；上斜肌	
三叉神经	脑桥基底与小脑中脚交界处	1. 眶上裂 2. 圆孔 3. 卵圆孔	脑桥和延髓： 1. 三叉神经运动核 2. 三叉神经脑桥核 3. 三叉神经脊束核	躯体运动和躯体感觉；咀嚼肌，面部皮肤、口鼻腔黏膜，上下牙及牙龈，舌前 2/3 黏膜等	头面部痛、温度、触、压觉减弱或消失；咀嚼肌瘫痪，张口时下颌偏向患侧
展神经	延髓脑桥沟内侧部	眶上裂	脑桥：展神经核	躯体运动；外直肌	内斜视
面神经	延髓脑桥沟外侧部	内耳门茎乳孔	脑桥和延髓： 1. 面神经核 2. 上泌涎核 3. 孤束核上部	躯体运动、内脏感觉和副交感；面肌，泪腺、鼻腔黏膜腺、下颌下腺、舌下腺，舌前 2/3 味蕾	面肌瘫痪，泪腺、下颌下腺、舌下腺分泌障碍，舌前 2/3 味觉障碍
前庭蜗神经	延髓脑桥沟外侧部	内耳门	脑桥和延髓： 1. 前庭神经核 2. 蜗神经核	躯体感觉；内耳前庭器和螺旋器	平衡失调，听力减弱或消失
舌咽神经	延髓侧面	颈静脉孔	延髓： 1. 下泌涎核 2. 疑核 3. 孤束核	躯体运动、内脏感觉、副交感；腮腺，咽肌，舌后 1/3 黏膜和味蕾、咽黏膜、颈动脉窦及颈动脉小球等	舌后 1/3 一般感觉和味觉障碍，咽反射消失，腮腺分泌障碍
迷走神经	延髓侧面	颈静脉孔	延髓： 1. 迷走神经背核 2. 疑核 3. 孤束核 4. 三叉神经脊束核	副交感、躯体运动、内脏感觉和躯体感觉；咽喉腺体、胸腹腔器官、咽喉肌、咽喉及胸腹腔器官的黏膜、耳郭背侧和外耳道的皮肤	吞咽困难，声音嘶哑，心率加快，胃肠运动和分泌失常
副神经	延髓侧面，前、后根之间出脊髓	颈静脉孔	延髓下部和第 1～5 颈髓节段：副神经核	躯体运动；胸锁乳突肌和斜方肌	肩下垂，面不能转向对侧
舌下神经	延髓前外侧沟	舌下神经管	延髓：舌下神经核	躯体运动；舌肌	伸舌时舌尖歪向患侧，舌肌萎缩

第四节　传导通路

机体内、外感受器将接受的各种刺激转变为神经冲动，经周围神经传入中枢神经系统，最后至大脑皮质产生感觉。大脑皮质将这些信息整合后发出指令，传递到脑干或脊髓的运动神经元，经传出神经到达躯体或内脏效应器，引起反应。高级中枢与感受器或效应器之间通过神经元链构成传导神经冲动的通路，称为**传导通路**。不经过大脑皮质的传导通路称为**反射通路**。

由感受器经过传入神经、皮质下各级中枢至大脑皮质的神经通路称为**感觉传导通路（上行传导通路）**；由大脑皮质经过皮质下各级中枢、传出神经至效应器的神经通路称为**运动传导通路（下行传导通路）**。

一、感觉传导通路

感觉传导通路包括躯体感觉传导通路和内脏感觉传导通路。后者因传导途径复杂，至今尚不完全清楚。

躯体感觉分为两类：一般躯体感觉，包括本体感觉（深感觉）和浅感觉；特殊躯体感觉，包括视觉、听觉和平衡觉等。

（一）本体感觉传导通路

本体感觉是指肌、腱、关节等运动器官的位置觉、运动觉和震动觉，因感受器位置相对较深，又称**深感觉**。躯干和四肢本体感觉传导通路（头面部本体感觉传导通路目前不清楚，故略）分为传至大脑皮质的意识性本体感觉和传至小脑的非意识性本体感觉两条传导通路。

1. 躯干和四肢意识性本体感觉传导通路　此传导通路同时传导皮肤的精细触觉，由三级神经元组成（图9-69，图9-70）。

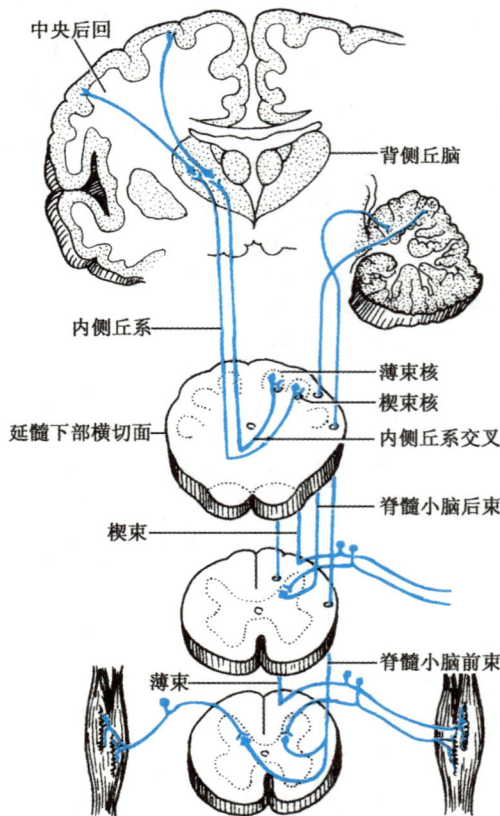

图9-69　本体感觉和精细触觉传导通路

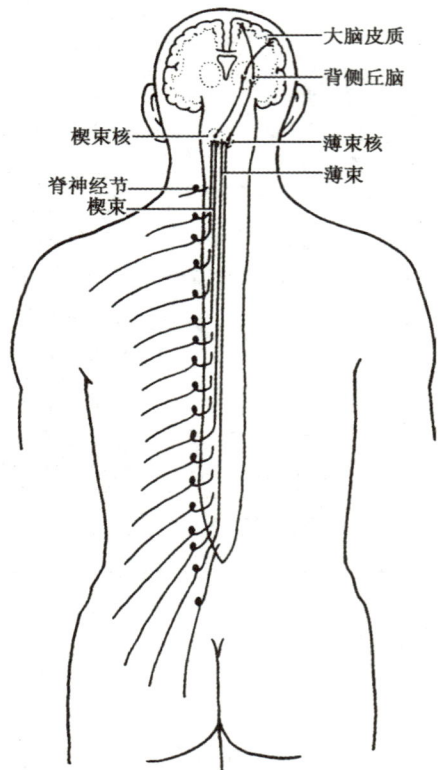

图9-70　薄束和楔束的构成

第 1 级神经元为脊神经节内的假单极神经元，其周围突随脊神经分布于躯干和四肢的肌、腱、关节等处的本体觉感受器和皮肤精细触觉感受器；中枢突经后根进入脊髓同侧的后索。来自第 5 胸髓节段及以下的纤维构成薄束，行于脊髓后索内侧；来自第 4 胸髓节段及以上的纤维形成楔束，行于薄束的外侧。薄束和楔束在脊髓后索内上升，达延髓分别止于薄束核和楔束核。

第 2 级神经元的胞体在薄束核和楔束核，两核发出的纤维呈弓形，前行至延髓中央管腹侧，在中线与对侧纤维交叉，称为内侧丘系交叉。交叉后的纤维在中线两侧上行，称为内侧丘系，经过脑桥和中脑止于背侧丘脑的腹后外侧核。

第 3 级神经元的胞体在背侧丘脑的腹后外侧核，发出纤维组成丘脑皮质束，经内囊后肢投射到中央后回的上 2/3 和中央旁小叶的后部。

此传导通路在交叉的下方或上方的不同部位损伤时，患者闭目不能确定损伤同侧（交叉下方损伤）或对侧（交叉上方损伤）关节的位置、姿势和运动方向，同时震动觉和精细触觉丧失。

2. 躯干和四肢非意识性本体感觉传导通路 为传入小脑的本体感觉通路，实际上是反射通路的上行部分。该通路由两级神经元组成（图 9-69）。**第 1 级神经元**为脊神经节内的假单极神经元，其周围突分布于肌、腱、关节等处的本体感觉感受器；中枢突经脊神经后根进入脊髓，止于 $C_8 \sim L_2$ 节段胸核和腰骶膨大第 V $\sim$ VII 层外侧部。**第 2 级神经元**的胞体位于 $C_8 \sim L_2$ 节段胸核和腰骶膨大第 V $\sim$ VII 层外侧部，由此发出纤维，分别组成脊髓小脑后束和脊髓小脑前束，脊髓小脑后束经小脑下脚入小脑，脊髓小脑前束经小脑上脚入小脑，均止于小脑皮质。本体感觉冲动达小脑皮质不产生意识性感觉，而是反射性调节躯干、四肢的肌张力和协调运动，维持身体的平衡和姿势。

（二）浅感觉传导通路

浅感觉传导通路传导皮肤和黏膜的痛觉、温度觉、粗触觉、压觉，由三级神经元组成。

1. 躯干和四肢的浅感觉传导通路（图 9-71，图 9-72）

第 1 级神经元为脊神经节内的假单极神经元，其周围突随脊神经分布于躯干和四肢皮肤内的感受器；中枢突经后根进入脊髓，止于后角。

第 2 级神经元主要是后角细胞，发出纤维上升 1 $\sim$ 2 个节段，经白质前连合交叉至对侧的外侧索和前索上行，组成脊髓丘脑侧束（传导痛觉和温度觉）和脊髓丘脑前束（传导粗触觉和压觉），向上经延髓、脑桥和中脑，止于背侧丘脑的腹后外侧核。

第 3 级神经元的胞体在背侧丘脑的腹后外侧核，发出纤维组成丘脑皮质束，经内囊后肢投射到中央后回上 2/3 和中央旁小叶后部。

脊髓丘脑侧束和脊髓丘脑前束一侧受损时，受伤平面 1 $\sim$ 2 个节段以下，对侧皮肤痛觉、温度觉减弱或丧失，但触觉缺失不显著，因触觉尚有薄束和楔束传导。

2. 头面部浅感觉传导通路（图 9-71）

第 1 级神经元为三叉神经节内的假单极神经元，其周围突经三叉神经分布于头面部皮肤和口、鼻腔黏膜的感受器；中枢突组成三叉神经根入脑桥，其中传递痛觉和温度觉的纤维下降，组成三叉神经脊束，止于三叉神经脊束核；传递触觉和压觉的纤维终止于三叉神经脑桥核。

第 2 级神经元的胞体在三叉神经脊束核和脑桥核，发出纤维交叉至对侧，组成三叉丘系，止于背侧丘脑的腹后内侧核。

第 3 级神经元的胞体在背侧丘脑的腹后内侧核，发出纤维参与组成丘脑皮质束，经内囊后肢，投射到中央后回的下 1/3。

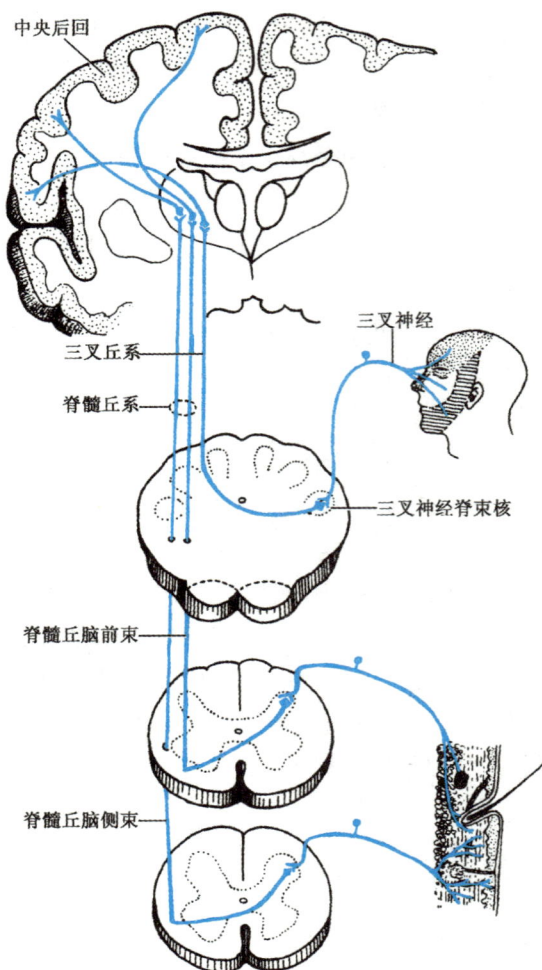

图 9-71 痛觉、温度觉和粗触觉、压觉传导通路

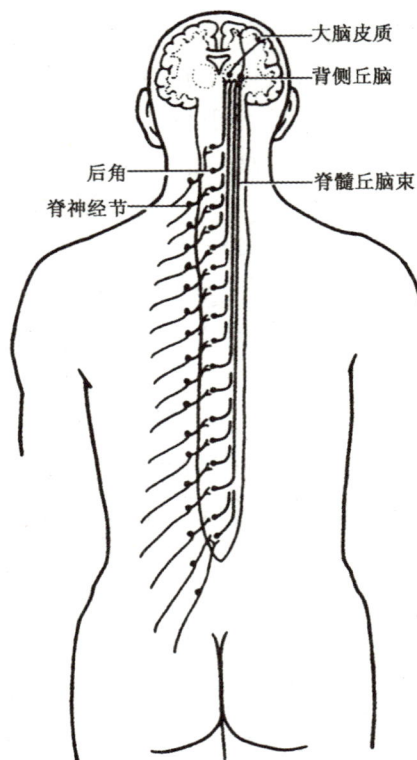

图 9-72 脊髓丘系的构成

此通路在交叉以上损伤，表现为对侧头面部浅感觉障碍；若在交叉以下损伤，表现为同侧头面部浅感觉障碍。

（三）视觉传导通路

视觉传导通路由三级神经元组成（图 9-73）。

第 1 级神经元为位于视网膜的双极细胞。视网膜的视杆细胞和视锥细胞为光感受器细胞，感受光刺激后，将冲动传至双极细胞，双极细胞再将神经冲动传至节细胞。

第 2 级神经元为位于视网膜的节细胞，其轴突在视神经盘处集合成视神经，经视神经管入颅腔，形成视交叉。此交叉的特点是来自两眼视网膜鼻侧半纤维左右交叉，来自颞侧半纤维不交叉。视交叉后由来自同侧眼球视网膜颞侧半纤维和对侧眼球视网膜鼻侧半的纤维组成视束，左、右视束绕大脑脚向后，主要止于外侧膝状体。

第 3 级神经元的胞体位于外侧膝状体，其轴突组成视辐射，经内囊后肢投射到枕叶距状沟上、下皮质，产生视觉。

眼球固定向前平看到的空间范围称为**视野**。由于眼球屈光装置对光线的折射，鼻侧半视野的物像投射到颞侧半视网膜，颞侧半视野的物像投射到鼻侧半视网膜，上半视野的物像投射到下半视网膜，下半视野的物像投射到上半视网膜。

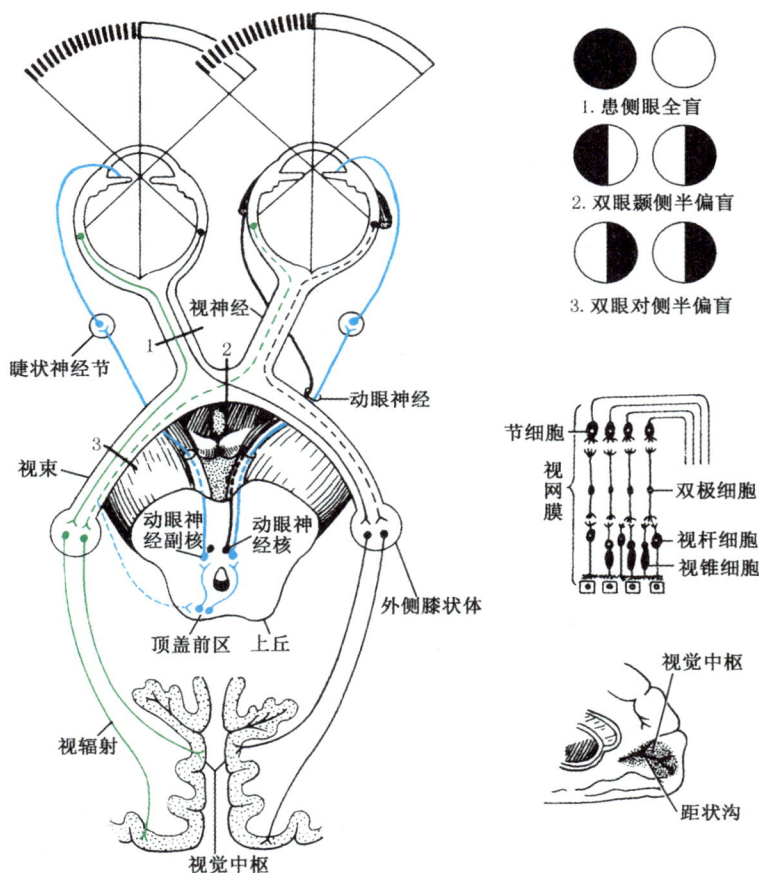

图 9-73 视觉传导通路和瞳孔对光反射通路

视觉传导通路不同部位损伤时，可引起不同的视野缺损（图 9-73）：①一侧视神经损伤，引起患侧眼全盲；②视交叉中央部的交叉纤维损伤，引起双眼颞侧半视野偏盲；③一侧视束、外侧膝状体、视辐射或视觉中枢损伤，引起双眼对侧半视野偏盲。例如，左侧视束损伤时，可引起双眼右侧半视野偏盲（即左眼鼻侧半视野和右眼颞侧半视野偏盲）。

【附】瞳孔对光反射

以强光照射一侧瞳孔引起两侧瞳孔均缩小的反应，称为**瞳孔对光反射**。被照侧瞳孔缩小，为直接对光反射；另一侧瞳孔缩小，为间接对光反射。对光反射由视神经和动眼神经副交感纤维及其中枢共同完成（图 9-73）。其反射通路是：视网膜→视神经→视交叉→两侧视束→顶盖前区→两侧动眼神经副核→动眼神经→睫状神经节→节后纤维→瞳孔括约肌收缩→两侧瞳孔缩小。

瞳孔对光反射在临床上有重要意义，若反射消失，表示在反射通路上存在病变。一侧视神经损伤，光照患侧眼的瞳孔，两侧瞳孔均无反应；光照健侧眼的瞳孔，则两侧瞳孔都缩小，此即患眼直接对光反射消失，间接对光反射存在。一侧动眼神经损伤，分别光照两侧瞳孔，患侧眼的瞳孔均无反应，患侧眼的直接对光反射和间接对光反射均消失，而健侧眼的直接和间接瞳孔对光反射均存在。

二、运动传导通路

运动传导通路是指从大脑皮质至躯体运动和内脏活动效应器的神经联系，可分为躯体运动传导通路和内脏运动传导通路。内脏运动传导通路将在内脏神经系统讨论。躯体运动传导通路管理骨骼肌的运动，其传导通路包括锥体系和锥体外系。

（一）锥体系

锥体系管理骨骼肌的随意运动，主要由**上运动神经元 upper motor neurons** 和**下运动神经元 lower motor neurons** 组成。上运动神经元为位于大脑皮质中央前回和中央旁小叶前部的**锥体细胞**，其轴突聚集下行，组成**锥体束 pyramidal tract**，其中下行至脊髓前角运动细胞的纤维束称为皮质脊髓束，止于脑神经躯体运动核的纤维束称为皮质核束。下运动神经元是脑神经躯体运动核和脊髓前角运动细胞，其胞体和轴突构成传导运动冲动的**最后公路 final common pathway**，管理头颈部、躯干和四肢骨骼肌的随意运动。

1. 皮质脊髓束 corticospinal tract 管理躯干和四肢骨骼肌的随意运动。主要由中央前回上2/3 和中央旁小叶前部锥体细胞的轴突聚集而成，下行经内囊后肢、大脑脚和脑桥基底部，至延髓形成锥体。在锥体下端，大部分纤维（75% ～ 90%）交叉至对侧，形成锥体交叉，交叉后的纤维组成皮质脊髓侧束；小部分纤维不交叉，组成皮质脊髓前束。皮质脊髓侧束在脊髓外侧索内下行，沿途发出侧支，逐节终止于同侧前角运动细胞，主要支配四肢肌。皮质脊髓前束在脊髓前索

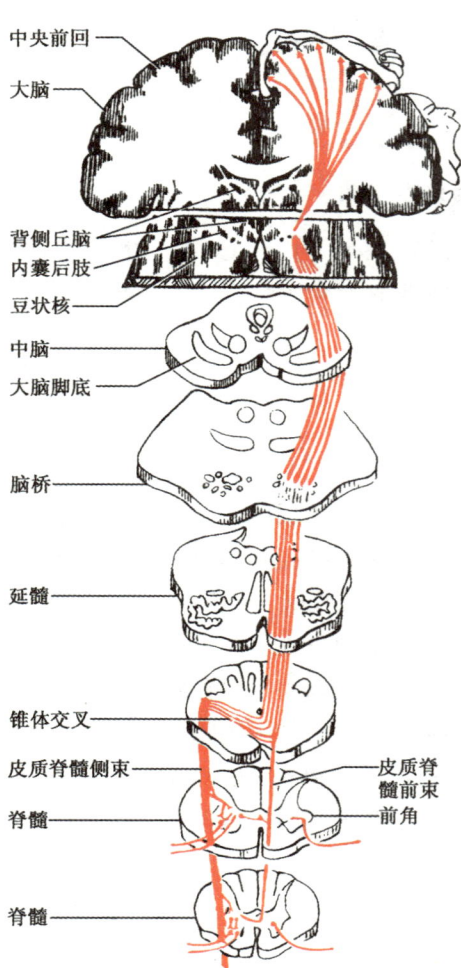

图 9-74　皮质脊髓束

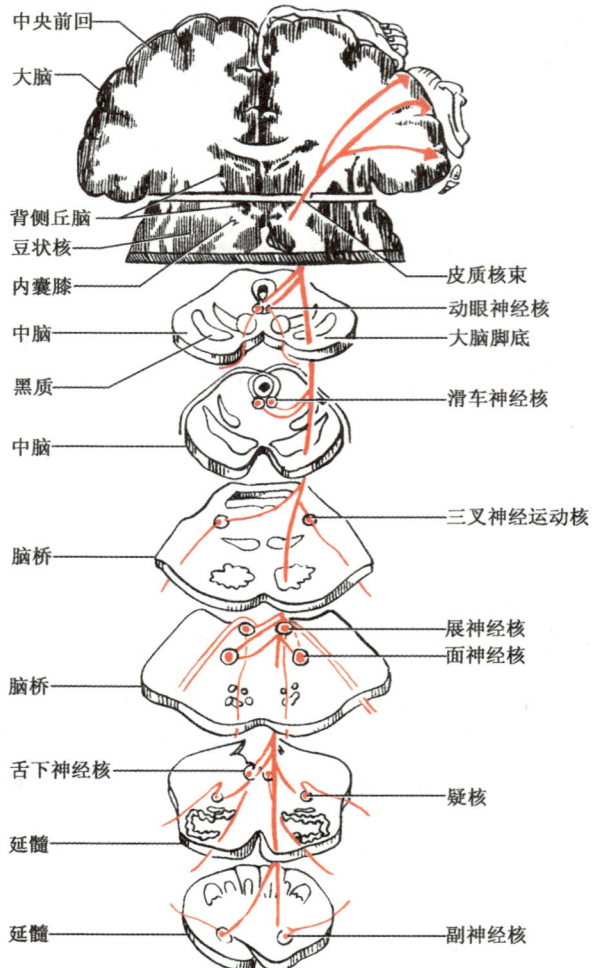

图 9-75　皮质核束

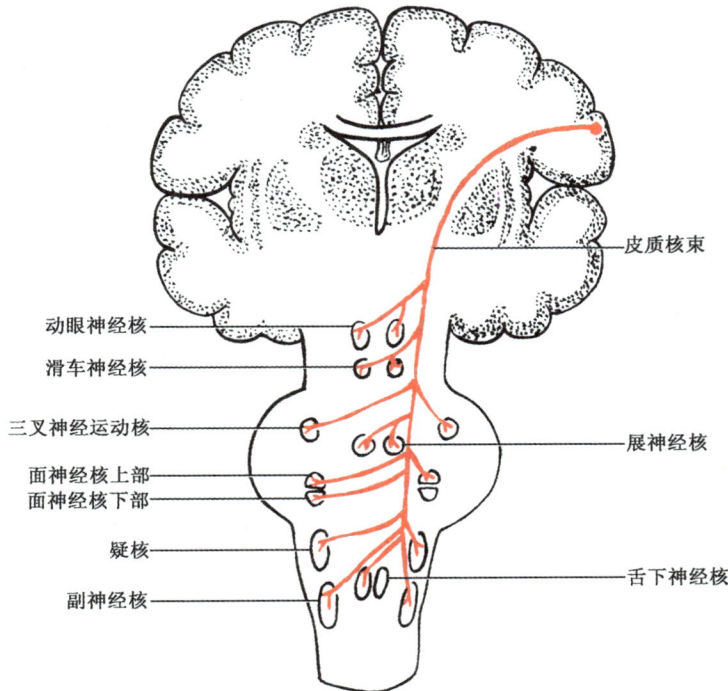

图 9-76 皮质核束与脑神经躯体运动核联系示意图

动眼神经核
滑车神经核
三叉神经运动核
面神经核上部
面神经核下部
疑核
副神经核

皮质核束
展神经核
舌下神经核

内下行，仅到颈髓和上胸髓节段，其大部分侧支经白质前连合逐节交叉至对侧，终止于前角运动细胞，支配躯干和上肢近端骨骼肌运动；另一部分纤维不交叉，止于同侧脊髓前角运动细胞，主要支配躯干肌。所以躯干肌是受双侧大脑皮质支配的，而四肢肌只受对侧大脑皮质支配。一侧皮质脊髓束在锥体交叉前损伤时，主要引起对侧肢体瘫痪，而躯干肌不受明显影响；在锥体交叉后受损，主要引起同侧肢体瘫痪（图 9-74）。

2. 皮质核束 corticonuclear tract 又称**皮质脑干束**，管理头颈部骨骼肌的随意运动。主要由中央前回下 1/3 锥体细胞的轴突聚集而成，经内囊膝部下行至脑干，在下行过程中，大部分纤维陆续止于双侧脑神经躯体运动核（动眼神经核、滑车神经核、三叉神经运动核、展神经核、面神经核上部、疑核、副神经核），小部分纤维完全交叉，止于对侧面神经核下部和对侧舌下神经核（图 9-75，图 9-76）。一侧皮质核束受损，对侧面下部表情肌和舌肌瘫痪，其余脑神经躯体运动核支配的骨骼肌均无功能障碍。

锥体系任何部位损伤都可引起其支配区的随意运动障碍，出现瘫痪。但上运动神经元损伤和下运动神经元损伤表现的症状和体征不同（表 9-7）。

表 9-7 上、下运动神经元损伤后的临床表现

症状和体征	上运动神经元损伤	下运动神经元损伤
肌张力	增强	降低
腱反射	亢进	减弱或消失
病理反射	出现（阳性）	不出现（阴性）
肌萎缩	不明显	明显
瘫痪	痉挛性瘫痪（硬瘫）	弛缓性瘫痪（软瘫）

上运动神经元损伤（如大脑皮质躯体运动中枢或锥体束损伤）时，由于下运动神经元失去了上运动神经元对其的抑制作用，表现出功能释放和活动增强，导致肌张力增高，腱反射亢进，同时出现病理反射（如巴宾斯基征阳性），瘫痪的肌呈痉挛状态，称为**中枢性瘫痪**或痉挛性瘫痪或硬瘫。

下运动神经元损伤（如脊髓前角、脑神经躯体运动核、脊神经或脑神经损伤）时，由于骨骼肌失去了神经直接支配，出现肌张力降低，深、浅反射均消失，肌肉萎缩，松弛变软，不出现病理反射，称为**周围性瘫痪**或弛缓性瘫痪或软瘫。

一侧上运动神经元受损时，可引起对侧面下部的表情肌和对侧舌肌的瘫痪，临床上称为**核上瘫**。面神经核上瘫表现为病灶对侧鼻唇沟变浅或消失，口角低垂并向病灶侧偏斜，两侧额纹存在，眼睑闭合正常。舌下神经核上瘫表现为伸舌时舌尖偏向病灶的对侧，舌肌不萎缩。

一侧面神经核及一侧舌下神经核的神经元受损（下运动神经元损伤）时，可引起病灶侧所有面肌及病灶侧舌肌的瘫痪，临床上称为**核下瘫**。面神经核下瘫表现为患侧额纹消失，眼睑不能闭合，鼻唇沟变浅或消失，口角偏向病灶对侧。舌下神经核下瘫表现为伸舌时舌尖偏向病灶侧，舌肌萎缩。

（二）锥体外系

锥体系以外的影响和调节骨骼肌运动的传导通路为锥体外系，其结构十分复杂，主要包括大脑皮质、纹状体、背侧丘脑、红核、黑质、脑桥核、前庭神经核、脑干网状结构、小脑等结构以及它们之间的纤维联系。锥体外系纤维通过多种复杂的环路联系，最后经红核脊髓束、网状脊髓束、前庭脊髓束等传导束，止于下运动神经元，协调锥体系的随意运动。锥体外系的主要功能是调节肌张力、协调肌活动、维持体态姿势和习惯性动作等。锥体系和锥体外系在支配骨骼肌运动的功能上互相协调，不可分割。只有锥体外系保持肌张力稳定协调，锥体系才能完成精确的随意运动。锥体外系受损可出现随意运动共济失调、震颤麻痹、舞蹈病、不能完成精细运动等。

【附】中枢神经系统若干部位损伤的临床表现

1. 大脑皮质躯体运动中枢损伤　常见于中央前回或中央旁小叶前部某一局部病变，出现对侧上肢或下肢单个瘫痪，临床上称为单瘫。

2. 一侧内囊损伤　表现为"三偏"症状：①对侧半身偏瘫，包括面下部表情肌、舌肌瘫痪（皮质核束受损）和四肢肌痉挛性瘫痪（皮质脊髓束受损）；②对侧偏身感觉障碍（丘脑皮质束受损）；③双眼对侧半视野偏盲（视辐射受损）。

3. 一侧大脑脚损伤　如小脑幕切迹疝压迫大脑脚底，可使一侧锥体束及动眼神经根受损。表现为患侧动眼神经麻痹，对侧肢体中枢性瘫痪，面神经和舌下神经核上瘫。

4. 脊髓半横断损伤　表现为：①损伤平面以下同侧肢体中枢性瘫痪（一侧皮质脊髓侧束受损）；②损伤平面以下同侧肢体深感觉和精细触觉丧失（一侧后索的薄束、楔束损伤）；③损伤平面 1～2 个节段以下对侧身体痛觉和温度觉丧失（一侧脊髓丘脑束受损）；④同侧损伤节段周围性瘫痪和感觉障碍、反射消失（损伤节段灰质受损）；⑤两侧粗触觉仍保存（粗触觉可经对侧脊髓丘脑束和同侧薄束、楔束传导）。

第五节　内脏神经系统

内脏神经系统 visceral nervous system 是整个神经系统的组成部分之一。按所在部位不同，可分为中枢部和周围部。中枢部位于脑和脊髓内；周围部主要分布于内脏、心血管和腺体（图9-77），故名内脏神经。内脏神经包括内脏运动神经和内脏感觉神经。

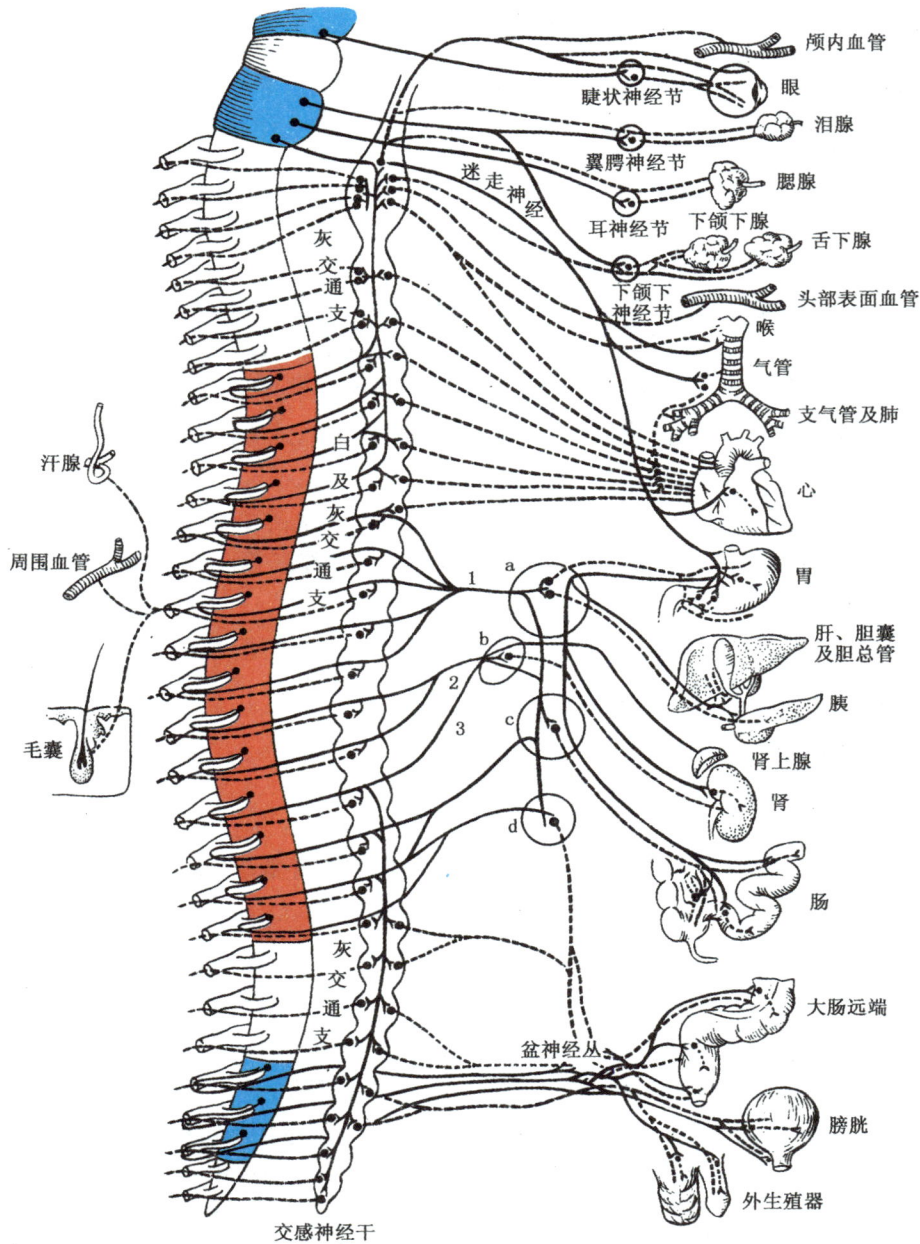

图 9-77　内脏神经系统

a. 腹腔神经节；b. 主动脉肾神经节；c. 肠系膜上神经节；d. 肠系膜下神经节

1. 内脏大神经；2. 内脏小神经；3. 内脏最小神经

内脏运动神经支配平滑肌、心肌的运动和腺体的分泌，通常不受人的意志控制，故有人将内脏运动神经称为**自主神经系统 autonomic nervous system**；又因其主要是控制和调节动植物共有的物质代谢活动，并不支配动物所特有的骨骼肌运动，所以称之为**植物神经系统 vegetative nervous system**。

内脏感觉神经将来自内脏、心血管等处的感觉冲动传入各级中枢，经中枢整合后，通过内脏运动神经调节这些器官的功能活动，以维持和调节机体内外环境的动态平衡，保证正常的生命活动。

一、内脏运动神经

内脏运动神经 visceral motor nerve 和躯体运动神经一样，都受大脑皮质和皮质下各级中枢的控制和调节。两者在功能上互相依存、互相协调，但在形态结构和分布范围等方面存在较大差异。

①支配的器官不同：躯体运动神经支配骨骼肌，一般受意志控制；内脏运动神经支配平滑肌、心肌和腺体，在一定程度上不受意志控制。

②纤维成分不同：躯体运动神经只有躯体运动一种纤维成分；内脏运动神经有交感和副交感两种纤维成分，分别构成交感神经和副交感神经。交感神经和副交感神经的生理功能常相互拮抗，但人体的多数内脏器官同时接受这两种神经的支配。

③神经元数目不同：躯体运动神经自脑干和脊髓发出后直达骨骼肌，中途不交换神经元。内脏运动神经自脑干和脊髓发出后，在周围部的内脏神经节交换神经元，由节内神经元再发出纤维到达效应器。因此，内脏运动神经从脑干和脊髓到达所支配的器官需两级神经元。第 1 级神经元为节前神经元，胞体位于脑干和脊髓内，其轴突称为节前纤维；第 2 级神经元为节后神经元，胞体位于周围部的内脏神经节内，其轴突称为节后纤维。

④分布形式不同：躯体运动神经以神经干的形式分布；内脏运动神经的节后纤维常攀附于脏器或血管的表面，形成神经丛，由丛再发出分支至效应器。

（一）交感神经

交感神经分为中枢部和周围部。

1. 中枢部　交感神经 **sympathetic nerve** 的低级中枢位于脊髓 T_1 ～ L_3 节段侧角内。侧角细胞是交感神经节前神经元，发出的轴突为交感神经节前纤维。

2. 周围部　包括交感神经节、交感干以及由交感神经节发出的分支和交感神经丛等。

（1）交感神经节　为交感神经节后神经元胞体所在处，发出的轴突为交感神经节后纤维。依其所在位置不同，可分为椎旁神经节和椎前神经节（图 9–78）。

1）椎旁神经节 paravertebral ganglia　位于脊柱两侧，共有 19 ～ 24 对，另有尾部 1 个单节（奇神经节）。椎旁神经节借节间支连成的长链称为**交感干 sympathetic trunk**，故椎旁神经节又称**交感干神经节 ganglia of sympathetic trunk**。交感干上自颅底，下至尾骨，左、右交感干下端合于奇神经节。

颈部交感干神经节有 3 对，分别称为**颈上神经节 superior cervical ganglion**、**颈中神经节 middle cervical ganglion** 和**颈下神经节 inferior cervical ganglion**；胸部有 10 ～ 12 对，第 1 胸交感干神经节常与颈下神经节结合，称为**颈胸神经节 cervicothoracic ganglion**（星状神经节）；腰部有 4 ～ 5 对，骶部有 2 ～ 3 对，尾部为 1 个单节（奇神经节）。

2）椎前神经节 prevertebral ganglia　位于脊柱前方、腹主动脉脏支根部。主要有：①**腹腔神经节 celiac ganglia**：1 对，位于腹腔干根部两旁；②**主动脉肾神经节 aorticorenal ganglia**：1 对，位于肾动脉根部；③**肠系膜上神经节 superior mesenteric ganglion**：单个，位于肠系膜上动脉根部；④**肠系膜下神经节 inferior mesenteric ganglion**：单个，位于肠系膜下动脉根部。

（2）交通支 communicating branches　交感干神经节与相应脊神经相连的纤维称为交通支。交通支分为白交通支和灰交通支两种（图 9-77）。**白交通支**是脊髓侧角细胞发出的节前纤维离开脊神经进入交感干神经节的部分，白交通支只存在于全部胸神经和第 1～3 腰神经与交感干神经节之间，因纤维有髓鞘，色泽亮白，故称为白交通支。**灰交通支**是交感干神经节发出的节后纤维进入脊神经的部分，存在于全部交感干神经节与全部脊神经之间，因纤维无髓鞘，色泽灰暗，故称为灰交通支。

（3）交感神经节前纤维和节后纤维的去向　交感神经节前纤维自脊髓侧角发出，经脊神经前根、脊神经、白交通支进入交感干后、有 3 种去向：①终止于相应的交感干神经节，并交换神经元。②在交感干内上升或下降，然后终止于上方或下方的交感干神经节，并交换神经元。一般认为来自上胸髓节段侧角的节前纤维在交感干内上升至颈部，在颈部交感干神经节交换神经元；中胸髓节段者在交感干内上升或下降，至其他胸部交感干神经节交换神经元；下胸髓和腰髓节段者在交感干内下降，在腰骶部交感干神经节交换神经元。③穿过交感干神经节后，至椎前神经节交换神经元。由椎前神经节发出的节后纤维主要是形成神经丛，攀附动脉，分布于腹腔、盆腔器官。

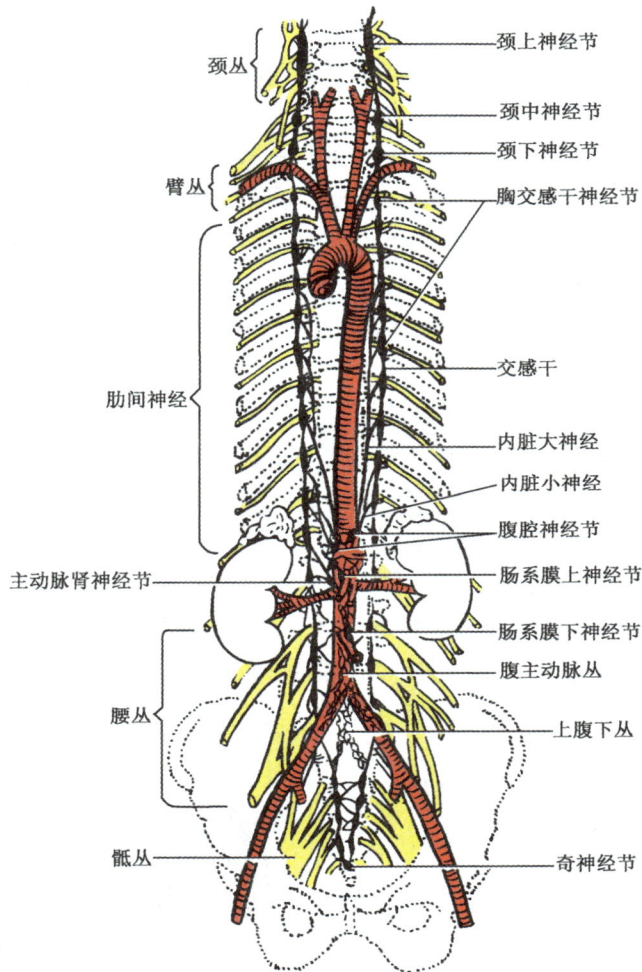

图 9-78　交感干全貌

（图中标注）
颈丛
臂丛
肋间神经
主动脉肾神经节
腰丛
骶丛

颈上神经节
颈中神经节
颈下神经节
胸交感干神经节
交感干
内脏大神经
内脏小神经
腹腔神经节
肠系膜上神经节
肠系膜下神经节
腹主动脉丛
上腹下丛
奇神经节

由交感神经节发出的节后纤维也有 3 种去向：①由交感干神经节发出的节后纤维经灰交通支返回脊神经，随脊神经分布于头颈部、躯干部和四肢的血管、汗腺和立毛肌等。31 对脊神经与交感干神经节之间都有灰交通支联系，故脊神经分支内一般都含有交感神经的节后纤维。②攀附于动脉形成神经丛，并随动脉及其分支到达所支配的器官。③由交感神经节直接发出分支分布于所支配的器官。

由椎前神经节发出的节后纤维主要是形成神经丛，攀附动脉，分布于腹腔、盆腔器官。

（4）交感神经的分布（图 9-77，表 9-8）　交感神经的分布大致如下：自脊髓 $T_{1～5}$ 节段侧角细胞发出的节前纤维交换神经元后，其节后纤维支配头、颈、胸腔脏器以及上肢的血管、汗腺和立毛肌；自脊髓 $T_{5\sim12}$ 节段侧角细胞发出的节前纤维交换神经元后，其节后纤维支配肝、脾、肾等实质性器官和腹腔内结肠左曲以上的消化管；自脊髓 $L_{1\sim3}$ 节段侧角细胞发出的节前纤维交换神经元后，其节后纤维支配结肠左曲以下的消化管、盆腔脏器以及下肢的血管、汗腺和立毛肌。

（二）副交感神经

1. 中枢部　副交感神经 parasympathetic nerve 的低级中枢位于脑神经内脏运动核和脊髓 $S_{2\sim4}$ 节段骶副交感核，是副交感神经节前神经元胞体所在处，发出的轴突为副交感神经节前纤维。

2. 周围部　包括副交感神经节及进出于节的节前纤维和节后纤维。副交感神经节位于器官的近旁或器官的壁内，分别称为**器官旁节**和**器官内节**，节内的神经元为副交感神经节后神经元。

（1）颅部副交感神经　其节前纤维行于动眼神经、面神经、舌咽神经和迷走神经内。

1）随**动眼神经**走行的副交感神经节前纤维由中脑动眼神经副核发出，进入眼眶后在视神经外侧的睫状神经节内交换神经元，其节后纤维穿入眼球壁，分布于瞳孔括约肌和睫状肌。

2）随**面神经**走行的副交感神经节前纤维由脑桥上泌涎核发出，一部分经岩大神经至翼腭神经节交换神经元，其节后纤维分布于泪腺和鼻腔黏膜腺；另一部分纤维通过鼓索加入舌神经，至下颌下神经节交换神经元，其节后纤维分布于下颌下腺和舌下腺。

3）随**舌咽神经**走行的副交感神经节前纤维由延髓下泌涎核发出，至卵圆孔下方的耳神经节交换神经元，其节后纤维分布于腮腺。

4）随**迷走神经**走行的副交感神经节前纤维由延髓迷走神经背核发出，随迷走神经分支至颈、胸、腹腔的器官旁节或器官内节交换神经元，其节后纤维分布于颈、胸、腹腔脏器（除结肠左曲以下的消化管）。

（2）骶部副交感神经　其节前纤维由脊髓 $S_{2\sim4}$ 节段骶副交感核发出，随骶神经前根、前支出骶前孔至盆腔，然后离开骶神经前支，组成盆内脏神经加入**盆丛**，随盆丛分支至降结肠、乙状结肠和盆腔脏器，在器官旁节或器官内节交换神经元，节后纤维支配这些器官的平滑肌运动和腺

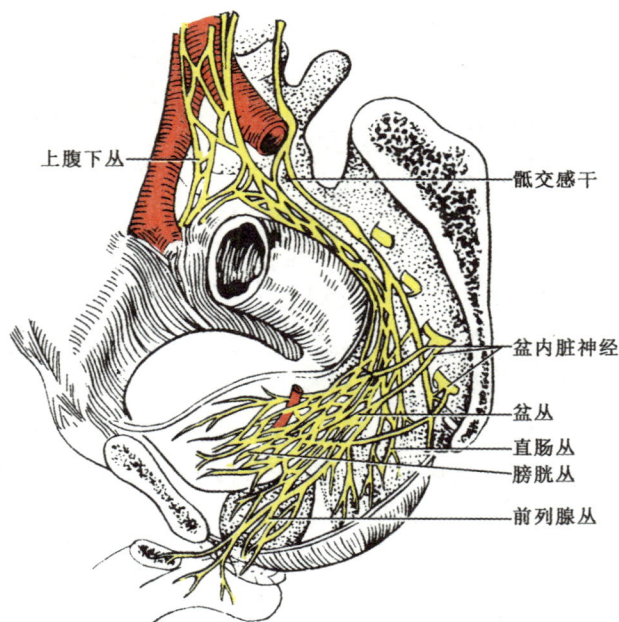

图 9-79　盆内脏神经

体分泌（图 9-79，表 9-8）。

表 9-8　交感神经和副交感神经比较

器官	神经	节前神经元	节后神经元	功能
眼球	交感神经	$T_{1\sim2}$节段侧角	颈上神经节	瞳孔开大
	副交感神经	动眼神经副核	睫状神经节	瞳孔缩小 控制睫状肌
心脏	交感神经	$T_{1\sim4}$ 或 $T_{1\sim5}$ 节段侧角	颈上、中、下（颈胸）神经节和上胸部神经节	心跳加强加快，冠状动脉扩张
	副交感神经	迷走神经背核	心神经节	心跳减弱减慢，冠状动脉收缩
主支气管、肺	交感神经	$T_{2\sim5}$节段侧角	颈下（颈胸）神经节和上胸部神经节	支气管扩张，抑制腺体分泌
	副交感神经	迷走神经背核	肺丛内小神经节	支气管收缩，促进腺体分泌
胃、小肠、盲肠、升结肠、横结肠	交感神经	$T_{6\sim12}$节段侧角	腹腔神经节、主动脉肾神经节、肠系膜上神经节	抑制蠕动和分泌
	副交感神经	迷走神经背核	器官内节	促进蠕动和分泌
降结肠至直肠	交感神经	$T_{12}\sim L_3$节段侧角	可能主要为肠系膜下神经节	抑制蠕动和分泌
	副交感神经	$S_{2\sim4}$节段骶副交感核	盆神经节或器官内节	促进蠕动和分泌
肝、胰	交感神经	$T_{4\sim10}$节段侧角	腹腔神经节、主动脉肾神经节	抑制分泌
	副交感神经	迷走神经背核	器官内节	促进分泌
膀胱	交感神经	$L_{1\sim2}$节段侧角	主要为肠系膜下丛和腹下丛内神经节	膀胱三角的肌收缩，尿道内口关闭
	副交感神经	$S_{2\sim4}$节段骶副交感核	盆神经节或器官内节	膀胱逼尿肌收缩

【附】交感神经与副交感神经的主要区别

1. 低级中枢的部位不同　交感神经低级中枢位于脊髓 $T_1 \sim L_3$ 节段侧角，副交感神经低级中枢则位于脑神经内脏运动核和脊髓 $S_{2\sim4}$ 节段骶副交感核。

2. 周围神经节的位置不同　交感神经节位于脊柱两旁（椎旁神经节）和脊柱前方（椎前神经节），副交感神经节位于所支配的器官近旁（器官旁节）和器官壁内（器官内节）。因此，副交感神经节前纤维比交感神经节前纤维长，而节后纤维较短。

3. 分布范围不同　尽管大多数器官都受交感神经与副交感神经双重支配，但交感神经的分布范围较副交感神经广泛，除至头颈部、胸腹盆腔脏器外，交感神经还遍及全身的血管、腺体、立毛肌等。一般认为大部分血管、汗腺、立毛肌和肾上腺髓质均不受副交感神经支配。

4. 节前神经元与节后神经元的比例不同　一个交感神经节前神经元的轴突可与许多节后神经元联系，而一个副交感神经节前神经元的轴突则与较少的节后神经元联系。所以，交感神经的作用较广泛，而副交感神经的作用较局限。

5. 对同一器官所起的作用不同　交感神经与副交感神经对同一器官的作用是互相拮抗又互相

统一的。例如：当机体运动时，交感神经兴奋性增强，副交感神经兴奋性减弱，于是出现心跳加快、血压升高、支气管扩张、瞳孔开大、消化活动受抑制等现象。而当机体处于安静或睡眠状态时，副交感神经兴奋性增强，交感神经相对抑制，因而可出现与上述相反的现象。

二、内脏感觉神经

人体的内脏器官除有交感和副交感神经支配外，还有感觉神经分布。内脏感觉神经在到达所分布器官的过程中，常互相交织，构成内脏神经丛，再由这些神经丛发出分支分布于内脏、心血管和腺体。同躯体感觉神经一样，内脏感觉神经元胞体亦位于脊神经节或脑神经节内，属假单极神经元，其周围突随交感神经和副交感神经（主要是迷走神经和盆内脏神经）分布；中枢突进入脊髓或脑干，分别止于脊髓后角或脑干孤束核。内脏感觉纤维一方面借中间神经元与内脏运动神经元联系，形成内脏－内脏反射；或与躯体运动神经元联系，形成内脏－躯体反射。另一方面经过较复杂的传导途径将冲动传至大脑皮质，产生内脏感觉。内脏感觉传导途径复杂，对其确切通路，迄今知之甚少。

由于内脏感觉纤维数量较少，纤维较细，传入途径比较分散，故内脏感觉具有如下特点：①**痛阈较高**：正常内脏活动一般不引起主观感觉，如正常的胃蠕动和心脏跳动不能感觉到，但内脏有较强烈的活动时，则可产生内脏感觉，如胃的饥饿收缩可引起饥饿感。②**对各种刺激的感受差异较大**：对牵拉、膨胀、缺血、痉挛等较敏感，而对切割、烧灼等不敏感。③**内脏感觉的定位不准确**：由于传入途径比较分散，故内脏痛觉往往呈弥散性。④**可伴有牵涉性痛**：当某些内脏器官发生病变时，常在体表一定区域产生感觉过敏或痛觉，这种现象称为**牵涉性痛**。例如，心绞痛时，胸前区及左臂内侧皮肤感到疼痛（图9-80）；肝胆疾患时，右肩部感到疼痛等。关于牵涉性痛的发生机制，目前尚未完全清楚。一般认为，发生牵涉性痛的体表部位与病变器官往往受同一

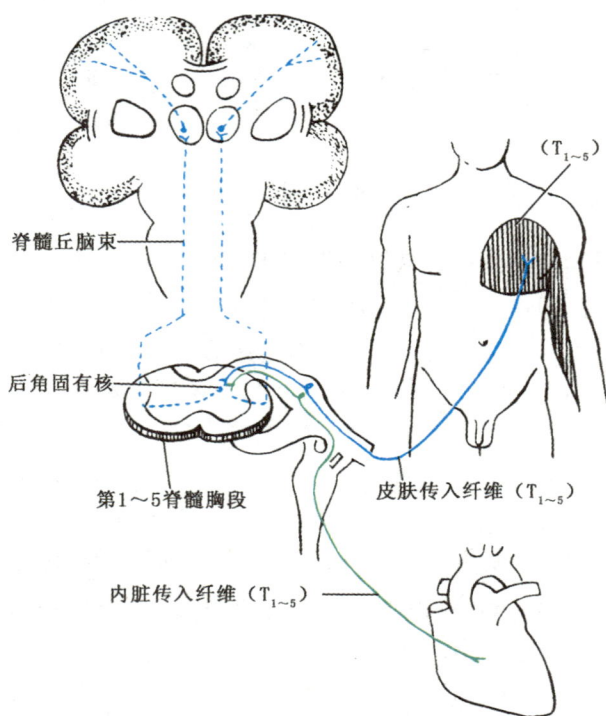

图9-80　心传入神经与皮肤传入神经中枢投射的相互关系

节段脊神经的支配，体表部位和病变器官的感觉神经进入同一脊髓节段，并在后角内密切联系。因此，从患病内脏传来的冲动可以扩散或影响邻近的躯体感觉神经元，从而产生牵涉性痛（图9-81）。近年来神经解剖学研究表明，一个脊神经节细胞的周围突分叉到躯体部和内脏器官，并认为这是牵涉性痛机制的形态学基础。

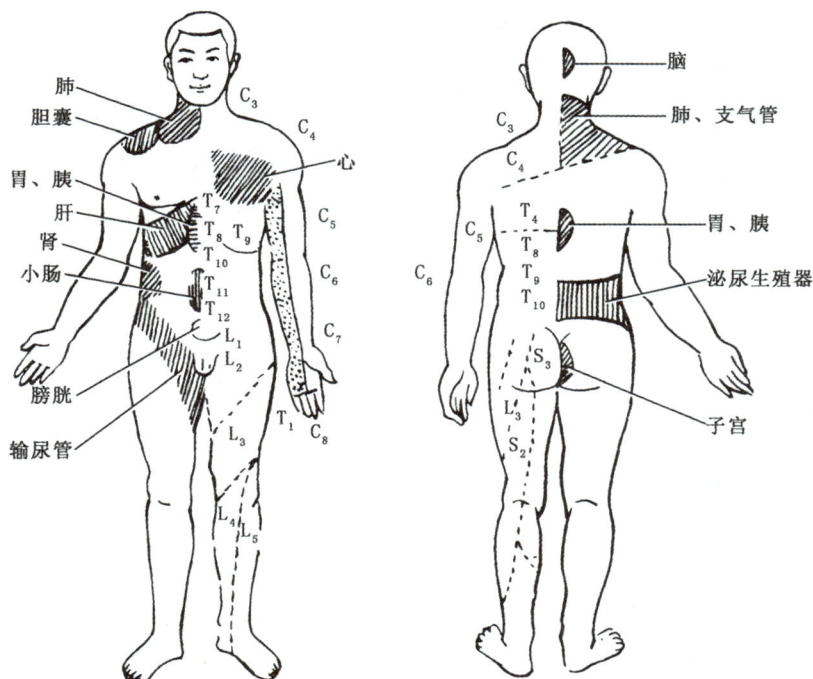

图 9-81　内脏疾病时的牵涉性痛区

第六节　脊髓和脑的被膜

脊髓和脑的外面包有三层被膜，由外向内依次为硬膜、蛛网膜和软膜（图9-82，图9-89）。它们对脊髓和脑有支持和保护作用。脊髓和脑的三层被膜均在枕骨大孔处互相移行。

一、硬膜

硬膜厚而坚韧，位于三层被膜的最外层。其中包被脊髓的部分称为硬脊膜，包被脑的部分称为硬脑膜。

（一）硬脊膜

硬脊膜 spinal dura mater 由致密结缔组织构成，呈管状包被脊髓（图9-82，图9-83）。其上端附于枕骨大孔的边缘，并与硬脑膜相延续；下部从第2骶椎水平向下逐渐变细，包裹终丝，末端附于尾骨。硬脊膜在椎间孔与脊神经的外膜相延续。硬脊膜与椎管内面骨膜之间有一窄隙，称为**硬膜外隙 epidural space**。由于在枕骨大孔边缘，硬脊膜与骨膜紧密相贴，故此间隙不与颅内相通。硬膜外隙略呈负压，内含静脉丛、淋巴管、疏松结缔组织和脂肪（图9-82），并有脊神经根通过。临床上进行硬膜外麻醉，就是将药物注入此隙，以阻滞脊神经的神经传导。

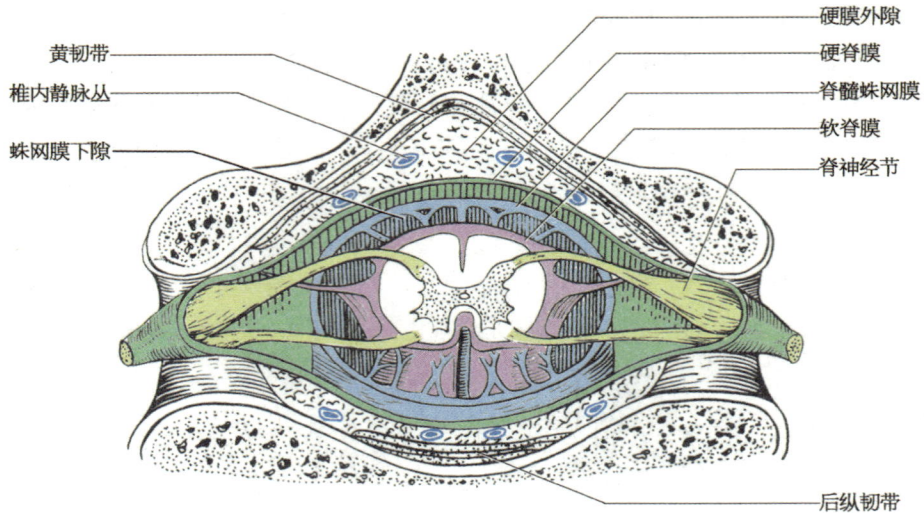

图 9-82　脊髓的被膜

（二）硬脑膜

硬脑膜 cerebral dura mater 由内、外两层膜紧密结合而成，两层膜之间有血管和神经通行。其外层相当于颅骨内面骨膜，故无硬膜外隙。

硬脑膜与颅盖骨之间结合疏松，故颅盖骨骨折时易形成硬膜外血肿。硬脑膜与颅底骨之间结合紧密，故颅底骨折时易同时损伤硬脑膜和脑蛛网膜，以致脑脊液外漏。

硬脑膜不仅包被脑的外面，而且内层折叠形成若干板状突起，伸入脑的裂隙之中，形成隔幕。其中伸入大脑纵裂的突起，呈矢状位，形似镰刀，称为**大脑镰 cerebral falx**；伸入大脑横裂的突起，呈水平位，形似幕帐，称为**小脑幕 tentorium of cerebellum**（图 9-84）。小脑幕前缘游离形成一切迹，称为**幕切迹 tentorial incisure**，幕切迹与颅底内面斜坡上缘之间有中脑通过。小脑幕将颅腔不完全地分隔成上、下两部分，当上部病变引起颅内压力增高时，位于小脑幕切迹上方的海马旁回和钩可被挤压至小脑幕切迹，形成小脑幕切迹疝，压迫大脑脚和动眼神经，出现对侧肢体痉挛性瘫痪、同侧瞳孔散大等症状。

硬脑膜在某些部位两层分开，形成腔道，内含静脉血，称为**硬脑膜窦 sinuses of dura mater**（图 9-84，图 9-85）。窦壁内面衬有内皮细胞，但无平滑肌，不能收缩，故硬脑膜窦损伤时出血不易止住，易形成颅内血肿。主要的硬脑膜窦有：

1. 上矢状窦 superior sagittal sinus　位于大脑镰上缘内，其后端与直窦、横窦在枕内隆凸处

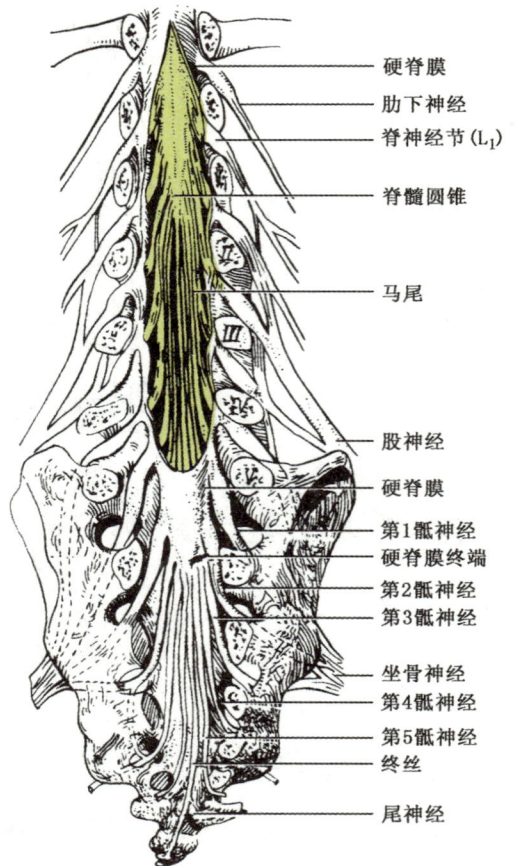

图 9-83　脊髓下段的被膜

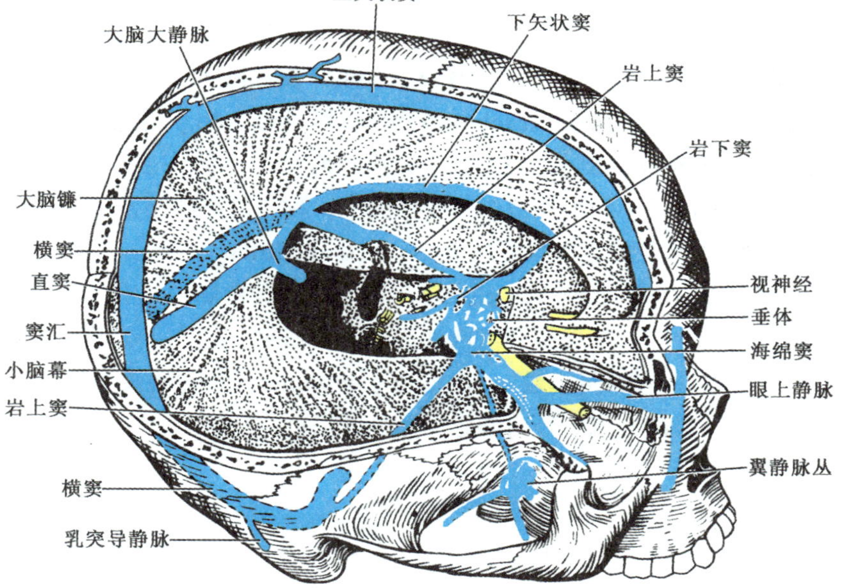

图 9-84　硬脑膜和硬脑膜窦

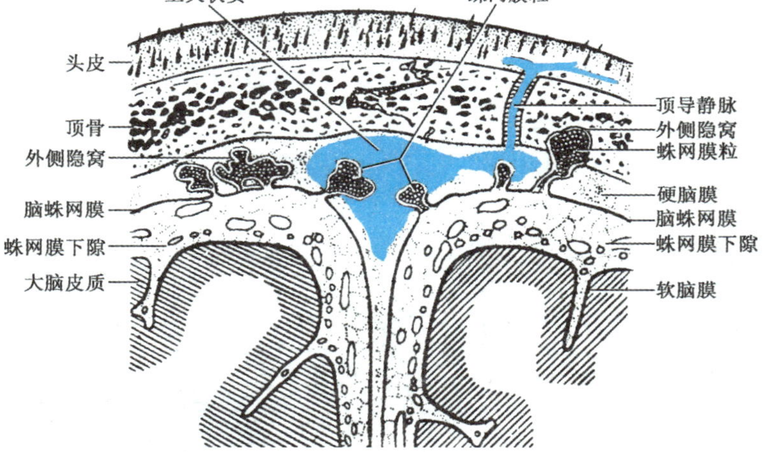

图 9-85　上矢状窦与蛛网膜粒（冠状切面）

汇合，此汇合处称为**窦汇 confluence of sinuses**。

2. 直窦 straight sinus　位于大脑镰与小脑幕连接处，向后通窦汇。

3. 横窦 transverse sinus　成对，在小脑幕后缘内，沿颅后窝的横窦沟走行，连接窦汇与乙状窦。

4. 乙状窦 sigmoid sinus　成对，位于乙状窦沟内，是横窦的延续，在颈静脉孔处移行为颈内静脉。

5. 海绵窦 cavernous sinus　位于蝶骨体两侧，其内腔不规则，呈海绵状，故称海绵窦。左、右海绵窦之间以数条横支相连，海绵窦前方接受眼静脉，向后注入横窦或乙状窦。由于面静脉与眼静脉间有交通，眼静脉向后又通海绵窦，所以面部感染时，有可能波及海绵窦，引起海绵窦的炎症或血栓的形成。

二、蛛网膜

蛛网膜位于硬膜的深面，是一层透明的薄膜，跨越脊髓和脑的沟裂，包括**脊髓蛛网膜 spinal arachnoid mater** 和**脑蛛网膜 cerebral arachnoid mater** 两部分，相互延续。蛛网膜与软膜之间的腔隙称为**蛛网膜下隙 subarachnoid space**，隙内充满脑脊液，还有许多小纤维束将两层膜相连。在某些地方，蛛网膜下隙内的小纤维束消失，腔隙变大，称为**蛛网膜下池 subarachnoid cisterns**。在小脑与延髓之间，腔隙扩大成为**小脑延髓池 cerebellomedullary cistern**；在脊髓下端至第 2 骶椎水平之间，腔隙扩大成为**终池 terminal cistern**，终池内已无脊髓，只有马尾和终丝。临床上常在小脑延髓池和终池进行穿刺，抽取脑脊液或注入药物。脑蛛网膜在上矢状窦两旁形成许多小的突起，突入上矢状窦内，称为**蛛网膜粒 arachnoid granulations**。蛛网膜下隙内的脑脊液经过蛛网膜粒渗入上矢状窦内，最终回流入颈内静脉（图 9-85）。

三、软膜

软膜薄而富有血管，紧贴在脊髓和脑的表面，并伸入脊髓和脑的沟裂中，包括**软脊膜 spinal pia mater** 和**软脑膜 cerebral pia mater** 两部分。在脑室的一定部位，软脑膜上的毛细血管形成毛细血管丛，与脑室壁上的室管膜上皮一起突入脑室，形成**脉络丛 choroid plexus**，脑脊液即由此产生。

第七节　脑室和脑脊液

一、脑室

脑室是脑内的腔隙，包括左右侧脑室、第三脑室和第四脑室（图 9-86，图 9-87，图 9-88）。脑室壁内衬以室管膜上皮，脑室腔内充满脑脊液，每个脑室内均有脉络丛。

（一）侧脑室

侧脑室 lateral ventricle 左右各一，分别位于左、右大脑半球内。侧脑室分为四部分：①**中央部 central part**：位于顶叶内；②**前角 anterior horn**：伸入额叶内；③**后角 posterior horn**：伸入枕叶内；④**下角 inferior horn**：伸入颞叶内。左、右侧脑室各自经左、右室间孔与第三脑室相通。

（二）第三脑室

第三脑室 third ventricle 为位于两侧

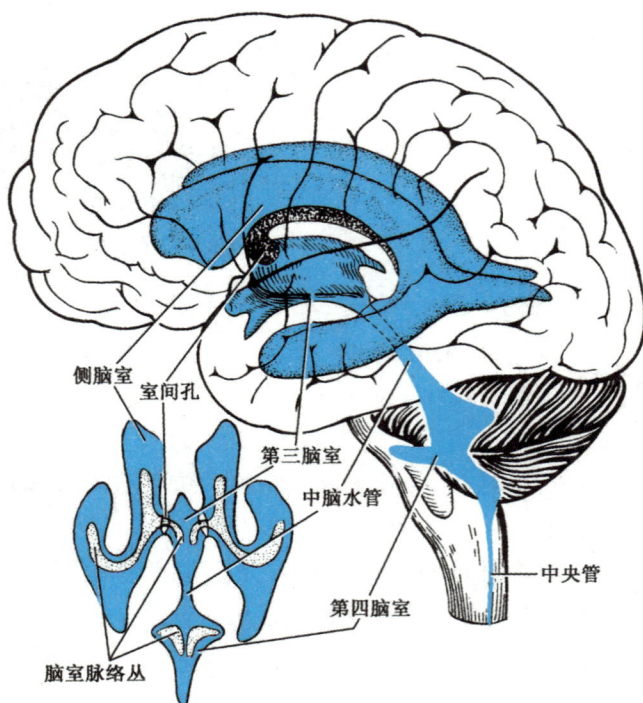

侧脑室　室间孔　第三脑室　中脑水管　中央管　第四脑室　脑室脉络丛

图 9-86　脑室投影

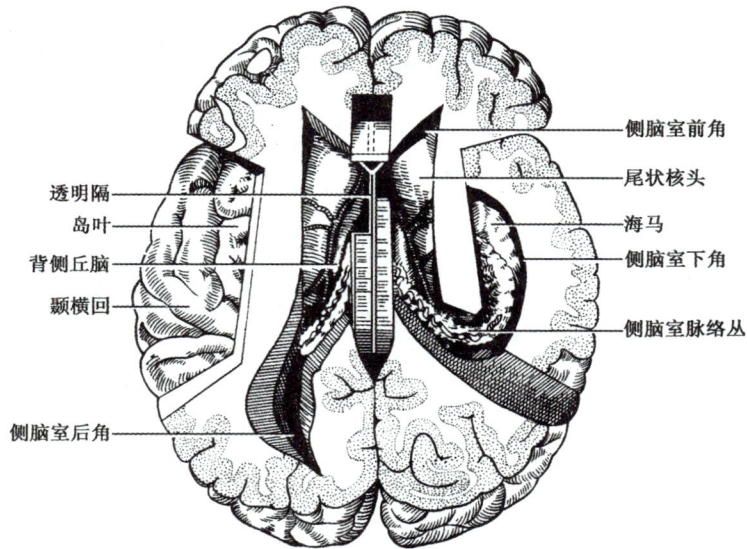

图 9-87　侧脑室

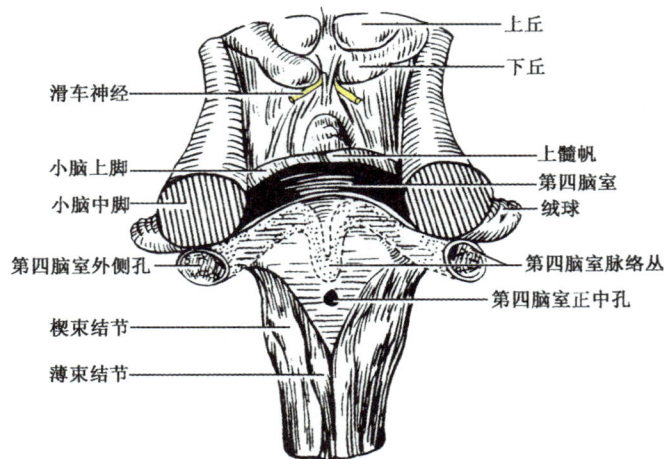

图 9-88　第四脑室正中孔和外侧孔

背侧丘脑和下丘脑之间呈矢状位的裂隙，向上外方经室间孔与侧脑室相通，向后下方借中脑水管与第四脑室相通。

（三）第四脑室

第四脑室 fourth ventricle 位于延髓、脑桥与小脑之间。其底即菱形窝，其顶形如帐篷，朝向小脑。在第四脑室顶下部，菱形窝下角正上方有一孔，称为**第四脑室正中孔 median aperture of fourth ventricle**，靠近菱形窝两个侧角处各有一孔，称为**第四脑室外侧孔 lateral aperture of fourth ventricle**，它们皆与蛛网膜下隙相通。第四脑室向上通中脑水管，向下通脊髓中央管。

二、脑脊液

脑脊液由脉络丛产生，一般认为约 95% 的脑脊液由侧脑室脉络丛产生。脑脊液是无色透明的液体，充满于脑室、脊髓中央管和蛛网膜下隙中，对中枢神经系统起缓冲、保护、营养、运输代谢产物以及维持正常颅内压的作用。成人脑脊液总量约 150mL，处于不断产生、循环和回流

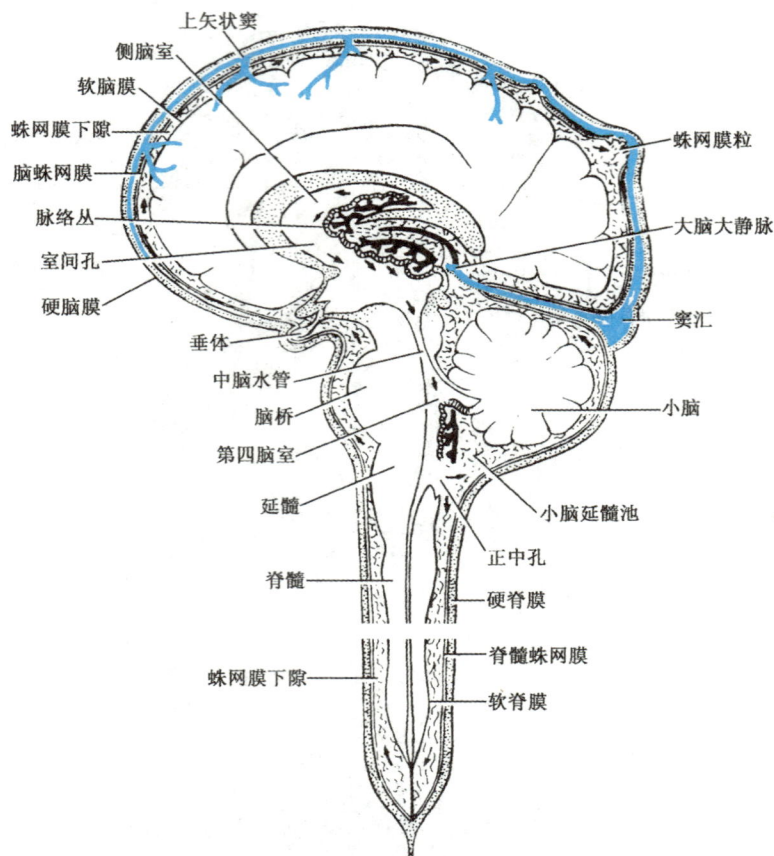

图 9-89　脑脊液循环模式图

的平衡状态。其循环途径为（图 9-89）：由左、右侧脑室脉络丛产生的脑脊液经左、右室间孔流入第三脑室，与第三脑室脉络丛产生的脑脊液一起，经中脑水管流入第四脑室，再与第四脑室脉络丛产生的脑脊液一起，经第四脑室正中孔和两个外侧孔流入蛛网膜下隙，然后经蛛网膜粒渗透到硬脑膜窦（主要是上矢状窦）内，最终回流入颈内静脉。

如果脑脊液循环发生阻塞，可导致脑积水和颅内压升高，使脑组织受压迫发生移位，甚至形成脑疝而危及生命。

第八节　脊髓和脑的血管

一、脊髓的血管

（一）脊髓的动脉

脊髓的动脉血液有两个来源：一个是椎动脉发出的脊髓前、后动脉，另一个是一些节段性动脉（颈升动脉、肋间后动脉、腰动脉和骶外侧动脉等）的脊髓支（图 9-90，图 9-91）。

脊髓前动脉 anterior spinal artery 和**脊髓后动脉 posterior spinal artery** 均发自椎动脉。左、右椎动脉进入枕骨大孔后分别发出分支，其中向前的两支合并成脊髓前动脉，沿前正中裂下行至脊髓末端；向后的两支为脊髓后动脉，分别沿脊髓后外侧沟下行。有的两侧脊髓后动脉下降至颈

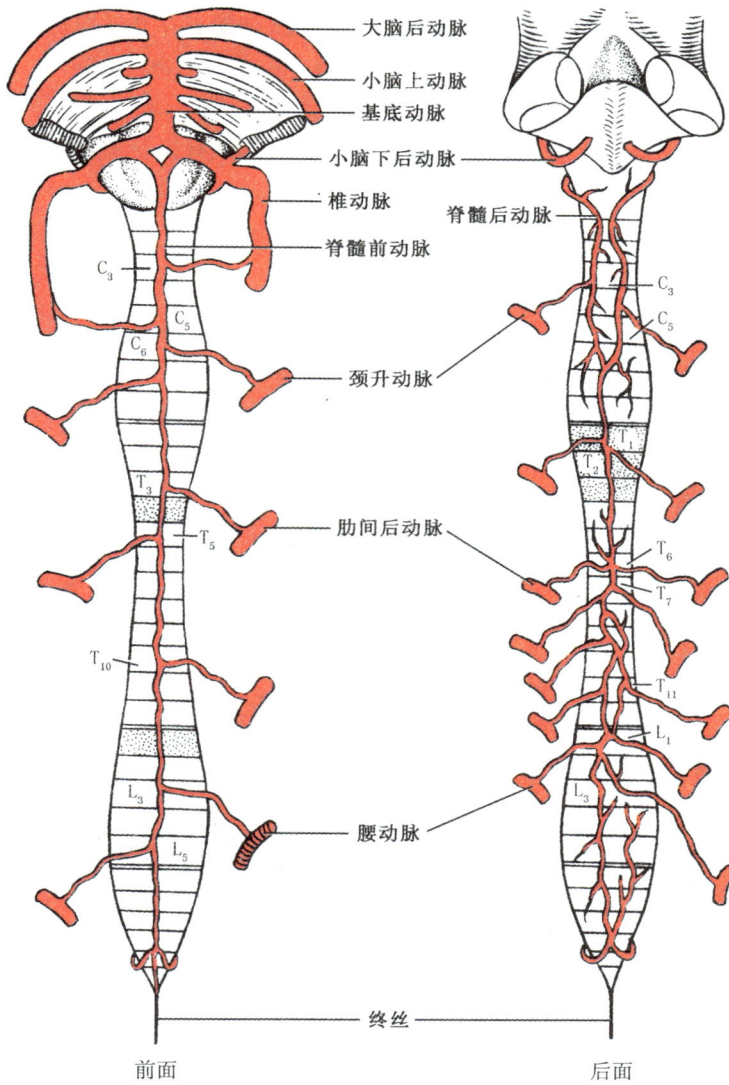

图 9-90　脊髓的动脉

大脑后动脉
小脑上动脉
基底动脉
小脑下后动脉
椎动脉
脊髓前动脉
脊髓后动脉
颈升动脉
肋间后动脉
腰动脉
终丝
前面　　后面

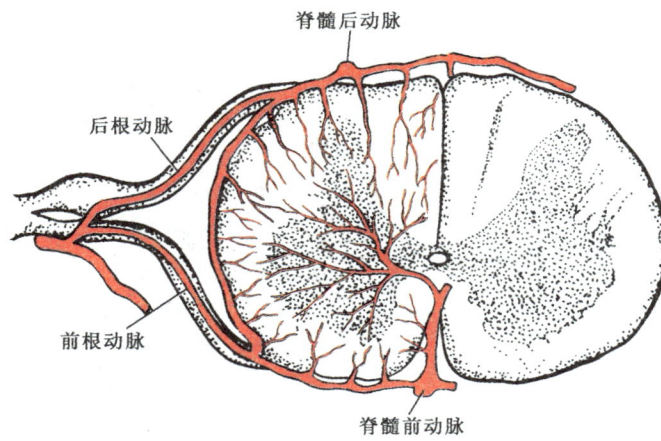

脊髓后动脉
后根动脉
前根动脉
脊髓前动脉

图 9-91　脊髓内部的动脉分布

髓中部合成一条纵干，再下行至脊髓末端。

脊髓前、后动脉在下行的过程中有来自节段性动脉的脊髓支补充，以保证脊髓的血供。

（二）脊髓的静脉

脊髓的静脉较动脉多且粗。脊髓前、后静脉由脊髓内的小静脉汇集而成，通过前、后根静脉注入硬膜外隙的椎内静脉丛。

二、脑的血管

（一）脑的动脉

脑的动脉来源于颈内动脉和椎动脉（图9-92）。颈内动脉分支营养大脑半球的前2/3和间脑前部。椎动脉营养大脑半球的后1/3、间脑后部、脑干和小脑。营养大脑半球的动脉分支可分为皮质支和中央支。皮质支主要分布于大脑皮质及其深面的浅层髓质；中央支穿入实质内，营养深部的髓质（包括内囊）、间脑和基底核等处。

1. 颈内动脉 internal carotid artery
起自颈总动脉，经颈部上行至颅底，穿颈动脉管入颅腔。其主要分支有：

（1）眼动脉 ophthalmic artery 穿视神经管入眶内，分布于眼球及其周围结构。

（2）大脑前动脉 anterior cerebral artery 自颈内动脉发出后，在视神经上方向前内进入大脑纵裂，然后沿胼胝体的背侧向后行，其皮质支分布于额叶、顶叶的内侧面及两叶上外侧面的边缘部；中央支穿入脑实质，主要营养尾状核和豆状核前部（图9-92，图9-93，图9-94）。两侧大脑前动脉在发出处不远，与对侧的同名动脉借**前交通动脉**相连。

（3）大脑中动脉 middle cerebral artery 是颈内动脉的直接延续，向外进入外侧沟行向后上，发出数条皮质支，分布于大脑半球上外侧面的大部分（边缘部除外）和岛叶（图9-94）。

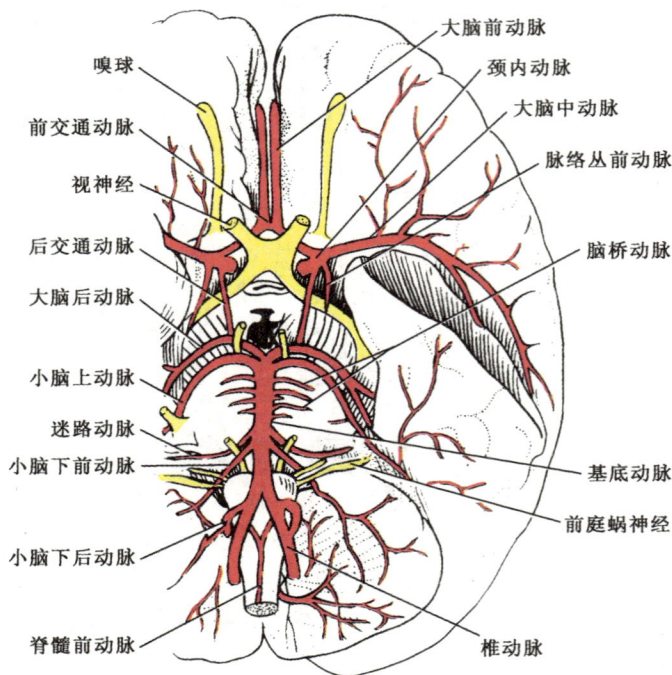

图 9-92 脑底的动脉

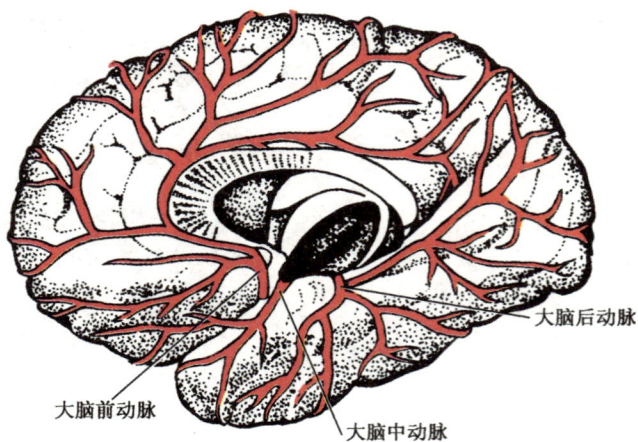

嗅球
前交通动脉
视神经
后交通动脉
大脑后动脉
小脑上动脉
迷路动脉
小脑下前动脉
小脑下后动脉
脊髓前动脉

大脑前动脉
颈内动脉
大脑中动脉
脉络丛前动脉
脑桥动脉
基底动脉
前庭蜗神经
椎动脉

图 9-93 大脑半球的动脉（内侧面）

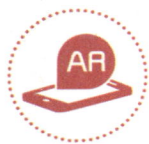

大脑前动脉
大脑中动脉
大脑后动脉

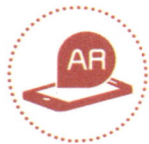

这个区域内有躯体运动中枢、躯体感觉中枢和语言中枢等多个重要中枢。因此，该动脉梗塞可导致严重的临床症状。大脑中动脉的起始部发出数条细小的中央支（图9-95），称为**豆纹动脉**，垂直向上穿入脑实质深部，分布于尾状核、豆状核和内囊等处。若这些中央支被阻塞或破裂出血，可累及内囊的传导束，引起"三偏"症状。

（4）**后交通动脉** posterior communicating artery 较小，向后与大脑后动脉吻合。

2. 椎动脉 vertebral artery 起自锁骨下动脉，向上穿第6～1颈椎横突孔，经枕骨大孔入颅腔，行于延髓腹侧。在脑桥下缘，左、右椎动脉合成一条基底动脉。基底动脉沿脑桥基底沟上行至脑桥上缘，分为左、右大脑后动脉。

大脑后动脉 posterior cerebral artery 是基底动脉的终末分支，绕大脑脚向背侧，其皮质支主要分布于颞叶的底面、内侧面和枕叶；中央支分布于背侧丘脑，内、外侧膝状体及下丘脑等处。此外，椎动脉和基底动脉还发出分支，分布于脊髓、小脑、脑桥和内耳等处（图9-92）。

3. 大脑动脉环 cerebral arterial circle 又称 Willis 环，由前交通动脉、两侧大脑前动脉起始段、两侧颈内动脉末端、两侧后交通动脉和两侧大脑后动脉起始段共同组成，位于脑底中央的下方，围绕视交叉、灰结节和乳头体周围（图9-92）。此环使颈内动脉与椎-基底动脉沟通。当此环的某一动脉血流减少或阻塞时，通过此环可使血液重新分配和代偿，以维持脑的血液供应。

（二）脑的静脉

脑静脉不与动脉伴行，可分为浅、深两组。浅静脉位于脑的表面，收集皮质和皮质下髓质的静脉血；深静脉收集大脑深部的静脉血。两组静脉的血液最终经硬脑膜窦回流入颈内静脉（图9-96）。

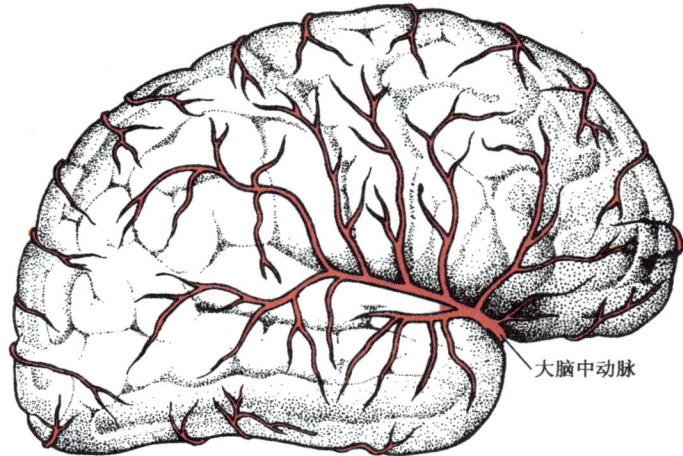

图9-94 大脑半球的动脉（外侧面）

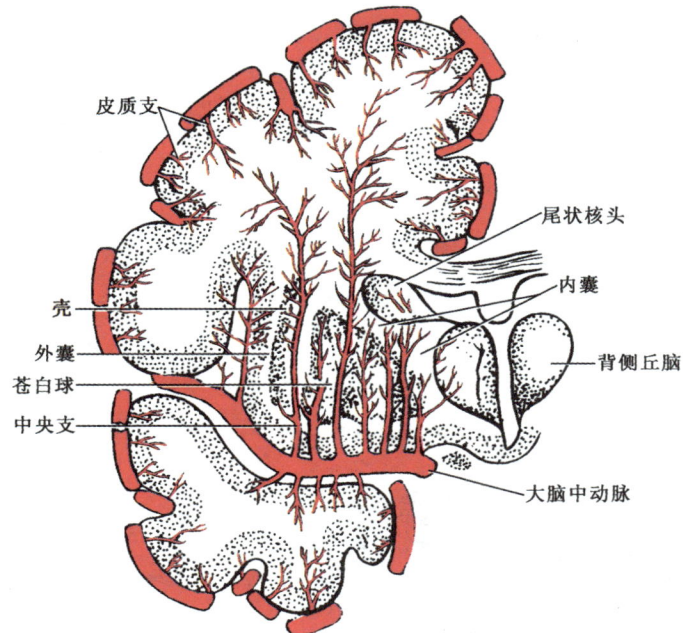

图9-95 大脑中动脉的皮质支和中央支

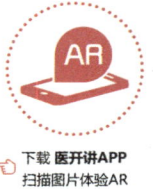

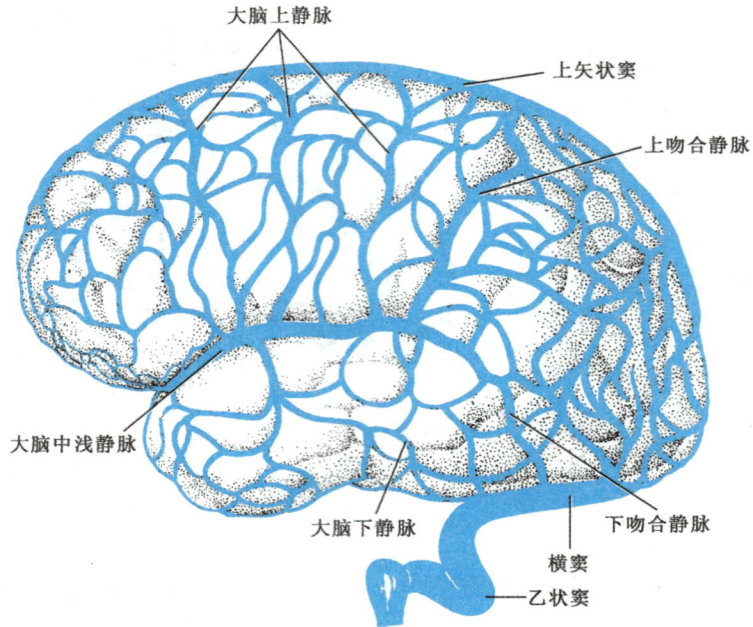

图 9-96   大脑浅静脉（左侧）

【附】脑屏障

中枢神经系统内，神经细胞的正常活动需要其周围有一个非常稳定的微环境，维持这种微环境稳定性的结构即**脑屏障 brain barrier**。它能选择性地允许某些物质通过。脑屏障由三部分组成（图 9-97）。

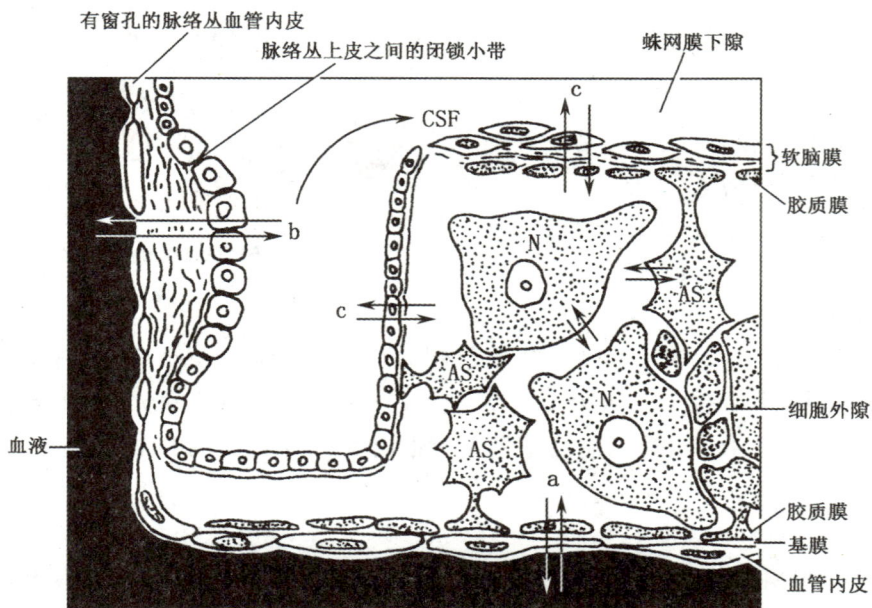

图 9-97   脑屏障的结构和位置关系

a. 血 – 脑屏障；b. 血 – 脑脊液屏障；c. 脑脊液 – 脑屏障

AS. 星形胶质细胞；N. 神经细胞；CSF. 脑脊液

1. 血－脑屏障 位于血液与脊髓和脑的神经元之间。其结构基础是：①脊髓和脑内的毛细血管为连续型，内皮细胞无窗孔，细胞之间紧密连接，使大分子物质难以通过；②完整而连续的毛细血管基膜；③毛细血管基膜外由星形胶质细胞突起形成的胶质膜。

2. 血－脑脊液屏障 位于脑室脉络丛的血液与脑脊液之间，其结构基础主要是脉络丛上皮细胞之间由闭锁小带（属紧密连接）相连。但脉络丛的毛细血管内皮细胞上有窗孔，故该屏障仍有一定的通透性。

3. 脑脊液－脑屏障 位于脑室和蛛网膜下隙的脑脊液与脑和脊髓的神经元之间，其结构基础为室管膜上皮、软脑膜和软膜下胶质膜。室管膜上皮没有闭锁小带，不能有效地限制大分子物质通过，软脑膜和它下面的胶质膜屏障作用也很低。因此，脑脊液的化学成分与脑组织细胞外液的成分大致相同。

由于有脑屏障的存在，特别是血－脑屏障和血－脑脊液屏障的存在，在正常情况下，能使脑和脊髓免受内外环境各种物理、化学因素的影响，维持相对稳定的状态。当脑屏障受损时，脑屏障的通透性改变，脊髓或脑的神经元会直接受到各种因素的刺激，将导致脑水肿、脑出血、免疫异常等严重后果。

复习思考题

1. 肱骨中段骨折时，易损伤哪条神经？损伤后会出现什么症状？
2. 右侧内囊损伤的患者会有哪些主要临床表现？运用所学解剖学知识解释之。
3. 试述舌的神经分布如何？其名称、作用及纤维成分的来源（胞体位置）如何？
4. 针刺右侧足底"涌泉"穴，其痛觉是如何传到大脑皮质中枢的？
5. 脑脊液的产生及循环途径如何？

中英文名词对照索引

D

E

F

X

主要参考书目

1. 严振国. 正常人体解剖学. 北京：中国中医药出版社，2003.

2. 严振国，杨茂有. 正常人体解剖学. 北京：中国中医药出版社，2007.

3. 邵水金. 正常人体解剖学. 北京：中国中医药出版社，2012.

4. 邵水金. 人体解剖学. 北京：中国中医药出版社，2016.

5. 严振国，李伊为. 正常人体解剖学（英文版）. 北京：中国中医药出版社，2004.

6. 杨茂有，邵水金. 正常人体解剖学. 上海：上海科学技术出版社，2012.

7. 杨茂有，邵水金. 正常人体解剖学. 上海：上海科学技术出版社，2018.

8. 丁文龙，刘学政. 系统解剖学. 北京：人民卫生出版社，2018.

9. 邵水金、朱大诚. 解剖生理学. 北京：人民卫生出版社，2012.

10. 邵水金、朱大诚. 解剖生理学. 北京：人民卫生出版社，2016.

11. 邵水金. 局部解剖学. 北京：中国中医药出版社，2015.

12. 邵水金. 局部解剖学. 上海：上海科学技术出版社，2012.

13. 邵水金，牛晓军. 局部解剖学. 上海：上海科学技术出版社，2018.

14. 邵水金. 中医应用腧穴解剖学. 北京：中国中医药出版社，2014.

15. 邵水金. 腧穴解剖学. 北京：中国中医药出版社，2017.

16. 邵水金，杨茂有. 腧穴解剖学. 上海：上海科学技术出版社，2013.

17. 邵水金. 腧穴解剖学. 上海：上海科学技术出版社，2018.

18. 严振国. 正常人体解剖学习题集. 北京：中国中医药出版社，2003.

19. 邵水金，张黎声. 正常人体解剖学习题集. 北京：中国中医药出版社，2013.

20. 邵水金，李新华. 人体解剖学习题集. 北京：中国中医药出版社，2017.

21. 朱大诚、邵水金. 解剖生理学学习指导与习题集. 北京：人民卫生出版社，2013.

22. 邵水金. 局部解剖学与腧穴解剖学习题精选. 上海：上海科学技术出版社，2013.

23. 邵水金、李一帆. 正常人体解剖学习题精选. 上海：上海科学技术出版社，2014.

24. 邵水金. 正常人体解剖学速记. 北京：中国中医药出版社，2015.

全国中医药行业高等教育"十四五"规划教材

全国高等中医药院校规划教材（第十一版）

教材目录（第一批）

注：凡标☆号者为"核心示范教材"。

（一）中医学类专业

序号	书 名	主 编		主编所在单位	
1	中国医学史	郭宏伟	徐江雁	黑龙江中医药大学	河南中医药大学
2	医古文	王育林	李亚军	北京中医药大学	陕西中医药大学
3	大学语文	黄作阵		北京中医药大学	
4	中医基础理论☆	郑洪新	杨 柱	辽宁中医药大学	贵州中医药大学
5	中医诊断学☆	李灿东	方朝义	福建中医药大学	河北中医学院
6	中药学☆	钟赣生	杨柏灿	北京中医药大学	上海中医药大学
7	方剂学☆	李 冀	左铮云	黑龙江中医药大学	江西中医药大学
8	内经选读☆	翟双庆	黎敬波	北京中医药大学	广州中医药大学
9	伤寒论选读☆	王庆国	周春祥	北京中医药大学	南京中医药大学
10	金匮要略☆	范永升	姜德友	浙江中医药大学	黑龙江中医药大学
11	温病学☆	谷晓红	马 健	北京中医药大学	南京中医药大学
12	中医内科学☆	吴勉华	石 岩	南京中医药大学	辽宁中医药大学
13	中医外科学☆	陈红风		上海中医药大学	
14	中医妇科学☆	冯晓玲	张婷婷	黑龙江中医药大学	上海中医药大学
15	中医儿科学☆	赵 霞	李新民	南京中医药大学	天津中医药大学
16	中医骨伤科学☆	黄桂成	王拥军	南京中医药大学	上海中医药大学
17	中医眼科学	彭清华		湖南中医药大学	
18	中医耳鼻咽喉科学	刘 蓬		广州中医药大学	
19	中医急诊学☆	刘清泉	方邦江	首都医科大学	上海中医药大学
20	中医各家学说☆	尚 力	戴 铭	上海中医药大学	广西中医药大学
21	针灸学☆	梁繁荣	王 华	成都中医药大学	湖北中医药大学
22	推拿学☆	房 敏	王金贵	上海中医药大学	天津中医药大学
23	中医养生学	马烈光	章德林	成都中医药大学	江西中医药大学
24	中医药膳学	谢梦洲	朱天民	湖南中医药大学	成都中医药大学
25	中医食疗学	施洪飞	方 泓	南京中医药大学	上海中医药大学
26	中医气功学	章文春	魏玉龙	江西中医药大学	北京中医药大学
27	细胞生物学	赵宗江	高碧珍	北京中医药大学	福建中医药大学

序号	书　名	主　编		主编所在单位	
28	人体解剖学	邵水金		上海中医药大学	
29	组织学与胚胎学	周忠光	汪　涛	黑龙江中医药大学	天津中医药大学
30	生物化学	唐炳华		北京中医药大学	
31	生理学	赵铁建	朱大诚	广西中医药大学	江西中医药大学
32	病理学	刘春英	高维娟	辽宁中医药大学	河北中医学院
33	免疫学基础与病原生物学	袁嘉丽	刘永琦	云南中医药大学	甘肃中医药大学
34	预防医学	史周华		山东中医药大学	
35	药理学	张硕峰	方晓艳	北京中医药大学	河南中医药大学
36	诊断学	詹华奎		成都中医药大学	
37	医学影像学	侯　键	许茂盛	成都中医药大学	浙江中医药大学
38	内科学	潘　涛	戴爱国	南京中医药大学	湖南中医药大学
39	外科学	谢建兴		广州中医药大学	
40	中西医文献检索	林丹红	孙　玲	福建中医药大学	湖北中医药大学
41	中医疫病学	张伯礼	吕文亮	天津中医药大学	湖北中医药大学
42	中医文化学	张其成	臧守虎	北京中医药大学	山东中医药大学

（二）针灸推拿学专业

序号	书　名	主　编		主编所在单位	
43	局部解剖学	姜国华	李义凯	黑龙江中医药大学	南方医科大学
44	经络腧穴学☆	沈雪勇	刘存志	上海中医药大学	北京中医药大学
45	刺法灸法学☆	王富春	岳增辉	长春中医药大学	湖南中医药大学
46	针灸治疗学☆	高树中	冀来喜	山东中医药大学	山西中医药大学
47	各家针灸学说	高希言	王　威	河南中医药大学	辽宁中医药大学
48	针灸医籍选读	常小荣	张建斌	湖南中医药大学	南京中医药大学
49	实验针灸学	郭　义		天津中医药大学	
50	推拿手法学☆	周运峰		河南中医药大学	
51	推拿功法学☆	吕立江		浙江中医药大学	
52	推拿治疗学☆	井夫杰	杨永刚	山东中医药大学	长春中医药大学
53	小儿推拿学	刘明军	邰先桃	长春中医药大学	云南中医药大学

（三）中西医临床医学专业

序号	书　名	主　编		主编所在单位	
54	中外医学史	王振国	徐建云	山东中医药大学	南京中医药大学
55	中西医结合内科学	陈志强	杨文明	河北中医学院	安徽中医药大学
56	中西医结合外科学	何清湖		湖南中医药大学	
57	中西医结合妇产科学	杜惠兰		河北中医学院	
58	中西医结合儿科学	王雪峰	郑　健	辽宁中医药大学	福建中医药大学
59	中西医结合骨伤科学	詹红生	刘　军	上海中医药大学	广州中医药大学
60	中西医结合眼科学	段俊国	毕宏生	成都中医药大学	山东中医药大学
61	中西医结合耳鼻咽喉科学	张勤修	陈文勇	成都中医药大学	广州中医药大学
62	中西医结合口腔科学	谭　劲		湖南中医药大学	

（四）中药学类专业

序号	书 名	主 编	主编所在单位	
63	中医学基础	陈 晶　程海波	黑龙江中医药大学	南京中医药大学
64	高等数学	李秀昌　邵建华	长春中医药大学	上海中医药大学
65	中医药统计学	何 雁	江西中医药大学	
66	物理学	章新友　侯俊玲	江西中医药大学	北京中医药大学
67	无机化学	杨怀霞　吴培云	河南中医药大学	安徽中医药大学
68	有机化学	林 辉	广州中医药大学	
69	分析化学（上）（化学分析）	张 凌	江西中医药大学	
70	分析化学（下）（仪器分析）	王淑美	广东药科大学	
71	物理化学	刘 雄　王颖莉	甘肃中医药大学	山西中医药大学
72	临床中药学☆	周祯祥　唐德才	湖北中医药大学	南京中医药大学
73	方剂学	贾 波　许二平	成都中医药大学	河南中医药大学
74	中药药剂学☆	杨 明	江西中医药大学	
75	中药鉴定学☆	康廷国　闫永红	辽宁中医药大学	北京中医药大学
76	中药药理学☆	彭 成	成都中医药大学	
77	中药拉丁语	李 峰　马 琳	山东中医药大学	天津中医药大学
78	药用植物学☆	刘春生　谷 巍	北京中医药大学	南京中医药大学
79	中药炮制学☆	钟凌云	江西中医药大学	
80	中药分析学☆	梁生旺　张 彤	广东药科大学	上海中医药大学
81	中药化学☆	匡海学　冯卫生	黑龙江中医药大学	河南中医药大学
82	中药制药工程原理与设备	周长征	山东中医药大学	
83	药事管理学☆	刘红宁	江西中医药大学	
84	本草典籍选读	彭代银　陈仁寿	安徽中医药大学	南京中医药大学
85	中药制药分离工程	朱卫丰	江西中医药大学	
86	中药制药设备与车间设计	李 正	天津中医药大学	
87	药用植物栽培学	张永清	山东中医药大学	
88	中药资源学	马云桐	成都中医药大学	
89	中药产品与开发	孟宪生	辽宁中医药大学	
90	中药加工与炮制学	王秋红	广东药科大学	
91	人体形态学	武煜明　游言文	云南中医药大学	河南中医药大学
92	生理学基础	于远望	陕西中医药大学	
93	病理学基础	王 谦	北京中医药大学	

（五）护理学专业

序号	书 名	主 编	主编所在单位	
94	中医护理学基础	徐桂华　胡 慧	南京中医药大学	湖北中医药大学
95	护理学导论	穆 欣　马小琴	黑龙江中医药大学	浙江中医药大学
96	护理学基础	杨巧菊	河南中医药大学	
97	护理专业英语	刘红霞　刘 娅	北京中医药大学	湖北中医药大学
98	护理美学	余雨枫	成都中医药大学	
99	健康评估	阚丽君　张玉芳	黑龙江中医药大学	山东中医药大学

序号	书名	主编		主编所在单位	
100	护理心理学	郝玉芳		北京中医药大学	
101	护理伦理学	崔瑞兰		山东中医药大学	
102	内科护理学	陈燕	孙志岭	湖南中医药大学	南京中医药大学
103	外科护理学	陆静波	蔡恩丽	上海中医药大学	云南中医药大学
104	妇产科护理学	冯进	王丽芹	湖南中医药大学	黑龙江中医药大学
105	儿科护理学	肖洪玲	陈偶英	安徽中医药大学	湖南中医药大学
106	五官科护理学	喻京生		湖南中医药大学	
107	老年护理学	王燕	高静	天津中医药大学	成都中医药大学
108	急救护理学	吕静	卢根娣	长春中医药大学	上海中医药大学
109	康复护理学	陈锦秀	汤继芹	福建中医药大学	山东中医药大学
110	社区护理学	沈翠珍	王诗源	浙江中医药大学	山东中医药大学
111	中医临床护理学	裘秀月	刘建军	浙江中医药大学	江西中医药大学
112	护理管理学	全小明	柏亚妹	广州中医药大学	南京中医药大学
113	医学营养学	聂宏	李艳玲	黑龙江中医药大学	天津中医药大学

（六）公共课

序号	书名	主编		主编所在单位	
114	中医学概论	储全根	胡志希	安徽中医药大学	湖南中医药大学
115	传统体育	吴志坤	邵玉萍	上海中医药大学	湖北中医药大学
116	科研思路与方法	刘涛	商洪才	南京中医药大学	北京中医药大学

（七）中医骨伤科学专业

序号	书名	主编		主编所在单位	
117	中医骨伤科学基础	李楠	李刚	福建中医药大学	山东中医药大学
118	骨伤解剖学	侯德才	姜国华	辽宁中医药大学	黑龙江中医药大学
119	骨伤影像学	栾金红	郭会利	黑龙江中医药大学	河南中医药大学洛阳平乐正骨学院
120	中医正骨学	冷向阳	马勇	长春中医药大学	南京中医药大学
121	中医筋伤学	周红海	于栋	广西中医药大学	北京中医药大学
122	中医骨病学	徐展望	郑福增	山东中医药大学	河南中医药大学
123	创伤急救学	毕荣修	李无阴	山东中医药大学	河南中医药大学洛阳平乐正骨学院
124	骨伤手术学	童培建	曾意荣	浙江中医药大学	广州中医药大学

（八）中医养生学专业

序号	书名	主编		主编所在单位	
125	中医养生文献学	蒋力生	王平	江西中医药大学	湖北中医药大学
126	中医治未病学概论	陈涤平		南京中医药大学	